オールカラー

ビジュアル

基礎 看護技術ガイド

写真でわかる!

根拠がわかる!

監修:川島みどり

執筆:大吉三千代
鈴木美和
東郷美香子
平松則子

照林社

監修のことば

あなたが高校生であった頃、ベッド上で、入浴したときと同じように身体をきれいにしたり、気分をよくすることができると考えたことがあったでしょうか。手助けさえすれば、寝たままで、トイレで用を足すのと同じような排尿や排便が可能だと考えたことがありましたか。また、病院の外来や診療所などで先輩看護師たちのてきぱきとした動きを目にして、卒業後の自分と重ねたこともあるでしょう。今、看護の道に一歩足を踏み入れて、これらの技術の１つ１つを学びながら、その難しさを実感し、できたときの喜びを感じていることでしょう。

ところで、病気や手術で入院を余儀なくされている患者さんの多くは、優しさに裏づけられた確かな技術をもった看護師に看護されたいと願っているのではないでしょうか。その優しさは、個々の技術に自信があって初めて生まれるといってもよいのです。基礎看護技術というのは、その技術のもっとも核となる部分でありますから、これを学び身につけることは、看護学を学ぶ上での大切な入り口であるといえます。

でも、授業を通して学んだ知識だけでは、テストに合格したとしても、実際に患者さんと向き合う実習での自信には、なかなかつながらないのではないでしょうか。また、その基礎看護技術を一応マスターして卒業したはずなのに、待ったなしの職場環境のもとで、ともすると、学んだはずの技術の個々に自信がもてない状況に出会っている若い看護師のみなさんの存在もあるのではないでしょうか。

そこで、本書を活用して、教室や実習室で学んだ基礎看護技術の１つ１つについて、もう一度、「それはなぜ？」「どうしてそうするの？」といった根拠をわかりやすく学んでいただきたいのです。本書は、実際の現場で、初心者がつまずきやすいポイントをつかんでいる看護師らによって書かれましたから、具体的な手順とともに、上手な技術のコツを、目で見てわかるように、写真やイラストを豊富に使って案内してくれます。

本書を手にとって、楽しく学びながら技術を身につけて、ぜひ「看護大好き」になって、自信をもって優しいケアの提供ができる看護師になっていただきたいと願います。

2007年１月

川島みどり

はじめに

どんな看護師になることが理想ですか？という質問に、あなただったらどのように答えるでしょう。「やさしい看護師」「患者さんに信頼してもらえる看護師」さまざまな答えが返ってきそうですね。

基礎看護技術を、まずしっかり身につけることは、このような理想をめざす皆さんにとって、とても近道になるのです。私たちが用いている看護技術は、単に患者さんができないことを補うためだけのものではありません。安全で気持ちよく安楽なケアの提供は、患者さんの不安を取り除いて心開かれるきっかけとなり、信頼関係を築き、時には、生きる意欲や闘病意欲を引き出すことにもつながるのです。本当のやさしさや信頼関係は、確かな技術と知識に裏打ちされてはじめて可能となるのです。

本書では、カラー写真やイラストを用いて、できるだけ視覚で理解できるようにしながら基礎看護技術を解説しています。また、執筆者それぞれの臨床経験の中で会得した、〈こうすればうまくいく〉あるいは〈こうすれば失敗しない〉というコツを検討しあい、随所に盛り込んでいるのも特徴です。経験的に身についており、あたり前のように行っている動作（コツ）の中から、ココが大事というポイントを互いに引き出しあい、それを活かしながら撮影をすすめてきました。

また、撮影の場では、動きを、いったん止めながら写真撮影を行うのですが、止めた動きを再開して次の動作に移ろうとするとうまくいかず、普段はどうやっていただろうと困惑する場面も幾度となく経験しました。ひとつひとつの手順や形だけでなく、一連の流れとして技術を理解し、実施していることに改めて気づかされたことでした。

技術を学ぶとき、どうしても、ひとつひとつの手順にこだわってしまうかもしれません。けれども、今行っている動作は、それひとつで完結するものではなく、次の動作につながることが多いのです。技術を全体として一連の流れでイメージして実施できることも、技術習得の上で大事なポイントでしょう。

本書の写真やイラストを何回も見て、イメージを膨らませ、そしてトレーニングを繰り返して欲しいと思います。

臨床現場で用いられている技術は、使用する物品の変化（ディスポ化、新製品の開発など）や、患者さんの状態や状況に合わせて、少しずつ変化してきています。しかし、使用するものは異なっても、押さえておかなければならないことは変わるものではありません。手順だけではなく、なぜ・どうしてそうするのかを踏まえながら基本を習熟することで、患者さんにとって最良の方法を選択できるようになるのだと思います。

本書が、皆さんの看護技術習得に少しでも役に立つことを願っています。

2007年1月

執筆者を代表して　東郷美香子

CONTENTS 目次

表紙・カバーデザイン：node
表紙写真：中込浩一郎
表紙イラストレーション：小林昌子
本文写真：坂本政十賜、中込浩一郎
本文イラストレーション：小林昌子、村上寛人、磯正子、中央美術研究所
本文デザイン：KIRAKIRA
DTP 制作：RUBBER SOUL

Ⅱ 診療援助のための技術

監　修

川島《かわしま》　みどり　日本赤十字看護大学名誉教授
健和会臨床看護学研究所所長

執　筆（五十音順）

大吉《おおよし》　三千代《みちよ》　元・さかえ在宅介護支援センター所長

鈴木《すずき》　美和《みわ》　元・健和会臨床看護学研究所所員

東郷《とうごう》　美香子《みかこ》　健和会臨床看護学研究所副所長

平松《ひらまつ》　則子《のりこ》　健和会臨床看護学研究所所員

I　日常生活援助のための技術

コミュニケーション
バイタルサイン
身体計測［胸囲、腹囲］
ベッドメーキング
リネン交換［臥床患者のシーツ交換］
ベッド上での体位変換
ベッド上から車椅子への移乗
移動介助［車椅子・ストレッチャー・歩行の介助］
口腔ケア、爪切り、耳のケア
足浴・手浴
洗髪［ケリーパッドを使った洗髪］
清拭［全身清拭、陰部洗浄］
寝衣交換［臥床患者の寝衣交換］
食事援助［食事の全面介助］
ベッド上での排泄
おむつ交換
ポータブルトイレでの排泄

患者さんとの信頼関係をつくる

コミュニケーション

鈴木美和

コミュニケーションの意義

コミュニケーションは、看護ケアや治療処置を円滑にすすめていくために必要不可欠なものである。たとえば安全性の上でも、ケアをする前に患者さんにわかりやすく説明し同意を得ることが常に求められる。

また、患者さんは少なからず健康上の問題以外にも、仕事などのさまざまな問題を抱えている。コミュニケーションをうまくとることによって、率直に話し合える状況を作り出し、看護の方向性が見えてきたり、問題解決の糸口をつかむことができる。

コミュニケーションの目的

●患者・家族へ説明し、同意を得る。

●看護や治療上に必要な情報を得る。同時に患者にとっても情報を得る機会となる。

●患者の気持ちをほぐす。

●スタッフや他職種との連携を図る。

●よりよいコミュニケーションを積み重ねて相互の信頼関係を築く。

コミュニケーションの基本

●コミュニケーションは、双方向で意思を伝達し合い、相互関係の上に成り立つものである。看護においても、よりよいコミュニケーションを求めていくことが患者さんとの信頼関係を築くことになる。

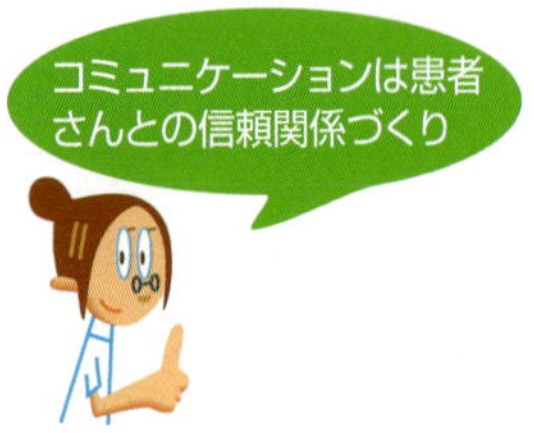
コミュニケーションは患者さんとの信頼関係づくり

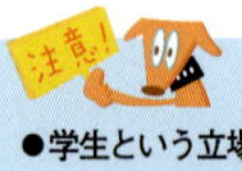

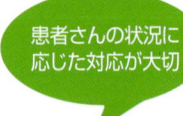

●学生という立場であっても、患者さんにとっては看護に携わる重要な一スタッフです。このことを念頭におき、まずは患者さんに不安を与えないかかわりができるよう努力していきましょう。

●患者さんといろいろな話をしたり、ケアする場合にも、一方的に患者さんを理解したいというかかわりにならないよう、あくまでも相互理解しあうことを心がける。

コミュニケーションの手段

●コミュニケーションの手段としては、①言語的コミュニケーション（話す、読む、書くなど）と、②非言語的コミュニケーション（表情、身振り、動作など）に分類できる。

言葉によるコミュニケーション

●言葉を介して患者さんと情報を交換するコミュニケーションは、一般的であり、もっとも機会も多い。しかし、場合によっては患者さんに受け入れられず、拒否されたり不快感を与える可能性もある。

言語によるコミュニケーションの注意点

❶患者さんを尊重する態度で、敬語を正しく使う。

❷専門用語ではなく、患者さんに理解できる表現を用いる。

❸患者さんの状況（聴力、視力、言語機能など）に応じた聞き取りやすい発音や声の大きさで話す。

❹患者さんが理解できているかを適宜確認しながら話す。

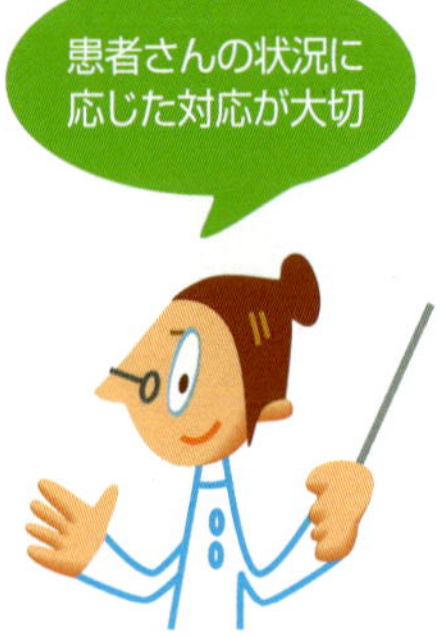
患者さんの状況に応じた対応が大切

非言語的コミュニケーション

●入院している患者さんでは、「大丈夫です」の言葉を真に受けていると実はそうでなかったりする場合もある。急に会話が少なくなったり、日ごろからがまん強い患者に対しては、顔の表情や態度、動作などにも注意しながら読み取っていく必要がある。

コミュニケーションの実際

1 コミュニケーションのはじめ

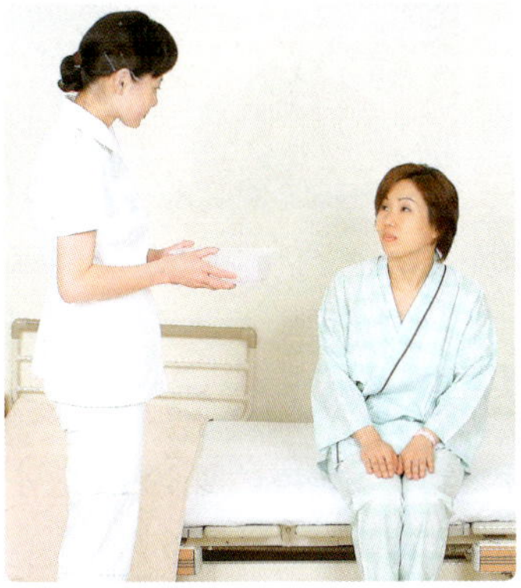

❶まずは、きちんとあいさつ、自己紹介をする。

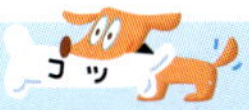

●患者さんとの最初のかかわりとして、第一印象は重要です。
●自分を紹介し、学生であるという立場であること、しかし責任をもって患者さんの援助に携わりたいという気持ちを伝えます。

❷患者さんと接するときは、じっくり聞くことからはじめる。

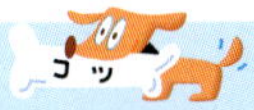

●決して批判的になるのではなく、かといって「気の毒だ」と同情するのでもなく、患者さんのありのままを受け入れ、共感的な態度で接します。

❸周囲の環境やプライバシーに配慮する。

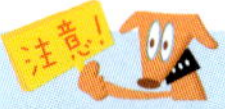

●患者さんとのコミュニケーションに、周囲の環境、聞き手の態度が影響を及ぼす可能性があります。
●話の内容によっては、他の人に聞かれたくないこともあります。また、落ち着かない雰囲気では思っていることをうまく表現できないかもしれません。プライバシーに配慮した場を設定しましょう。

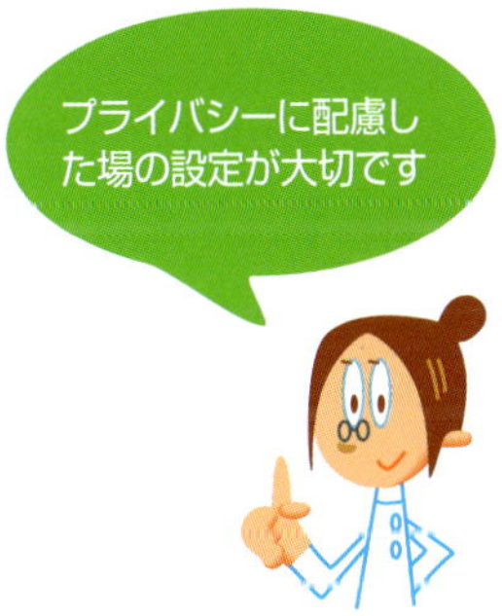
プライバシーに配慮した場の設定が大切です

2 ベッドサイドで

●聞き手の位置：患者さんとのコミュニケーションは、聞き手(看護師)の態度からも大きな影響を受けます。患者さんとの目の高さは同じに、そして位置は正面から向き合うよりも、やや斜めの位置で向き合うとよいでしょう。

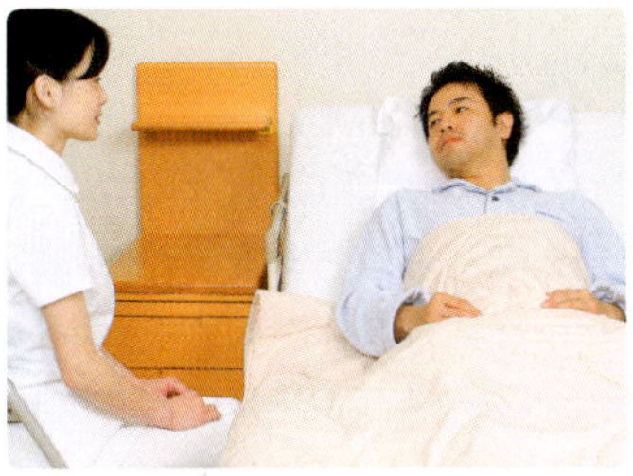

○ よい例
患者さんと視線の高さをそろえ、看護師がベッドサイドに座る。
→緊張の和らいだ雰囲気になる。

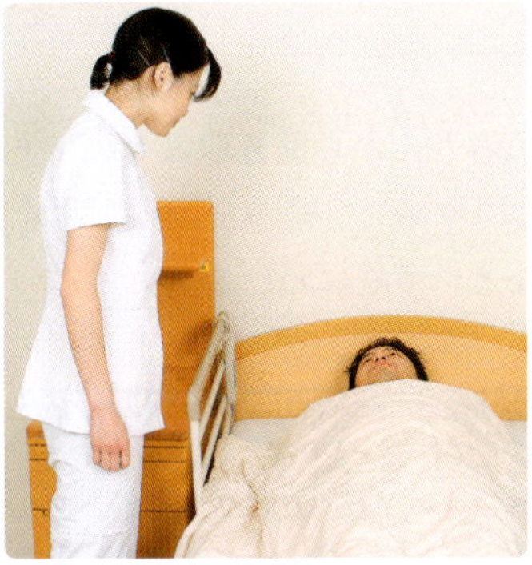

× よくない例
看護師が患者さんを見下ろすようにベッドサイドに立つ。
→威圧感を与え、落ち着かない雰囲気になる。患者さんからみると、落ち着いて話を聞いてもらえないように感じられてしまう。

3 面談室を利用する

❶相手の悩みやプライバシーに配慮が必要な話し合いには、面談室(個室)へ場を移す。

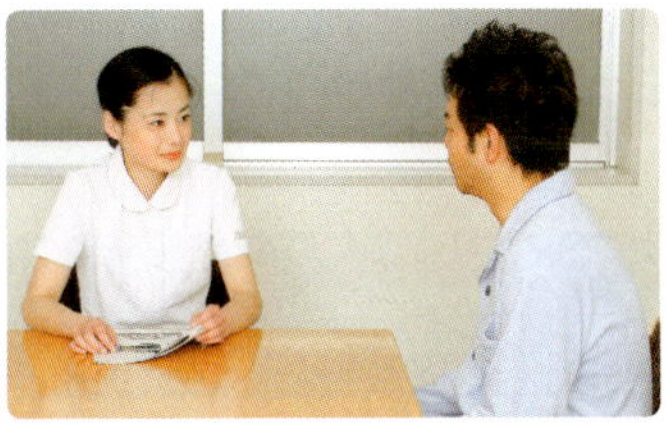

○ よい例
机の角をはさんで座る。
→患者さんは見つめられているという感じが少なく、緊張が和らぐ。

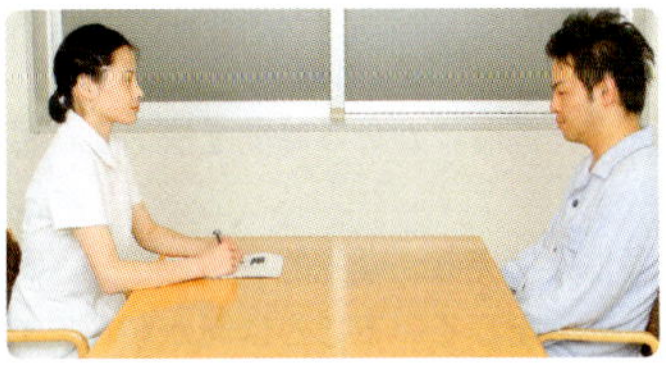

× よくない例
机に向き合って座る。
→真正面から見つめられると、緊張した雰囲気になる。

指導者に聞かれる根拠はココ！

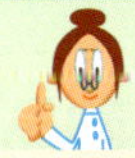

患者さんとの話の内容によっては、ベッドサイドから場を移す必要があるのは、なぜ？

　特に多床室の患者さんの場合は、他の患者さんに気をつかい、思っていることやプライベートなことなどを表現しにくい場合があります。
　面談室などを用意してもよいですが、話の流れに配慮し、散歩に誘い出すなど、臨機応変に対応するようにしましょう。

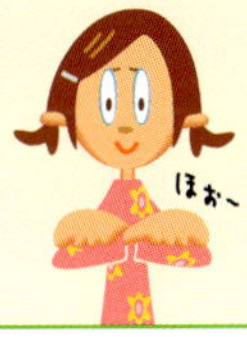

情報の収集をする

●患者さんから必要な情報を収集するときは、日々のコミュニケーションや、過去の記録を調べることも重要な情報収集の手段であるが、もっと意図的に行うものとして、問診や観察がある。

問診

●系統的に必要な情報を患者さんから聞き取るものである。その内容は、患者さんの身体的情報から、家族状況、生活歴、社会経済的情報など、多岐にわたる。

1 患者さんに説明をする

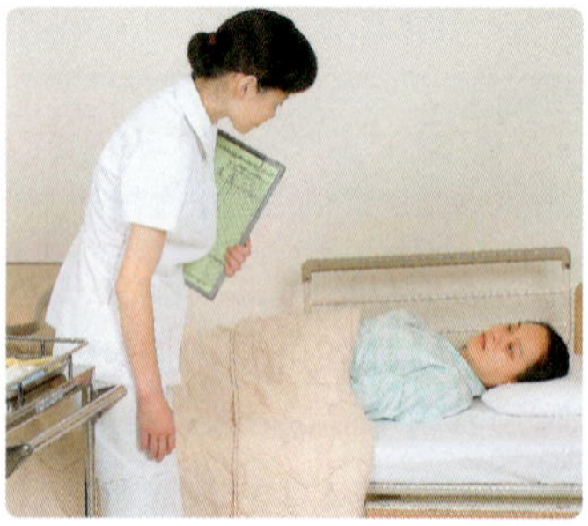

❶まずは、何のためにどのような情報が必要なのかを明確にする。

コツ

問診の目的や必要な情報は何なのかなどが、患者さんに明確にされていないと、十分な情報が得られず、時間を費やす結果となってしまう。

2 問診をする

❶既存の問診表に沿って聞くことが多いが、必ずしも順番どおりでなくてよい。
❷患者さんの体調や疲労度を考えて、問診にかける時間を決める。目安は30分以内にとどめる。
❸一度に聞けない場合は、優先順位を考える。優先的なことを先に聞く。たとえば一番つらいこと、一番心配していることは何かなどである。

観察：患者さんの表情や態度を読み取る

●言葉だけでなく、患者さんの態度やしぐさ、話す声の調子や大きさにも重要な情報が潜んでいる。

●患者さんの話の内容だけではなく、顔の表情が暗く、つらそうであったりなど、看護師自身の五感を生かして患者さんと接する。

1 ケアをしながら観察する

❶ケアをしながら全身を観察したり、表出される言葉に耳を傾ける。たとえば、清拭やマッサージをしながら身体的な状況を確認したりする。ケアで癒されたときに思わず発せられる患者の言葉には本音などが表出されることが多い。
❷あせらずに、そのときの患者さんのニーズに適したさまざまなケアを試みてみる。

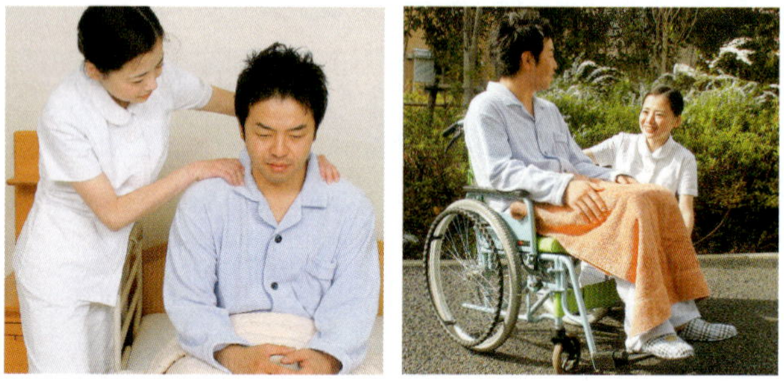

ケアの合間、散歩中の会話などもコミュニケーションの重要な一場面

患者さんから質問を受けたら

●患者さんから疾患に関すること、治療に関することを質問されたら、あいまいなまま即答しない。

コツ

●その内容のいかんによっては、すぐに答えようとせずに、まずは質問の背景を確認します。例として「…が心配なんですね」と確認します。医療者は知っていても、患者さんにはまだ説明されていないという場合もあります。
●重要な情報に関しては、患者さんへの説明の程度や方針を事前に確認する必要があります。

●質問の意図を確認したら、患者さんには後ほど返答することを約束するだけにとどめる。

●すみやかに指導者に相談し、患者さんには必ず返答する。

●疾患や治療に関係のない質問でも、正確に返答することが信頼関係を築く上では重要である。緊急性のある内容であれば、その場で他のスタッフに確認するなどの、臨機応変な対応が求められる。

ナースコールへの対応

●病棟では、患者さんと看護師との連絡手段として、ナースコールが用いられている。患者さんが何らかの用事があり看護師を呼ぶ際にナースコールを押す、という場面が最も多い。

1 ナースコールでの呼び出し

❶ベッドサイドに行く。依頼内容や状況を確認する。
・患者さんからのナースコールの内容はさまざまである。

注意!
●患者さんを待たせず早急に対応することが望ましいですが、学生としてどのように対応すべきかを事前に確認することが必要です。

❷近くのナースに伝えて、指示を仰ぐ。
・自分しかいないナースステーションでナースコールが鳴り続け、誰も対応する看護師がいないという場面であったら、近くの看護師に知らせるなどの対応が望ましい。

家族とのコミュニケーション

●患者さんにとって家族の存在は重要であり、また、家族にとっても患者さんは大切な家族の一員であるということを忘れてはならない。
●患者さんと同様、家族にもまずあいさつし、常にねぎらいのことばをかける。
●家族とも信頼関係を築けるように心がけよう。
●患者さんから得られない情報が家族から得られることも多い。

スタッフとのコミュニケーション

1 看護師との連携

●チームの一員として、看護師との協力と連携は欠かせない。

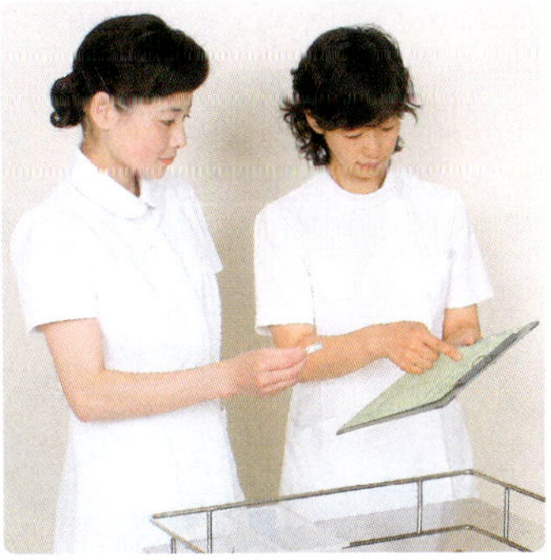

❶気になることや判断に迷うことは何でも看護師に相談する。

●自信がないからといって見過ごしたことが、患者さんにとっては重要な意味をもつ場合もあります。自分の判断に自信がもてるまでは、慎重な姿勢で患者さんに接しましょう。

❷報告する際もアドバイスを求める際も、必要な情報を整理して簡潔に述べる。特に緊急性がある場合は、情報を整理し、早急に伝え、対処する。

情報の整理のしかたの例

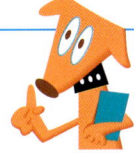

❶自分を名のる。
❷○○号室の○○さんが、今どうしたのか、どのような状態なのか(意識の有無、腹痛がある、転倒したなど)。
❸聞き手である相手にどう行動してもらいたいのか(緊急性の有無、すぐにかけつけたほうがいいのかなど)。
❹余裕があるならば、どうしてそのような状況になったのか(わかる範囲でひとまずアセスメントする)。

2 医師・その他のスタッフ

●主治医やリハビリスタッフ、薬剤師などのスタッフは協同して患者さんの治療にかかわる重要な存在である。患者さんを理解していく上で、コミュニケーションをうまくとりながら治療方針などを正確に把握することも重要となる。
●患者さんの病状や治療の方針などは、まずカルテなどの記録から情報を得ることができる。
●カルテなどの記録から読み取れない場合は、担当者へ直接確認する。
●その際は、①質問してもよい状況であるか、また、②自分は誰のどういった情報を知りたいのか、などをはっきりさせた上で質問する。

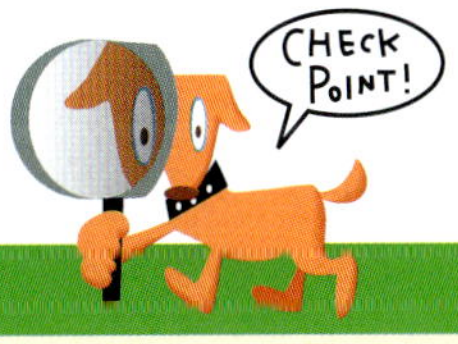

指導者はココを見ている!

看護師や医師に報告する際、情報がきちんと整理されているか?

□忙しく働く看護師や医師とスムーズにコミュニケーションを図るためには、伝えたい情報を整理しておくことが必要です。日ごろから患者さんに関する情報は系統的に整理し把握しておくようにしましょう。

正しく計測し観察することで患者さんの身体の状態を把握

バイタルサイン

東郷美香子

バイタルサインの意義

バイタルサイン(vital signs：生命の徴候《ちょうこう》)は、人間がいろいろな環境下で適応していくために重要な、身体の内部環境の状態をよく示している。

患者さんの身体の状態を把握する上で、正しく計測し観察する技術は重要である。

バイタルサイン測定の目的

患者さんの身体内部環境の状態を正確に把握し、看護ケアに生かす。

バイタルサイン測定時の注意事項

①プライバシーを配慮する。

●どのようなケアをする場合でも、いかにプライバシーに配慮できるかが看護師として求められる。

●バスタオルや掛け物などを活用し、可能な限りプライバシーの確保ができるように配慮する。

②患者さんの普段の測定値を知っておく。

●基準値だけではなく、普段の患者さんの体温・脈拍・血圧値の変化を知っておくことも大切である。

●患者さんの身体の変化をいち早く察知することにつながると同時に、正しく測定できたかどうかの目安にもなる。

●測定した値が低すぎたり高すぎたりした場合は、測定前の患者さんの行動や心理状態が影響していることもある。再度測定しなおしたり、使用した機器が正しく作動しているか確認する必要がある。

●患者さんの状態が悪化していることもあるため、全身状態も合わせて判断することが重要である。

体温測定

1 必要物品の準備

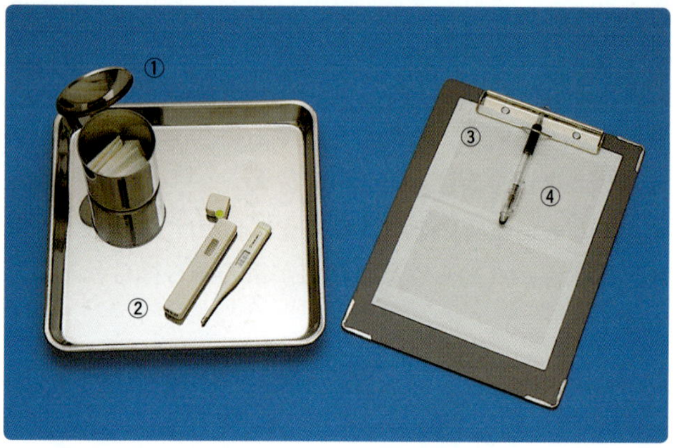

①消毒綿
②電子体温計(収納ケースつき)
③メモ用紙
④筆記用具

体温計の種類

体温計には以下のような種類があります。

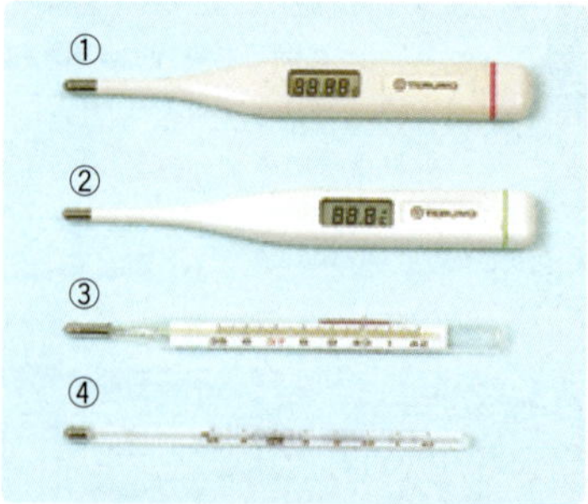

①婦人電子体温計
②電子体温計
③水銀体温計
④直腸用体温計

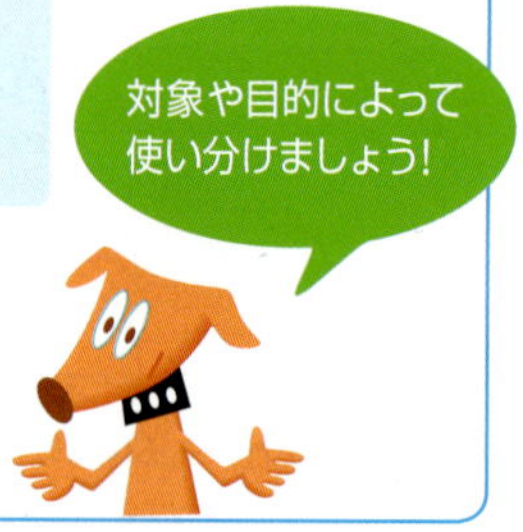

※短時間で測定できる耳式電子体温計もある。

2 患者さんの準備をする

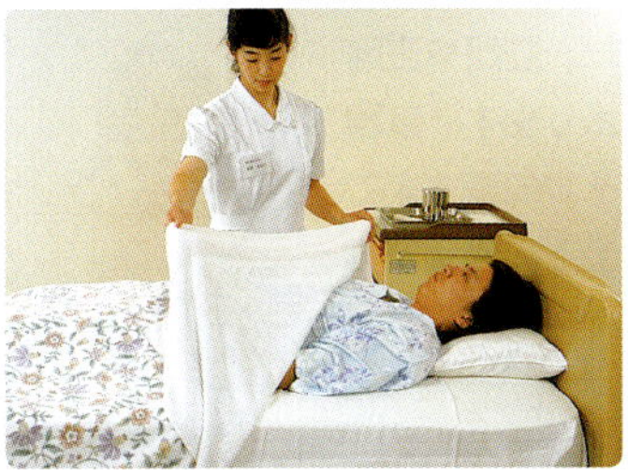

❶患者さんに「体温を測ります」と声をかけ、体温測定をすることを説明し同意を得る。掛け物をはずす。

3 腋窩で測定する

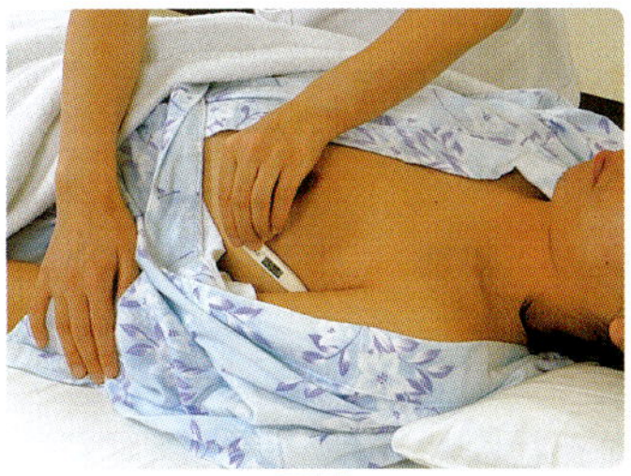

❶体温計を正しく腋窩《えきか》に挿入する。

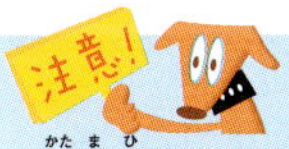

●片麻痺《かたまひ》のある患者さんの場合は、腋窩温は健側《けんそく》で測定しましょう。
●測定する部位に発汗がある場合は静かに拭《ふ》き取りましょう。
●自分で体温計を保持できない患者さんの場合は、測定が終わるまで介助しましょう。

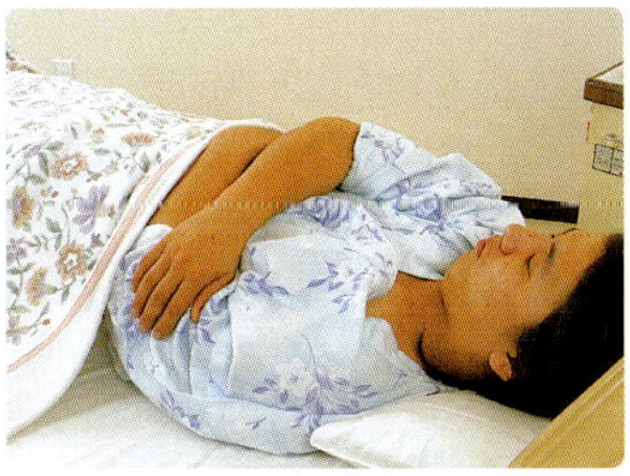

❷体温計挿入後は、測定している側の肘関節《ちゅうかんせつ》を軽く曲げて腋窩を閉じ、反対側の手で軽く支えてもらう。水銀体温計では、この姿勢の状態で約10分間保つ。時間になったら体温計をはずして数値を読み取る。

指導者に聞かれる根拠はココ!

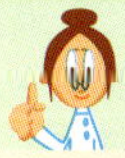

体温測定でよく腋窩が使用されるのはなぜ?

腋窩は身体深部の温度を比較的よく反映し、日常的に測定しやすいことから、よく測定に使用されます。腋窩のほかにも口腔温は婦人科領域、直腸温は手術中の継続的な体温変化の測定、鼓膜温《こまくおん》は安静が保てず、体温計を安全に保持することが困難な場合の体温測定というように、必要に応じて使用されます。

電子体温計を使用するときの注意点

最近よく使用される電子体温計では、数秒～5分程度まで、機種やメーカーにより測定時間に違いがあります。短い時間で測定できるものには「実測値」ではなく「予測値」であるものが多く、誤差が生じることがあります。正しい値を測定したい場合は、水銀体温計での測定がよいとされています。

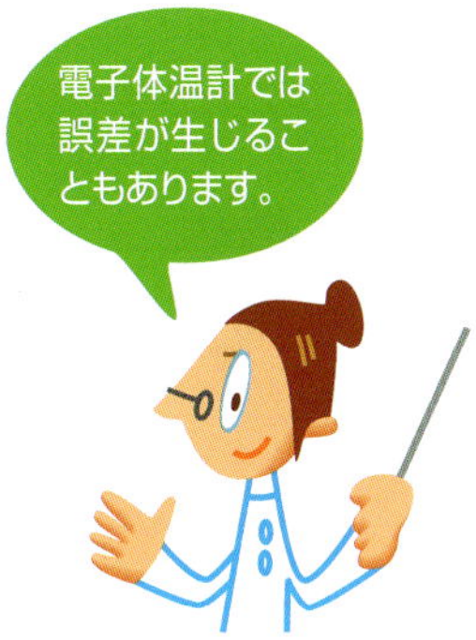
電子体温計では誤差が生じることもあります。

体温計を当てる部位

体温計先端の感温部を腋窩最深部に当て、
体側に対し45°の角度になるようにして上腕で挟み込む。

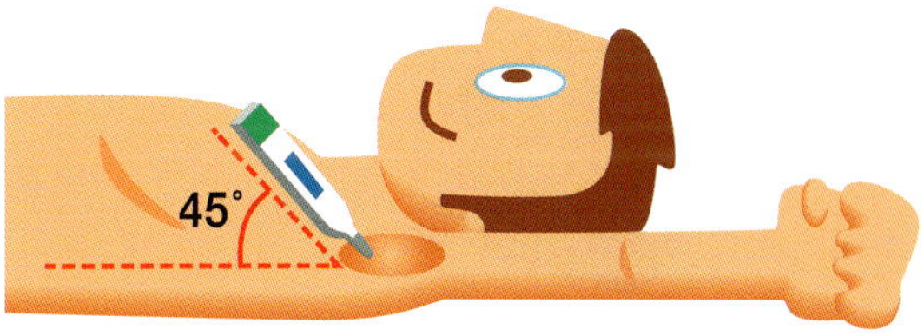

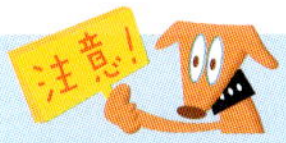

●体温の基準値の目安は36.0～37.0℃。
●腋窩温＜口腔温＜直腸温の順に高い値になります。直腸温は腋窩温より約0.5～1.0℃高くなります。

4 体温計の後始末

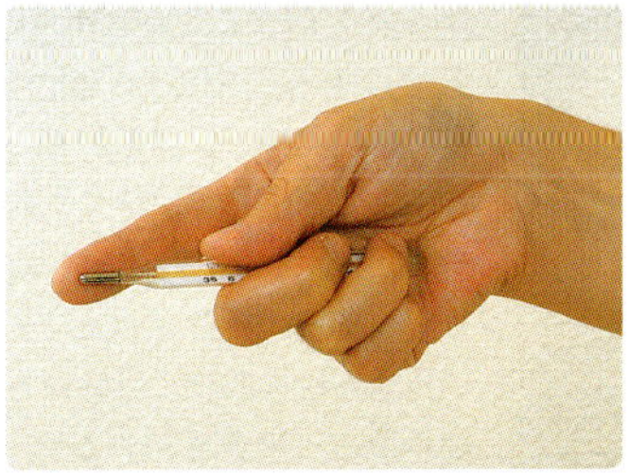

❶水銀体温計の場合、周囲に人やぶつかる物がないことを確認した上で、上から下に振って、水銀の目盛りを下げる。体温計を消毒綿で消毒し、後始末をして記録する。

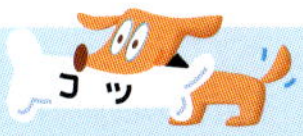

●振り下げ時の破損の危険を防止するために、指を1本添えましょう。

腋窩以外での体温測定方法

鼓膜温(耳式体温計で)の測定

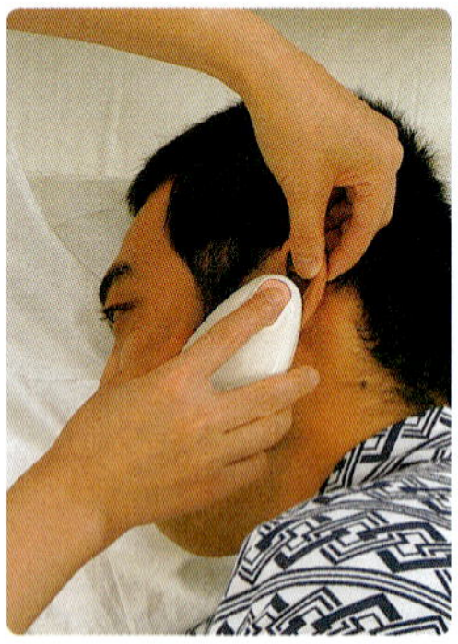

❶耳垢《じこう》が多くないことを確認する。耳を後方斜め上方向に引っ張りながら、体温計のプローブを鼓膜に向けて挿入する。体温を測定し、測定値を読み取る。

直腸温の測定

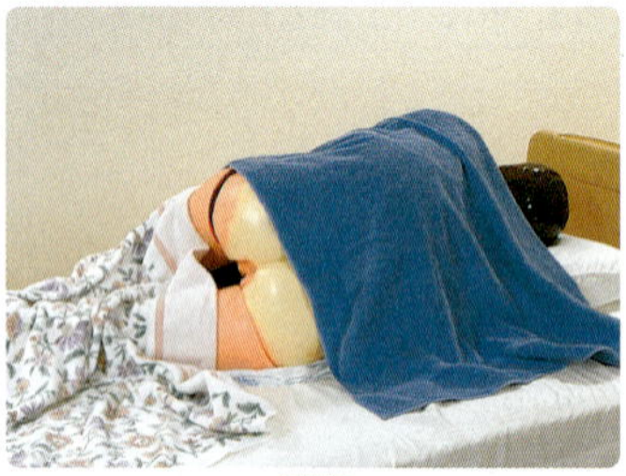

❶直腸温を測定する必要性を説明し、同意を得る。カーテンやスクリーンなどでプライバシーを守る。患者さんの姿勢は、シムス位にし、肛門部を露出《ろしゅつ》させる。

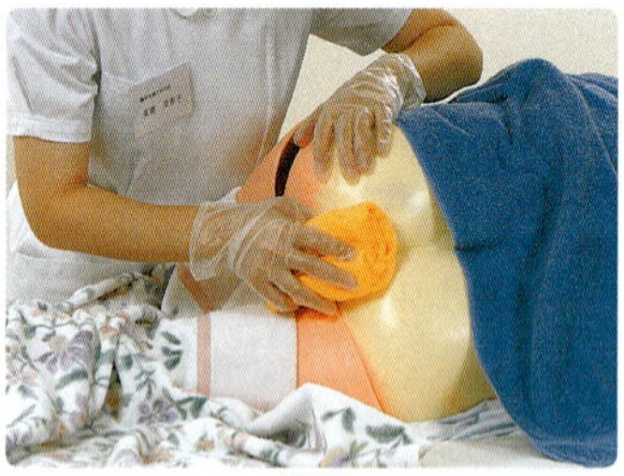

❷寝具やバスタオルなどを用いて測定部位以外の露出を最小限にする。必要に応じて肛門部を清拭《せいしき》する。

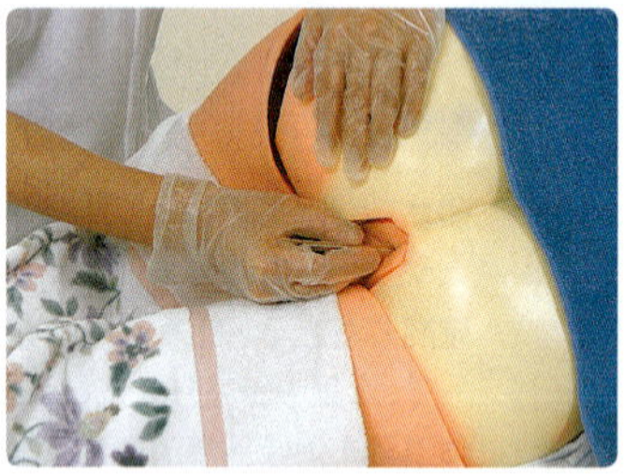

❸口で楽に呼吸するよう説明する。肛門が見えるよう殿部《でんぶ》を持ち上げ、潤滑油《じゅんかつゆ》をつけた体温計を静かに3～4cm(小児では年齢に応じ1～2cm)肛門に挿入する。体温計を一定の位置で正しく保持し、約3分間測定する。体温計を取り出してティッシュペーパーで汚れを拭き取り、目盛りを読み取る。患者さんの衣類・寝具を整える。体温計は水洗いしてから消毒液につける。

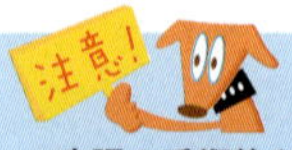

●直腸の手術後や直腸の炎症などが生じている患者さん、排便状態が下痢《げり》であったり、宿便《しゅくべん》(便塊《べんかい》がつまっている)のある患者さんには直腸温測定はしてはいけません。

指導者に聞かれる根拠はココ!

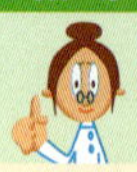

直腸温測定中、体温計を持つ手を離してはいけないのはなぜ?

測定中の不意な動きにより、肛門や直腸を傷つけてしまうおそれがあります。直腸に深く入りすぎないよう、そして浅すぎて不正確な測定値にならないよう、固定する必要があります。

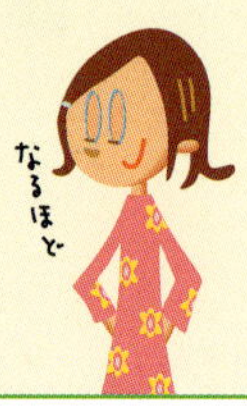

脈拍測定

1 必要物品の準備

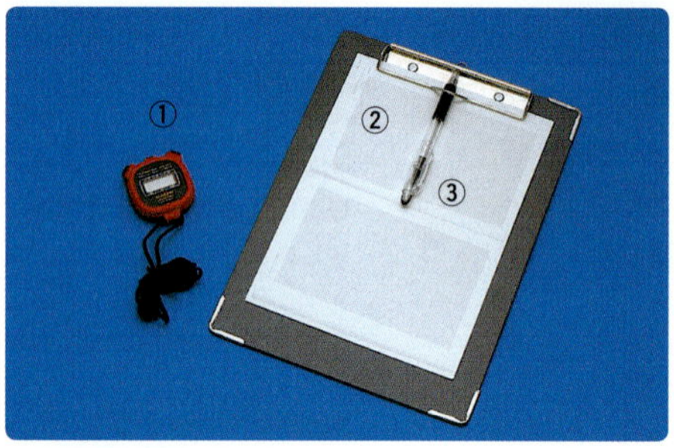

①ストップウォッチ(秒針つきの時計でもよい)
②メモ用紙
③筆記用具

2 橈骨動脈で測定する

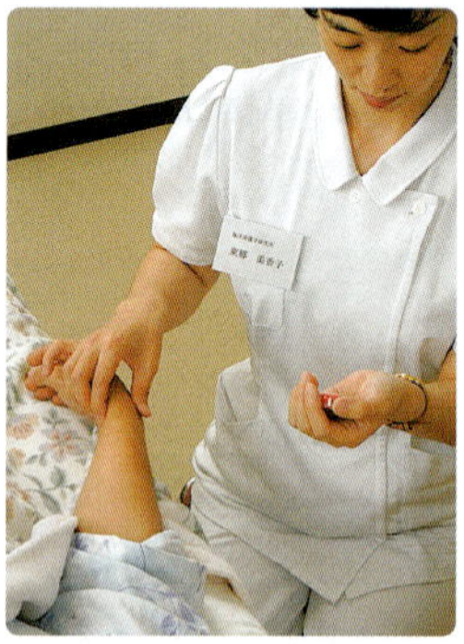

❶患者さんに声をかけ、脈拍を測ることを説明し、同意を得る。患者さんが、仰臥位《ぎょうがい》で楽な気持ちでいられるように配慮する。看護師は手を温めておく。
❷看護師の示指《じし》、中指《ちゅうし》、環指《かんし》の3本をそろえて、患者さんの橈骨動脈《とうこつどうみゃく》の部位に置く。
❸母指は橈骨動脈の反対側にまわし、手首を支える。
❹患者さんの腕が宙に浮いているときには、もう一方の手で、患者さんの手を下から支えるように持つ。最初の30秒で脈の大きさやリズムなどの性状をチェックし、残りの30秒で脈拍数を測定する。
❺測定値を記録し、手を洗う。

●脈拍の基準値の目安は、成人で60～80回/分。100回/分以上を頻脈《ひんみゃく》、50回/分以下を徐脈《じょみゃく》とみなします。

指導者に聞かれる根拠はココ！

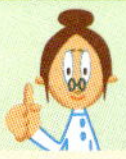

触診の際、母指で測定してはいけないのはなぜ？

母指で測定すると、測定者自身の脈拍を、患者さんの脈拍と混同することがあるためです。

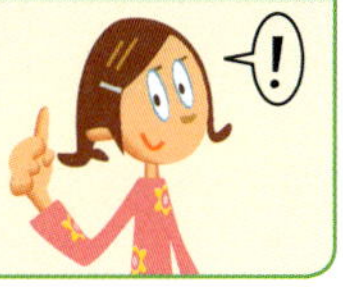
!

橈骨動脈以外の脈拍測定部位

上腕《じょうわん》動脈での脈拍測定

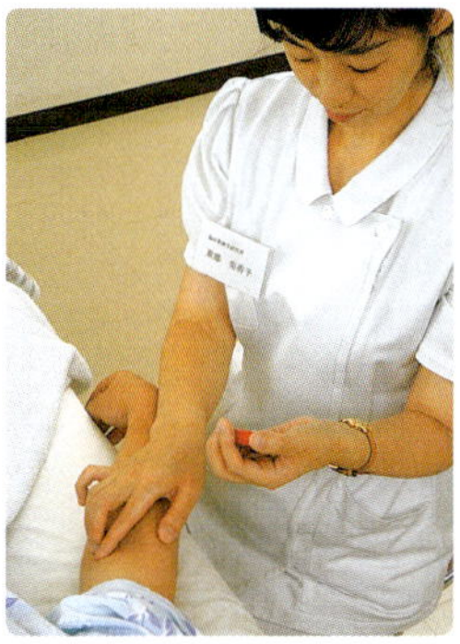

❶肘関節内側を尺骨側(小指側)にたどっていくと、拍動を触れる場所がある。看護師の示指、中指、環指をそろえて血管の真上に軽く置き測定する。

足背《そくはい》動脈での脈拍測定

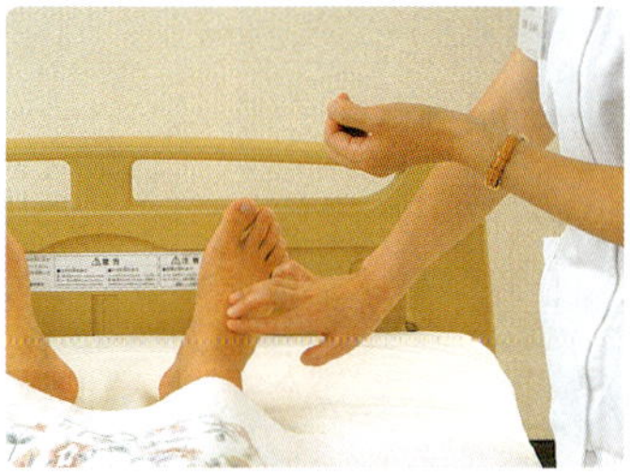

❶足背のほぼ中央部付近に拍動を触れる場所がある。看護師の示指、中指、環指をそろえて血管の真上に軽く置き測定する。

総頸《そうけい》動脈での脈拍測定

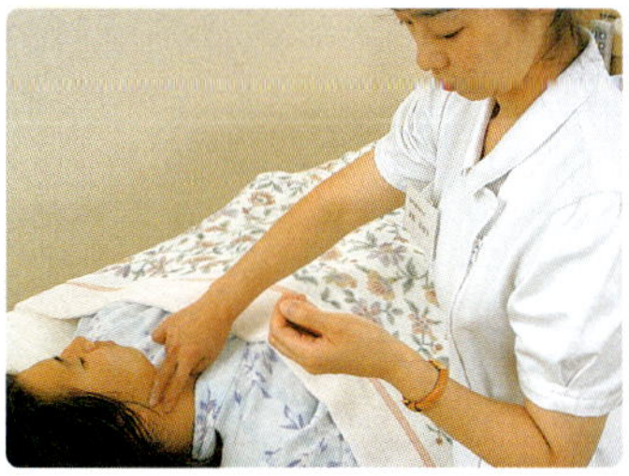

❶頸部前側の中央寄り、やや右側と左側に拍動を触れる場所がある。脳への血流を妨げないために、示指、中指を左右どちらかの血管の真上に軽く置き測定する。橈骨動脈が触れにくいときに、この部位での脈拍測定を行うことが多い。

注意!

●強く圧迫しすぎたり、左右の総頸動脈を同時に圧迫してはいけません。

心拍同時測定

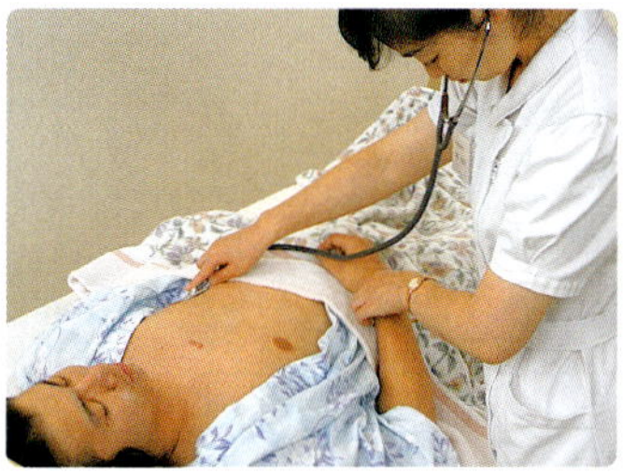

❶触診で脈拍をみながら、同時に心拍出音を聴診する。2人でする場合は、1人が脈拍を触診、もう1人が心拍音を聴診し、聴診する人の合図で同時に1分間測定する。

呼吸測定

1 必要物品の準備

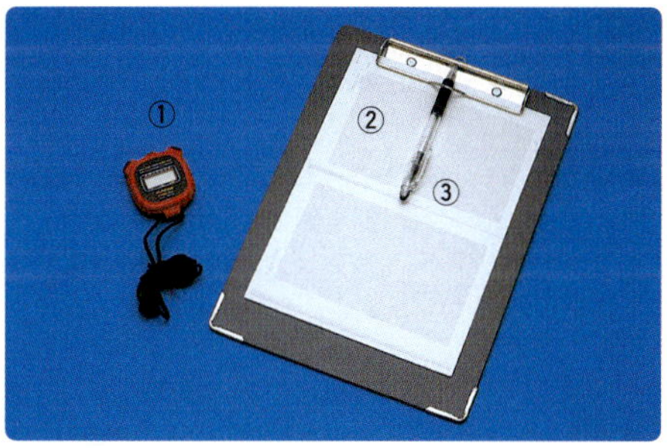
①
②
③

①ストップウォッチ(秒針つきの時計でもよい)
②メモ用紙
③筆記用具

2 視診による呼吸の観察

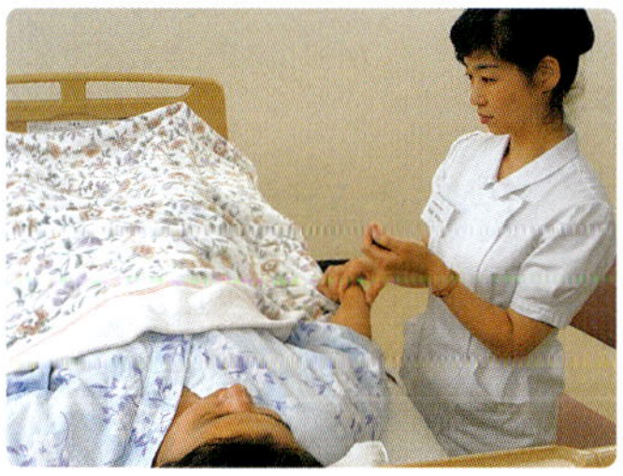

❶呼吸を測定することをさとられてはいけないので、呼吸測定については患者さんに説明してはいけない。さりげなく測定する。
❷胸腹部《きょうふくぶ》の上下動を1分間観察し、呼吸数や深さ、呼吸の型、リズム、呼吸音を観察する。

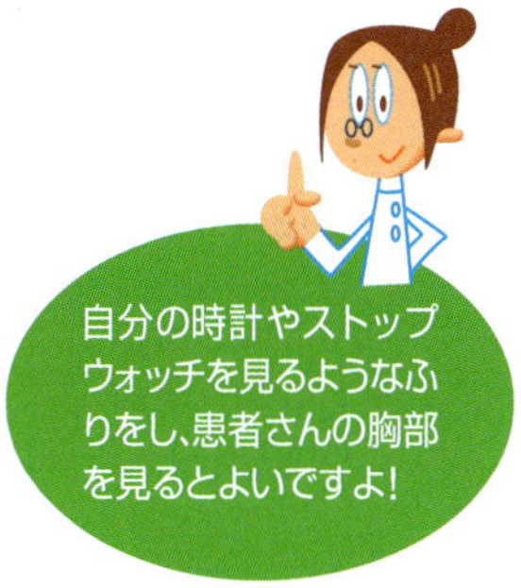
自分の時計やストップウォッチを見るようなふりをし、患者さんの胸部を見るとよいですよ!

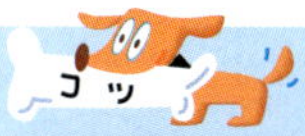
コツ

●脈拍測定に引き続いて、看護師の指は患者さんの手首に当てたまま測定しましょう。

指導者に聞かれる根拠はココ！

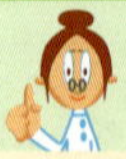

呼吸を測定することをさとられてはいけないのはなぜ？

呼吸は、速さやリズム、深さを意識的に調節できます。患者さんに呼吸を測定することを伝えると、それを意識してしまい、正しい呼吸が測定できなくなるからです。

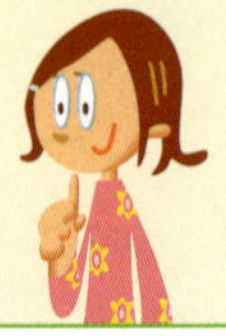

3 聴診による呼吸の観察

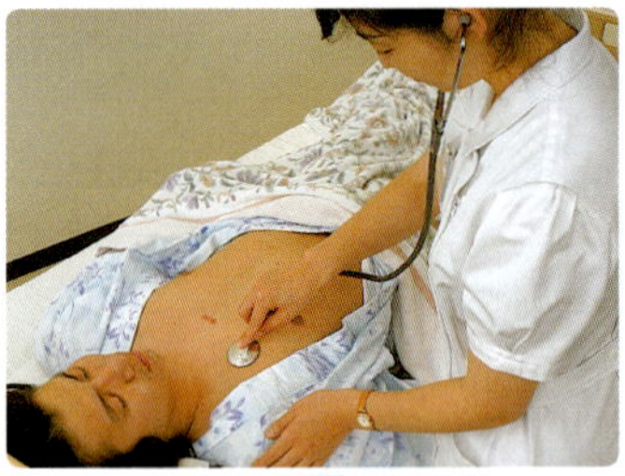

❶聴診の必要性を説明し、同意を得る。

❷患者さんの姿勢は、坐位《ざい》が望ましいが、坐位をとれない場合は臥位《がい》で行う。

❸カーテンやスクリーンなどでプライバシーを守る。必要時、上半身の衣類を取るか胸部を開けた状態にする。

❹聴診器を当て、患者さんにゆっくり深い呼吸をしてもらう。

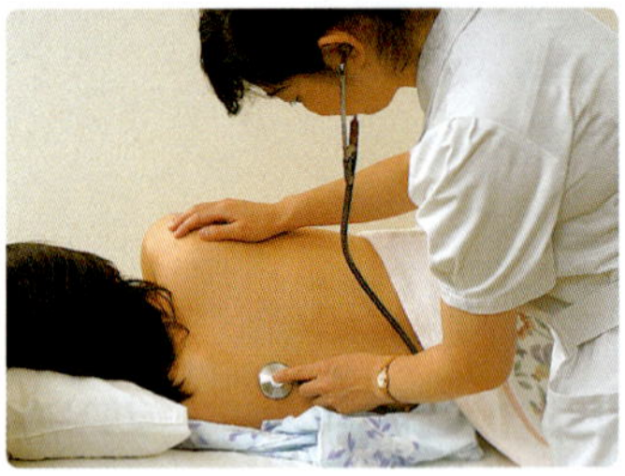

❺臥位で行う場合には、患者さんを側臥位にして同様に背面を聴診する。

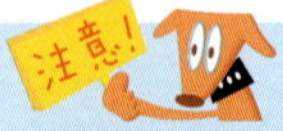

注意！

●聴診器を直接皮膚に当て聴診します。聴診には、聴診器の膜式チェスト・ピースを使用し、皮膚に密着させましょう。

胸部の聴診部位

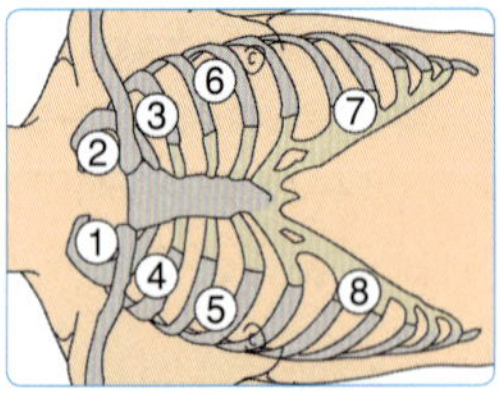

①
②
③
④
⑤
⑥
⑦
⑧

背面の聴診部位

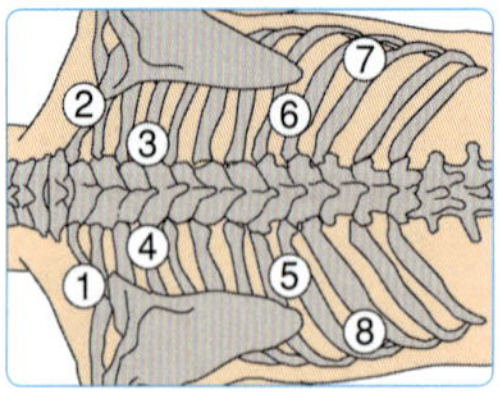

①
②
③
④
⑤
⑥
⑦
⑧

①〜⑧の順に聴診器を当てていきます。このとき患者さんにはゆっくり呼吸をしてもらいます。

血圧測定（聴診法）

1 必要物品の準備

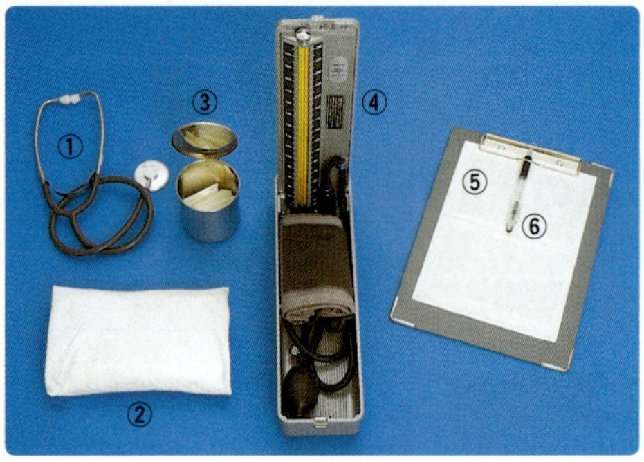

①
②
③
④
⑤
⑥

①聴診器　④血圧計
②肘枕《ひじまくら》（必要時）　⑤メモ用紙
③消毒綿　⑥筆記用具

血圧計の各部名称

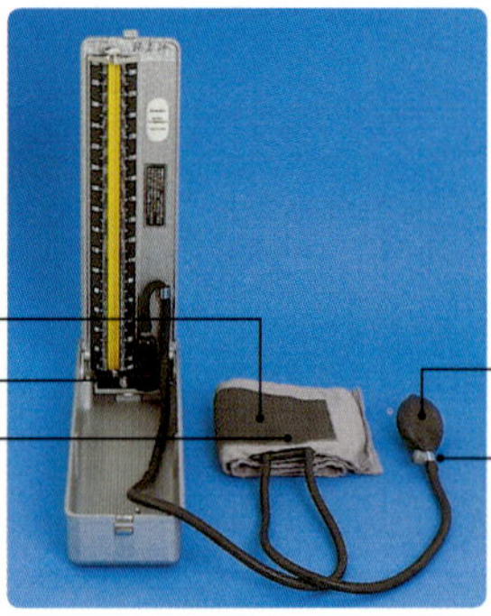

マンシェット（カフ）
水銀止め
ゴム囊《のう》（マンシェット内に入っている）
送気球《そうききゅう》
排気弁《はいきべん》

マンシェットの種類

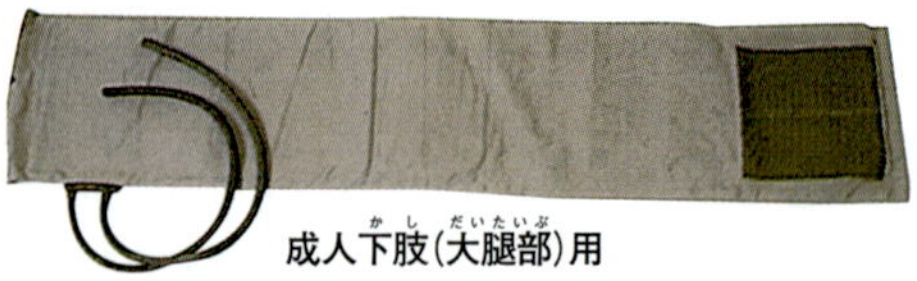

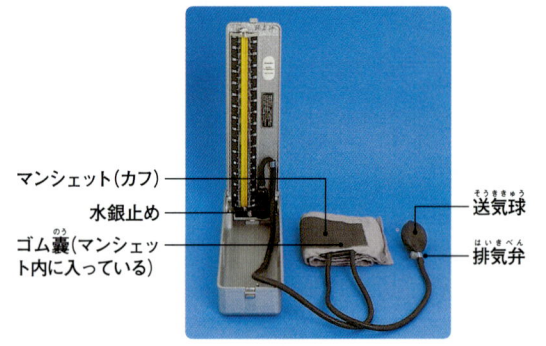

成人下肢《かし》（大腿部《だいたいぶ》）用

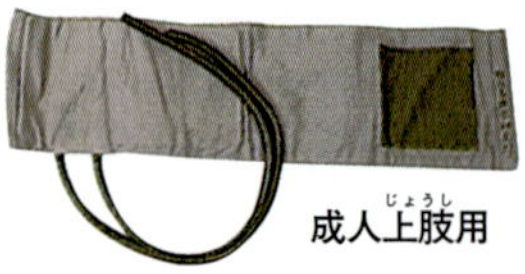

成人上肢《じょうし》用

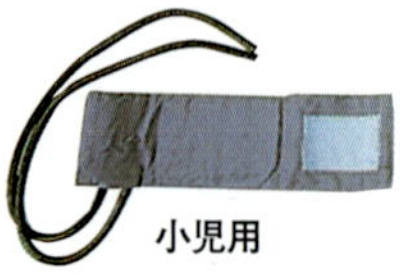

小児用

2 血圧計の確認

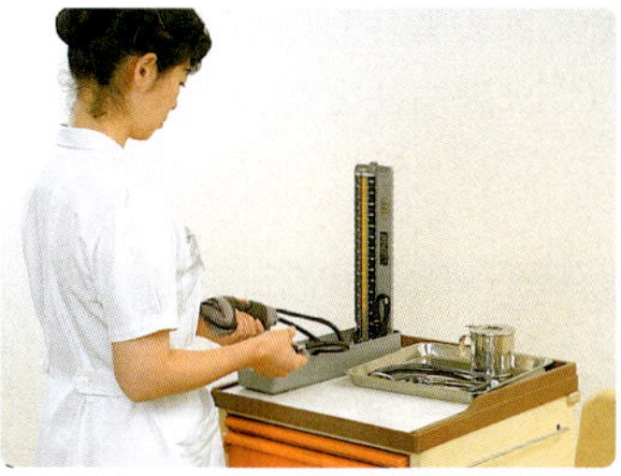

①血圧計が正しく作動するか確認する。

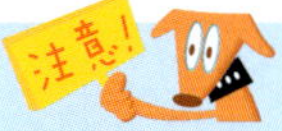
注意!

●血圧計の確認は以下を注意して行いましょう。
1.送気によってゴム嚢が膨《ふく》らむか。
2.水銀柱が上がるか。
3.マンシェットの幅が患者さんに合っているか。

3 患者さんの準備をする

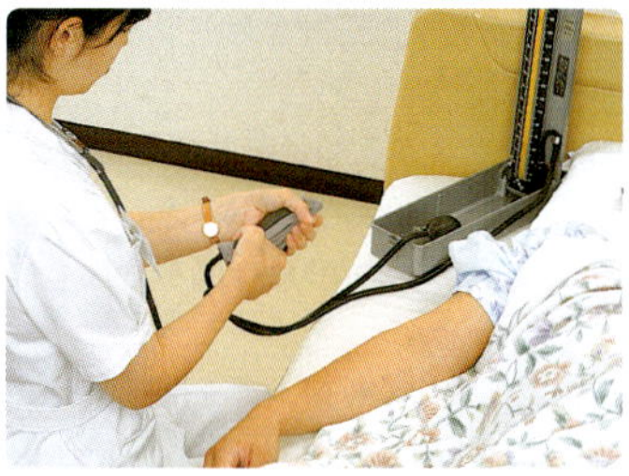

①血圧を測定することを説明し同意を得る。
②患者さんに5分間以上安静にしていてもらう。
③測定の姿勢は坐位または仰臥位とする。
④測定する側の肘関節は伸展する。衣服で圧迫しないように袖《そで》を肩のほうまで引き上げるか、片袖を脱いでもらう。

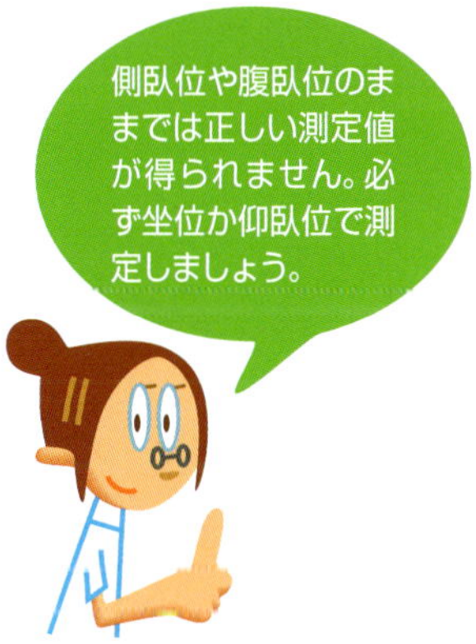
側臥位や腹臥位のままでは正しい測定値が得られません。必ず坐位か仰臥位で測定しましょう。

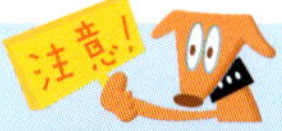
注意!

●血圧計を準備する際は、以下のことに注意しましょう。
1.血圧計を水平に置く。
2.水銀止めのコックを開き、水銀が目盛りの0点にあること、水銀が分離されて上のほうに残っていないことを確認する。
3.マンシェットに空気が入っていないことを確認する。

指導者に聞かれる根拠はココ!

血圧測定前、患者さんに5分以上安静にしてもらうのはなぜ?

血圧は、食事・運動・入浴・精神的な緊張や興奮などにより値が変化します。このような影響をできるだけ避けて安定した測定値を得るために、安静後に血圧を測定します。安静時間の科学的な根拠はありませんが、一般に5〜15分間程度といわれています。

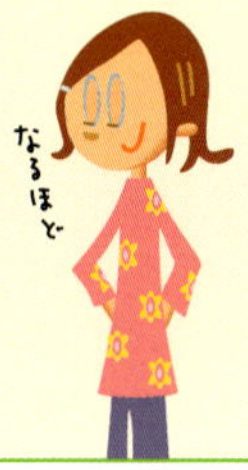
なるほど

4 マンシェットを巻く

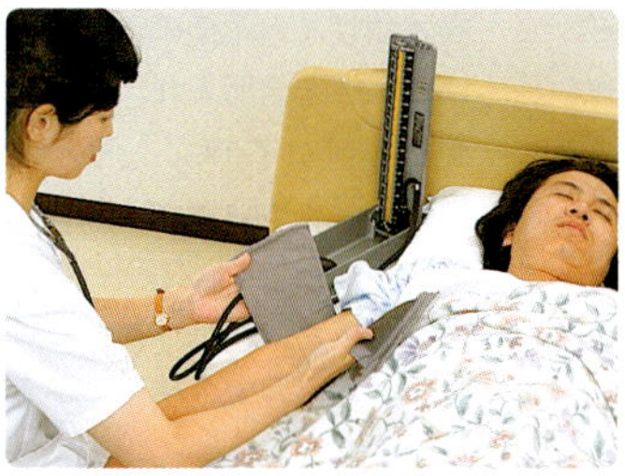

①マンシェットの下縁《かえん》が肘関節より2〜3cm上にくるように巻く。

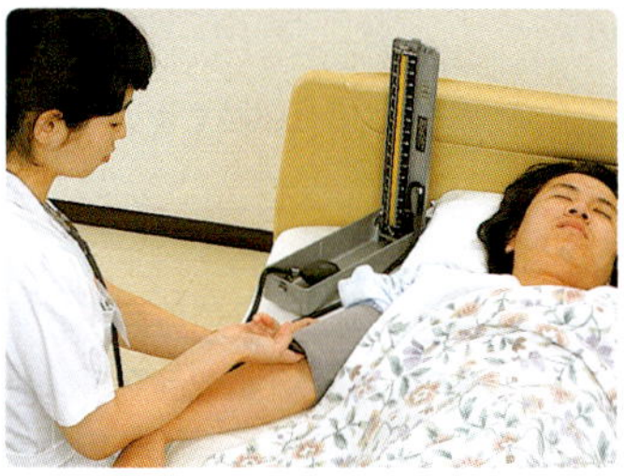

②マンシェットの巻き加減は、看護師の指が1〜2本入るくらいにする。

指導者に聞かれる根拠はココ!

肘関節の2〜3cm上にマンシェットの下縁がくるように巻くのはなぜ?

マンシェットの下に重ねて聴診器を当てると動脈を均一に圧迫することができず、値が不正確になる可能性があります。そのため肘関節部より2〜3cm上に巻きます。

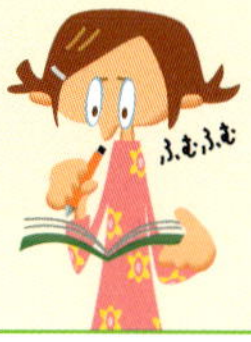
ふむふむ

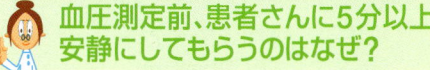

5 血圧を測定する

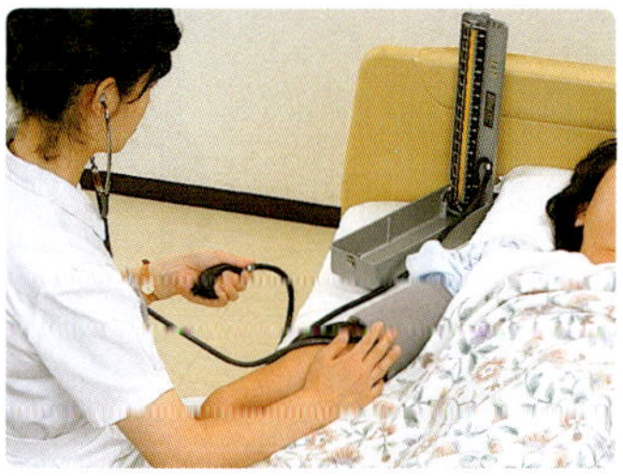

①聴診器を肘関節部の上腕動脈に当て、送気球の排気弁を閉じる。
②水銀柱の高さを見ながら送気し、前回測定したときに得られた値よりも20mmHg程度高い値まで水銀柱を上げる。
③水銀柱の目盛りを見ながら、送気球の排気弁を徐々にゆるめていく。
④聴診器で最初に聞こえた拍動《はくどう》が収縮《しゅうしゅく》期《き》血圧《けつあつ》(最大血圧)である。
⑤拍動聴取後も、徐々に排気していくと、拍動が聞こえなくなる。この値が拡張《かくちょう》期《き》血圧《けつあつ》(最小血圧)である。
⑥最大血圧と最小血圧を測定したら、排気弁を全開にしてマンシェット内の空気を排気する。
⑦マンシェットを患者さんの腕からはずし、衣類・寝具を整える。

6 血圧計の後始末をする

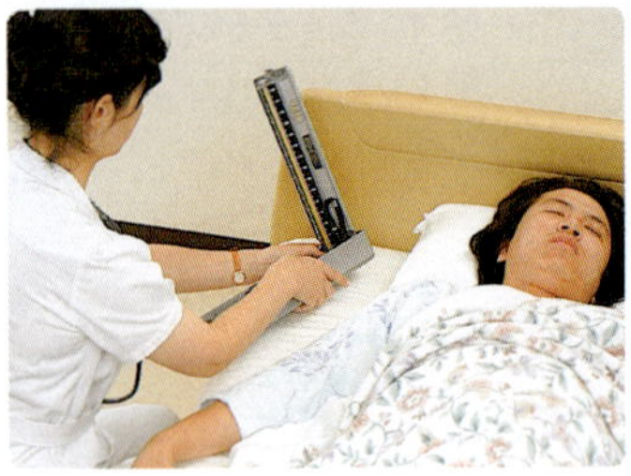

❶水銀柱を水銀槽のほうへ傾け、水銀を全部入れ、コックを右に倒してoffにして、水銀柱へ戻らないようにする。
❷マンシェット内の空気を完全に抜き、送気球とともに血圧計の箱の中へ納め、ふたをする。
❸聴診器をアルコール綿で消毒する。
❹測定値を記録する。

坐位での血圧測定

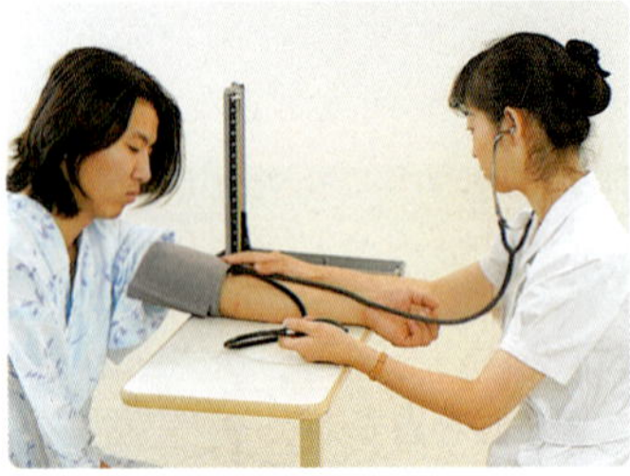

❶オーバーテーブルなどを利用し、必要に応じて肘枕を使用して腕が安定するようにする。仰臥位の場合と同様に測定する。マンシェットの位置が心臓と同じ高さになるように調整する。

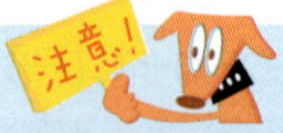

●血圧の基準値の目安は、成人で収縮期血圧140mmHg未満、拡張期血圧90mmHg未満です。

血圧測定（触診法）

●血圧値が低く、聴診法では測定ができない場合でも、触診法を用いることで測定できる場合もある。およその数値を得ることができるので、聴診法と触診法を同時に行うのもよい。

1 血圧計の確認、準備、測定

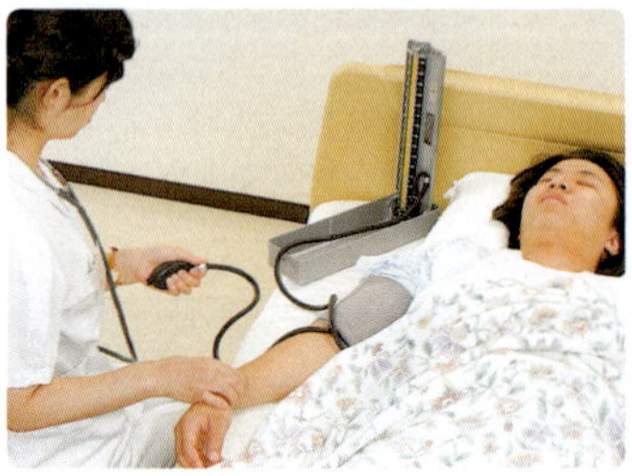

❶聴診法の場合と同様に必要物品を準備し、血圧計をセットしてマンシェットを巻く。
❷一方の手指（示指、中指、環指）で、患者さんの橈骨動脈を確認する。
❸橈骨動脈の拍動を確認しながら、もう一方の手で送気する。
❹拍動が触れなくなった時点から、さらに20mmHg程度水銀柱を上げる。
❺水銀計の目盛が目で読み取れる程度にゆっくり排気弁を開放する。
❻脈拍が触れ始めたときの水銀柱の値を読む。これが収縮期血圧（最大血圧）である（触診法では、拡張期血圧（最小血圧）の測定は行えない）。
❼聴診法と同様に後始末・記録をする。

姿勢による血圧値の変化

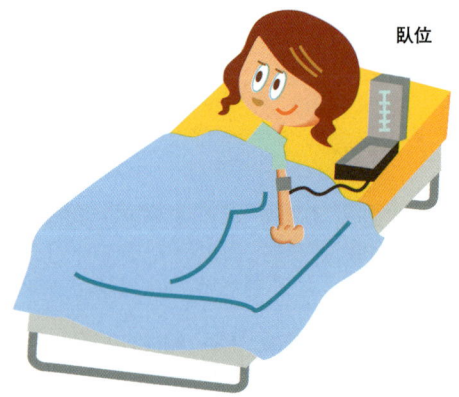

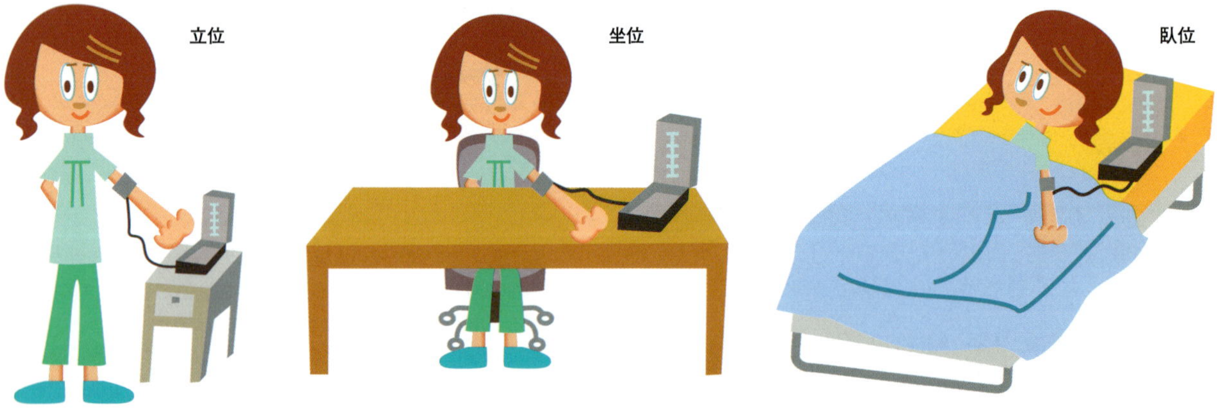

臥位、坐位、立位《りつい》の順に低くなります。
臥位から坐位、または立位になった場合の収縮期血圧の差が20mmHg以上ある場合は、起立性低血圧を疑います。

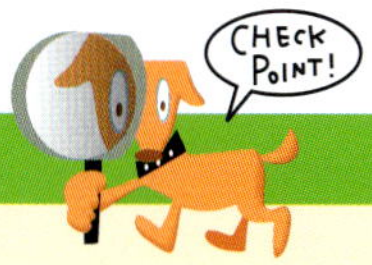
CHECK POINT!

指導者はココを見ている!

体温測定

体温の変化を見逃していないか?

□体温は、健康時でも1日を通じて変化しており、午前2時〜6時の間が最も低くなります。日中は次第に上昇して、午後5〜7時の間に最高に達し、夜間には再び下降します(体温の日周期)。また、個人の生活行動によっても影響されます。

体温に影響を及ぼすものが何か、きちんと把握できているか?

□運動、入浴などは、いずれも体温を上昇させます。また、周囲の環境の温度も体温に影響を与えます。特に口腔温測定は、食事の内容によって測定値が左右されます。

患者さんの体型に合わせた測定方法で行っているか?

□やせている患者さんの体温測定では、挿入位置によって体温計の先端が浮いてしまい、正確に測れない場合があります。必ず、先端部分が腋窩の最深部皮膚面に密着しているかどうか確認しましょう。

脈拍測定

それぞれの触診部位と、そこから得られる情報が何であるかを熟知しているか?

□脈拍触診部位は、橈骨動脈、上腕動脈、総頸動脈、大腿動脈、足背動脈などがありますが、一般的には橈骨動脈で触診することが多くあります。しかし、ほかの部位での触診も目的に応じて行われるので覚えておきましょう。

呼吸測定

呼吸の観察をきちんと行っているか?

□呼吸の観察は、胸郭《きょうかく》や腹壁《ふくへき》の動きを見る方法が一般的です。しかし、睡眠中や呼吸が微弱《びじゃく》な場合は、薄い紙片やガーゼの抜き糸などを鼻《び》孔《こう》に近づけ、その動きを観察しましょう。

血圧測定

水銀の目盛りが0点にあり、分離のないことを確認しているか?

□水銀が分離している場合には、血圧計を傾けて軽くゆするか、たたくとよいでしょう。

測定値の誤差を最小にするために、以下の点に留意しているか?

□血圧計は水平な場所に置きましょう。
□衣服で測定部位が圧迫される場合は、衣服を脱いでもらいましょう。
□マンシェットのサイズは、測定部位の太さや長さに合わせて適切なものを選択します。
□測定時、マンシェットを巻いた位置と心臓が同じ高さになるよう調節します。
□加圧、除圧は徐々に行いましょう。
□測定は2回行いましょう。特に不整脈がある際には必ず行います。測定値の差が10mmHg程度であれば、高いほうの値を採用し、10mmHg以上の差であれば再度測定し直します。

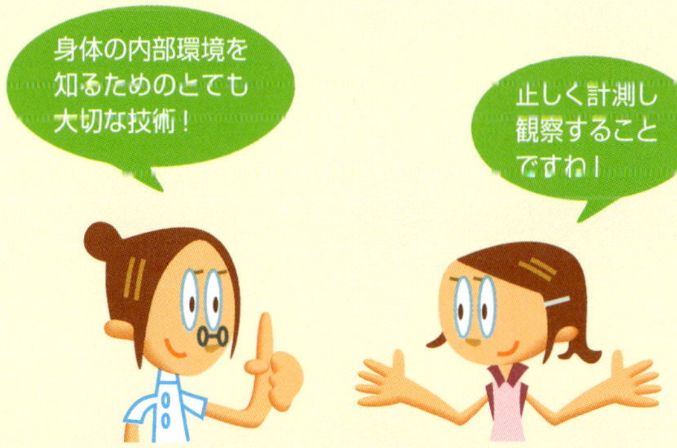
身体の内部環境を知るためのとても大切な技術!
正しく計測し観察することですね!

指導者はココを見ている!

正しく計測し観察することで身体の状態を把握する

身体計測 ［胸囲・腹囲］

東郷美香子

身体計測の意義

身体各部の計測は、普段は健康の指標になる。逆に何らかの病気や障害が起こったときは、どのような異常があるのか推測する上で欠かせない情報を与えてくれる。

身体計測の目的

成長・発達の目安（胸囲の測定）。腹水《ふくすい》や浮腫《ふしゅ》のある患者さんや、妊娠時の計測（腹囲の測定）。

身体計測時の注意事項

- メジャーがよじれたりたるんだりしていないか確認する。
- 患者さんの負担になっていないか、または気分が悪くなっていないか、常に確認しながら行う。

胸囲測定

1 必要物品の準備

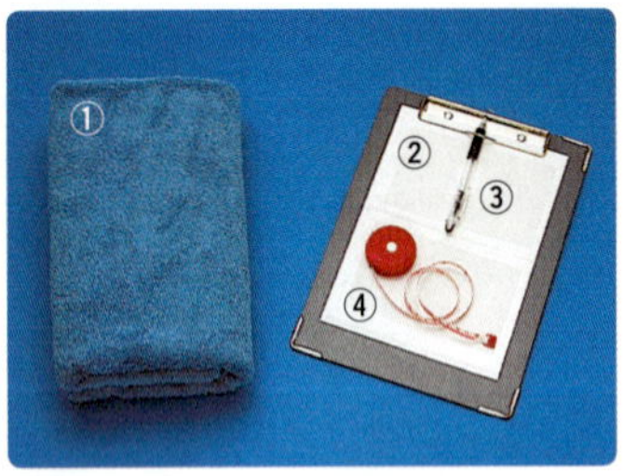

①バスタオル
②メモ用紙
③筆記用具
④メジャー
必要時、スクリーン

2 胸囲を測定する

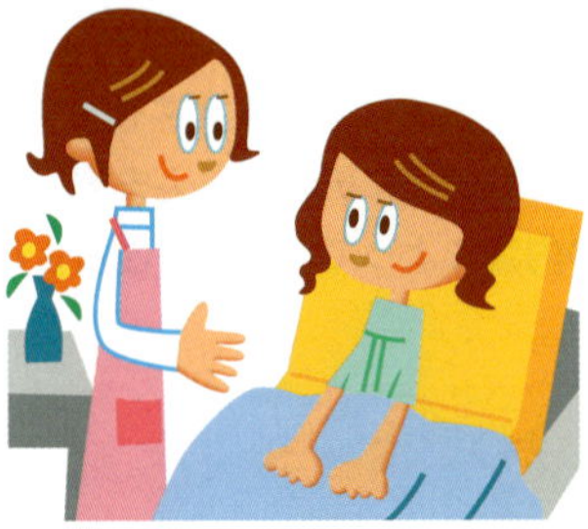

❶患者さんに胸囲の計測の説明をし、同意を得る。カーテンやスクリーンなどでプライバシーを守る。必要時、上半身の衣類を取るか胸部を開けた状態にする。

❷計測は、可能な限り立位で行う。両腕は軽く体側《たいそく》に沿うように垂らす。

女性の胸囲測定

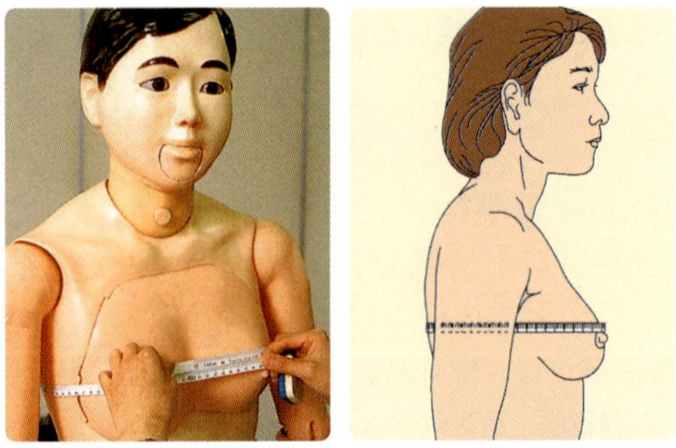

❶看護師は患者さんの前に立ち、メジャーが胸部に水平になるように当てる。成人女性では、乳頭《にゅうとう》の位置に関係なく背面（肩甲骨下角《けんこうこつかかく》の直下《ちょっか》部《ぶ》）を通るラインに水平にして胸周囲を測定する。

男性の胸囲測定

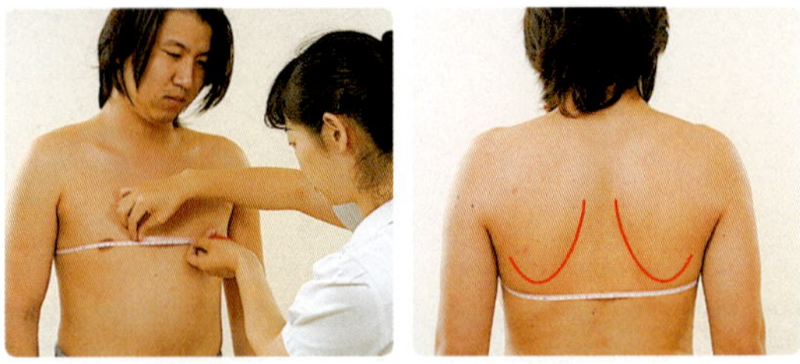

❶男性は、前側は乳頭上を通る位置で測定する。背面のメジャーの位置は肩甲骨下角の直下部の位置にメジャーを当てる。

腹囲測定

1 必要物品の準備

胸囲測定と同じ。
①バスタオル
②メモ用紙
③筆記用具
④メジャー
必要時、スクリーン

2 患者さんの準備

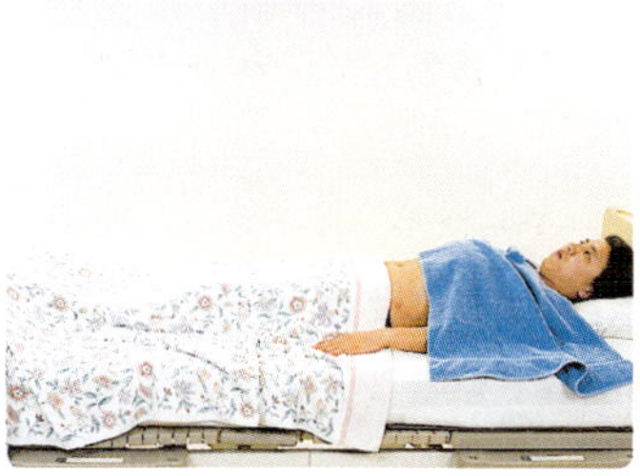

❶患者さんに腹囲計測の説明をし、同意を得る。カーテンやスクリーンなどでプライバシーを守る。計測は、仰臥位で行う。
❷掛け物を腹部の下まで下ろし、腹囲が測定できるように衣類をゆるめる。
❸寝具やバスタオルなどを用いて測定部位以外の露出《ろしゅつ》を最小限にする。

3 腹囲を測定する

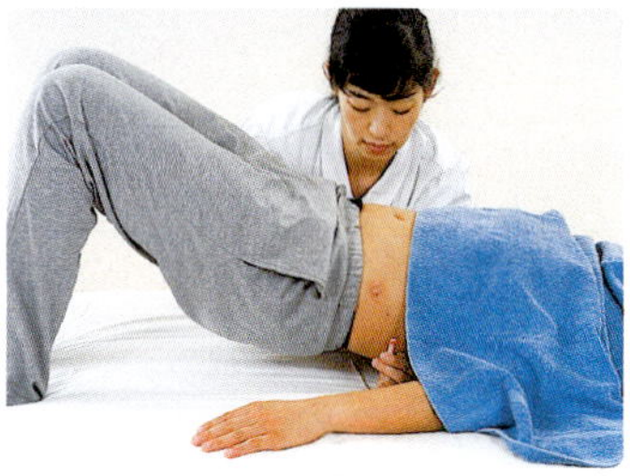

❶患者さんの膝《ひざ》を立てて腰を浮かせてもらい、メジャーを腰の下に通す。

コツ

●自分で腰が上がらない場合には、一方の手で腰を持ち上げ、他方の手でメジャーを持ち腰の下を通すようにしましょう。

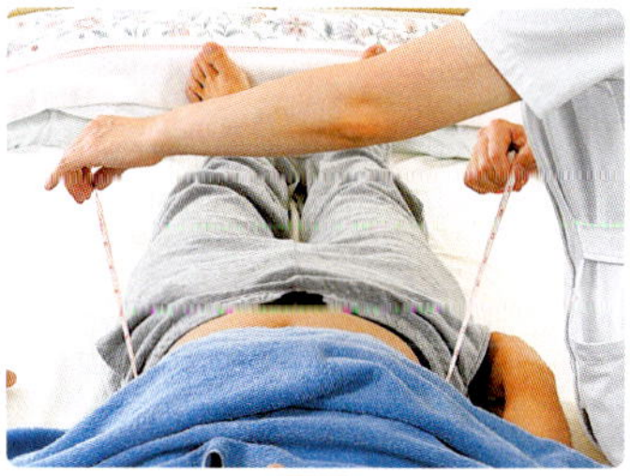

❷メジャーを軽く引っ張って、たるみがないことを確認する。患者さんの膝を伸ばす。臍《さい》を通り、腹側・背側の位置が水平になるよう腹の周囲にメジャーを巻く。

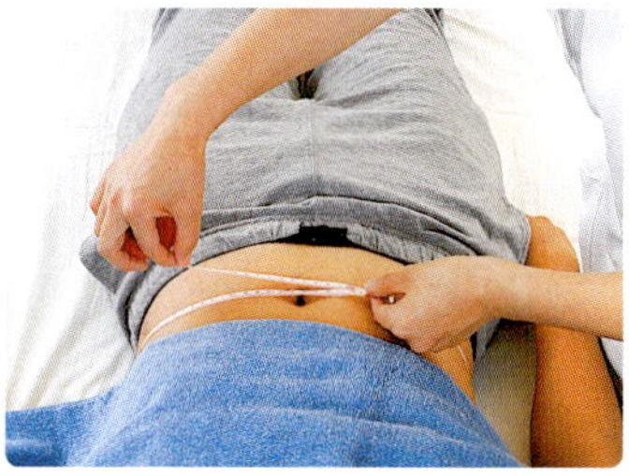

❸患者さんに楽に呼吸をしてもらい、自然呼吸の状態で測定値を読む。呼気時と吸気時の中間値を測定する場合もあるので、同じ条件で測定できるよう、チーム内で統一しておく。
❹メジャーを取り除き、衣類・寝具を整える。後始末をして記録する。

腹部膨満がある場合の測定

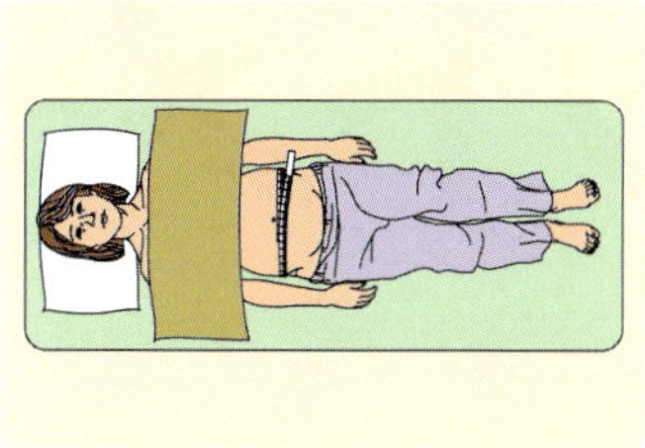

❶腹水の貯留《ちょりゅう》や腹部腫瘍《ふくぶしゅよう》などで腹部膨満がある場合には、臍上のほかに、腹部を見てもっとも大きいと思われる位置を選んで測定する。

指導者に聞かれる根拠はココ！

患者さんの膝を伸ばしてから計測するのはなぜ？

膝の屈曲の度合いによって測定値が変化します。測定条件を一定にして正確な測定をするために膝を伸ばします。腹部膨満が著明などで苦痛がある患者さんには膝枕などを用いて安楽に配慮しましょう。

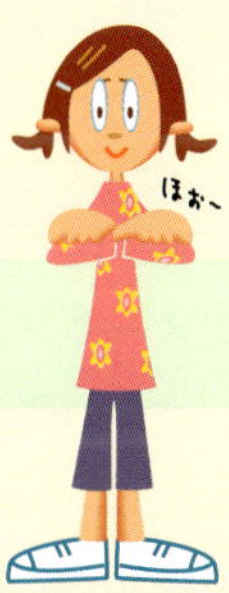

患者さんに楽に呼吸してもらうようにするのはなぜ？

腹部に緊張がある場合にも測定値が変化します。腹部の緊張を解いてもらうために、ゆったりと楽に呼吸してもらいましょう。

指導者はココを見ている！

メジャーがよじれたりたるんだりしていないか？

□よじれたり、たるんだりしていると正しい測定はできません。胸囲であれば肩甲骨下角の直下部と乳頭直上部を、腹囲であれば臍の位置で腹の周囲を測定しましょう。

安静呼気時に読み取っているか？

□胸囲は安静呼気時の目盛りを小数第1位まで読み取り（呼気時と吸気時の中間値でもよい）、単位は「cm」で表します。

臍の位置のほかに最大位がある場合には、その位置で測定しているか？

□腹水、浮腫、腹部腫瘍などのために、臍の位置のほかに最大位がある場合には、その位置で測定しましょう。

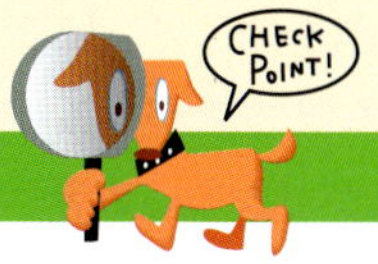

指導者はココを見ている！

患者さんが多くの時間を過ごすベッドをいつも快適に保つ

ベッドメーキング

平松則子

ベッドメーキングの意義

入院生活をしている患者さんはベッドの上で多くの時間を過ごすことになる。見た目に美しく、しかも型崩《かたくず》れしにくいベッドメーキングであれば、患者さんはどんなに安らぐであろう。

実習病院で行うベッドメーキングが、学校で習得するベッドメーキングの方法と違うことに初めは戸惑《とまど》ったりするが、いつの間にかこういうものだと慣れてしまう。

しかし、伝統的なベッドメーキングの方法を一つひとつ見ていくと、理《り》にかなった、優れた技を含んでいる。

ベッドメーキングの目的

●清潔《せいけつ》なところで療養《りょうよう》したいという患者さんの要求を満たす。

●ベッド上は、眠る、食べる、ときに排泄《はいせつ》する、あるいは診療治療の場などになる。さまざまな行為《こうい》が気持ちよく安全に行えるように、適切に整えられている。

●感染防止《かんせんぼうし》につながる。

ベッドメーキングの注意事項

開始前

●看護師は、手洗いをし、ほこりをかぶらないように身支《みじ》度《たく》をする。

●退院などで前の患者さんのベッドを作り替える場合は、特にマスク、予防衣《よぼうい》、キャップなどで保護する。腕時計をはずす。

●ベッドやマットがきれいであるかどうか確認する。

●必要物品がきちんとそろっているかどうか確認する。

●病室の窓を開けて、ほこりがこもらないようにする。

●多床室で同室者がいる場合は、できるだけ移動してもらう。それができない患者さんにはマスクをかけるなど、適切に保護する。あるいはベッドを移動して、ベッドメーキングを別室で行う。

●床頭台《しょうとうだい》、ベッド柵《さく》、オーバーテーブル、椅子《いす》など、ベッド周囲のものをじゃまにならないように移動する。

●ベッドにストッパーがかかっていることを確認し、ベッドを平《たい》らにする。

●看護師が行いやすいようにベッドの高さを調節する。

ベッドメーキング時

●できるだけ2人で行うほうが能率がよい。

●1人で行う場合は片側をできるだけ整えてから、反対側に移動して行う。頻繁《ひんぱん》に両側を行ったりきたりすることを避ける。

●周囲にほこりをたてないようにできるだけ静かに行う。

●ベッドの四隅《よすみ》は、きちんと折り目をつけて、折り返し部分を奥まで確実に入れ込む。

1 必要物品の準備

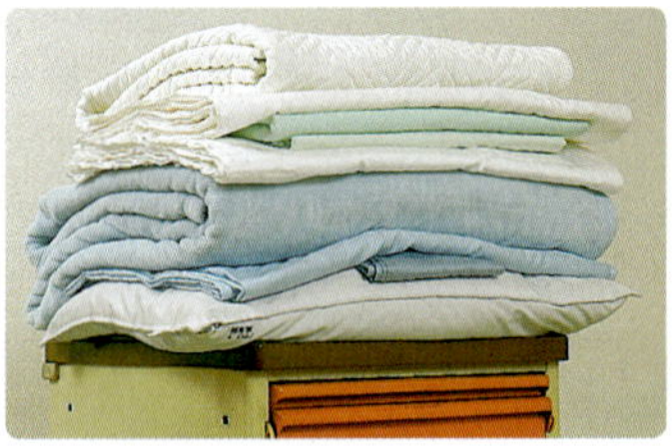

上から
①マットレスパッド
②下シーツ
③ラバーシーツ
④横シーツ
⑤上シーツ
⑥毛布
⑦スプレッド
⑧枕カバー
⑨枕(必要に応じて大小数個用意する)

コツ

●必要物品を、定形通り(次ページの図1、図2参照)にたたみ、上から使う順に重ねる

指導者に聞かれる根拠はココ！

なぜ物品を事前に定形通りにたたむの？

すみやかに広げることができるからです。つまり、たたみ方があらかじめわかっていれば、むだなく定位置に広げることができます。

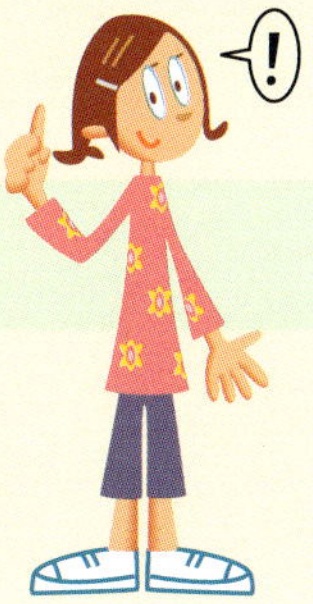
!

なぜ2人でベッドメーキングを行うの？

シーツは広げると大きすぎるため、１人で扱うのはたいへんです。また、2人で行うほうがたたみ方、広げ方の一連の流れをスムーズに行うことができるからです。

2 マットレスパッドを広げる

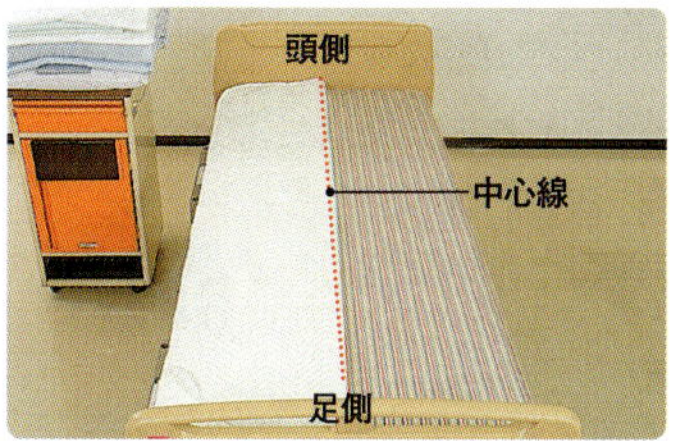
頭側
中心線
足側

❶ベッドの高さを調節し、マットレスパッドをベッドの上に置く。位置はマットレスパッドの折り目をマットレスの中心線に合わせる。その際マットレスパッドはマットレスの頭側にそろえる。

指導者に聞かれる根拠はココ！

なぜ、ベッドメーキングするとき、ベッドの高さを調節するの？

腰を曲げ伸ばしする動作が多いため、やりやすいように必ずベッドの高さを調節します。さらに、低い部分を扱う場合は、腰を十分落とすと腰に負担がかかりません。

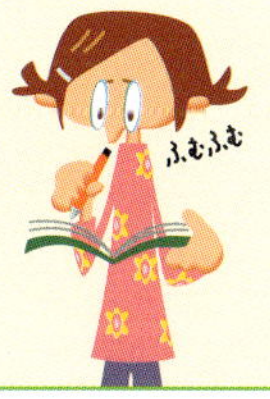
ふむふむ

3 下シーツを敷く

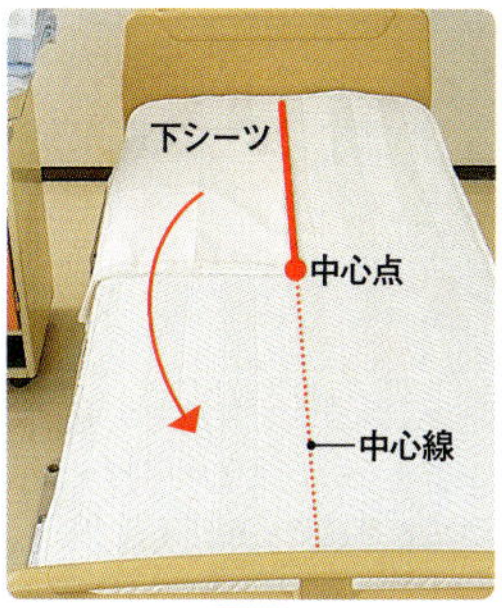
下シーツ
中心点
中心線

❶下シーツを四ツ折りの状態で端《はし》縫《ぬ》いがある（横ヘム）側（図1の4の赤線部分）を上下の中心線に合わせてベッドに置く。またベッドの中心点とシーツの中心点を合わせて、矢印の方向（上下）に広げる。

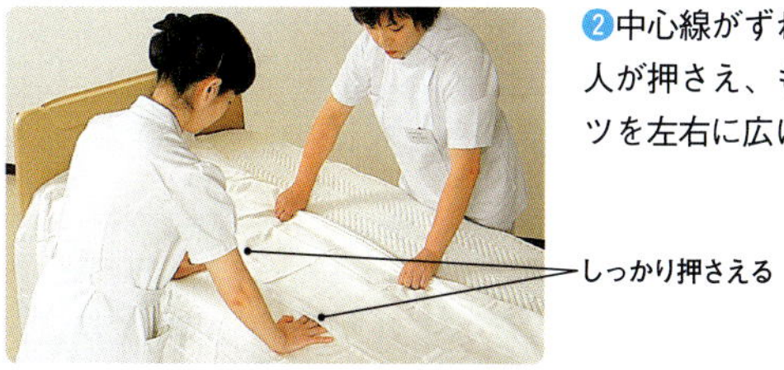
しっかり押さえる

❷中心線がずれないように１人が押さえ、もう１人がシーツを左右に広げる。

しっかり押さえる

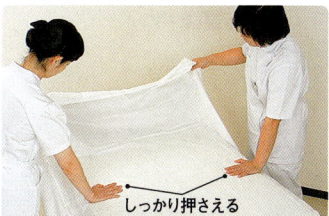

❸下シーツの頭側を作る。中心線がずれないように互いに片手で押さえながら、シーツを上下に広げる。

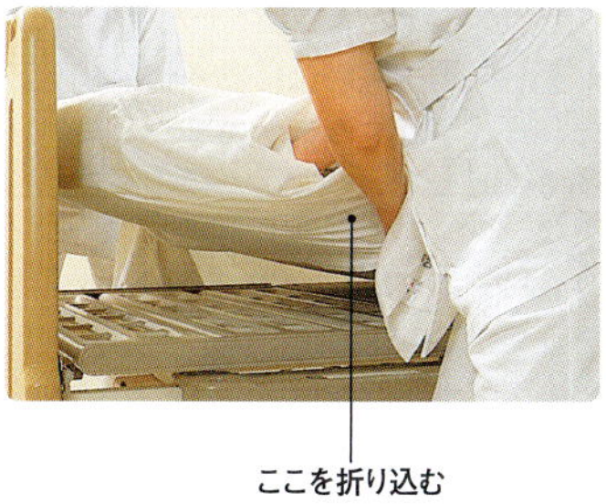
ここを折り込む

❹マットレスを持ち上げ、頭側のシーツをマットレスの下に折り込む。

コツ

●シーツの端縫いの部分まできちんとのばして折り込むと、シーツにしわが寄らない！

図1 シーツのたたみ方

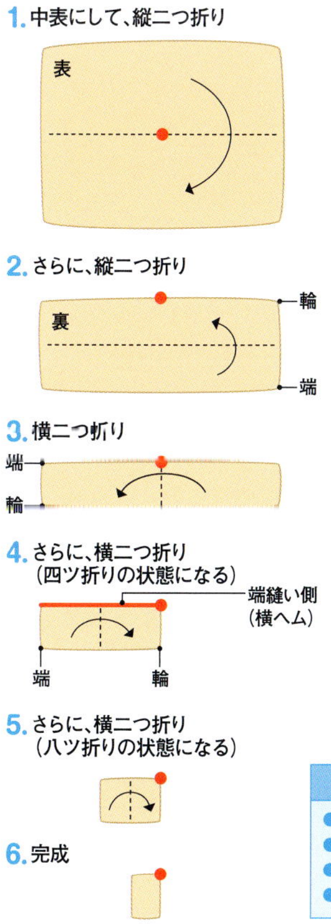
1. 中表にして、縦二つ折り
表
2. さらに、縦二つ折り
裏
輪
端
3. 横二つ折り
端
輪
4. さらに、横二つ折り
（四ツ折りの状態になる）
端縫い側
（横ヘム）
端
輪
5. さらに、横二つ折り
（八ツ折りの状態になる）
6. 完成

図2 マットレスパッドたたみ方

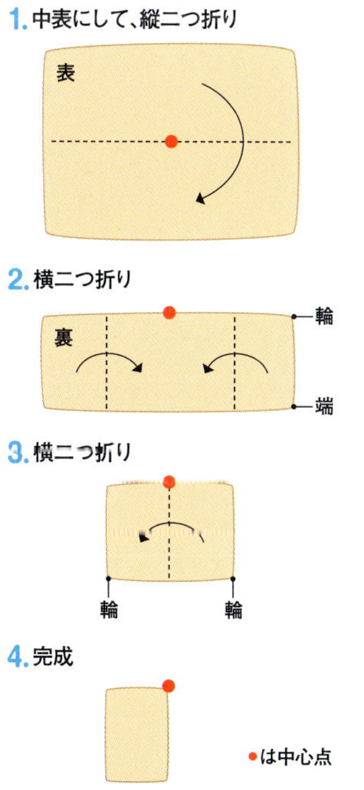
1. 中表にして、縦二つ折り
表
2. 横二つ折り
裏
輪
端
3. 横二つ折り
輪
輪
4. 完成
●は中心点

中表にたたむもの	外表にたたむもの
●マットレスパッド ●下シーツ ●横シーツ ●スプレッド	●上シーツ

4 頭側の角を作る

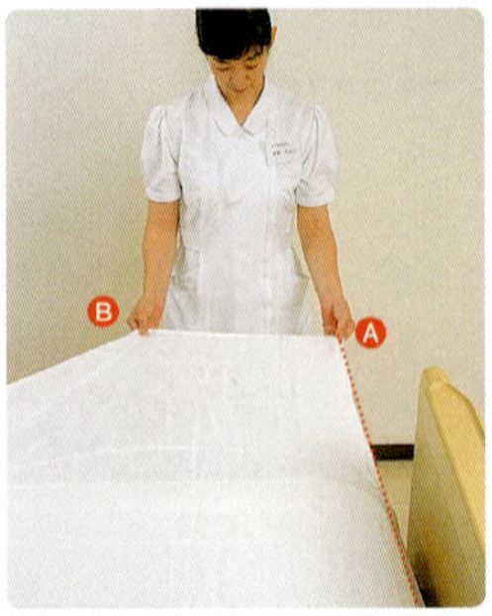

①ベッドから垂《た》れ下がっているシーツを肩幅で持つ(ⒶⒷ)。ベッドの頭側の手(Ⓐ)はマットレス上縁の延長線上(点線)を持つ。

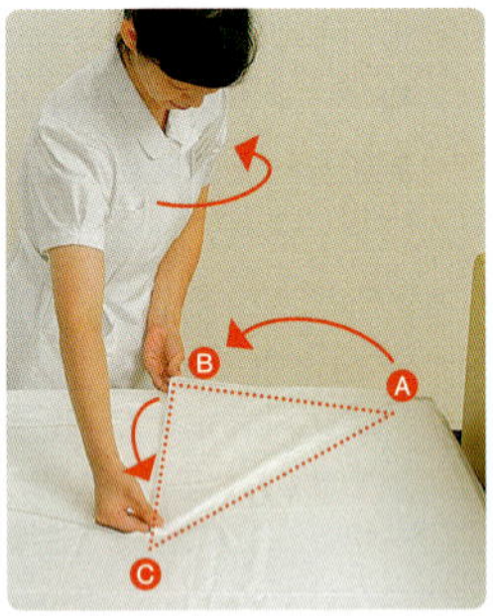

②肩幅にシーツを持ったまま、ⒶをⒷの位置へ、ⒷをⒸの位置へ同時に移動させ、ベッド上に三角形を作る。

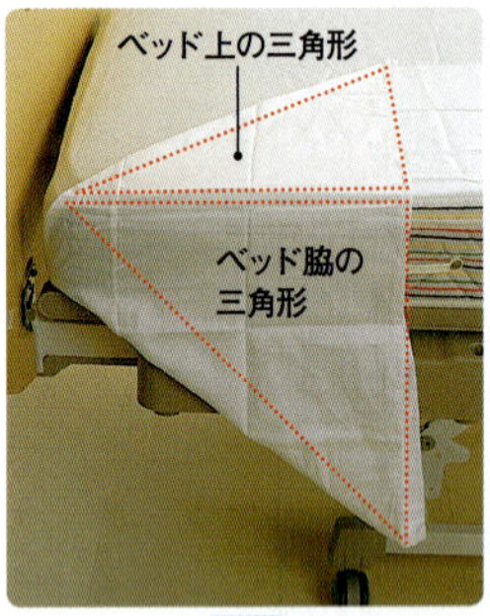

③同時にベッドの脇にも三角形ができる。

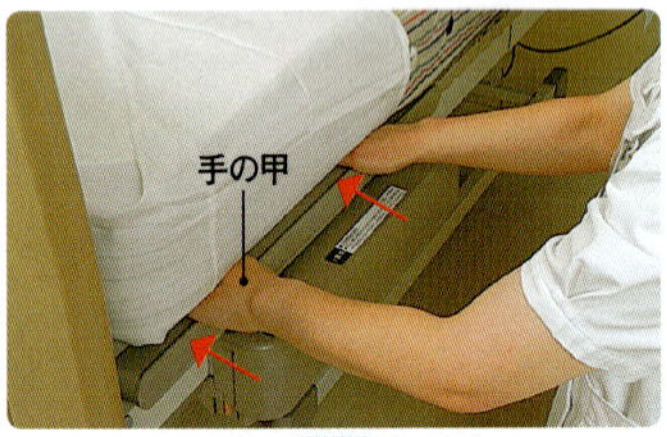

④ベッド脇の三角形のシーツをマットレスの下に折り込む。その際に手の甲が上になるようにして、シーツをマットレスの下へ押し込む。

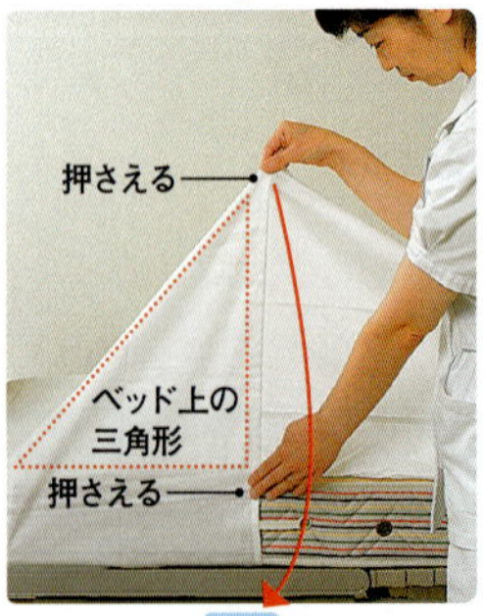

⑤ベッド上の三角形をくずさないように押さえながら、そのまま下(矢印の方向)に降ろす。

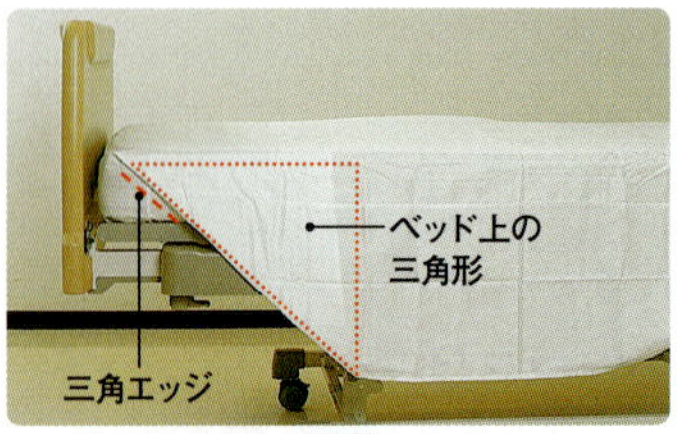

⑥そうすると、頭側の角を三角エッジ(破線)にした状態になる。

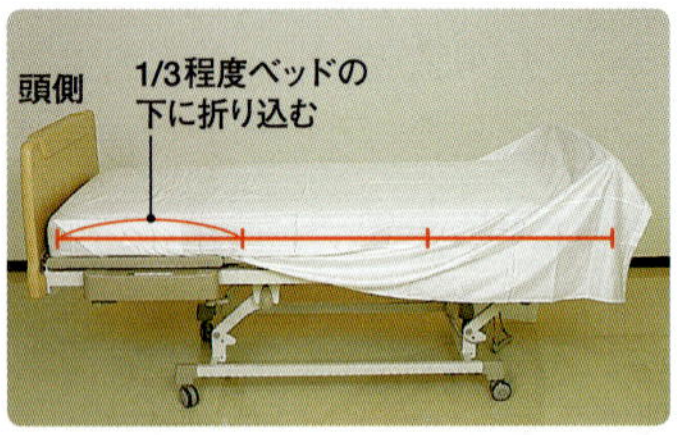

⑦ベッド脇の三角形のシーツを頭側から3分の1程度のところまでマットレスの下に折り込む。

指導者に聞かれる根拠はココ!

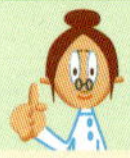

下に垂れているシーツをマットレスの下に折り込むとき、なぜ手の甲を上にするの?

手の甲は関節の隆起部《りゅうきぶ》があるので下側にするとすれて傷つけやすいからです。

手を引き抜くときは、シーツを引っ張り出さないように左右の手をそれぞれ横に移動させながら引き抜きます。あるいは、手の平が上になるように手を返して左右に広げながら引き抜きます。

5 足側の角を作る

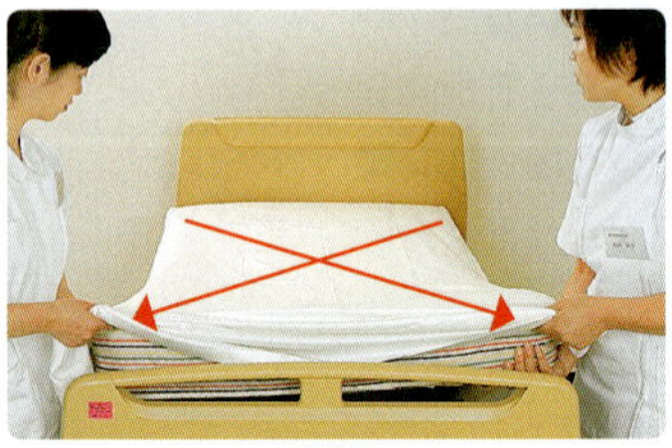

①下シーツの足側を作る。マットレスの角に近い部分のシーツをしっかりつかんで対角線上に引っ張る(矢印の方向へ)。マットレスを持ち上げ、マットレスの下にシーツを折り込み、マットレスを降ろす。

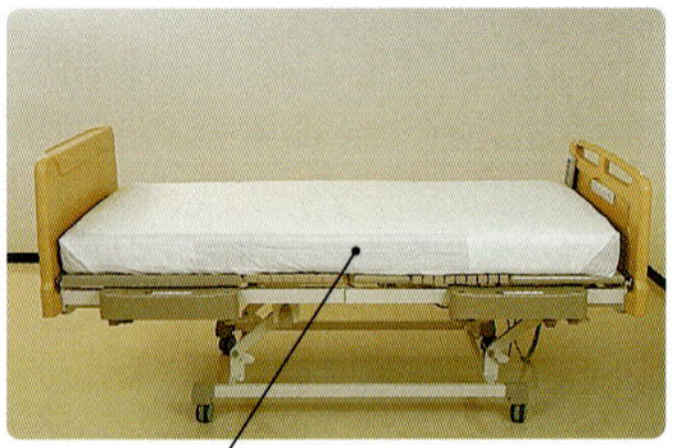

②頭側の角を作ったときと同様の手順で、足側に三角エッジを作る。最後に中央部の下に垂れたシーツを強く引っ張り、マットレスの下に折り込んで、下シーツは完成。

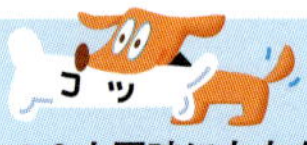

●2人同時に左右を対角線上に引っ張るとしわが寄らない。常に中心線がよじれていないことを確認しながら行う。

6 ラバーシーツを敷く

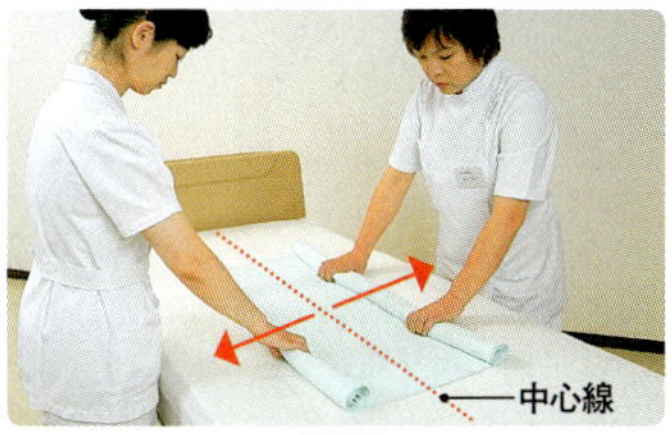

❶ロール折りのラバーシーツをマットレスの中心線に置き、ラバーシーツを広げる。

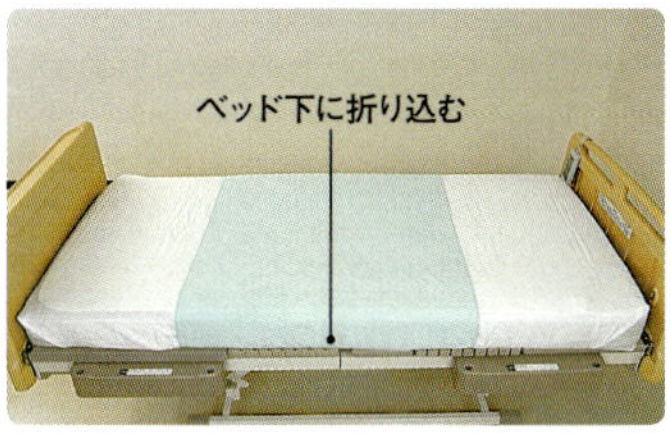

❷ベッド脇に垂れた部分のラバーシーツをマットレスの下に折り込む。

指導者に聞かれる根拠はココ！

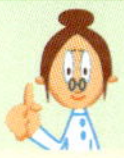

ラバーシーツは常にベッドの中心に敷けばいいの？

ラバーシーツは、患者さんによって汚れる心配がある部分に応じて、上下の位置を変えて敷きます。

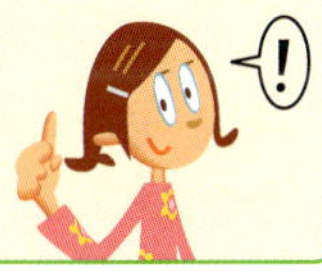

7 横シーツを作る

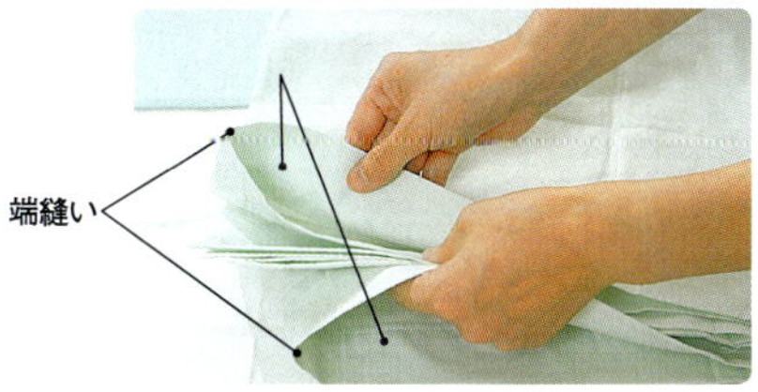

❶横シーツは図1、2(p.17)のよこ2つ折りのシーツから作る。まず、端縫いのある側の輪になった部分が2か所あるか確認する。

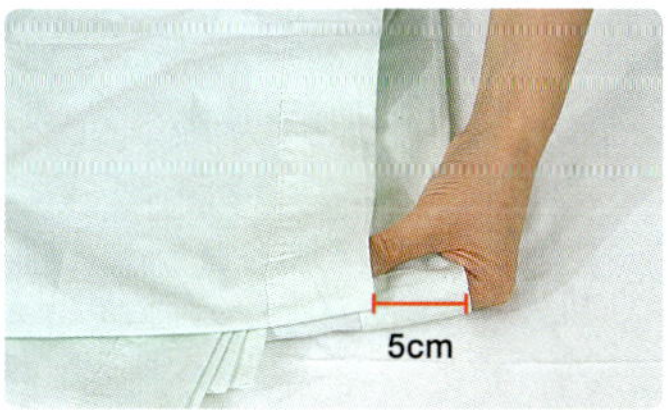

❷2か所の輪になっている部分を5cmほどずらして片手で内側をつかむ。輪でない端縫い部分はつかまないこと。

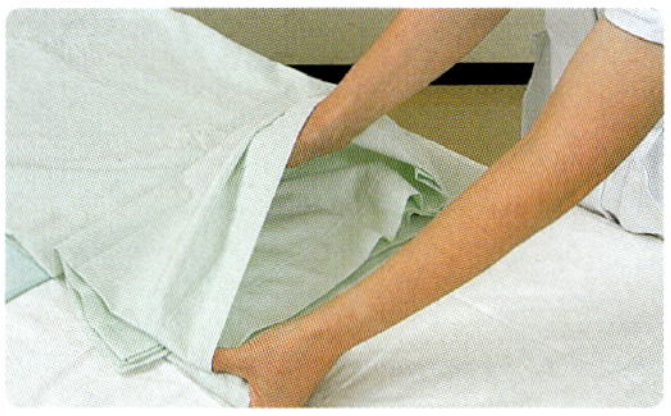

❸親指でつかんだ輪の中に、もう一方の手を奥へと入れる。

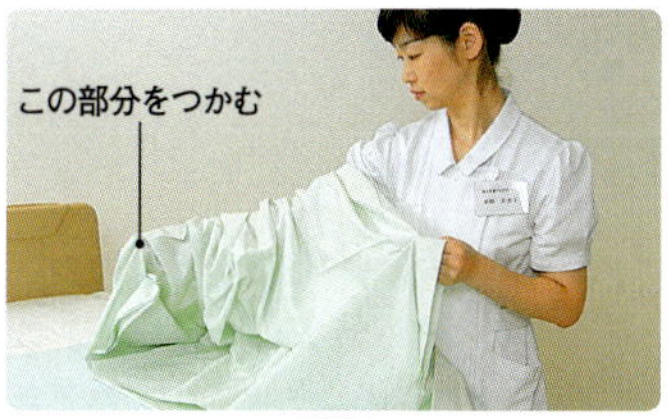

❶中心点で折れている部分をつかむ。

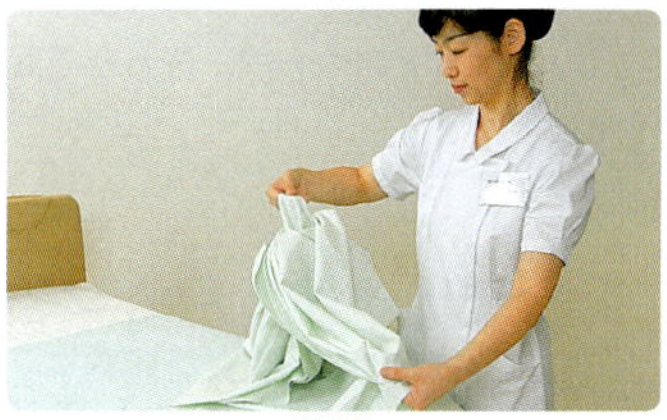

❷つかんだシーツをそのまま外側に引っ張り出すと裏返しになる。

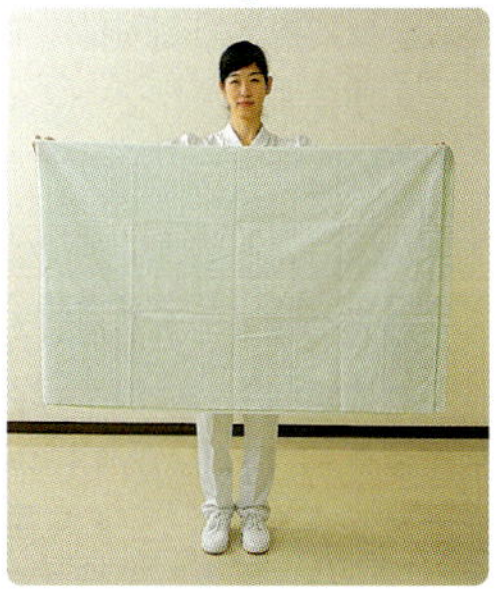

❸シーツをつかんだまま両手を左右に広げると横シーツのできあがり。

8 横シーツを敷く

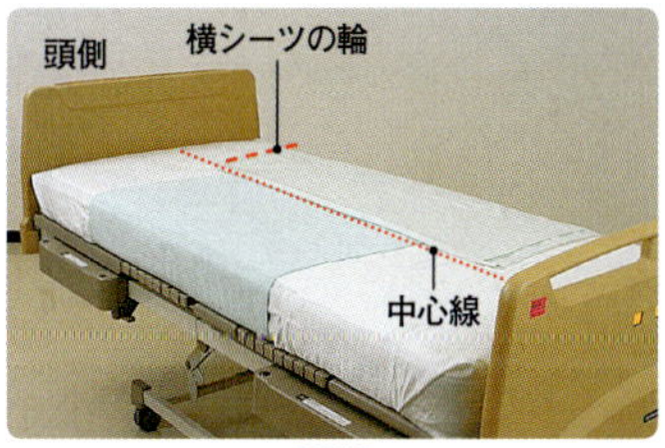

❶ラバーシーツを覆《おお》うように、ラバーシーツの中心線に合わせて、横シーツを置く。このとき、横シーツの輪になっているほうを頭側にする。

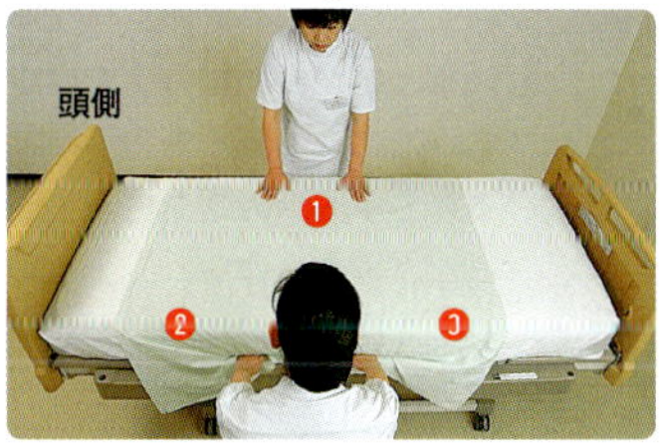

❷1人が片側を押さえ、もう1人が中央❶、頭側❷、足側❸の順にシーツのしわを伸ばしながら横シーツをマットレスの下に折り込む。

指導者に聞かれる根拠はココ！

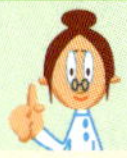

なぜ横シーツの輪になっている部分を頭側にするの？

体幹になるべく隆起部分が当たらないようにするためです。輪になっていないほうは、端縫い部分で厚みができ、しかもよじれやすいからです。

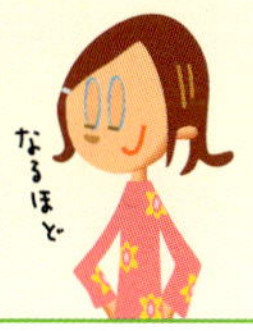

9 上シーツを作る

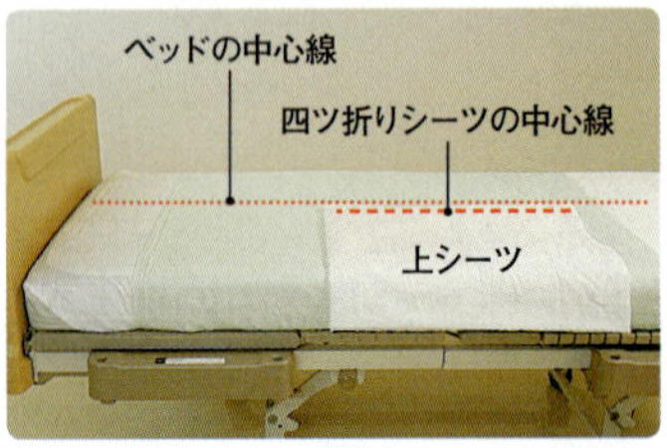

❶上シーツ(四ツ折りのシーツ)をベッドの上に置く。四ツ折りのシーツの中心線である輪になっている側(破線)をベッドの中心線に合わせて置く。

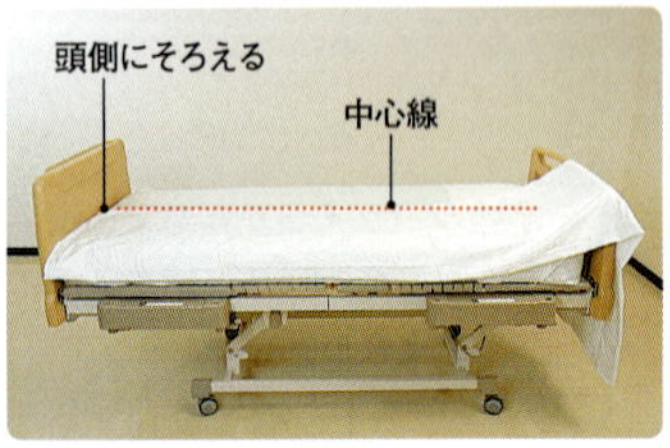

❷上シーツの上側のたてへム部分を頭側に広げ、頭側マットレス上縁にそろえる。下シーツの敷き方と同様に中心線を押さえながらシーツを広げる。

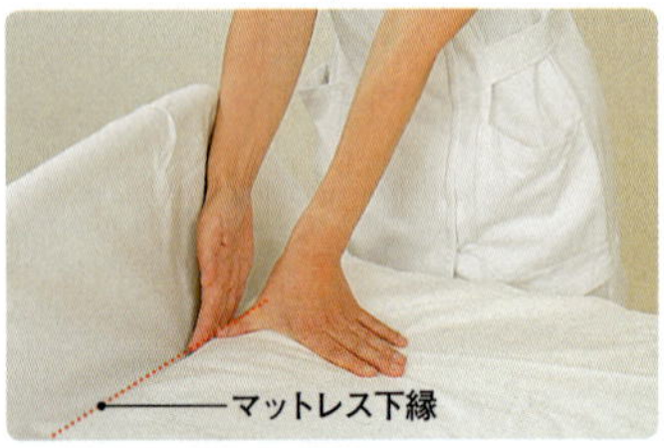

❸足の部分に余裕をもたせるために、タック(15cm程度)を作る(ここでは頭側に倒したタックを作る)。まず手を広げ、親指をマットレスの下縁につける。

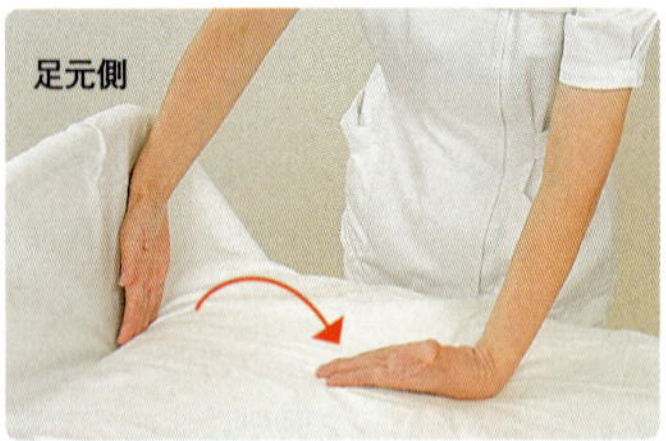

❹人差し指の先端を軸に手を返す(手のひらが上を向く状態にする)。

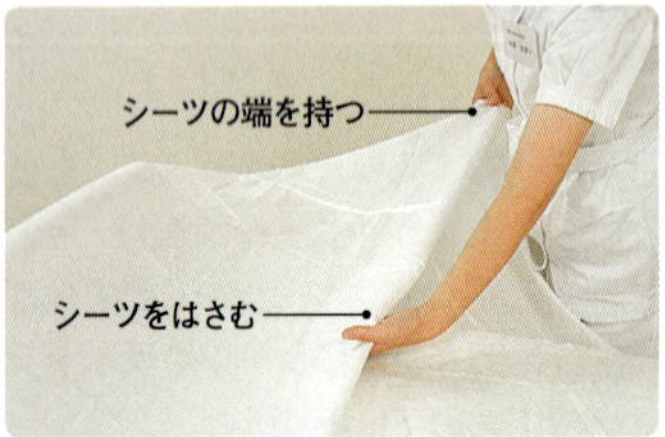

❺返した手は動かさずに、もう一方の手でシーツを引き寄せる。タック分のシーツを親指とほかの4指の間ではさむ。次に、もう一方の手はなるべくシーツの端を持ち、均《きん》一《いつ》なタックを作る。

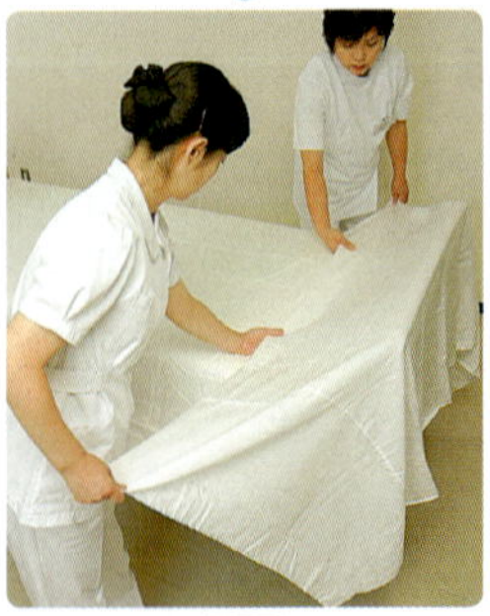

❻❺で作ったタックを頭側に折り返す。作ったタックを崩さないように足側とベッド脇にはみ出したシーツを折り込む(今度は三角形ではなく四角形になるように折り込む)。

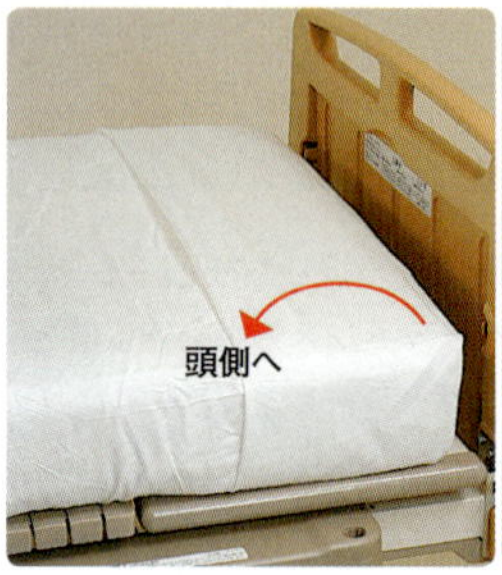

タックを頭側へ折り返してできあがった状態

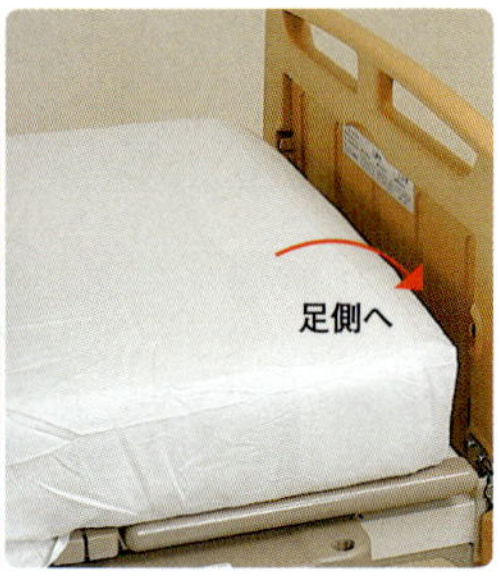

タックは足側に折り返してもよい。

指導者に聞かれる根拠はココ!

なぜタックを足元に作るの?

足が自由に動かせるようにするために作ります。足首の動きを妨《さまた》げると尖足《せんそく》を起こしやすくなります。

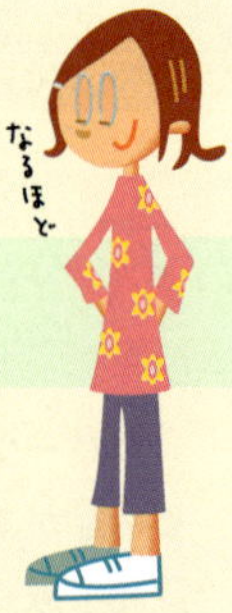

タックは頭側と足側、どちら側に折り返しておいたほうがいいの?

どちらでもかまいません。患者さんが寝たときに、足の動きを妨げないようにしてタック部分を持ち上げ、空間ができればよいのです。

10 毛布を作る

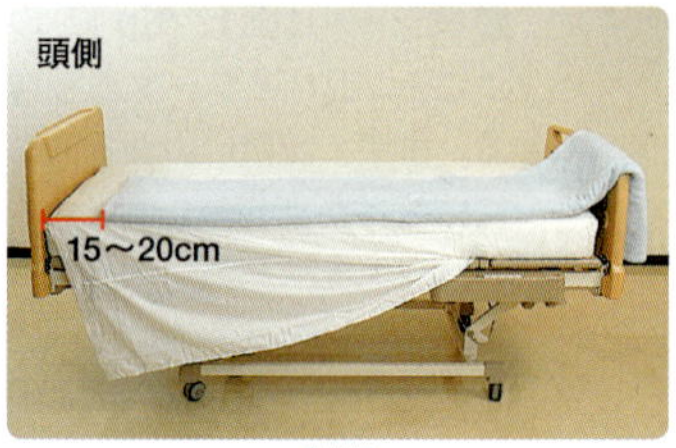

❶毛布をベッドに置く。毛布の上縁は頭側ベッドの上縁から15～20cmの位置に置いて、毛布を広げる(患者の顔は出るが、首は出ない程度の長さにする)。

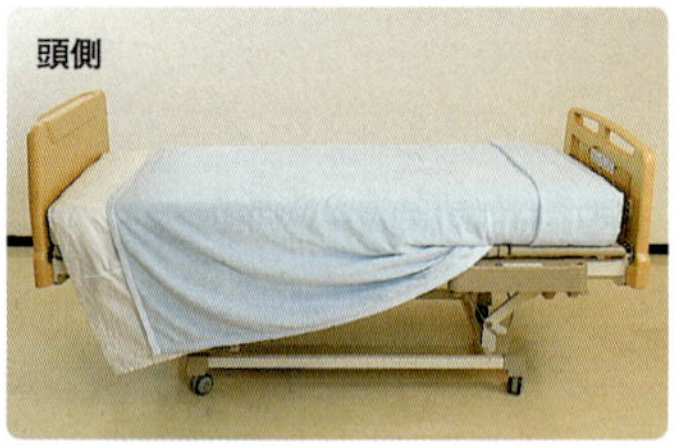

❷足元にタックを作り、頭側に折り込む。手順は「9上シーツを作る」を参照。
※タックの折り返しは、頭側と足側、どちらでもよい。

11 スプレッドをかける

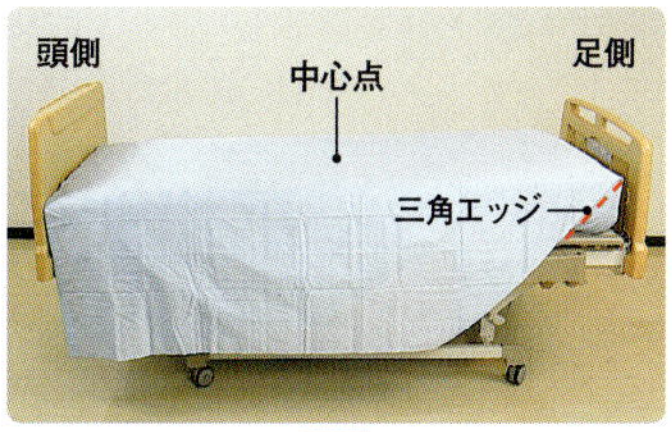

❶手順は「9上シーツを作る」と同様に広げ、中心点を押さえながら、頭側をマットレス上縁にそろえる。足側は三角エッジにして、ベッド脇に垂《た》らしておく。

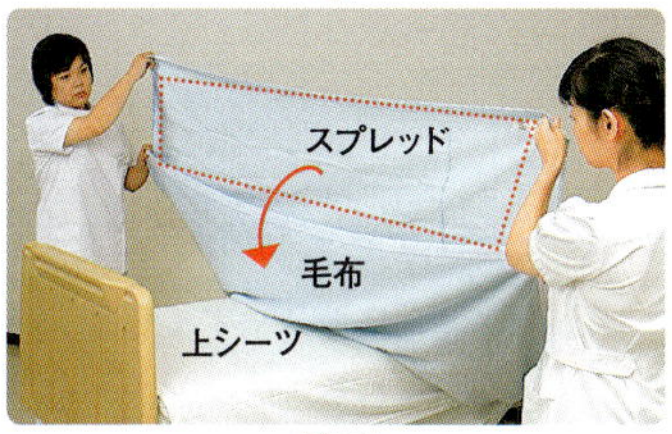

❷スプレッド（点線で囲んだ部分）を矢印方向に毛布の上縁で折り返す。

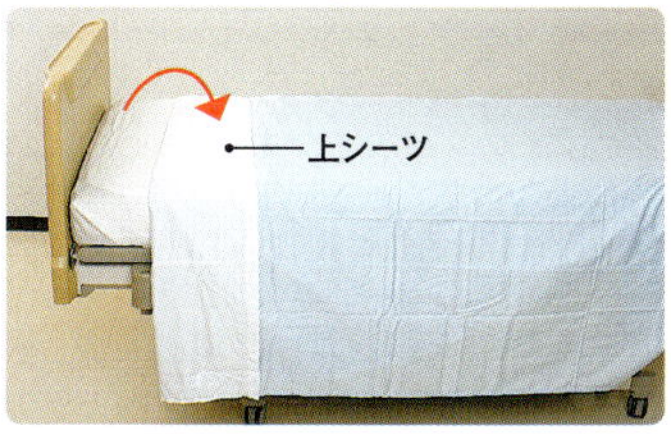

❸毛布やスプレッドが直接皮膚に触れて汚れないよう、上シーツの頭の部分を外側（矢印の方向）に折り返す。

12 枕を準備する

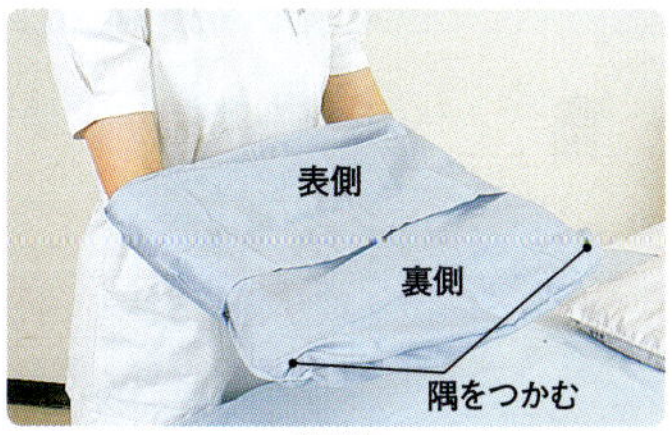

❶枕カバーを一部裏返しにして写真のように枕カバーの内側（表側）に両手を入れ、隅をつかむ。

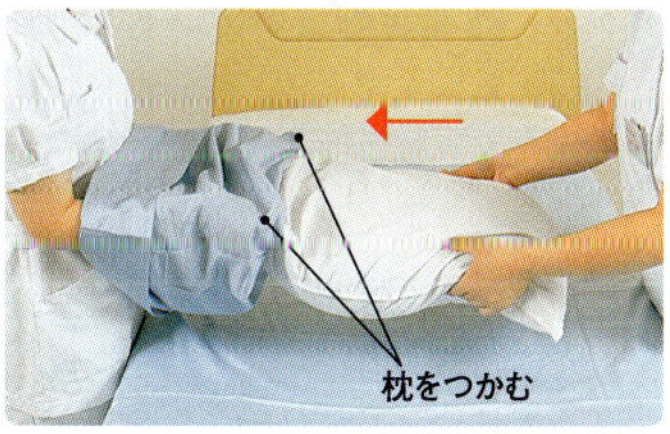

❷枕をカバーに入れてもらう。カバーの隅をつかんだ手で、枕の隅をつかみ直す。

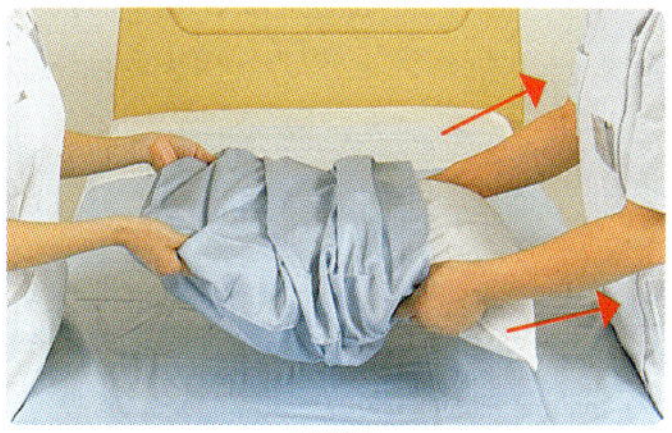

❸カバーの反対側を引っ張りあげ、枕カバーのしわを伸ばす。

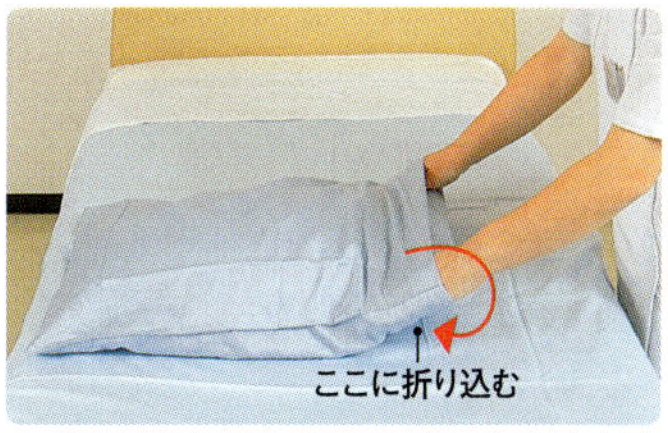

❹開いている枕カバーの口の部分を、下にするほうの枕の内側（矢印方向）に折り込む。枕カバーの縫い目が患者さんの身体に直接触れないように考えて置く。

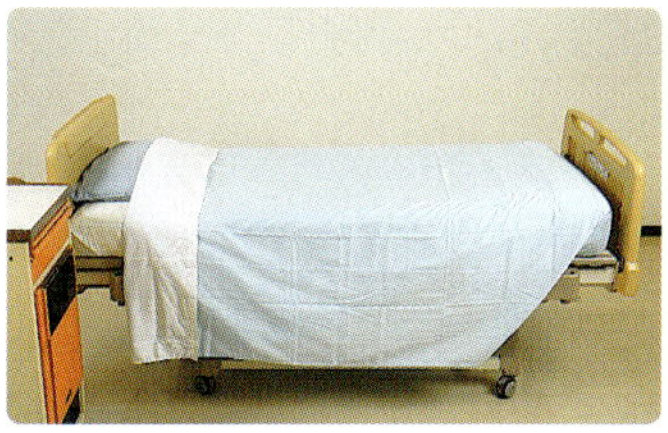

❺枕カバーの口の部分が病室の入口に向かないように、枕を置く。オープンベッドのできあがり。

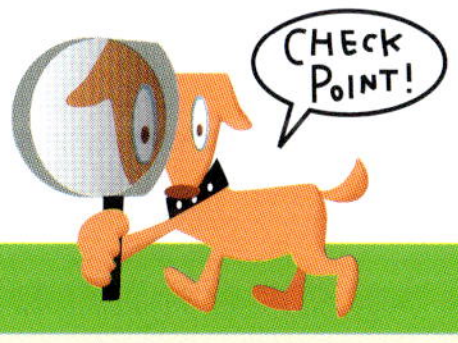

指導者はココを見ている!

必要物品は不足していないか?

□手順を頭に描きながら物品をそろえ、次に使う順番で重ねながらダブルチェックしましょう。

周囲への注意は不足していないか?

□部屋の換気や周囲の患者さん、置き物に注意を払うことを忘れてしまいがちです。まず病室全体を見渡し、どのように配慮したらよいか、一息ついてから援助を行いましょう。

シーツにしわが寄っていないか?

【シーツの折り返し】

□シーツの折り返しをマットレスの下に折り込む際には、両手でシーツをしっかりつかみ、シーツの中心線がずれないように、一度、強めにピンと張ってから折り返しを最後まできちんと折り込むとうまくいきます。2人で行う場合には同時にしっかりとシーツを張ることが肝心《かんじん》。

【ベッドの四隅の折り込み】

□コツは、きちんと折り目をつけてから折り込む部分を最後まで折り返すことです。

□急ぐあまり省略してしまうと、すぐにしわがよって崩れてしまいます。ここのところは、じっくりと時間をかけてうまくできるように練習しましょう。

指導者はココを見ている!

清潔にすることで感染を防止し、療養生活を快適に導く

リネン交換［臥床患者のシーツ交換］

平松則子

リネン交換の意義

リネン交換は、定期的に行う場合と、尿や吐物《とぶつ》などによって、汚れたシーツを必要に応じて交換する場合がある。最近では、ベッドメーキングやシーツ交換をヘルパーや業者に委託《いたく》しているところも多く見受けられる。

しかし、汚染後、“すみやかに”、しかも“患者さんの状態に合わせて”、“安楽《あんらく》に”リネン交換を行えることは、看護にとって、非常に重要である。その意味で、リネン交換をうまく行う技術をマスターする意義は大きい。

リネン交換の目的

●感染を防止するとともに、ベッド上を清潔《せいけつ》にすることで、患者さんの療養生活《りょうようせいかつ》を快適に導《みちび》く。

リネン交換時の注意事項

●患者さんの状態を把握《はあく》しながら行う。

●痛みのある患者さんには、痛みが軽減しているとき(鎮《ちん》痛薬《つうやく》などで除痛《じょつう》)を見計《みはか》らって素早《すばや》く行う。

●短時間で行うためには２人で行う。

●黙って次の動作に移らず、声かけしながら行うと患者さんの不安も軽減し、協力が得られる。

●患者さんの身体の下の部分はしわができやすい。シーツのたるみを伸ばすことを忘れないようにする。

●ナースコールは、動けない患者さんには命綱《いのちづな》。終了後は患者さんの手元にきちんとセットしておくこと。

1 必要物品の準備

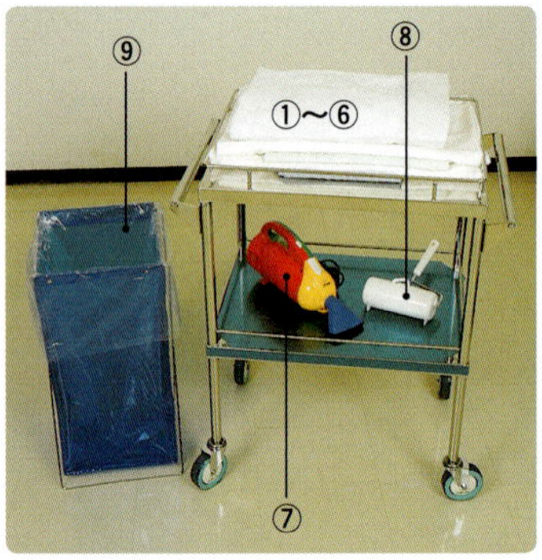

必要物品を使用する順に、上から重ねる。

①タオルケット
②下シーツ
③横シーツ
④上シーツ
⑤スプレッド
⑥枕カバー
⑦ハンドクリーナー
⑧ロールクリーナー
⑨ランドリーバッグ

2 室内の環境を整える

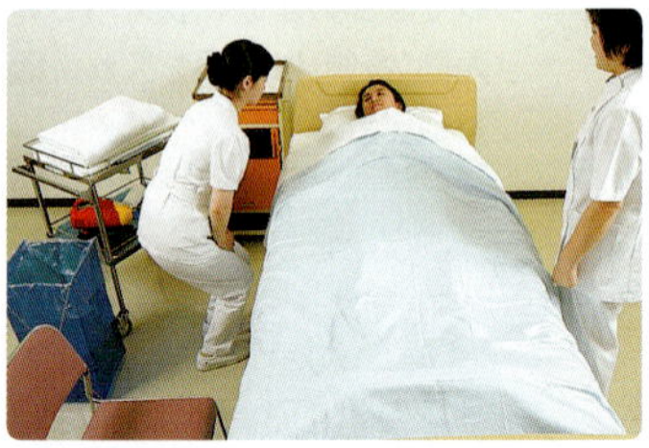

シーツ交換をはじめる前には、以下のことを行いましょう。

❶まず患者さんに「これからシーツを取り替えさせていただきます」と声をかけ、患者さんの了解を得る。

❷看護師は手洗いをし、身支度《みじたく》を整える。腕時計をはずし、感染防止のために予防衣《よぼうい》とマスクをつける。

❸ベッド上を整理し、枕は1つだけ残しておく。床頭台《しょうとうだい》はベッドから離す。また、ベッド柵《さく》は両側ともはずしておく。ランドリーバッグをベッドの足元に置く。

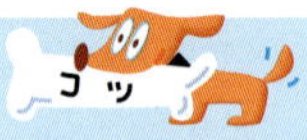

●シーツ交換には時間がかかるため、排泄状況を聞き、まだの場合は事前に済ませておくとGood！

●リネン交換前に、患者さんの身の回りの環境を整えましょう！

＊ベッドは平らにし、ストッパーを確認しましょう。

＊ベッド上には、余計なものを置かないようにしましょう(枕は頭部の枕のみ)。

＊スクリーンなどを使用し、患者さんのプライバシーを守りましょう。

＊病室の窓を開け、換気しましょう。

＊同室者に配慮して行いましょう。

3 下シーツと横シーツを引き出す

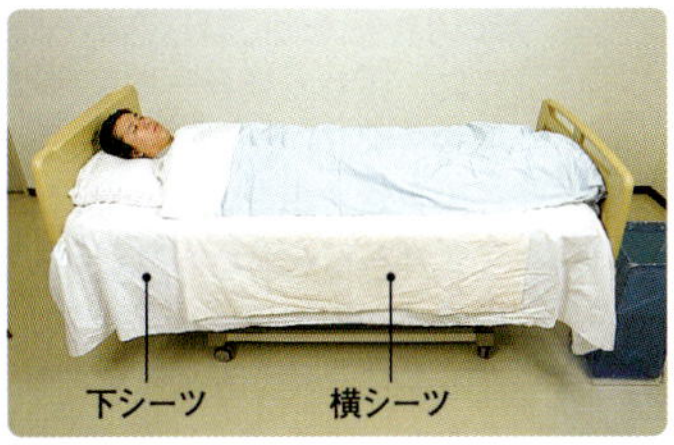

❶マットレスの下から下シーツと横シーツを引き出しておく。

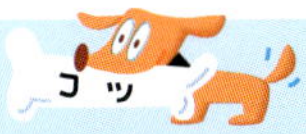

●ベッドメーキング時と同様、作業しやすいベッドの高さに調節しましょう。

4 スプレッドを取り除く

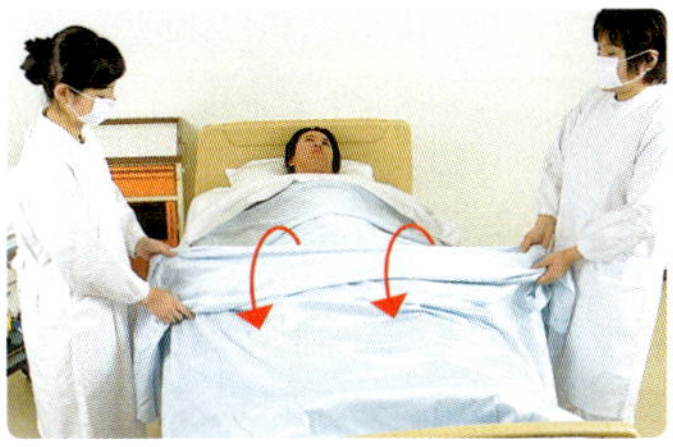

❶スプレッドを頭側から取り除く。このとき、スプレッドを患者さんの身体に添《そ》わせるように、ほこりをたてないよう丸め込んでいく。

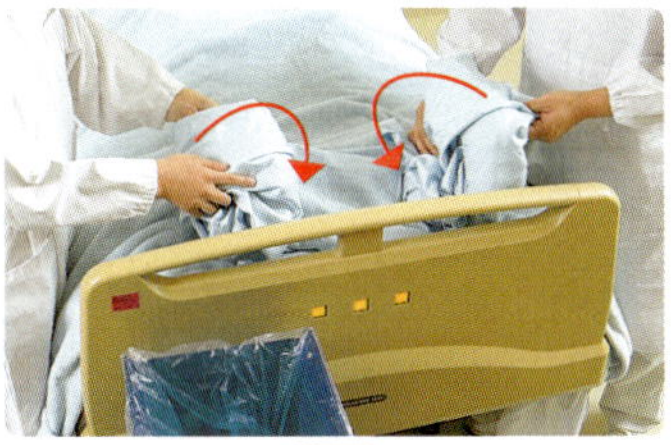

❷足元までスプレッドを取り除いたら、中央に向けて両側から折りたたむようにして丸める。取り除いたスプレッドは、ランドリーバッグに入れる。

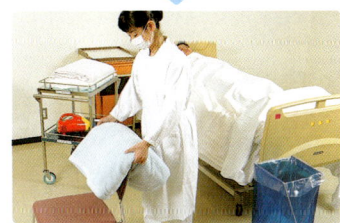

❸続いて、毛布もスプレッドと同様にして取り除き、たたんで、ベッドサイドの椅子《いす》などにかけておく。

5 上シーツを取り除く

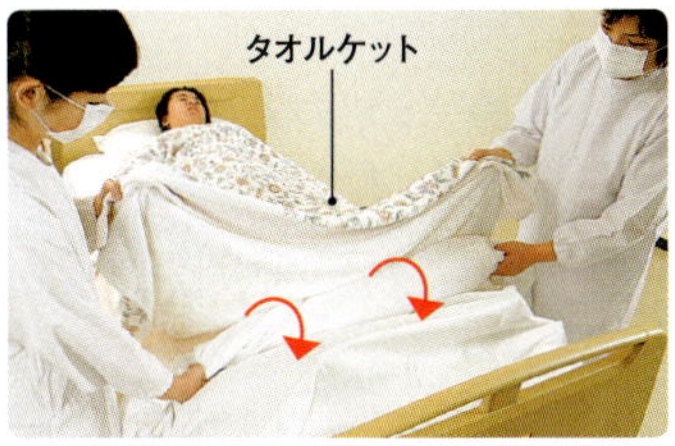

❶上シーツの上からタオルケットをかけ、その下で、上シーツをスプレッドと同じ要領で、足元に向けて丸め込むようにして取り除き、ランドリーバッグに入れる。

6 横シーツを作る

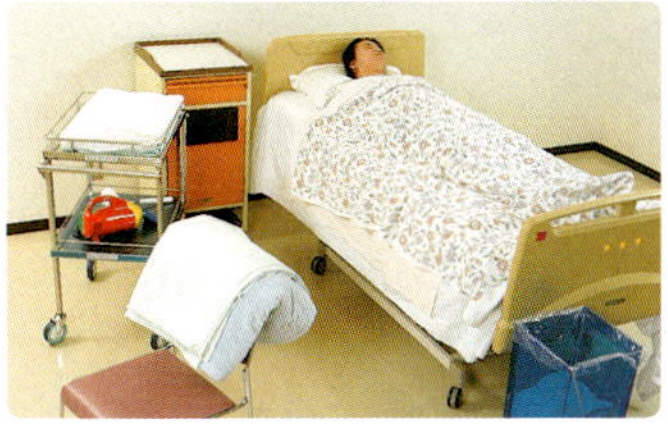

❶あらかじめ横シーツを作っておき、手にしやすい位置に置く。はずした毛布の上にかけておくとよい。
横シーツの作り方はp.19の「ベッドメーキング」参照。

7 患者さんを側臥位にする

ここでは、患者さんを仰臥位《ぎょうがい》から側臥位《そくがい》にする手順をわかりやすくするため、患者さんにタオルケットなどはかかっていません。また、看護師も予防衣、マスクは着用していません。

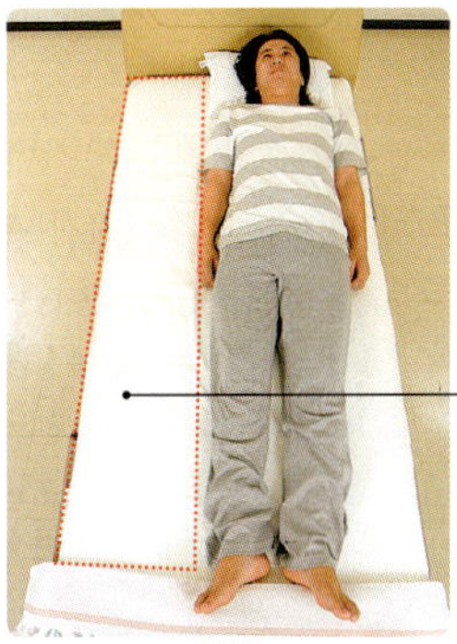
十分なスペース

❶十分なスペースを用意する。

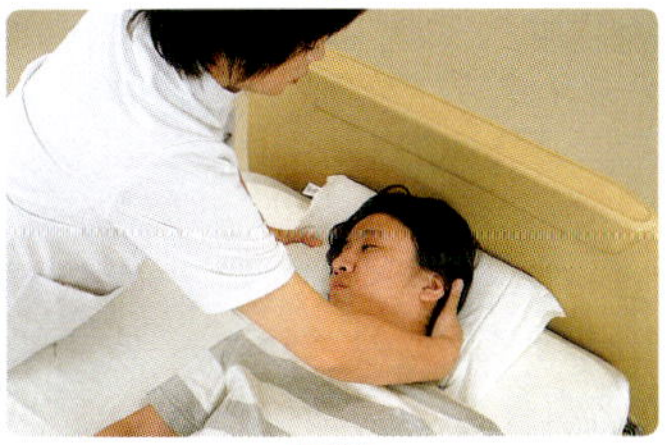

❷側臥位にする方向に患者さんの顔を向ける。

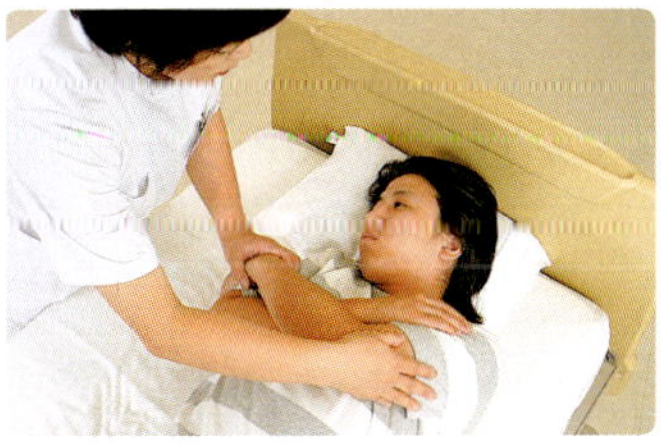

❸下側になる腕が下になるように、患者さんの両腕を深く組ませる。このように組むと、肩が上がり回転しやすくなる。

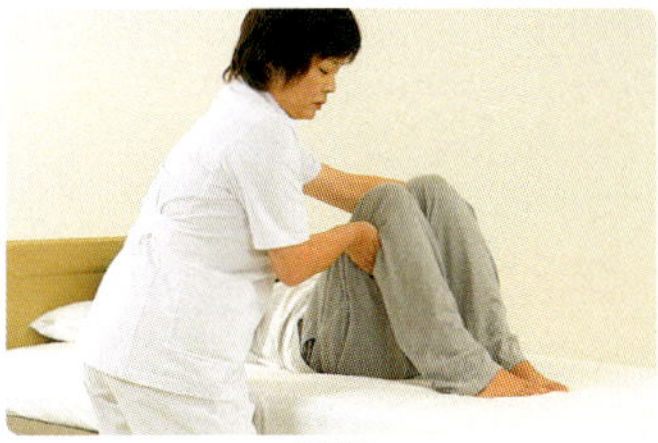

❹看護師のほうへ、引き寄せるように両膝《りょうひざ》を高く立てる。

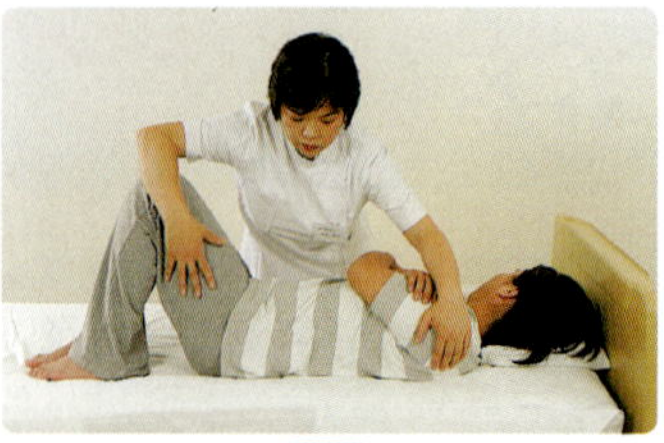

❺膝と肩甲部《けんこうぶ》に手を当て、まず膝を手前に倒す。

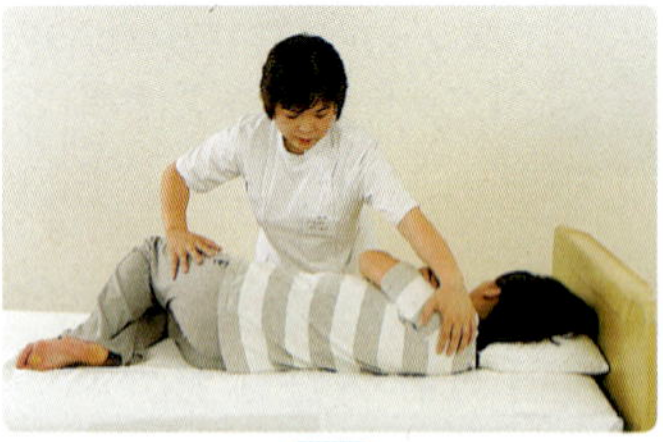

❻次に肩を手前に引き寄せる。

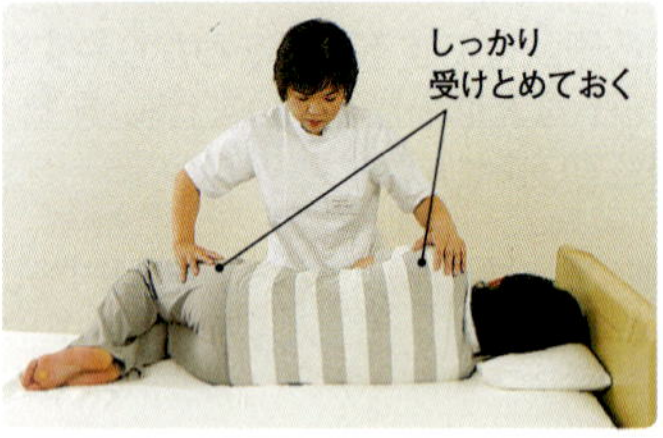

❼患者さんに不安感を与えないよう、両手、身体でしっかりと受けとめる。

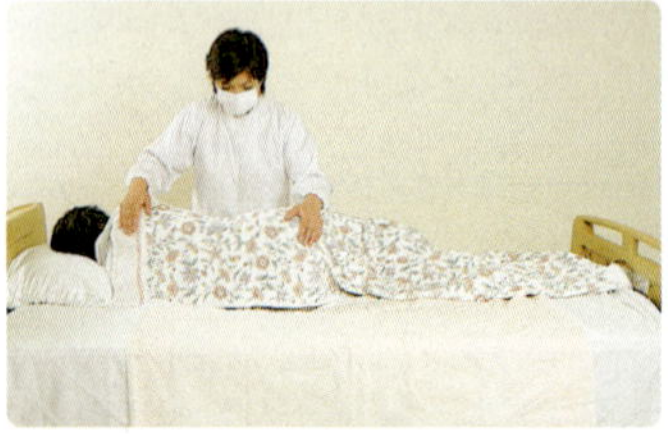

〈参考〉リネン交換時、患者さんを側臥位にした際は、タオルケットが身体全体を覆《おお》うように整える。このとき安定するよう体位を工夫し、必要に応じてベッド柵《さく》を使用する。

指導者に聞かれる根拠はココ！

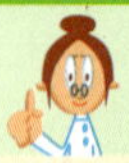

側臥位にするとき、どうして患者さんの膝を最初に倒し、次に肩を引き寄せるの？

両膝を高く立て、先に倒すことによって小さな力で身体にねじれが生じます。この自然な身体の回転は、まず殿部《でんぶ》(骨盤《こつばん》)が回転し、それに肩が連動《れんどう》します。このしくみを利用することで、患者さんにとっても、看護師にとっても楽な移動となるからです。

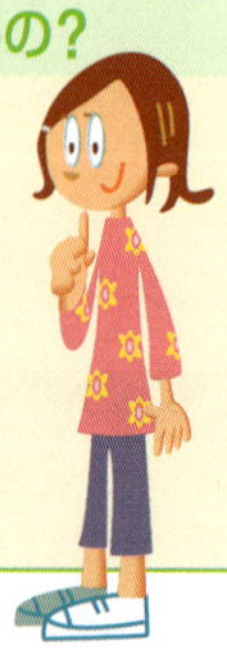

8 シーツをベッド中央にまとめる

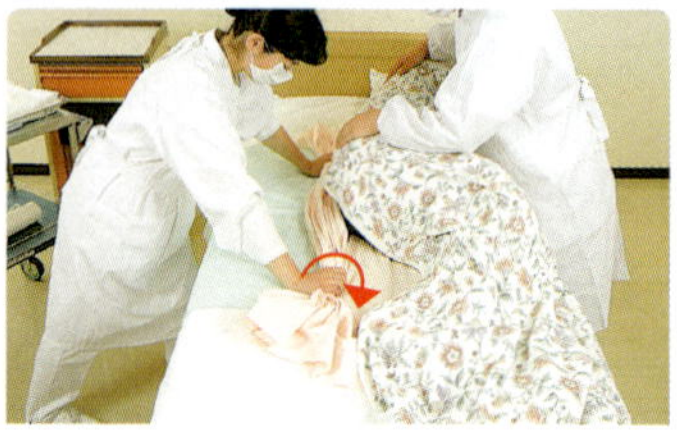

❶汚れを内側に封じ込めるように、汚れた横シーツをベッド中央に向かって丸め込む。このとき、患者側の看護師が患者さんの殿部と背中を支え、患者さんの背側の看護師がシーツを巻き込んでいく。

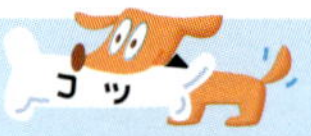

●中央に押し込むときには患者さんの背側のベッド面を押しながら入れ込みましょう。

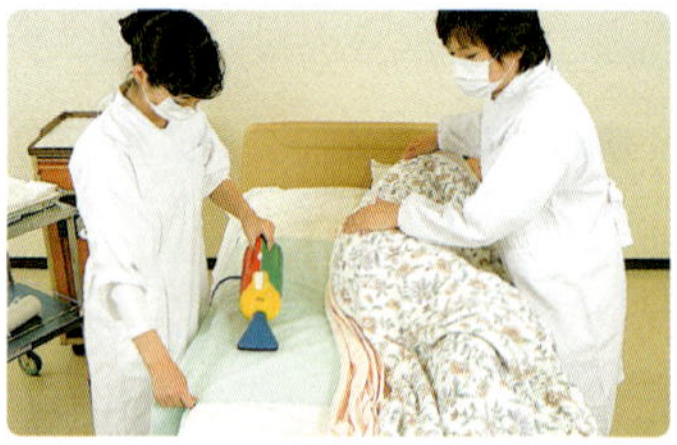

❷ハンドクリーナーやロールクリーナー(ハンドクリーナー、ロールクリーナーのどちらを使ってもよい。以下、“クリーナー”とする)で、ラバーシーツの上の塵《ちり》や落屑《らくせつ》を取り除く。

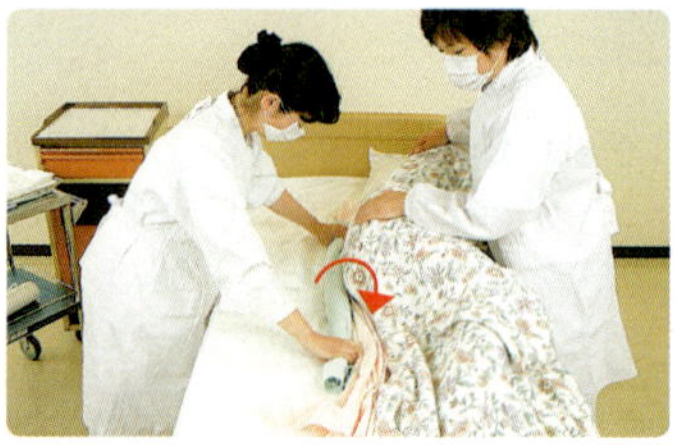

❸きれいになったラバーシーツを横シーツと同様に中央に向かって丸め込む。

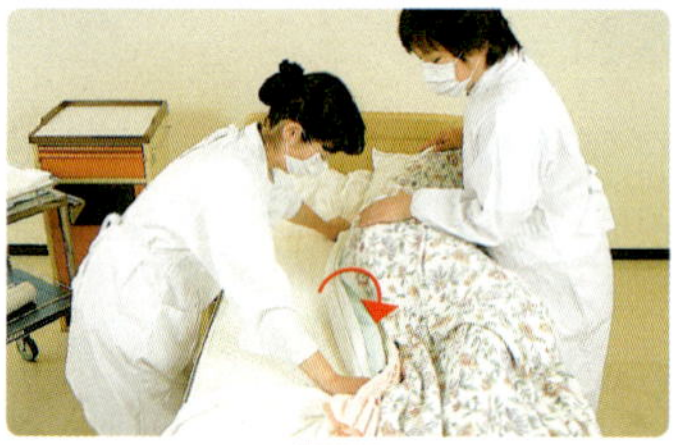

❹下シーツをベッド中央に向かって丸め込む。

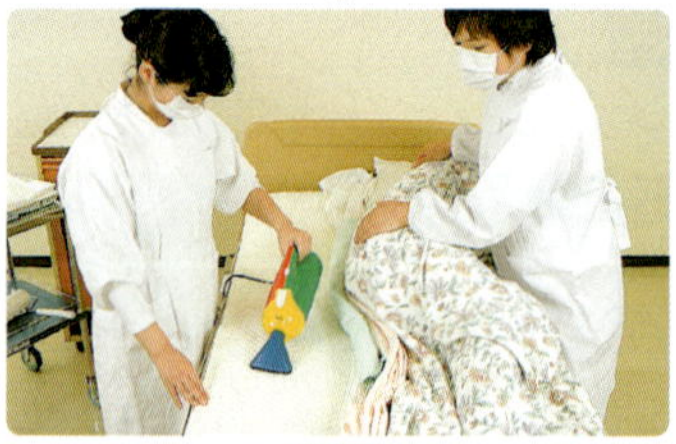

❺クリーナーでマットレスパッドをきれいにする。

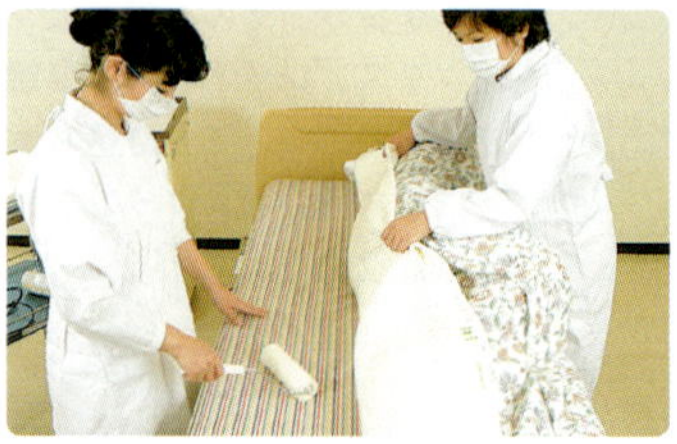

❻マットレスパッドを上げて、クリーナーをかける。

指導者に聞かれる根拠はココ！

横シーツや下シーツはどうしてベッド中央に向かって丸め込むの？

ベッド上の汚れやほこりをリネン類の内側に封じ込め、周囲に拡散《かくさん》するのを防ぐためです。

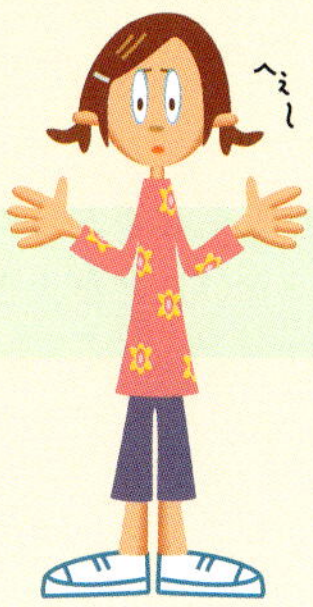

どうしてハンドクリーナーやロールクリーナーを使うの？

ほうきを使うよりもハンドクリーナーや、ロールクリーナーを使うとほこりが舞い上がらず、周囲に拡散しないからです。

9 新しい下シーツを敷く

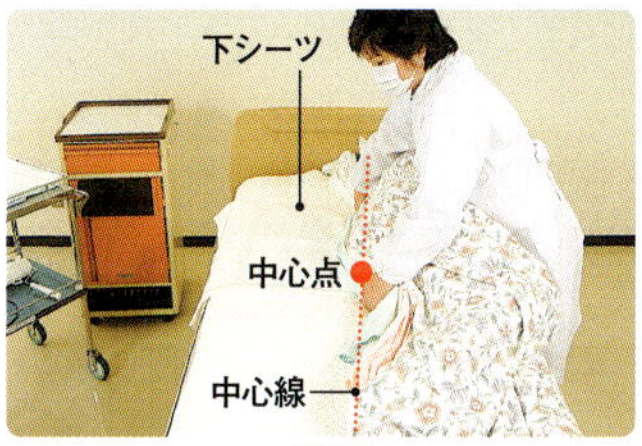

❶下シーツの中央とベッドの中央を合わせるようにして、下シーツを置く。

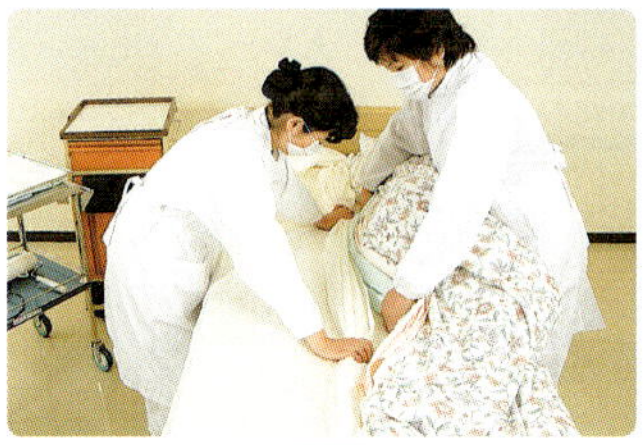

❷このとき、シーツの片端はベッドの脇に垂らし、もう片端は扇子《せんす》折《お》りにしてベッド中央に寄せる。

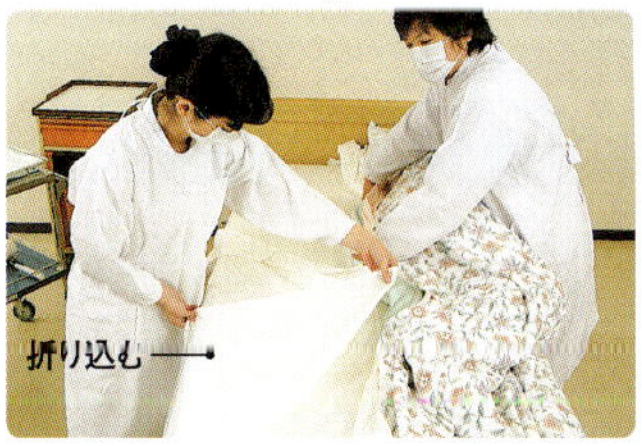

❸頭側と足元側それぞれに、シーツの角を作ってから、垂《た》らした部分をマットレスの下に折り込む。

10 ラバーシーツを引き出す

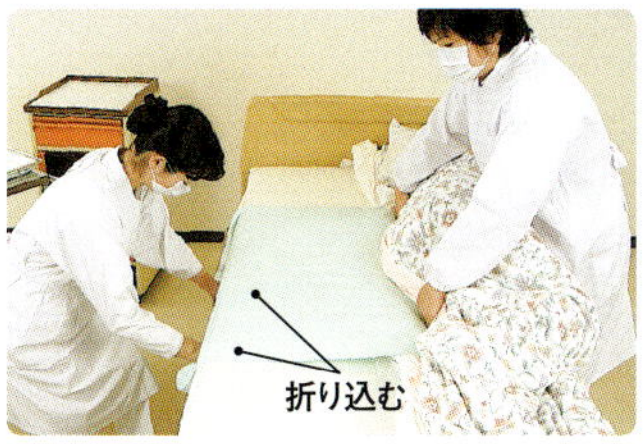

❶丸め込んでいたラバーシーツを引き出し、垂らした部分をマットレスの下へ折り込む。

11 新しい横シーツを敷く

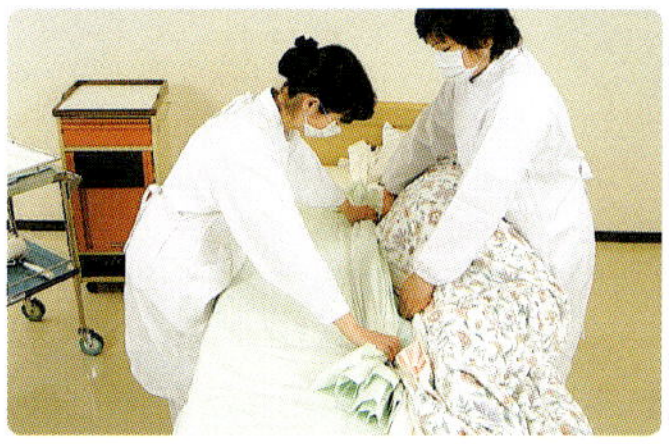

❶椅子に掛けておいた横シーツをとって、ラバーシーツを覆うように、ラバーシーツと同様に敷《し》く。横シーツの片端は扇子折りにして、もう片端はマットレスの下に折り込む。

12 患者さんを反対側の側臥位にする

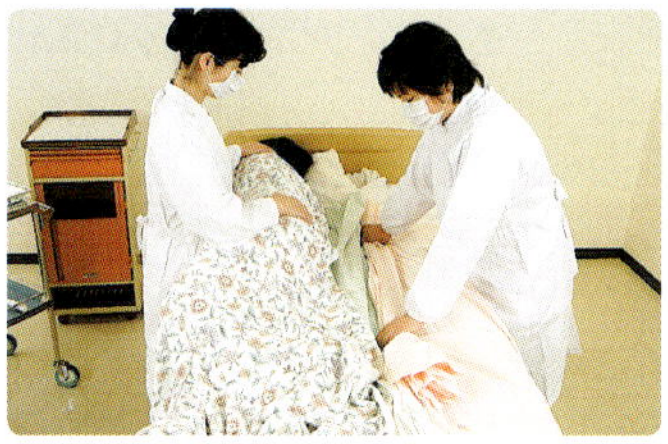

❶患者さんを反対側の側臥位にして、清潔なシーツのほうへ移動させる。このとき患者さんには「反対側を向きます。真ん中にシーツが丸めてあるので、乗り越えましょう。ご気分はいかがですか」と声をかける。

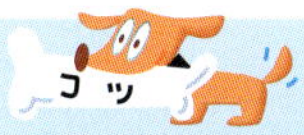

●反対側に移動するときには、患者さんにきちんと声をかけ、中央に丸め込んだリネン類を乗り越える必要があることを説明しましょう。また、患者さんの気分も確認しておきましょう。

13 汚れたシーツを取り除く

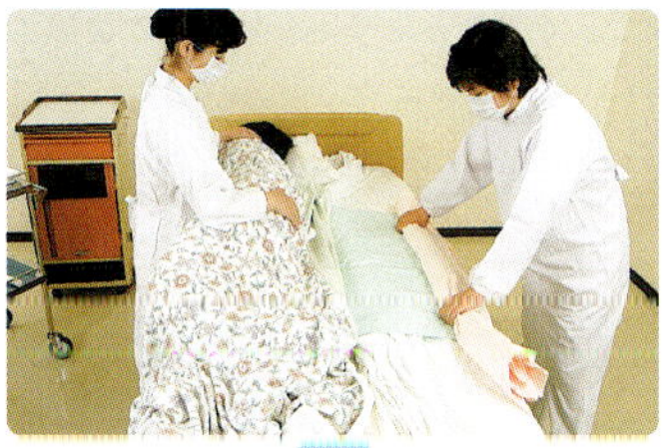

❶患者さんの背中側にある汚れた横シーツを内側に丸め込む。

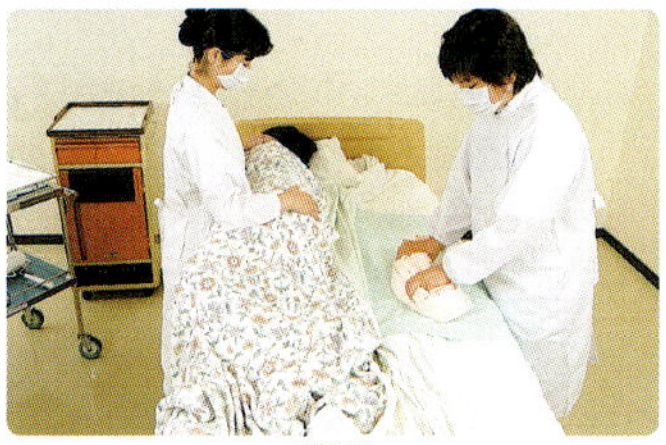

❷横シーツ上のゴミがベッドにこぼれないように、円形を作るようにして丸めて取り除く。

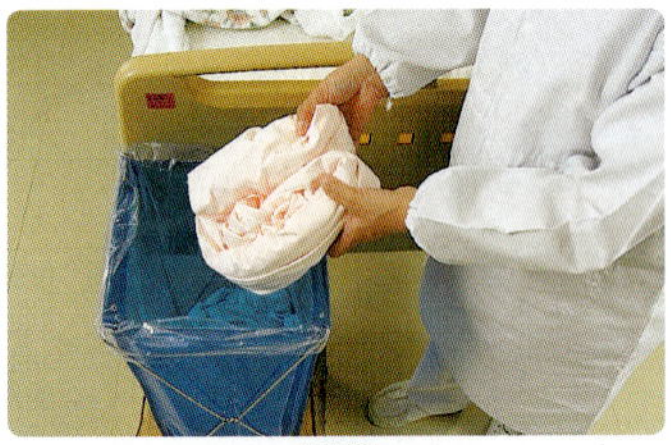

❸丸めた横シーツをランドリーバッグへ入れる。この後、ハンドクリーナーでラバーシーツ上のほこりを取る。

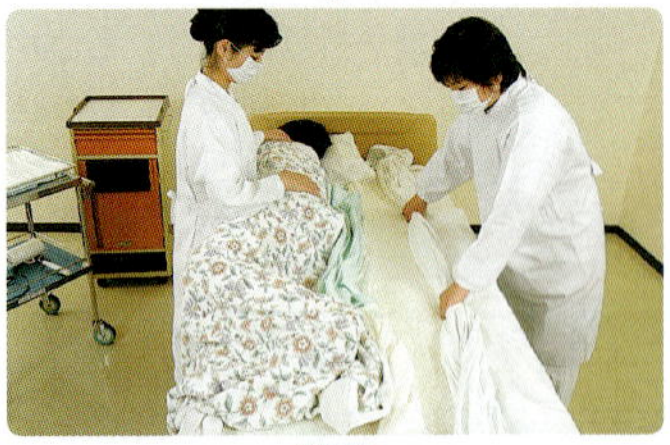

❹ラバーシーツをベッド中央に寄せ、横シーツのときと同じ要領で、汚れた下シーツを内側に丸めながら取り除く。

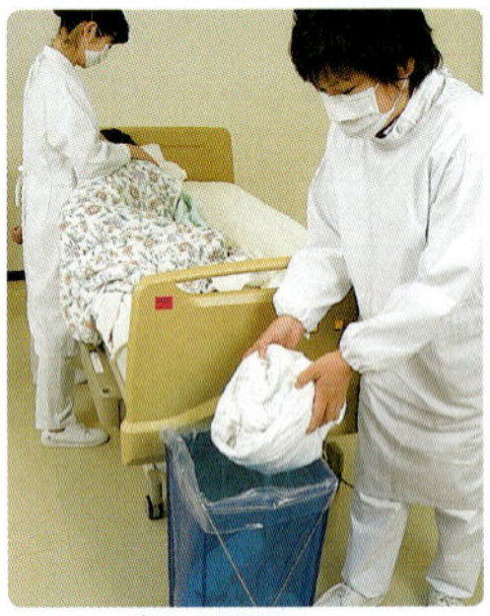

❺丸めて取り除いた下シーツを、ランドリーバッグに入れる。

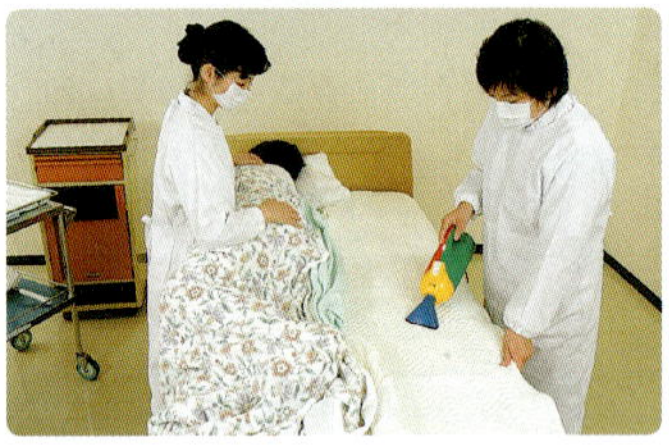

❻クリーナーでベッドパッド上や、マットレス上のほこりを取る。

コツ

●汚れたシーツを取り除くときは、ゴミがベッドにこぼれないように、内側に丸め込み、やさしく、すみやかにランドリーバッグに入れましょう。

14 清潔なシーツを敷く

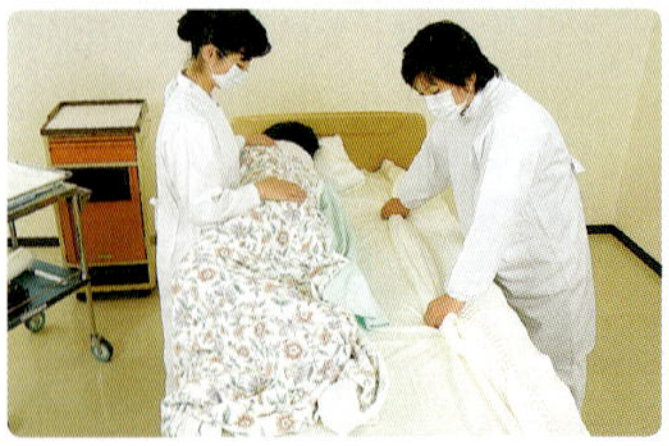

❶清潔な下シーツを引き出す。患者さんの身体の下にしわが残らないように、十分にシーツを引っ張り、しわを伸ばす。ラバーシーツ、横シーツも同様に引き出し、しわを伸ばしてからマットレスの下に折り込む。患者さんを仰臥位にし、身体の位置や寝衣《しんい》の乱れを整える。

指導者に聞かれる根拠はココ！

なぜ患者さんの身体の下に、しわが残らないようにしなければいけないの？

シーツにしわがあると褥瘡《じょくそう》の発生誘因になることもあります。何よりも身体面に不快で、シーツにたるみが生じ、型崩《かたくず》れしやすくなるからです。ここでは、しわを作らないことが大きなポイントになります。

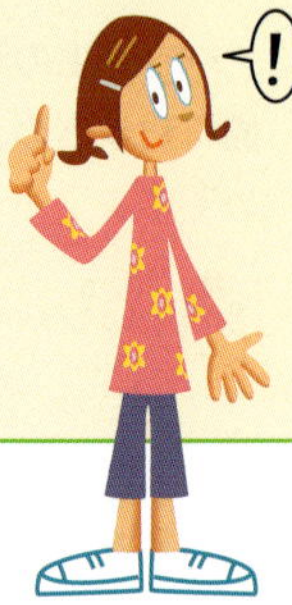

15 上シーツをかけ、タオルケットを取り除く

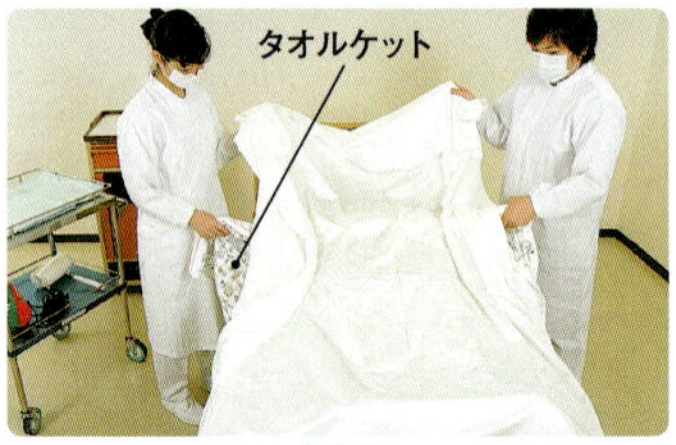

❶新しい上シーツを患者さんの身体を覆うようにしてかける。顔にかからないように襟《えり》元《もと》を折り返しておく。そして、上シーツをかけたまま、タオルケットを足元へ向かって、丸めるようにして取り除く。

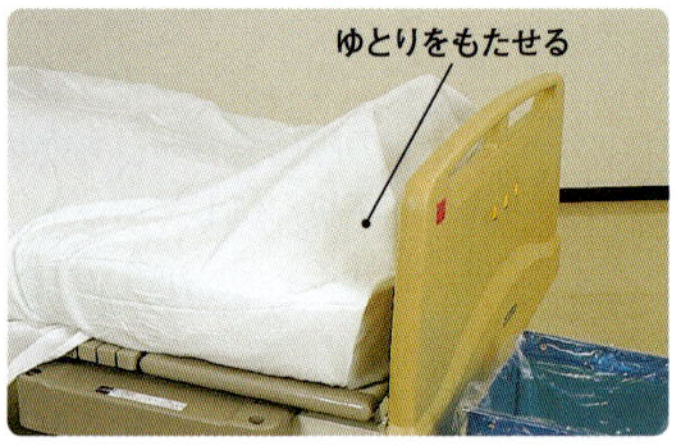

❷患者さんの足元にゆとりをもたせ、上シーツの足元に角(四角)を作る。

16 毛布、スプレッドをかける

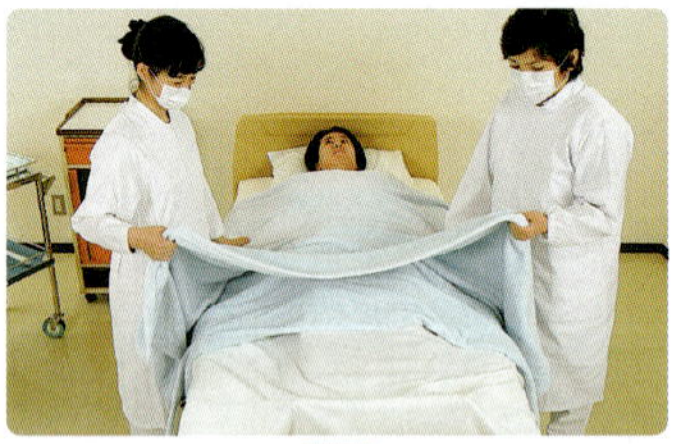

❶毛布をかける。毛布の足元に角(四角)を作る。

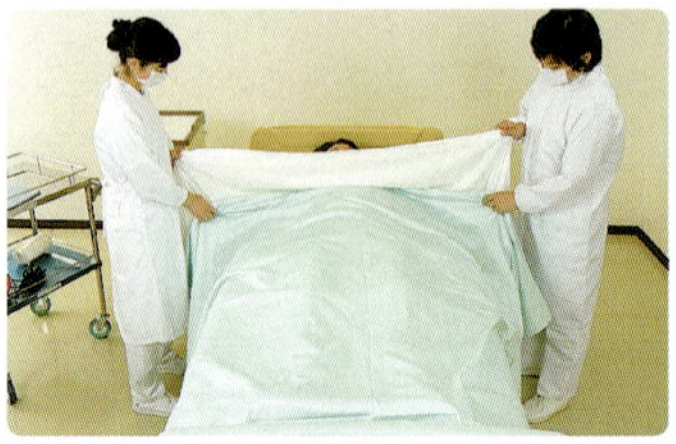

❷スプレッドをかけ、襟元を作る。

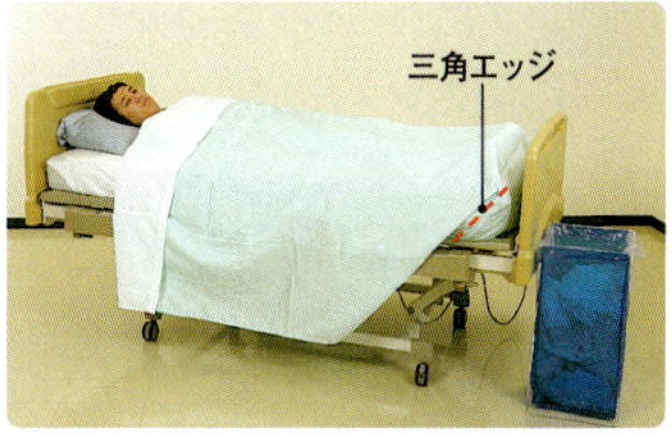
三角エッジ

❸足元の角を作る。スプレッドの足元は形が崩れないように三角のエッジにする。枕を外し、枕カバーを新しいものと交換する。

指導者に聞かれる根拠はココ！

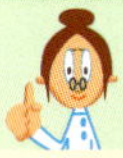

足元のコーナーを三角エッジにしたり、四角エッジにするのはなぜ？

三角エッジは裾をきちんと折り込むため型崩れしにくいので、下シーツを敷くときに使います。一方、四角エッジは裾の折り込みがあまい部分があって形を崩しやすいことから、足を自由に動かしやすいように上シーツ、毛布の場合に使います。このように目的に応じて使い分けましょう。

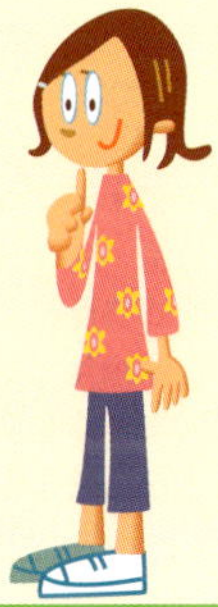

17 身のまわりを整える

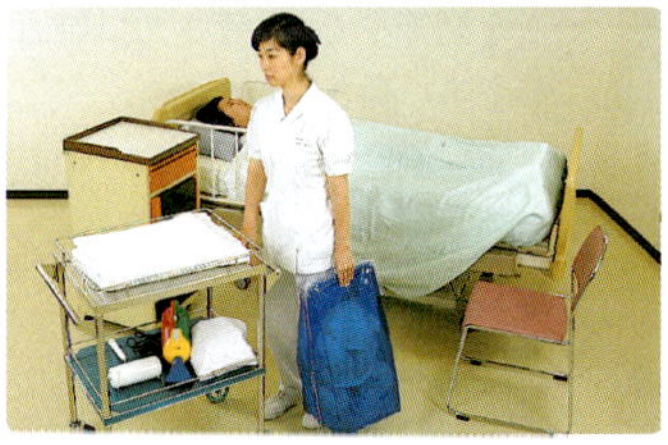

❶ベッド柵、床頭台、ナースコールなどを元の位置に戻し、環境を整える。終了したら必ず患者さんに「お疲れさまでした。シーツの交換が終わりました」と告げ、状態を確認し、労《ろう》をねぎらう。後始末《あとしまつ》をして、手洗いをする。

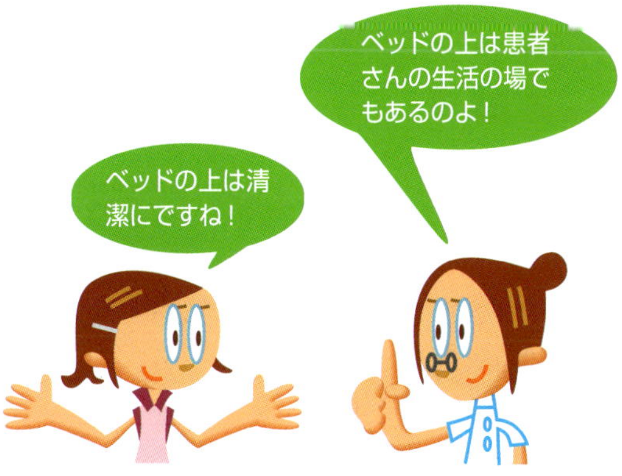
ベッドの上は清潔にですね！
ベッドの上は患者さんの生活の場でもあるのよ！

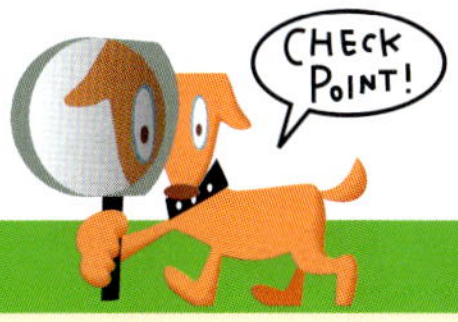
CHECK POINT!

指導者はココを見ている！

患者さんへの配慮が行きとどいているか？

①患者さんの状態を把握した上で、疲労度や苦痛の有無を判断しながら行いましょう。
②痛みのある患者さんには、痛みが軽減(鎮痛薬などで除痛)しているときを見計らって素早く行いましょう。
③リネン交換は2人で行うと効率的です。
④黙って次の動作に移らず、声かけしながら行うと、患者さんの不安も軽減し、協力が得られます。

患者さんの身体の下の部分には、しわができていないか？

□シーツをマットの下に折り込む前に十分に引っ張って、シーツのたるみを伸ばすことを忘れないようにしましょう。

シーツのしわを取ろうと思うあまり、患者さんに振動を与えていないか？

□患者さんにとって、ベッドの揺れは不快なもの。しわを伸ばすときは、ベッドに対して水平あるいは、やや下方へシーツを引くと、振動を最小限にとどめることができます。

シーツとベッドの中央が合っているか？

□ベッドメーキングがシーツ交換の基本。患者さんが臥床《がしょう》していても、常にシーツの中央とベッドの中央を合わせて行うとうまくいきます。そのためには、患者さんの位置が、ベッドの片端に十分寄っていることがポイントになります。

指導者はココを見ている！

ボディメカニクスを活用して、患者さんの安全・安楽に留意して行う

ベッド上での体位変換

平松則子

ベッド上での体位変換の意義

体位変換は、ボディメカニクスを活用し、患者さんの身体全体を回転・移動させて、仰臥位《ぎょうがい》から側臥位《そくがい》というように、全身の姿勢の変更を、床上《しょうじょう》で行うことをいう。

何らかの理由により自分で身体を動かせない状態が続くと、さまざまな障害が生じてしまう(廃用症候群《はいようしょうこうぐん》という)。このような状態におかれている患者さんに対しては意識的に援助していくことが求められる。

ベッド上での体位変換の目的

●同一体位をとり続けることによる患者さんの苦痛を緩和《かんわ》する。

●患者さんを安楽な姿勢に保つ。

●体位変換することによって、患者さんの以下のような身体上の弊害《へいがい》を予防する。

①関節の拘縮《こうしゅく》・変形の予防、②循環障害・神経麻痺《しんけいまひ》の予防、③褥瘡《じょくそう》の予防、④痰《たん》の喀出《かくしゅつ》を促《うなが》す。

●日常生活行動(食事、排泄《はいせつ》、睡眠など)が適切に行えるように姿勢を整える。

ベッド上での体位変換の注意事項

●体位変換を行う患者さんのバイタルサイン(体温、呼吸、血圧、脈拍、意識)を、あらかじめチェックしておく。

●体位変換を行いやすいように、あらかじめベッドの周囲を整えておく。

●一行為ごとに、必ず患者さんに声かけする。

●患者さんの協力を得る(患者さん自身の力を生かす)。

●患者さんの身体面とベッドの接触面を、できるだけ小さくして移動を行う。

ボディメカニクスとは?

ボディメカニクスとは、人間の骨格・筋・内臓などの身体の形態的特性をとらえて、その力学的な相互関係によって起こる姿勢や動作を示す言葉です。①大きな筋肉を利用する、②重心を低くする、③基底面積《きていめんせき》を広くとる、④物を自分に近づける、⑤動かすものをコンパクトに、⑥てこの原理を使う、⑦周囲の環境を整備する、が原則です。

1 援助開始前の準備

❶看護師はあらかじめ腕時計などをはずしておく。

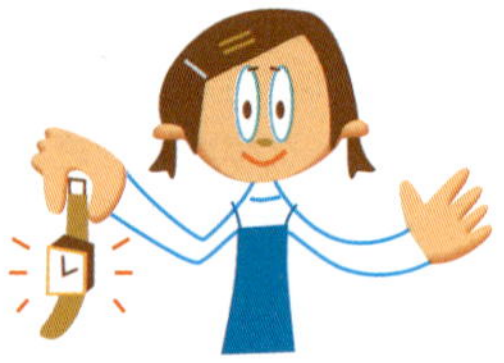

❷ベッドを水平にし、ベッドの高さを調節する(患者さんに接近しやすい高さに)。

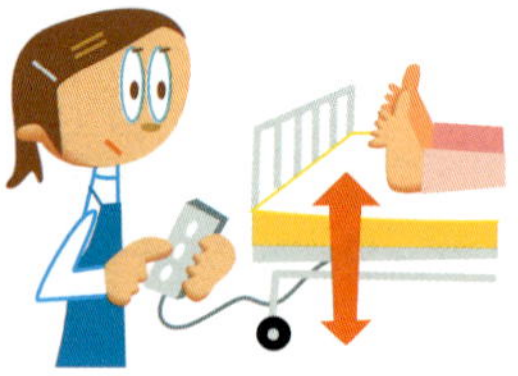

❸ベッド周囲のスペースを確保し、看護師が動きやすいように準備する。

❹ベッド上の不要な物品(掛け物など)を取り除く。

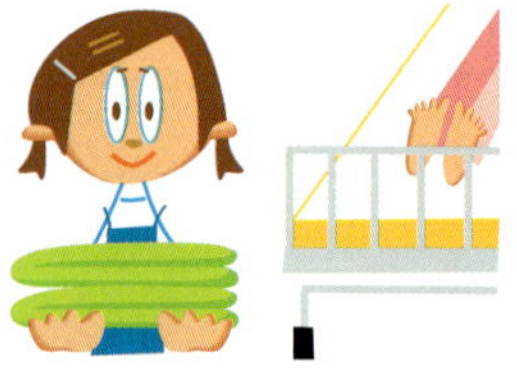

❺ベッドが動かないように、ベッドのストッパーを止める。

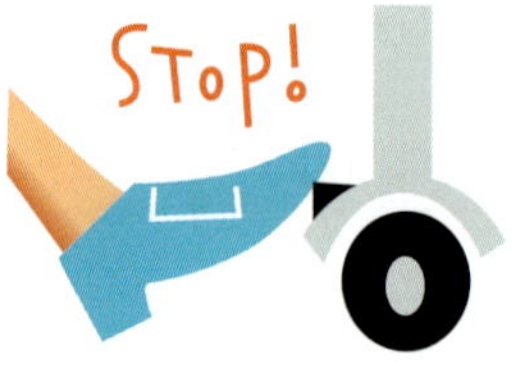

❻患者さんの着衣が乱れないように、まず身支度《みじたく》を済ませる。

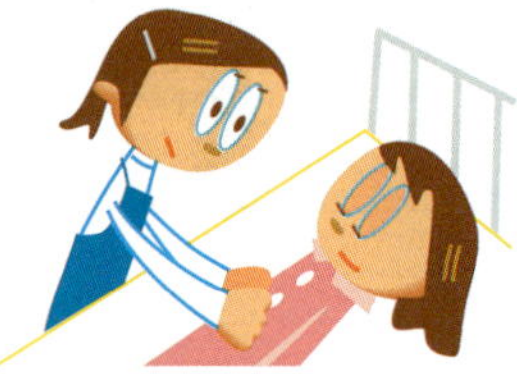

2 必要物品の準備

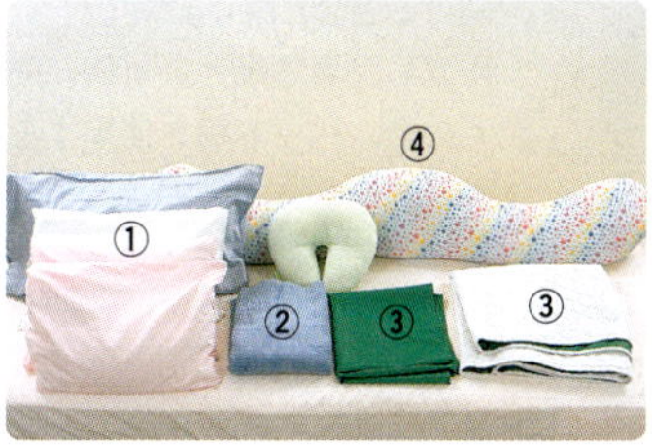

①大・中・小の当て枕
②バスタオル
③スライディングシート
④ドーナツ枕、抱き枕など
※④は、姿勢を保持したり、移動をスムーズにするための補助具として使用する。

仰臥位から側臥位へ

1 十分なスペースを用意する

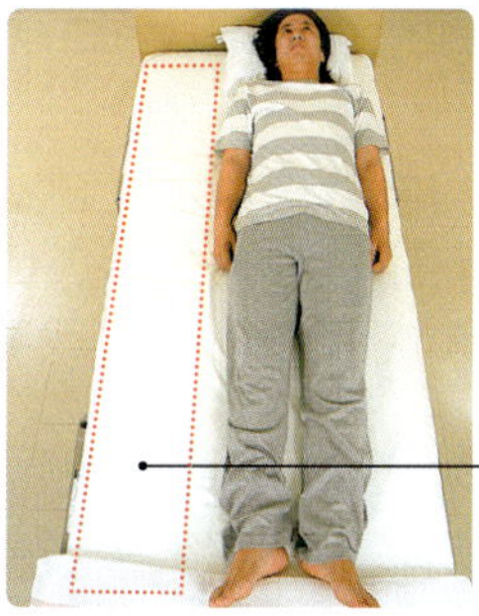

❶体位変換中にベッドから患者さんが転落したりしないよう、身体を向ける方向のスペースは十分にとっておく。

2 移動する方向に顔を向ける

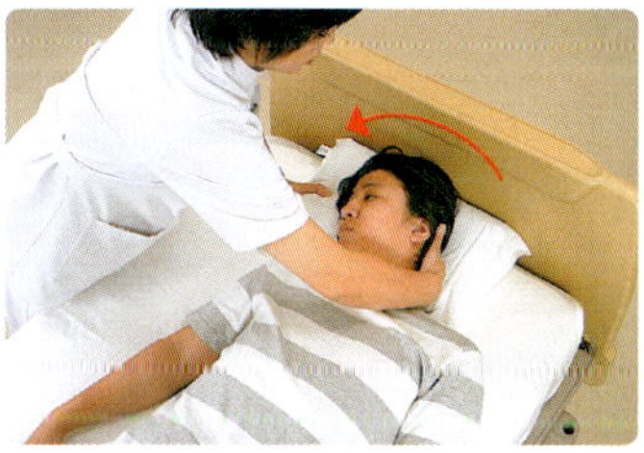

❶側臥位にする方向に患者さんの顔を向ける。

3 両腕を深く組ませる

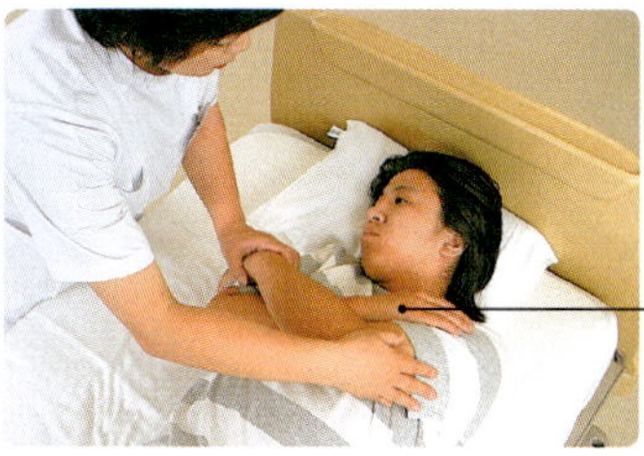

❶下側になる腕が下になるように、患者さんの両腕を深く組ませる。このように組むと、肩が上がり回転しやすくなる。

指導者に聞かれる根拠はココ！

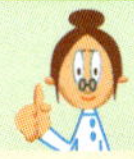

なぜ両腕を深く組ませるの？

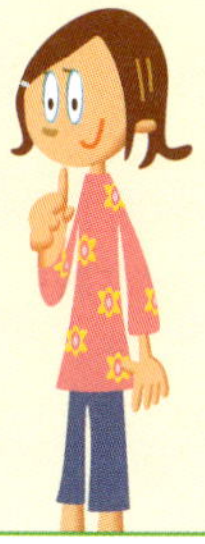

肩、上肢に注意を払わないで身体を動かすと、体幹《たいかん》の下に入って圧迫されたり、過度の動きで脱臼《だっきゅう》を起こす危険があります(特に、麻《ま》痺《ひ》や拘縮がある患者さんには注意)。

両腕を深く組ませることにより、肩・肘関節部が体幹に密着するので、脱臼を予防し、体幹も回転しやすくなります。

4 両膝を立てる

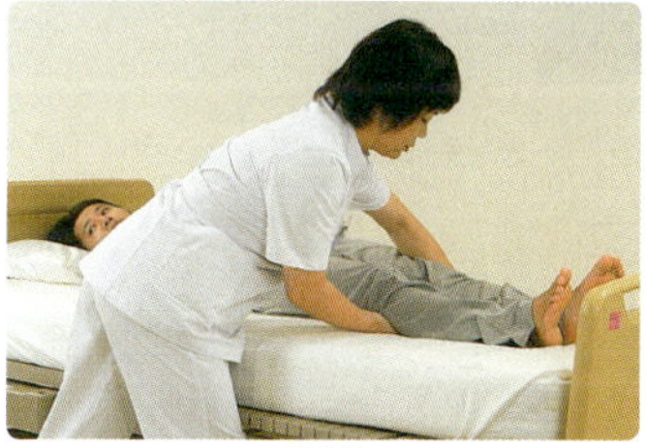

❶看護師のほうへ、引き寄せるように両膝《りょうひざ》を立てる。

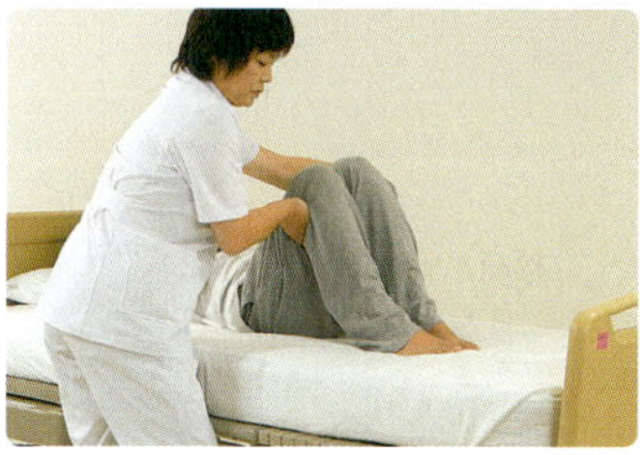

❷膝を高く立てる。

5 側臥位にする

患者さんと看護師の動きがわかりやすいように、
右に足側から見たところも掲載しています。
確認してみてください。

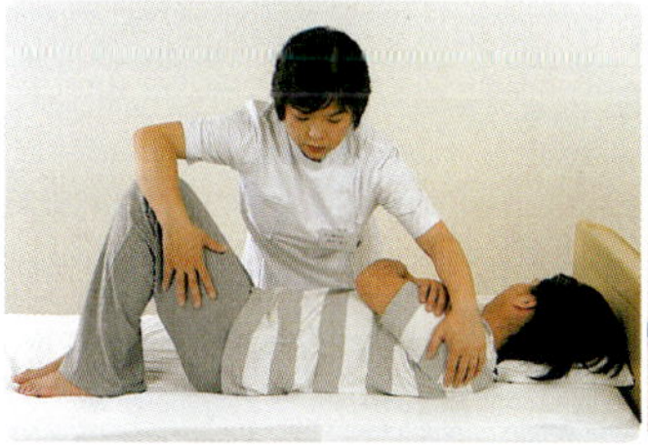

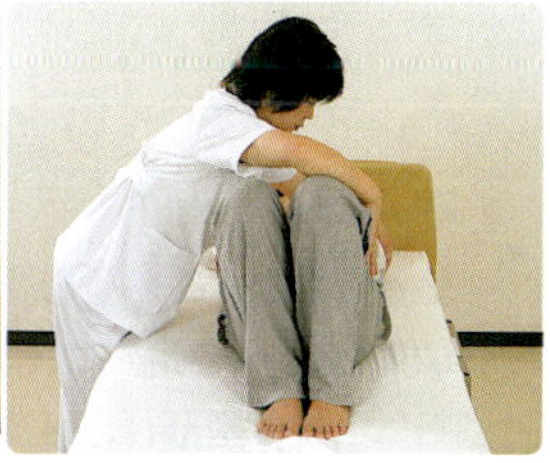

❶膝と肩甲部《けんこうぶ》に手を当てる。
足側から見たところ（写真右）
看護師は患者さんにできるだけ近づいて支える。

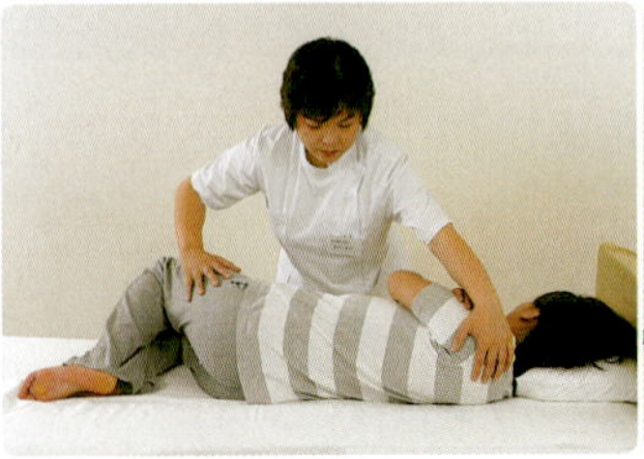

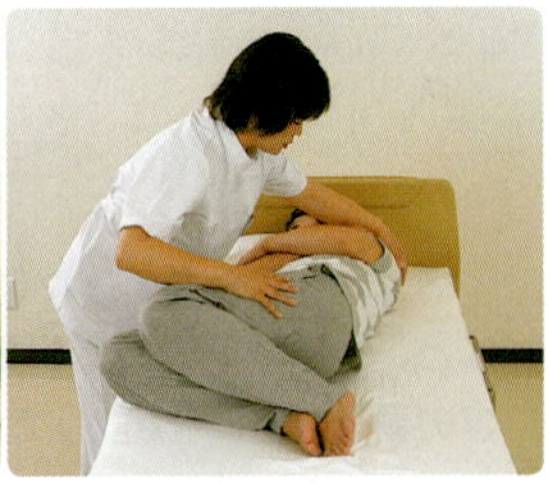

❷はじめに膝を倒す。
足側から見たところ（写真右）
膝を倒すだけで殿部、背面が大きく動く。

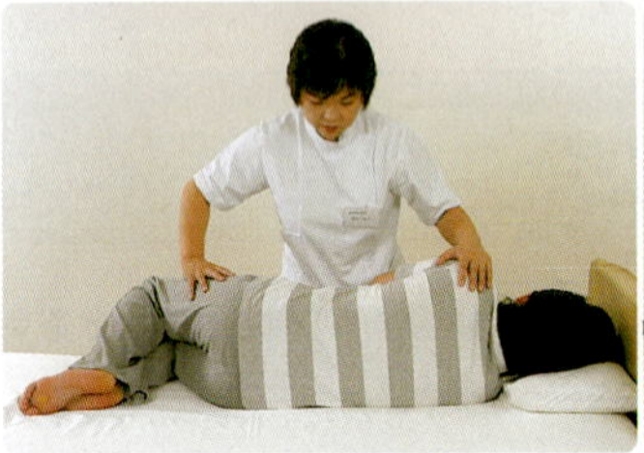

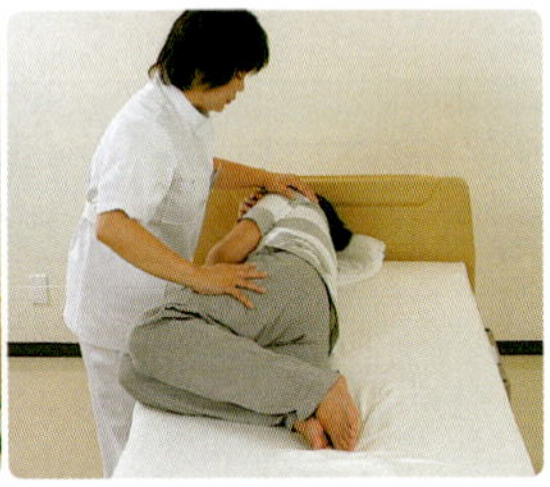

❸次にすみやかに肩を引き寄せる。
足側から見たところ（写真右）
殿部（骨盤）の動きに伴って脊《せき》柱《ちゅう》も動くので、肩は軽い力で引き寄せることができる。

腰痛を起こさないために

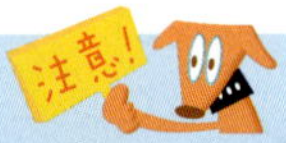

●体位変換を行う場合、看護師は、自身の腰痛に気をつけなければいけません。力まかせに患者さんを移動させることは、腰痛を引き起こす原因となるので、以下のことに気をつけましょう。

①患者さんにできるだけ近づいて身体を支える。
②両足を開いて、支持面を広くする。
③膝を曲げて、下肢の力を有効に利用する。
　このとき十分に腰を落とす。
④スムーズに重心移動ができるように、
　看護師の足先は移動の方向へ向けておく。

指導者に聞かれる根拠はココ！

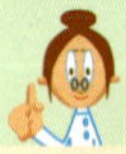

なぜ最初に膝を倒してから肩を引き寄せるの？

膝と肩を引き寄せる時間をずらして、身体のねじれを利用します。自然な身体の回転は、まず殿部（骨盤）が回転し、それに肩（脊柱）が連動します。この法則に逆らわない動きを作ることで、患者さんにとっても、看護師にとっても楽な移動となるからです。

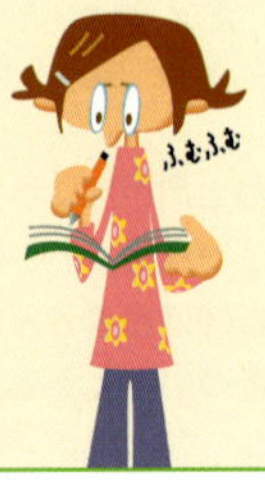

反対側に向ける場合

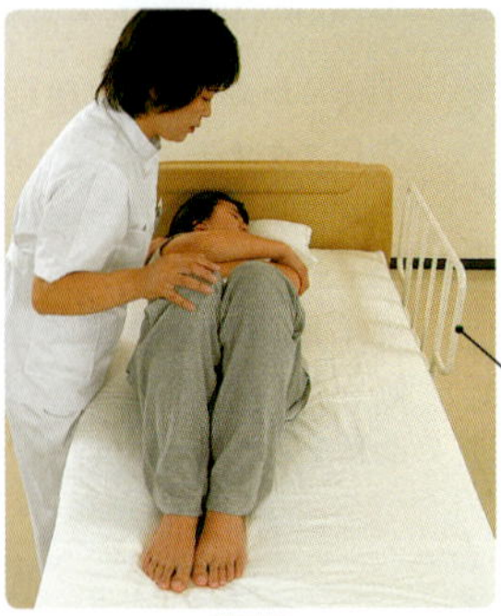

ベッド柵

❶反対側に倒す場合も手前に向ける場合と同じ要領で行う。ただし、看護師と反対側に向くので、ベッド柵《さく》を使用するなど、患者さんの安全に十分注意する。

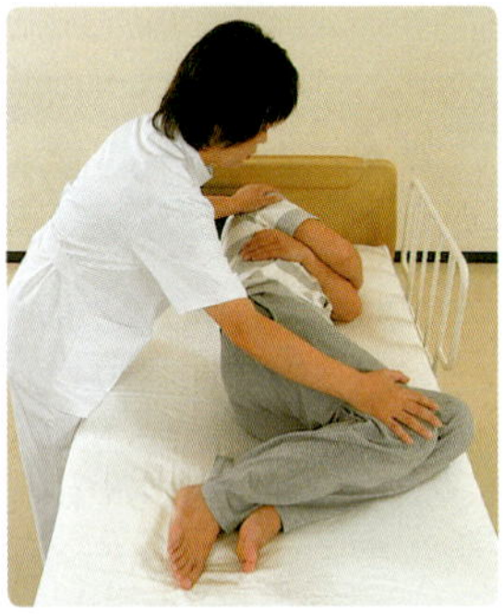

❷最初に膝を倒してから、肩を引き上げる。

6 患者さんの腰を引いて、楽な姿勢にする

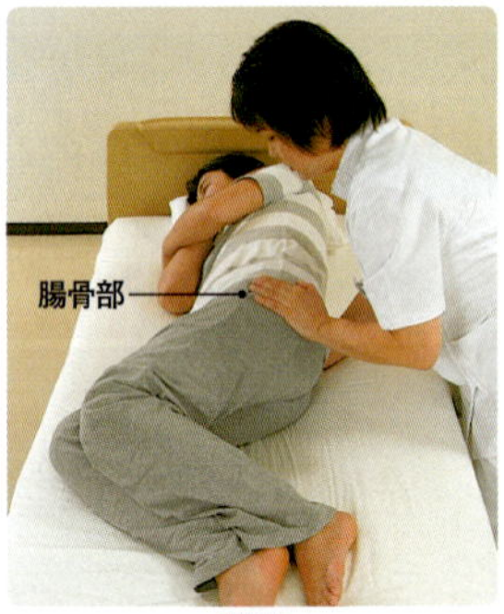

❶右手はベッドに押し付けながら腰のくびれから差し入れ、下の腸《ちょう》骨《こつ》部《ぶ》を持つ。左手は患者さんの上の腸骨部に当てる。

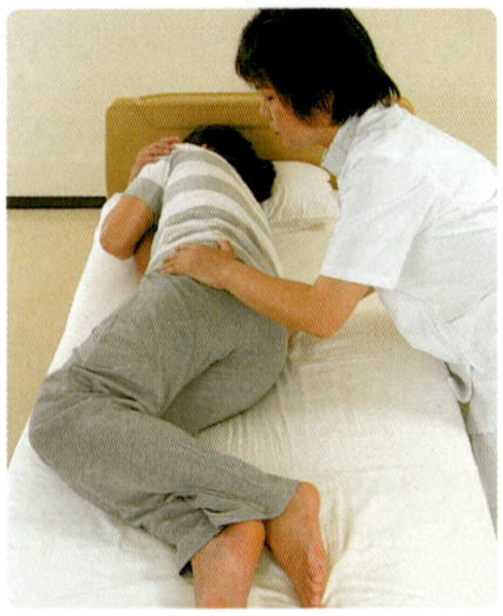

❷上にある左手を下方に押すと同時に、下にある右手を手前水平に引く。

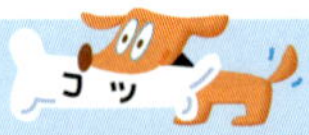

●患者さんの下側の腰を少し引くことで、安定した姿勢になります。

7 安楽枕を用いて姿勢を安定させる

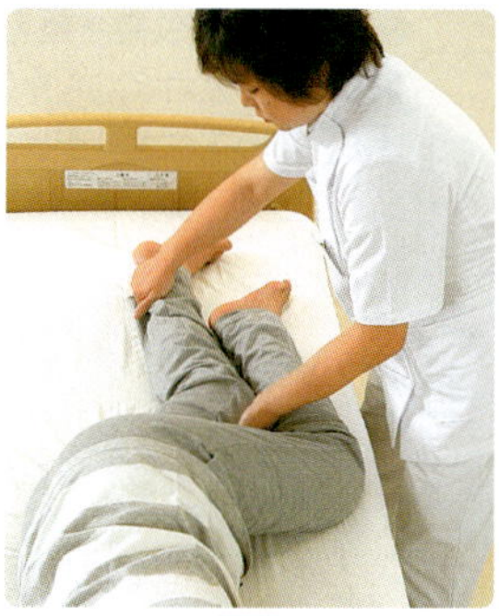

❶下《か》腿《たい》部《ぶ》を交互にずらし安定させる。

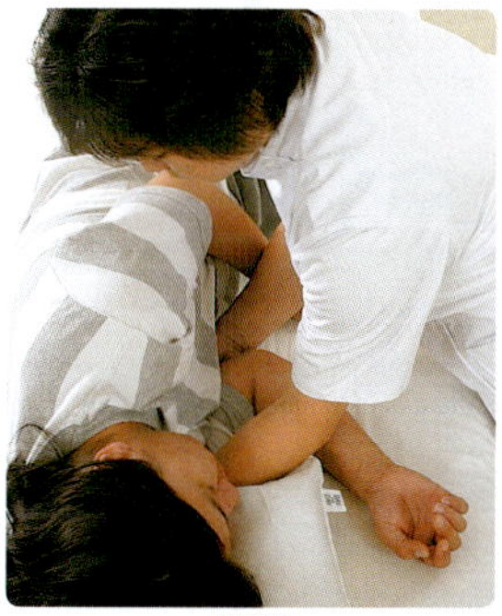

❷下側の肩に手を入れてなぞる。

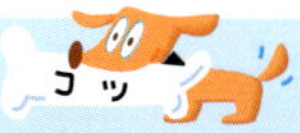

●患者さんの下側の肩に手を入れてなぞることで、肩関節、上腕部が安定します。

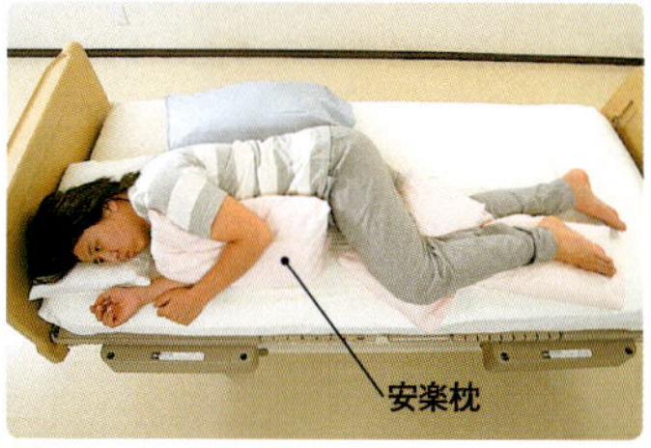

❸背部、上下肢のすき間に安楽枕を当てる。患者さんの状態に応じて楽な姿勢をつくる。

●上下肢に安楽枕を当てた例

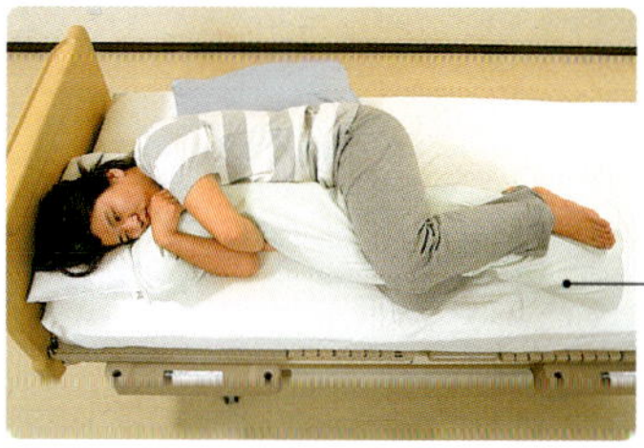

●抱き枕を使用した例

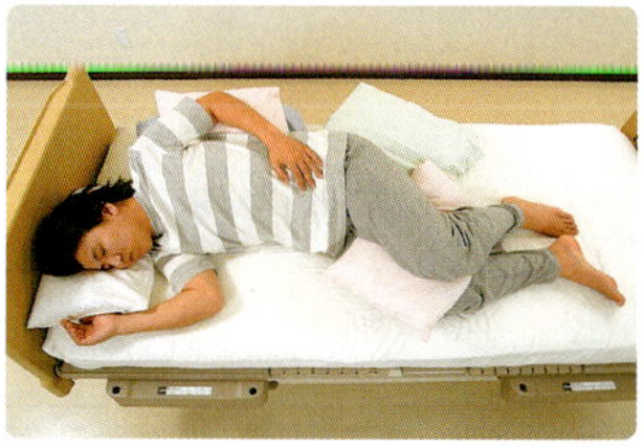

●片方の上肢を体幹上に保持したときの安楽枕の使用例

患者さんの状態を把握し、必要があれば安楽枕を適宜使用しましょう!

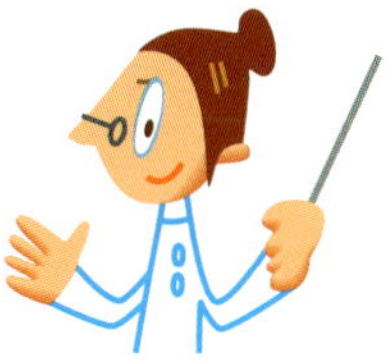

麻痺があったり、膝関節を十分に曲げられない患者さんを側臥位にさせる方法

患者さんの麻痺や拘縮の程度を見極めてから適切な方法を選択しましょう。

右半身の麻痺の場合

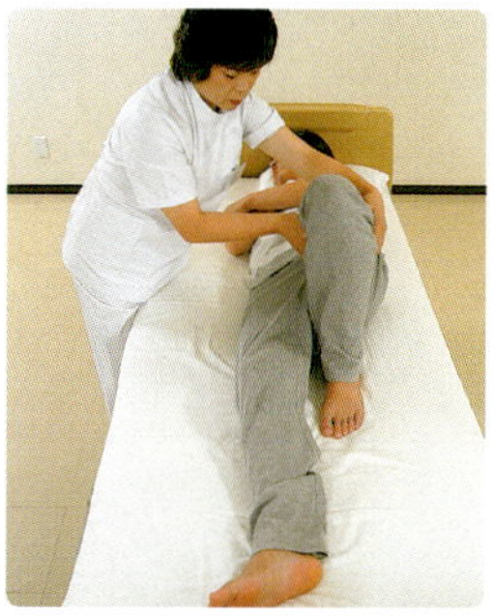

側臥位になったときに上側になる膝を立てる。

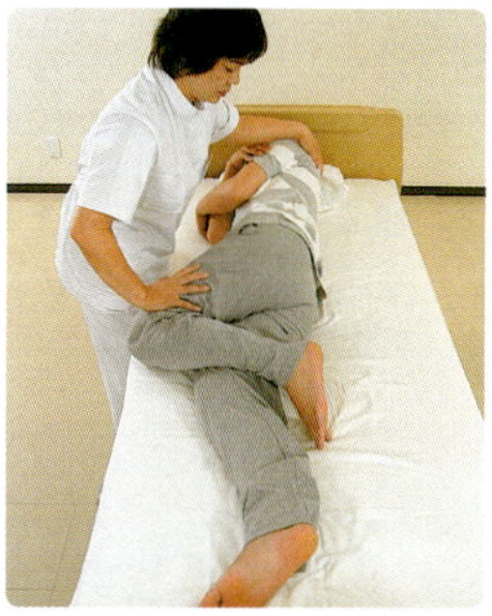

顔の向き、腕の組み方、支える部分、倒し方は基本と同じである。

膝関節が十分曲げられない場合

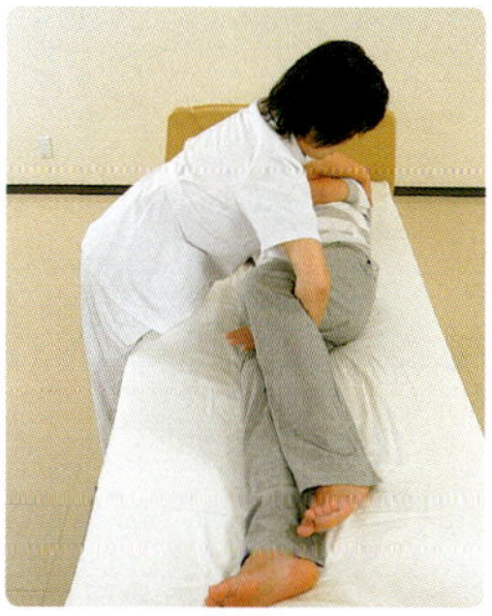

側臥位になったときに上側になる片方の膝を軽く曲げて、看護師の腕を外側から差し入れる。

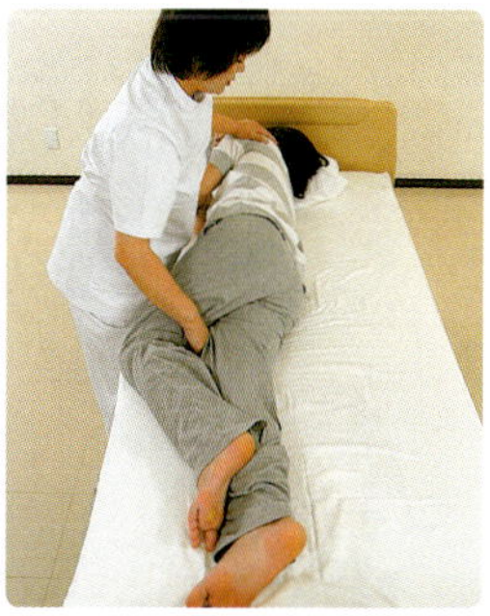

顔の向き、腕の組み方、肩甲部の支え、手前に引き寄せる方法は基本と同じである。

仰臥位から腹臥位へ

1 患者さんの準備

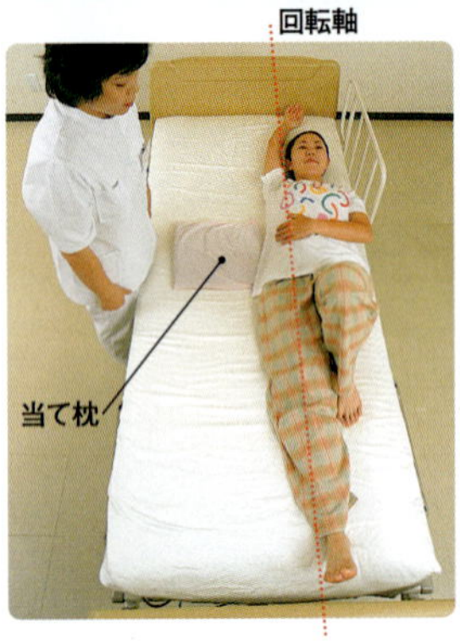

❶回転軸になる側の上肢を上方に挙げる。外側の膝を立てる。当て枕を置く。

2 手前に倒す

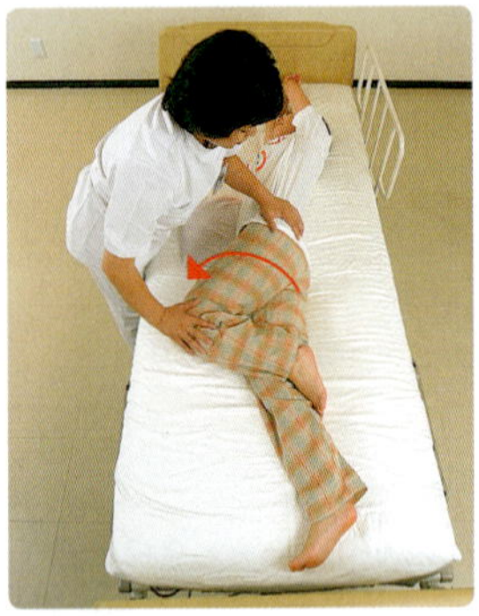

❶立てた膝と腰に手をおき、手前に倒す。同時にもう片方の上肢も軽く上方に挙げる。

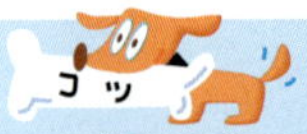

●まず膝を手前に倒してから続けて腰を倒します。

3 膝を伸ばす

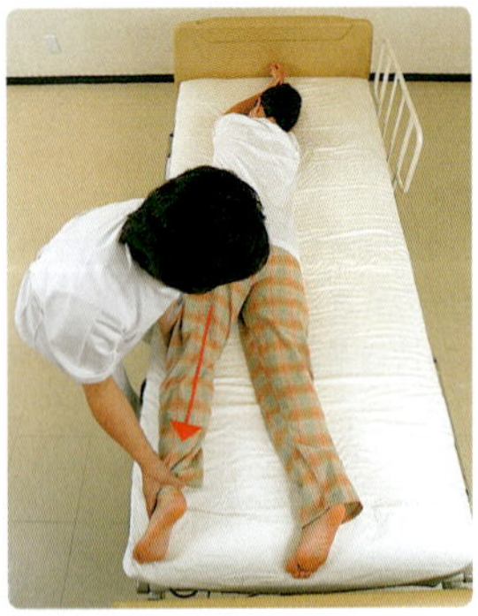

❶膝を伸ばすと、体はさらに回転する。

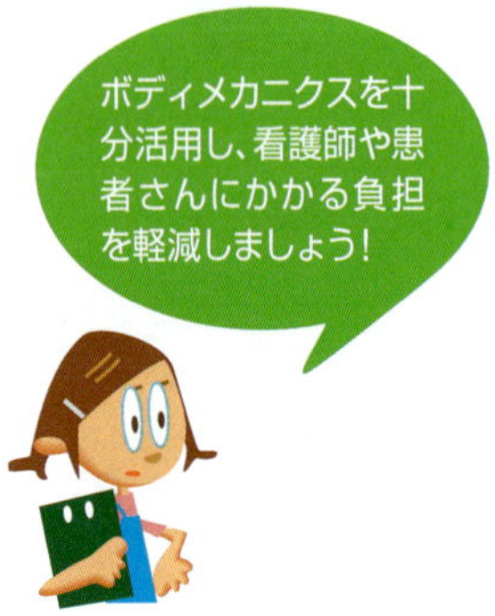

ボディメカニクスを十分活用し、看護師や患者さんにかかる負担を軽減しましょう!

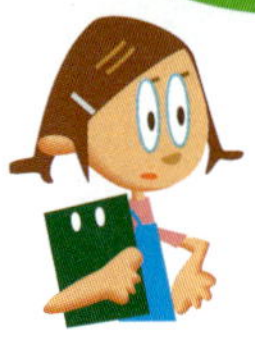

4 上・下肢の位置を整える

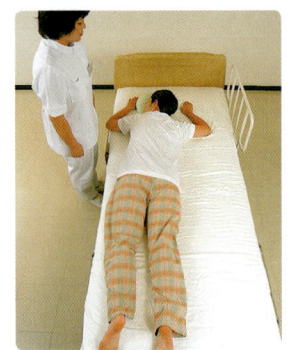

❶上・下肢の位置を整える。顔の向きは左右どちらかに傾ける。顔の下にドーナツ型枕などを敷き、安定させる。

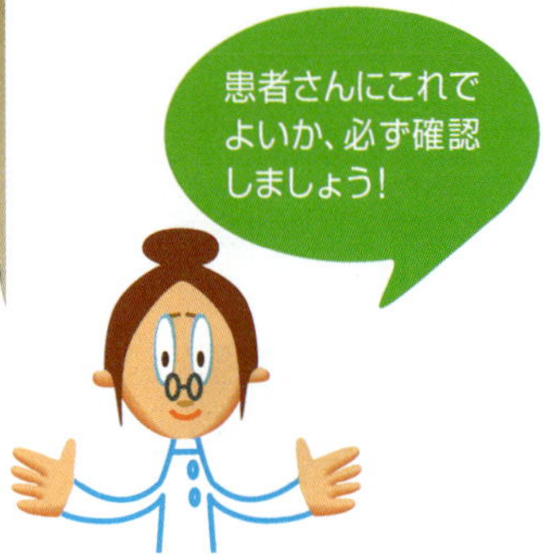

患者さんにこれでよいか、必ず確認しましょう!

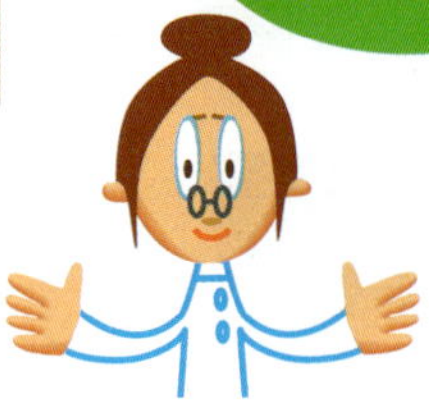

腹臥位から仰臥位へ

1 患者さんの準備

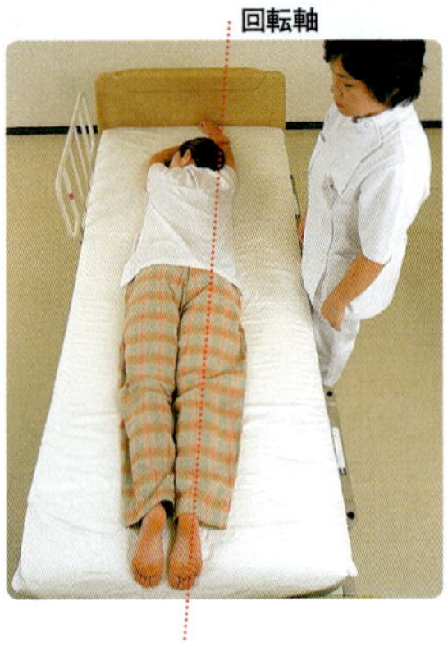

❶回転軸になる上・下肢を伸ばす。

2 膝を立てる

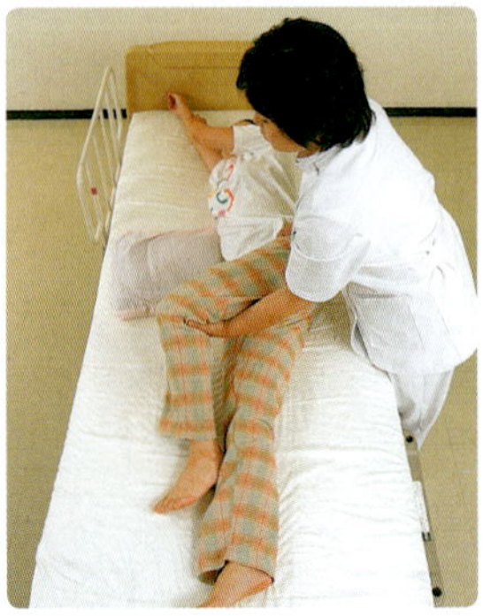

❶軸にならない側の下肢の膝を立てる。

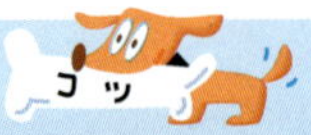

●仰臥位にしたときの患者さんの位置をよく考え、スペースを十分取りましょう。

3 膝を引き寄せる

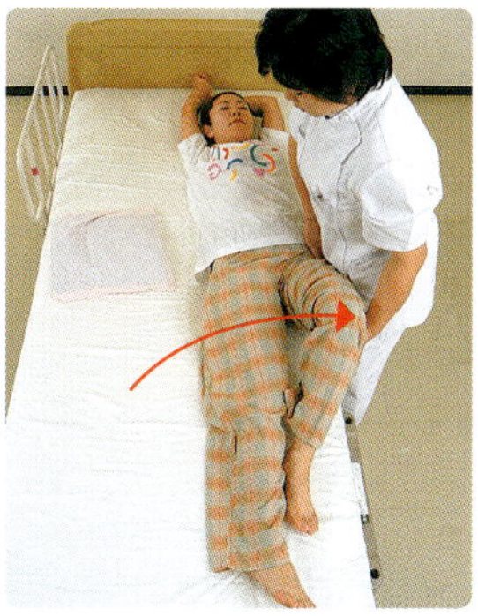

❶膝を手前に引き寄せる。

4 全身を整える

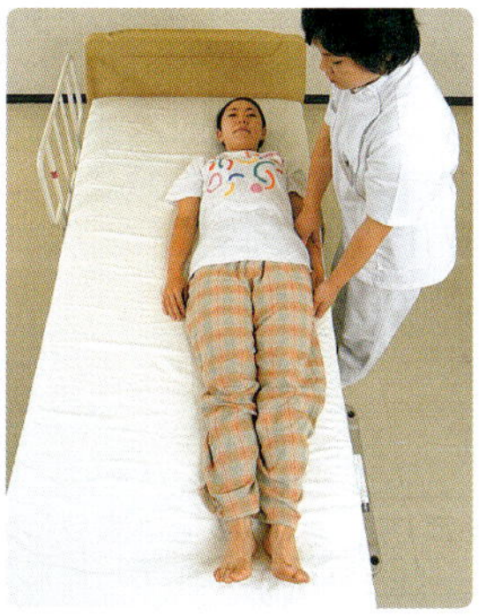

❶膝を伸ばして仰臥位にし、全身を整える。

体位変換のポイント

体位変換は、ボディメカニクスを使い、看護師の姿勢のとり方(重心の位置)、その重心をスムーズに移動させることがポイントになります。はじめは、自分の位置、姿勢、方向がよいかどうか意識し、一つひとつ確認するとよいでしょう。以下に体位変換のポイントを示しました。チェックしながら体位変換を行ってみましょう。

①患者さんとベッドの接触面をできるだけ小さくしているか(腕を組ませる、膝をできるだけ曲げる、など)。

②患者さんにできるだけ接近し、あなたの腕を深く差し入れ、十分支えているか。

③腰を十分に落としているか。膝を有効に使っているか。

④自然な動きを助ける方向で移動したか(人は元来どのような動きをするのか、自分で体験してみるとよい)。

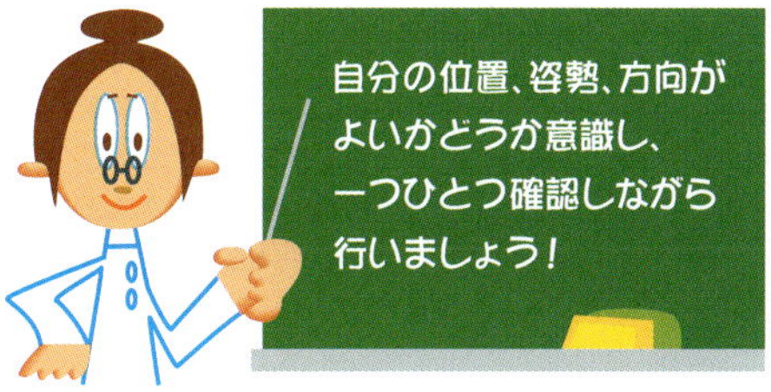
自分の位置、姿勢、方向が
よいかどうか意識し、
一つひとつ確認しながら
行いましょう!

左右への移動

1 両腕を組ませる

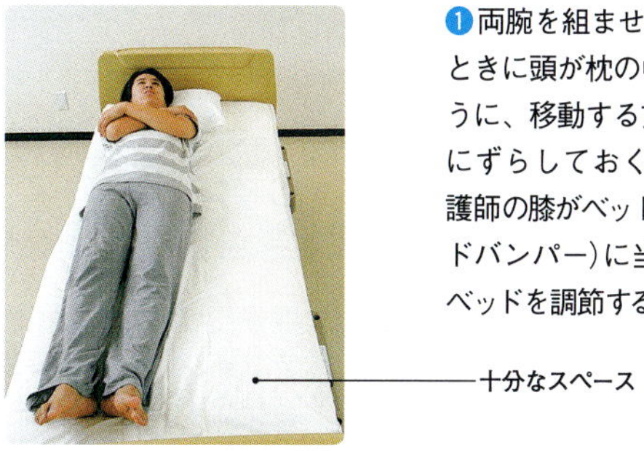
十分なスペース

❶両腕を組ませる。移動したときに頭が枕の中心にくるように、移動する方向へ枕を先にずらしておく。このとき看護師の膝がベッドのへり(サイドバンパー)に当たる高さにベッドを調節する。

指導者に聞かれる根拠はココ!

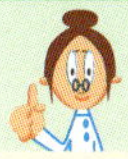

なぜ、看護師の膝がベッドのへりに当たる高さに、ベッドを調節するの?

ベッドのへりに押し当てている両膝を、てこの支点にするからです。こうすることによって、患者さんの移動がスムーズに行えます。

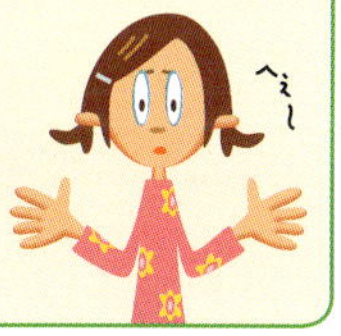

2 上半身を移動する

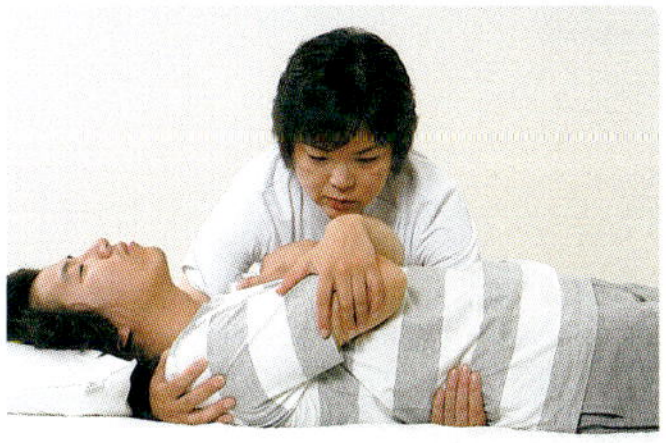

❶患者さんの肩と腰の下に手を深く入れる。

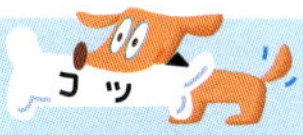
コツ

●上半身と下半身を分けて動かしましょう。このとき看護師は頸《けい》部《ぶ》のすき間、腰《よう》部《ぶ》のくびれのところから手を入れるとよいでしょう。

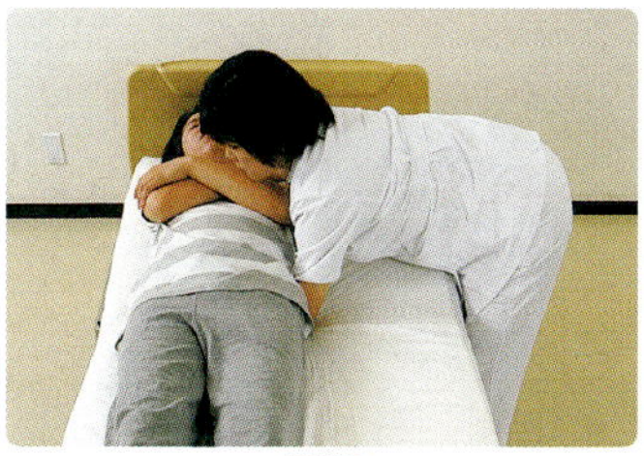

❷看護師は、ベッド面に肘をつけ、患者さんに十分近づく。

注意!

●決して腕力だけで引き寄せてはいけません。必ず身体全体を使いましょう。

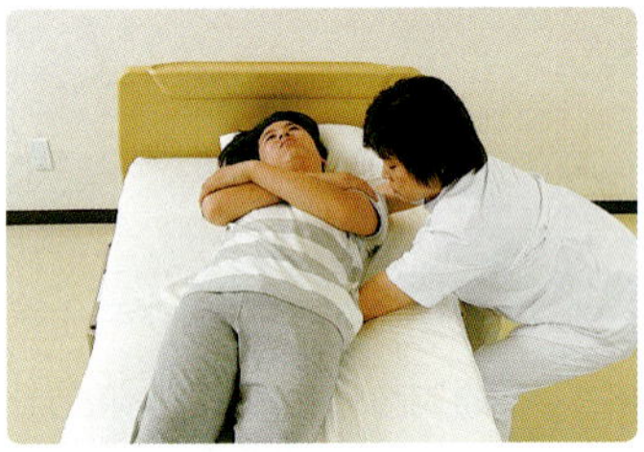

❸両膝をベッドのへりに押し当てて、てこの支点にして後方に腰をしっかり落として、手前に引き寄せる。

3 下半身を移動する

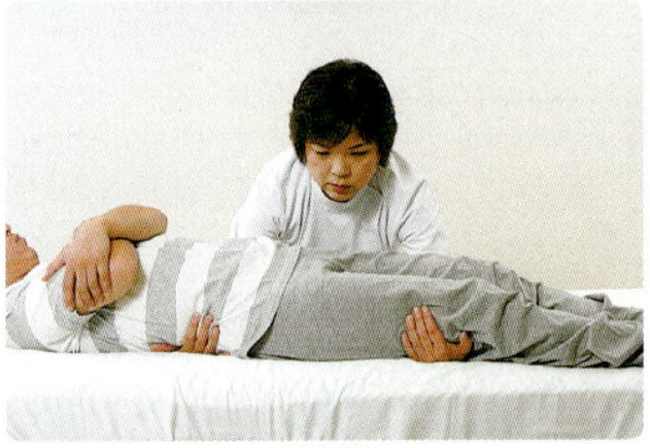

❶腰と大腿《だいたい》の下に手を入れる。大腿部の1/2くらいの位置で持つ。

コツ

●腰部のくびれ、膝下《しっか》のすきまから手を入れるとよいでしょう。

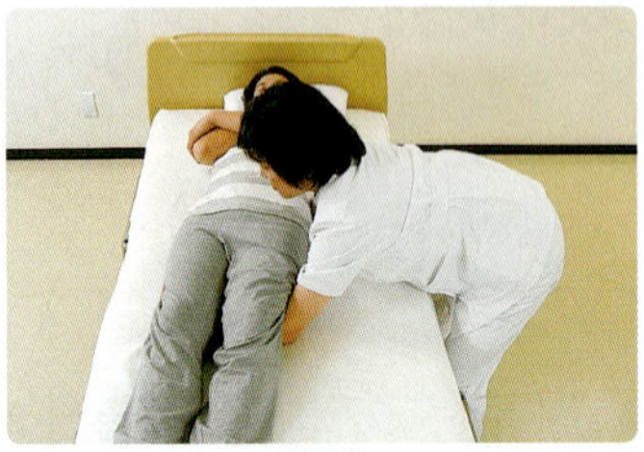

❷上半身の移動と同じようにベッド面に肘をつけ、患者さんに十分に近づく。

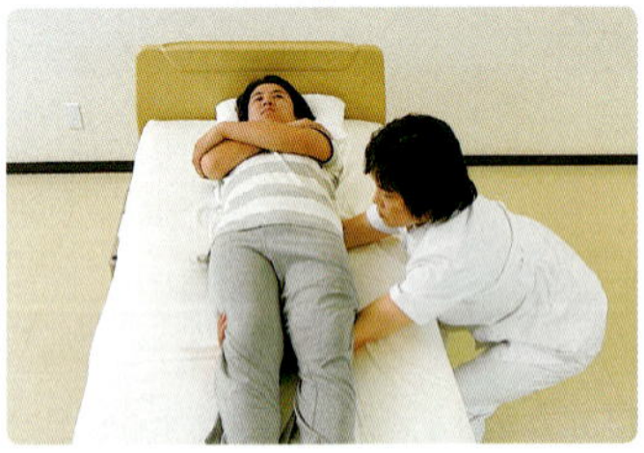

❸腰をしっかり落として手前に引き寄せる。

コツ

●患者さんを引き寄せるときは、看護師はベッドに両膝を当てたままの状態で腰を落とし、重心を後方へ移しましょう。

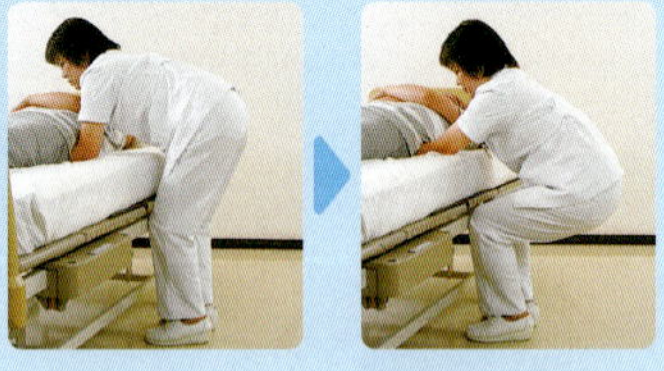

左右への移動（応用編）

膝を立て骨盤部を持って引き寄せる方法

どんな場合に適した方法？

★患者さんが膝を立て、足底に力を入れることができる場合。

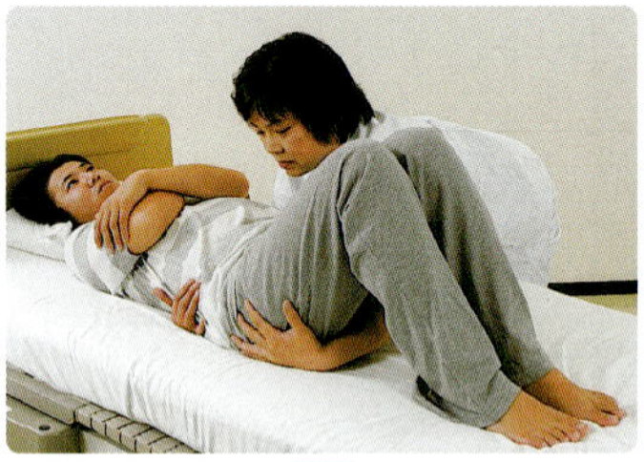

❶手を深く差し込み骨盤の部分をしっかり持つ。

コツ

●手の持ち方、引き寄せ方は、基本と同じです。違うところは、引き寄せるときに腰の浮き上がりを利用します。

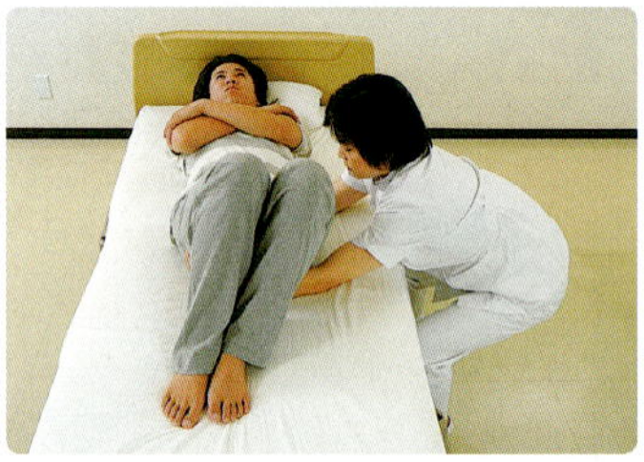

❷患者さんに足底をベッド面に押しつけてもらう。同時に、膝をベッドのへりに押しつけ、腰をしっかり落として手前に引き寄せる。最後に上体と下肢を骨盤に対して垂直になるように整える。

ふりこ式で移動させる方法

どんな場合に適した方法？

★全面介助が必要な患者さんの場合（ただし、看護師は重心の移動の仕方（コツ）をあらかじめトレーニングしておくことが必要です）。

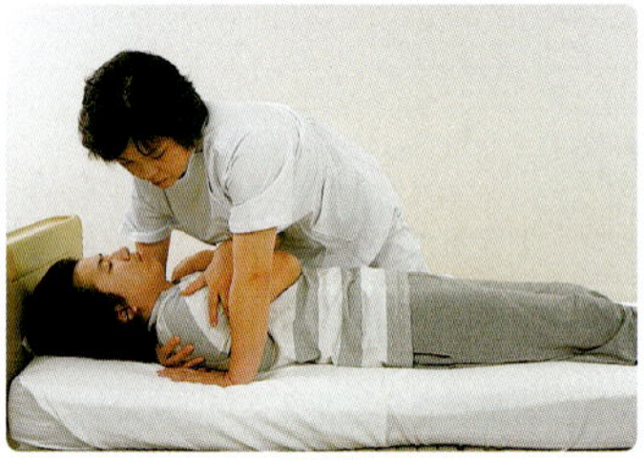

❶ベッド上で片膝を立て、乗り上げる。患者さんの奥側の肩甲部付近に片方の腕を立て、支柱にする。もう片方の腕で、患者さんの肩甲部を持つ。

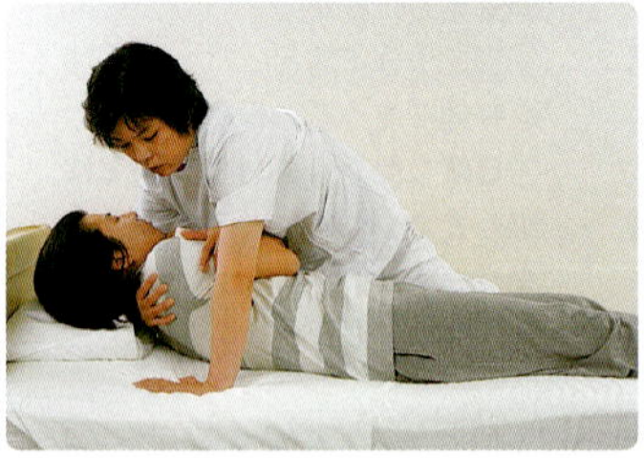

❷支柱にした上肢《じょうし》に自分の体重をしっかりかけ、もう片方の腕で把持《はじ》している患者さんの上体を手前に引き寄せる。

コツ

●看護師は患者さんの身体に十分近づきます。

●支柱になる腕の肘は曲げないようにします。

●支柱になる腕にしっかり体重を移動させます。

スライディングシートを利用して移動させる方法

どんな場合に適した方法？
★体格の大きい患者さんの場合。
★看護師がとくに腰に負担をかけたくない場合。

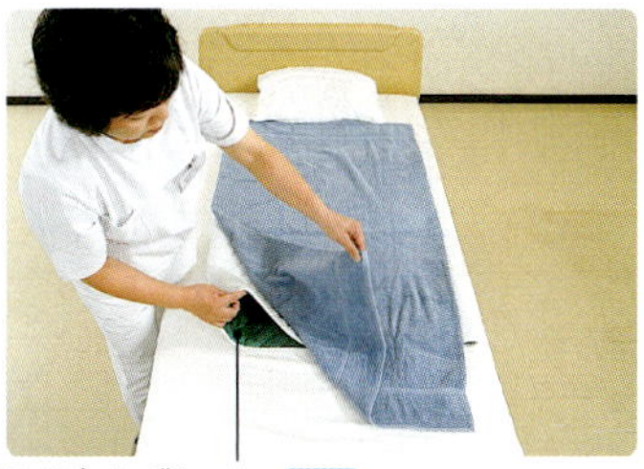

スライディングシート

❶患者さんの体幹部《たいかんぶ》が入る位置に、左右への移動する方向が輪になるようにスライディングシートを敷く。
※この写真は、スライディングシートをわかりやすくするために、患者さんはいない。

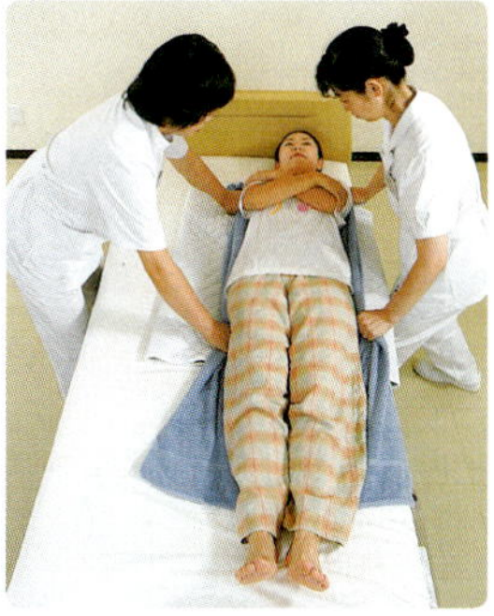

❷患者さんに腕を組んでもらう。肩と骨盤近くのバスタオルをしっかりつかみ、水平に移動する。スライディングシートがローリングし、軽い力で移動できる。

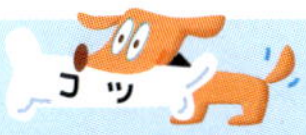

●患者さんを側臥位にして、スライディングシートが両肩から骨盤部まで十分入るようにします。

上下への移動

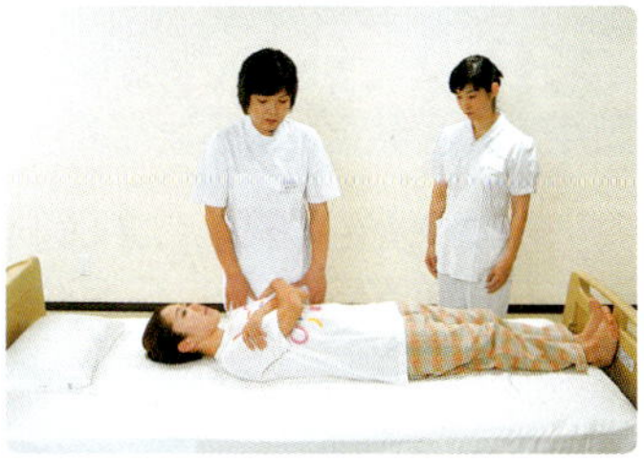

❶両腕を組ませる。移動したときに頭が枕の中心にくるように、移動する方向へ枕を先にずらしておく。
※上下の移動には以下のようなさまざまな方法がある。

2人で行う場合

1 身体を把持する

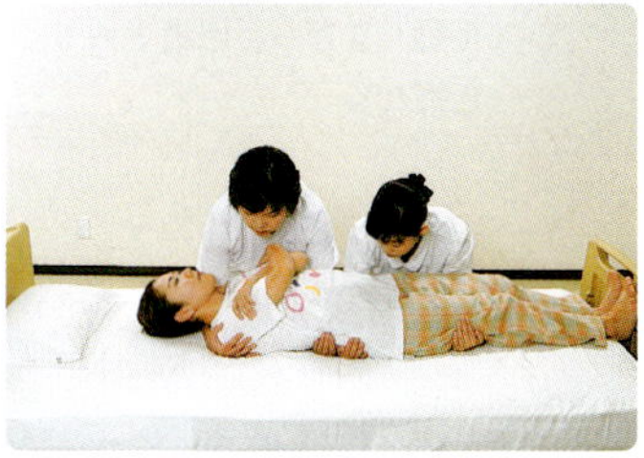

❶1人が肩甲骨と腰部、もう1人が腰部と大腿の下に手を入れる。

2 移動する

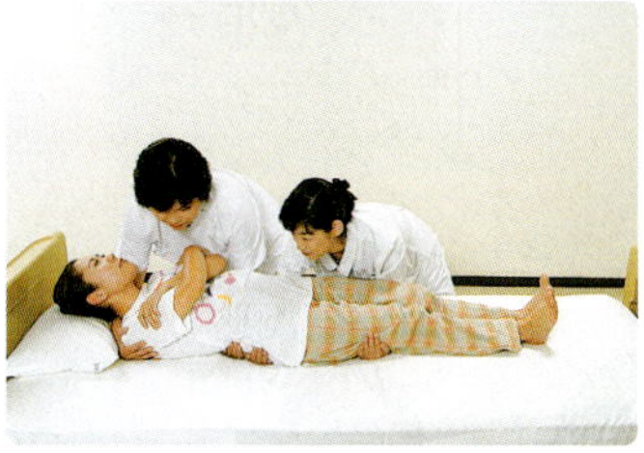

❶2人でタイミングを合わせて上方に移動する。

スライディングシートを使う場合

1 スライディングシートを敷く

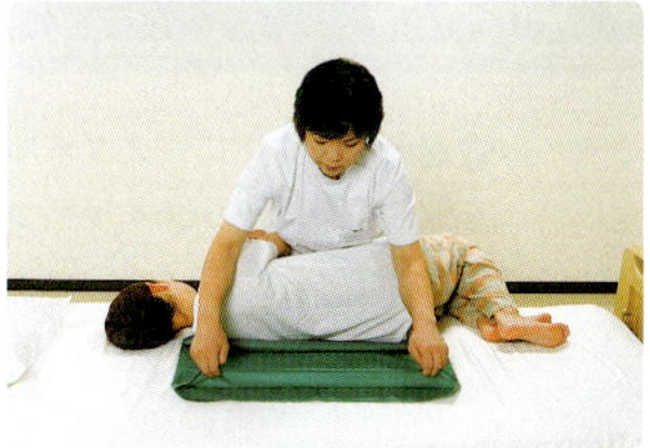

❶スライディングシートの輪の部分が、頭側と足側にくるように敷く。

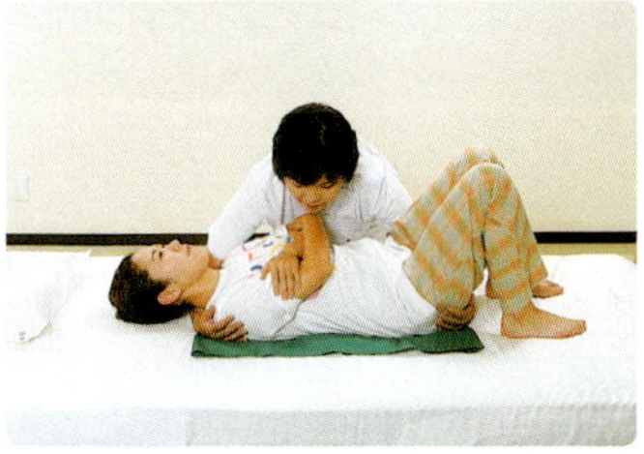

❷患者さんの腕を組ませて、膝を立てる。看護師は、肩と骨盤部をしっかり持つ。

2 移動する

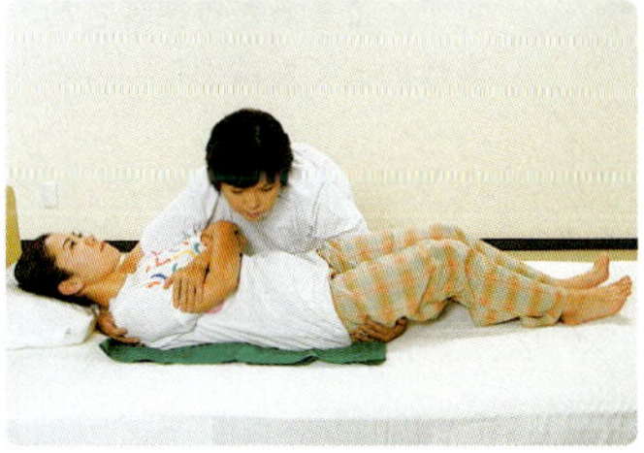

❶患者さんには、足底をベッド面に押しつけてもらう。腰部が少し浮いたと同時に上方に移動する。スライディングシートは摩擦が少ないので、看護師が1人でも楽に移動できる。

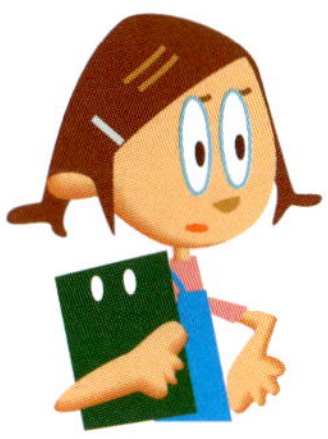

さまざまなサイズや種類のスライディングシートがあります。いろいろな場面で上手に活用しましょう。

コツ

●スライディングシートの代用として、ビニール袋も利用できます。
❶市販の厚手のビニール袋を用意する。
❷輪になるように底を切る。

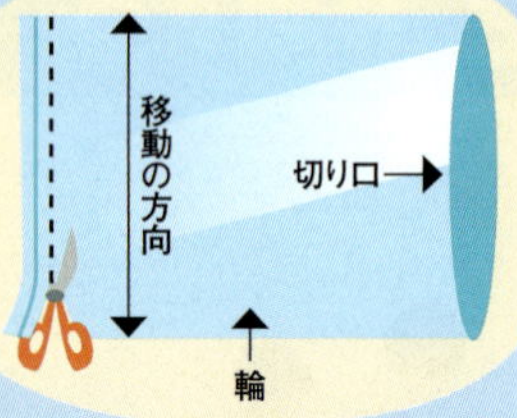
移動の方向
切り口
輪

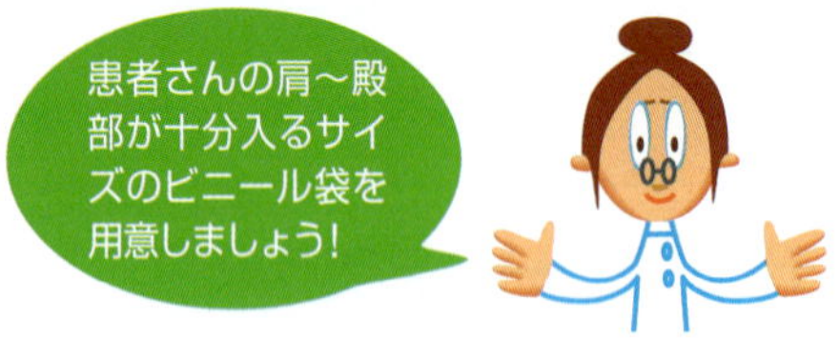
患者さんの肩～殿部が十分入るサイズのビニール袋を用意しましょう!

バスタオルを利用する場合

1 バスタオルを敷く

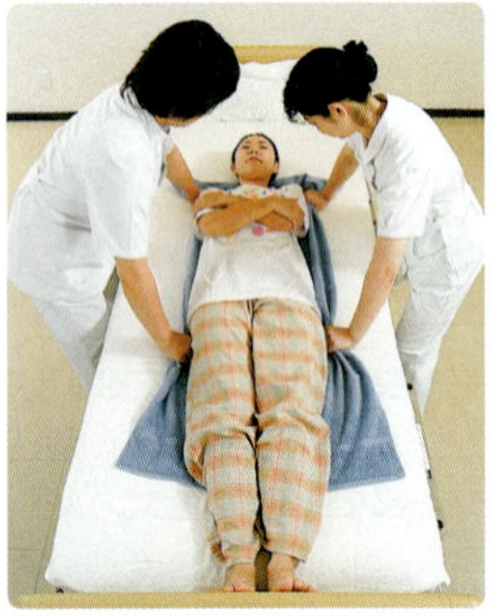

❶患者さんの下にバスタオルを敷き、両側からタオルをつかむ。

2 移動する

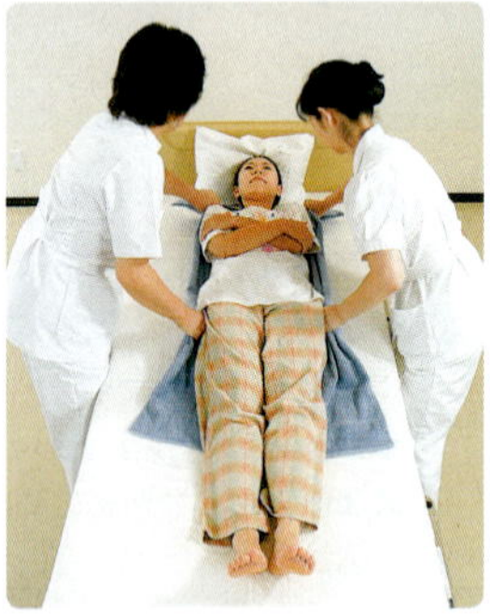

❶バスタオルごと患者さんを持ち上げる(バスタオルは患者さんの肩と股関節《こかんせつ》に近い部位で、できるだけ患者さんの身体の近くを持つ)。

コツ

●2人で介助する場合は、同時に同じ方向に力をもっていけるように、タイミングをよく合わせます。
●勢いをつけすぎてベッド枠に頭をぶつけないように当て枕で頭側のベッド枠をガードします。また、どの程度移動させたらよいのかあらかじめ確認し、加減します。

坐位で行う場合

1 上体を起こし、両腕を組ませる

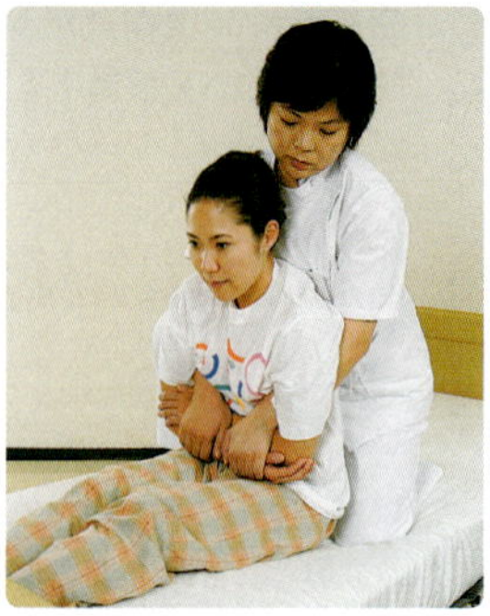

❶患者さんに両腕を深く組ませる。腋窩《えきか》から手を入れて、患者さんの肘に近い部分を持つ。

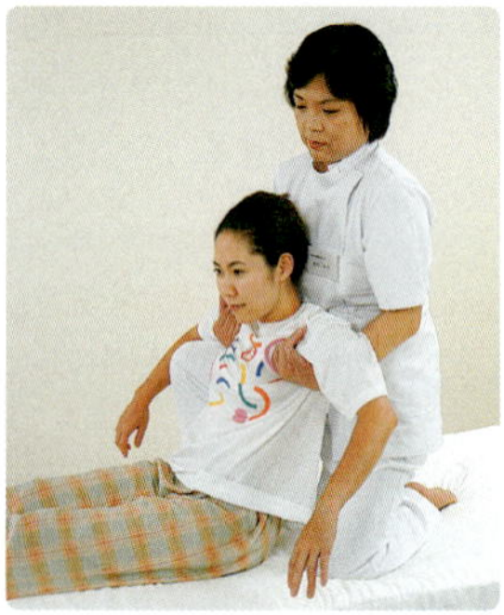

〈悪い例〉
このような持ち方だと肩しか持ち上がらない。

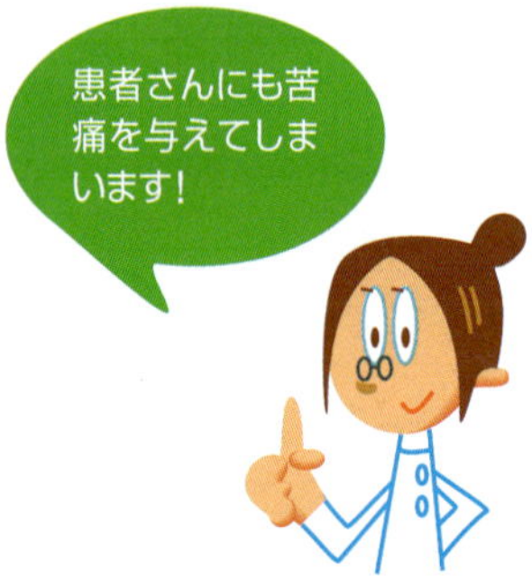
患者さんにも苦痛を与えてしまいます!

2 患者さんを引き寄せる

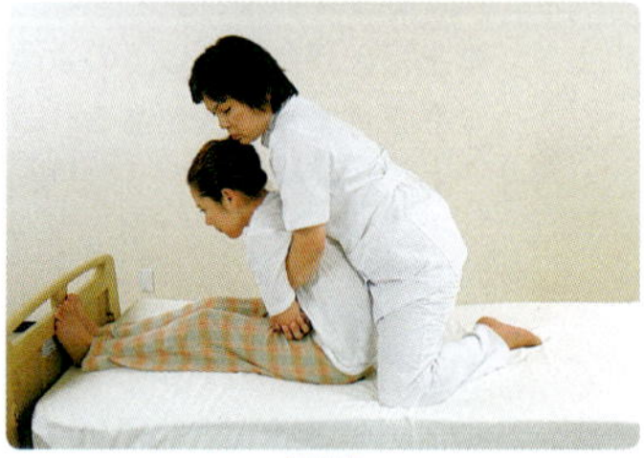

❶患者さんとともに深く前傾《ぜんけい》姿勢《しせい》をとる。

コツ

●上体は患者さんと一体になるように腕を深く組む。
●前傾姿勢をとった瞬間に、患者さんを看護師のほうに引き寄せましょう。

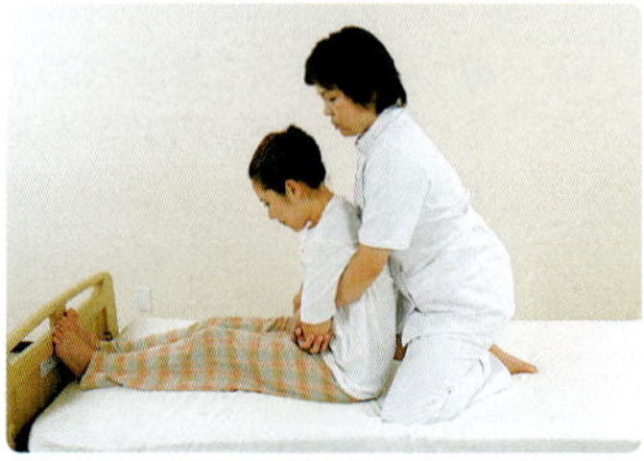

❷前傾姿勢から重心を後方に移動しながら、患者さんを引き寄せる。

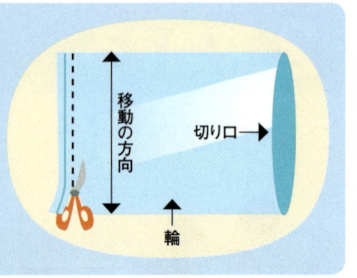

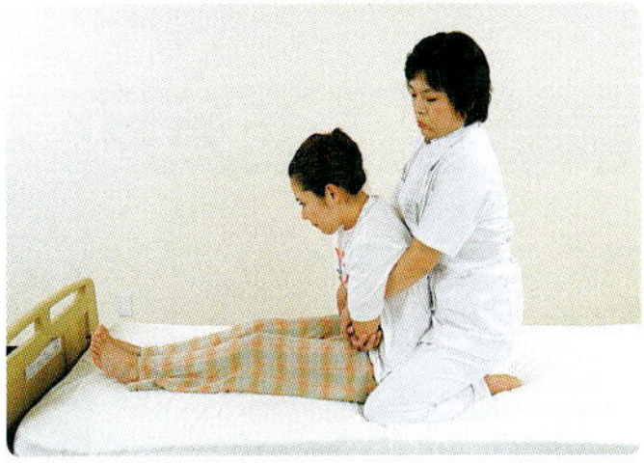

❸何回か❶❷の動作を繰り返して、目的の位置まで移動する。

指導者に聞かれる根拠はココ！

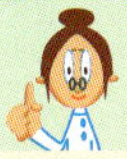

なぜ患者さんとともに深く前傾姿勢をとるのでしょうか？

患者さんをそのまま水平方向に引っ張ると大きな力が必要です。患者さんと一体化し、深く前傾姿勢をとることで、重心を前方にいったん移し、その反動を利用します。対角線上の方向にすばやく引き上げれば、小さな力で動かせます。なお、大きな体格の患者さんの場合には、左右交互に前傾させ、片方ずつ腰を浮かせ∞(横8の字)を描くように移動させるとよいです。

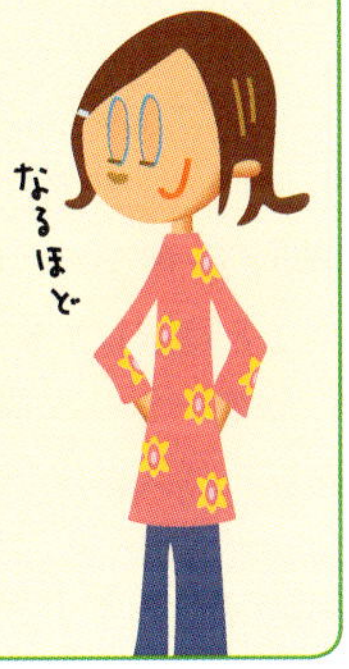
なるほど

片麻痺がある患者さんを移動させる場合

A.大腿と腰部の下を持つ方法

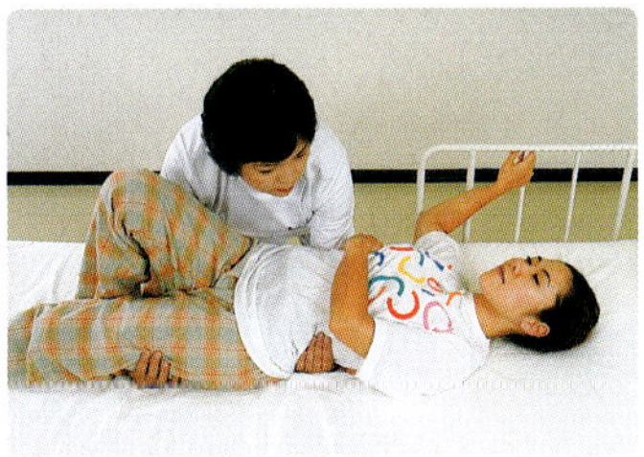

❶患者さんに健《けん》側《そく》上《じょう》肢《し》でベッド柵をつかんでもらい、健側の膝を立ててもらう。大腿と腰部の下に手を入れる。

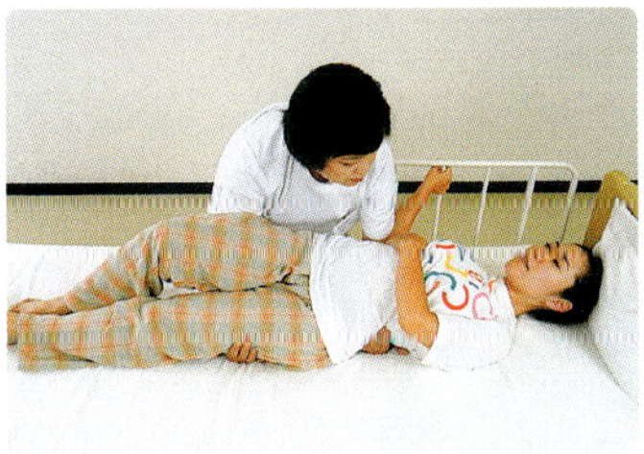

❷患者さんに健側足底をベッド面に押しつけるように力を入れてもらい、腰が浮いたと同時に押し上げる。

指導者に聞かれる根拠はココ！

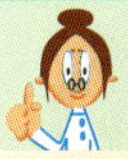

なぜ健側上肢と健側足底を利用するのでしょうか？

障害があっても、将来自分で移動できるように、健側の力を十分使ったやり方で患者さんが体得することをめざしているからです。

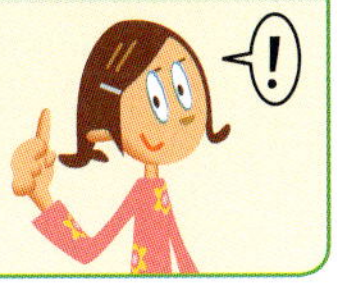

B.膝を立て押し上げる方法

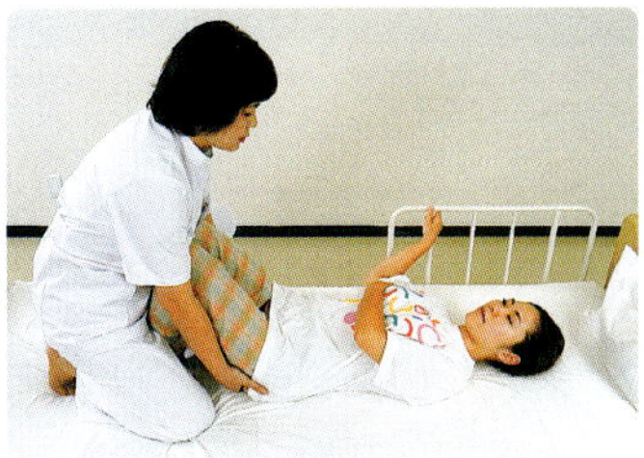

❶患者さんに両膝を立ててもらう。

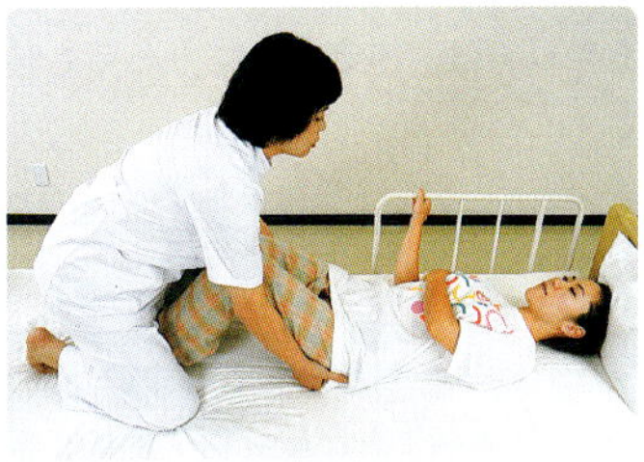

❷殿部を両側からはさむように手を当て、上方に押して移動する。

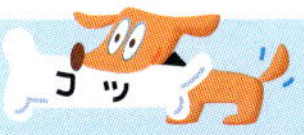
コツ

●A.Bともに患者さんに健側の上肢と足に力を入れてもらうと腰が浮きます。このタイミングに合わせて移動しましょう。

C.スライディングシートを利用する方法

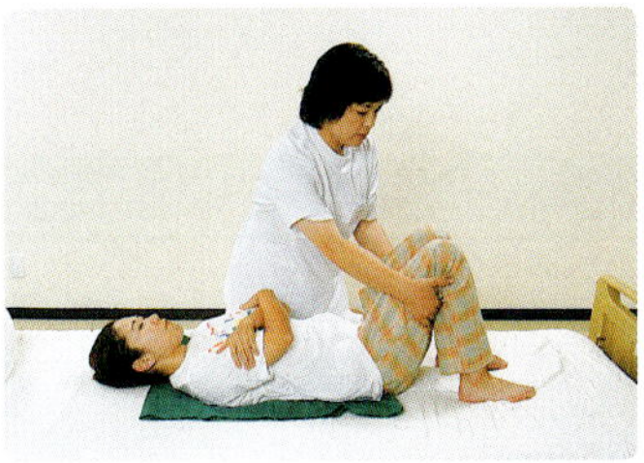

❶体幹部にスライディングシートを敷く。両膝を立てる。

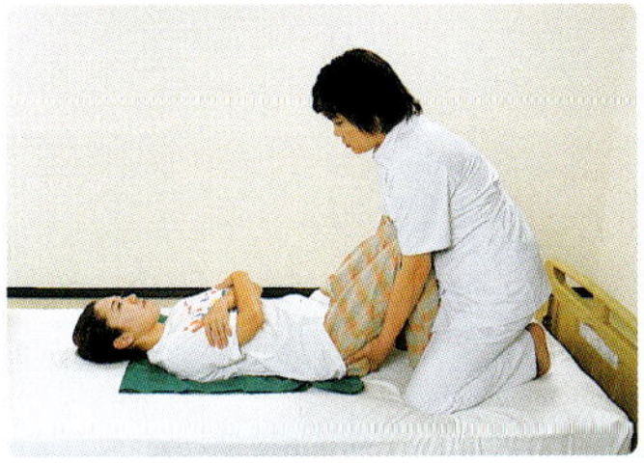

❷スライディングシートのすべりを利用して上方にスライドさせる。

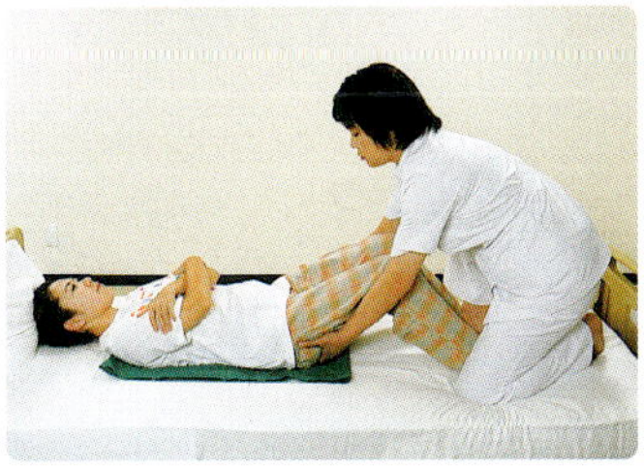

❸枕の位置までスライドさせる。

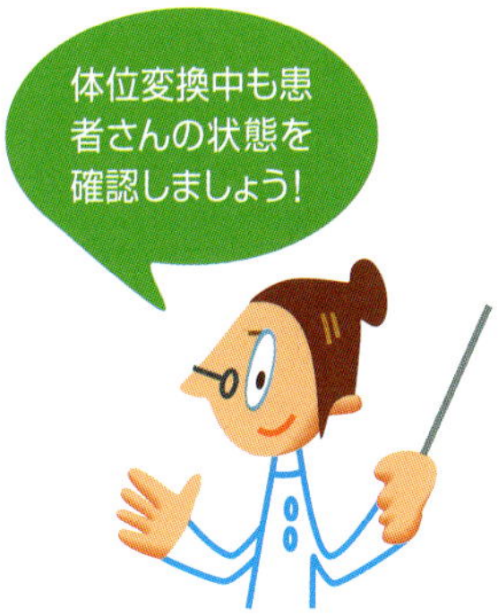
体位変換中も患者さんの状態を確認しましょう!

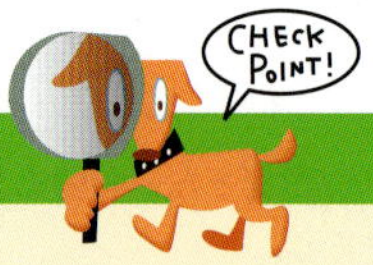
CHECK POINT!

指導者はココを見ている!

体位変換中

力まかせに移動させてはいないか？

□とにかく目的を達すればよいから、と力まかせに患者さんを移動させる場面をよく見かけます。このようなことを何回も繰り返すことによって“腰痛”を起こします。看護師が苦痛と感じるやり方は、患者さんにとっても苦痛な方法でといえます。

患者さん自身が動かせる部分を最大限に使っているか？

□患者さんを一律に、全介助が必要と考えてしまいがち。体位変換しようとする患者さんが、どこまで自分で体を動かせるのかをまず考えましょう。動かせる部分は最大限に使う方法を選びましょう。

患者さんに常に声かけをしているか？

□声をかけることにより、患者さんも「動こう」とする方向に意識が集中し、協力し合えます。

体位変換後

ベッドから転落しないように十分気をつけているか？

□体位変換直後にベッドから転落しないように十分気をつけましょう。特に意識のない患者さんから離れる場合は、安楽枕などで保持し、ベッド柵をつけることを忘れないこと。

患者さんの確認をしているか？

□患者さんが不安定でないかどうか、とくに上肢・下肢、肩関節、殿部などに無理な圧迫、ねじれなどがないかどうかを確認します。

□着衣、シーツなどのしわを伸ばし、必要に応じて安楽枕、バスタオルなどで保持します。

□体位変換後は、必ず患者さんにこれでよいかどうかを確認し、ナースコール、ティッシュペーパーなどが手元で使えるように整えます。

□室温に応じて掛け物などを調節し、保温にも心がけましょう。

指導者はココを見ている!

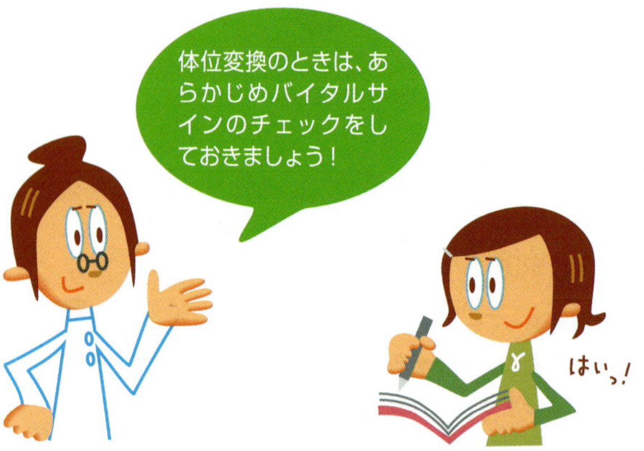
体位変換のときは、あらかじめバイタルサインのチェックをしておきましょう！
はいっ!

自然な動きを意識して、安全・安楽に留意して行う

ベッド上から車椅子への移乗

平松則子

ベッド上から車椅子への移乗の意義

臥位《がい》から端坐位《たんざい》へ、端坐位から立位《りつい》への移動は、単に身体を動かすということだけではなく、食事、排泄《はいせつ》、入浴、散歩をするためというように、何らかの目的を達成するための手段となる。

また、寝たきり状態の患者さんは、意識的に端坐位を保持《ほじ》することで、覚醒状態《かくせいじょうたい》がよくなる。

坐位や立位をとることは、ベッドから離れる第一歩であり、車椅子《いす》への移乗を容易にする。さらに車椅子に座ることができれば、より行動範囲が広がる。

ベッド上から車椅子への移乗の目的

- 日常生活行動場面のなかで、適切な移動介助ができる。
- 患者さんの回復に向け、行動範囲を拡大する。

ベッド上から車椅子への移乗の注意事項

移動時の注意点

- 看護師ができるだけ患者さんに近づくこと。
- 支持面を広くとる。足を前後左右に開く。
- 腕の力でなく、腰を十分に落として、下肢《かし》の力を使う。
- 看護師自身の重心を、動かす方向へ移動する。
- 患者さんが安定した姿勢をとるまで、手を離さない。
- 1人で移動の介助ができないと判断した場合は、必ず複数で行う。

移動後の注意点

- 座り方が浅く、ずり落ちる危険がないよう、安楽で安定した姿勢がとれているかどうか確認する。
- 室温に応じ、掛け物などで保温に留意する。
- 患者さんに苦痛はないか必ず確認する。

必要物品の準備と環境整備

❶移乗の前後に、脈拍・血圧などを測定し、一般状態を注意深く観察する（特に長期臥床《ちょうきがしょう》患者を初めて起こす場合は、起立性低《きりつせいてい》血圧症《けつあつしょう》を起こしやすい。あらかじめ起坐訓練を実施する）。

❷患者さんに移動の方法を説明して協力を得る。

❸ベッドを平らにし、ベッドの高さを調節しておく。

❹ベッド上の掛け物など、不要なものは取り除く。

❺患者さんの着衣を整える。

❻患者さんに留置されている各種チューブ類を整える。

❼ベッド周囲のスペースを確保し、動きやすいようにする。

❽看護師は、腕時計など、患者さんの身体に接触するものをはずしておく。活動しやすい服装、安定のよい靴を着用する。

❾患者さんの端坐位保持が不安定であれば、バックレスト、枕などを前もって用意しておく。

❿患者さんの移動動作に適した車椅子を用意する。

仰臥位から端坐位へ

1 顔を横に向ける

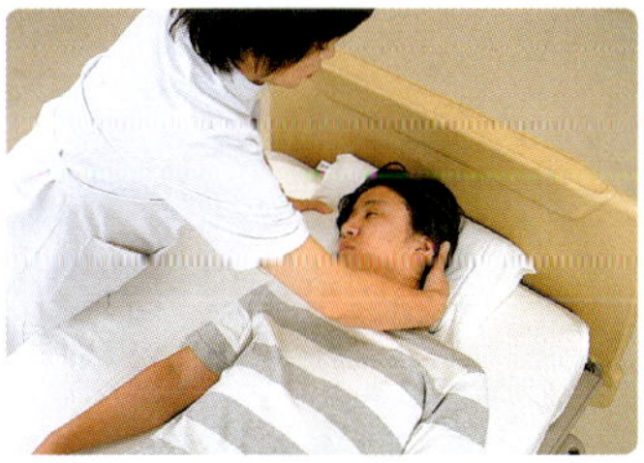

❶患者さんが移動する側に少しスペースをとり、移動するほうへ顔を向ける。

※「自然な起き上がり動作」に近い状態で、仰臥位から端坐位へ体位を変換させる。

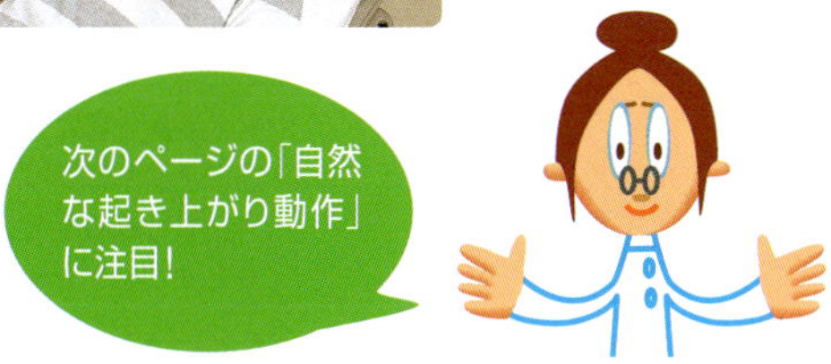

自然な起き上がり動作

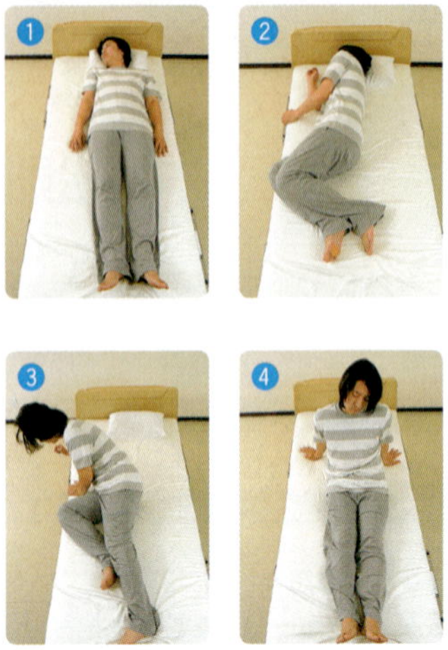

　自力で起き上がる一連の動作を示しています。

　まず動こうとする方向に顔が向き、手足をたくみに使って骨盤を浮かせて体幹《たいかん》をねじりながら上体を起こします。

　そのときの頭部は弧を描くように大きく動き、重心が移動していくのがわかります。

2 上半身を起こす

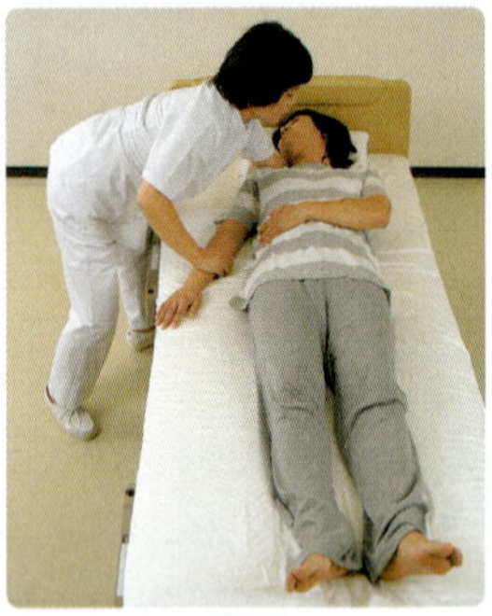

❶患者さんに「それでは起きましょう」と声をかけてから、手前側の患者さんの上肢《じょうし》を45°くらいの位置に伸ばす。もう一方の上肢は胸に置く。看護師は、患者さんの前腕部《ぜんわんぶ》を一方の手でしっかり支え、もう一方の手で肩甲部《けんこうぶ》を把持《はじ》する。

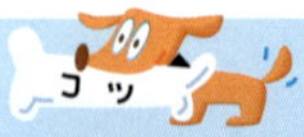

●看護師は、腕を深く差し入れ(肘関節部《ちゅうかんせつぶ》で、患者さんの後頭部を保持するくらいに)、患者さんの身体に接近しましょう。

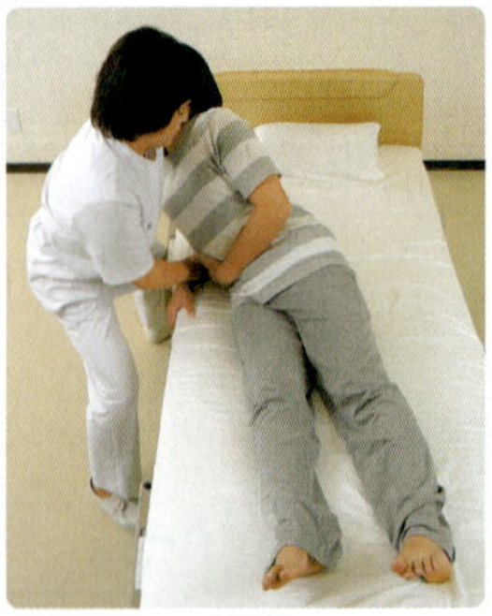

❷患者さんの上体を、看護師のほうに近づけるように引き寄せる。

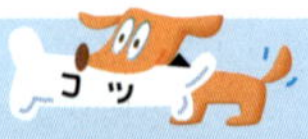

●上半身を起こす場合、腹筋のトレーニングのようにまっすぐ起こしてしまいがちです。自然な動きと同じようにすることで、効率よく起こすことができます。

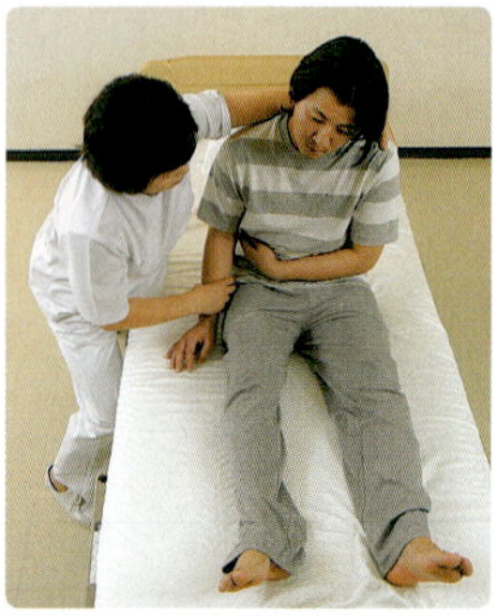

❸看護師は重心を患者さんの足元のほうへ移動しながら、弧《こ》を描くように、患者さんの上半身を起こす。

※ここまでの一連の動作で、看護師の重心は、左足から右足へ移動しています。

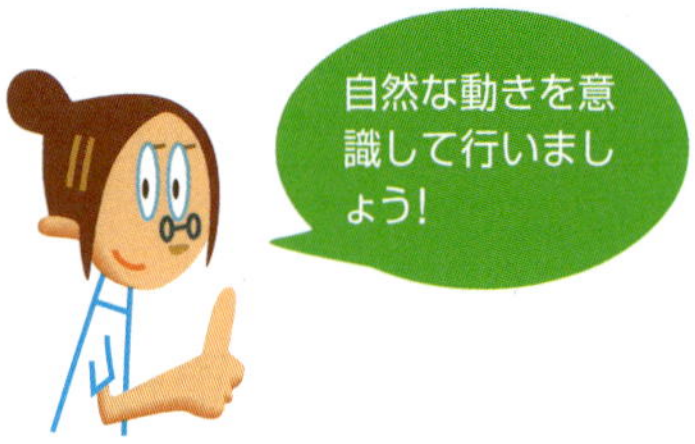

自然な動きを意識して行いましょう!

3 端坐位にする

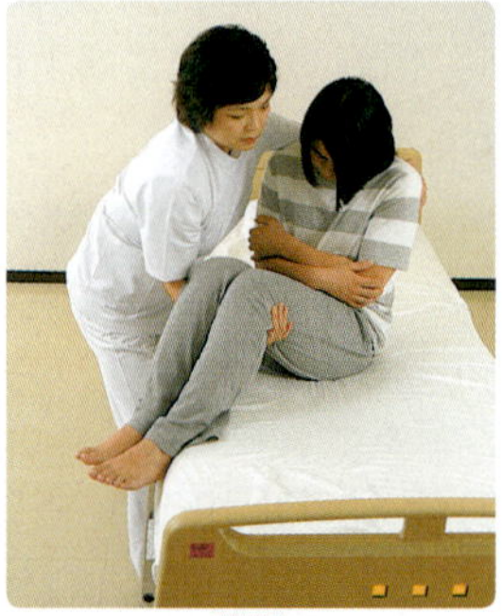

❶患者さんの両腕を組ませ、両膝《ひざ》を立てさせる。看護師は一方の手を肩甲部に、もう一方の手を膝の下に入れる。

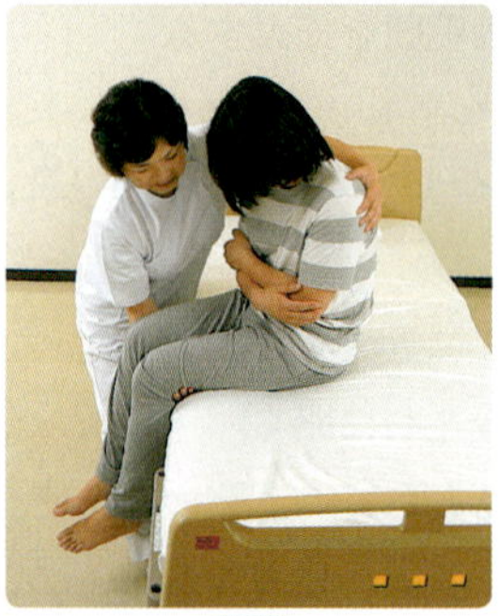

❷患者さんの殿部《でんぶ》を支点にして回転させながら、足をベッドの外側へ移動させ、足を降ろす。

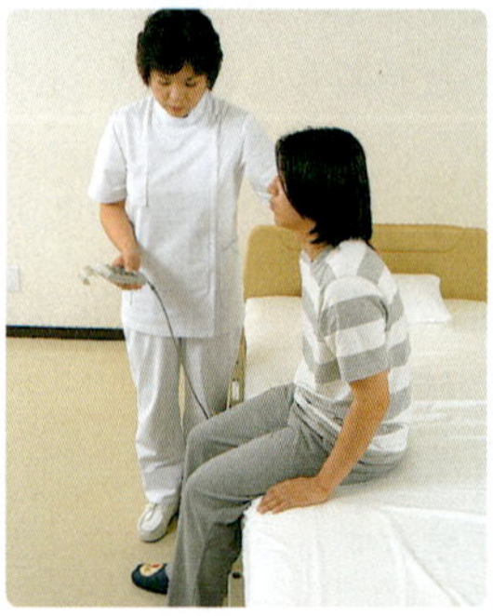

❸患者さんの両手をベッドに置き、自分の体を支えてもらう。患者さんの両足底部《りょうそくていぶ》が床面に接地するように、ベッドの高さを調節する。

●起き上がりから、端坐位までの一連の場面では、患者さんの姿勢が安定するまで身体の一部を保持し、絶対に離れてはいけません。

側臥位から端坐位にする場合

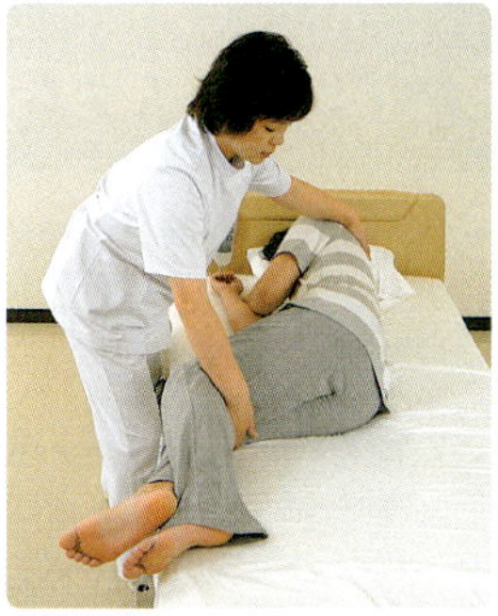

❶患者さんの膝をできるだけ深く曲げ、足先から膝下《しつか》をベッドの外へ出す。

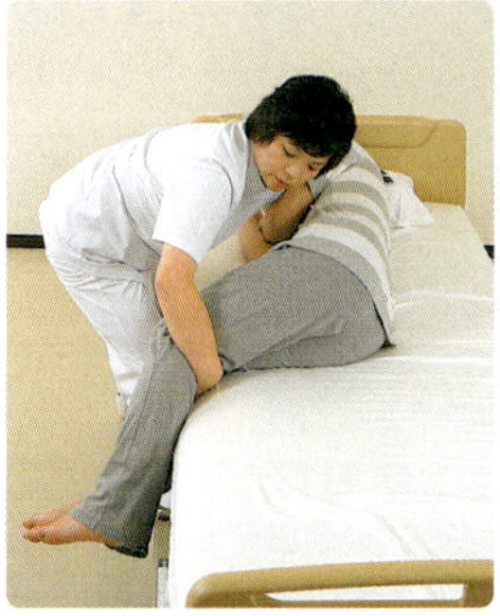

❷一方の手は身体の下から肩に手を回し、もう一方の手で膝を抱える。

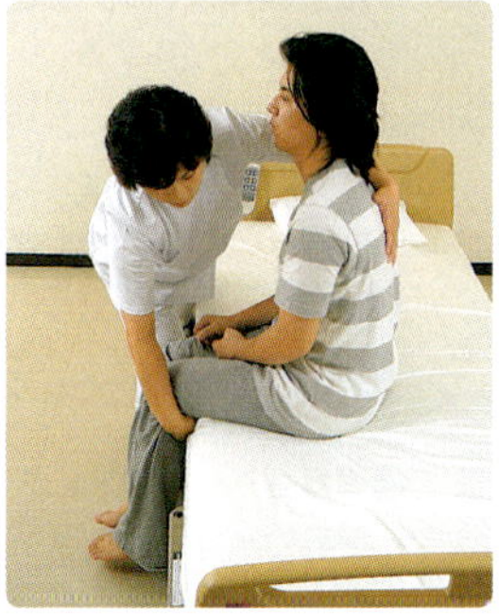

❸先の❷の状態から上半身を起こす。

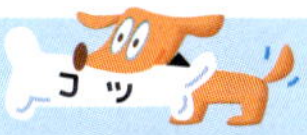

●患者さんの下肢がベッドの外側に降りていれば、体幹部のねじれにより、上体を容易に起こすことができます。

端坐位から立位へ

1 膝を深く曲げる

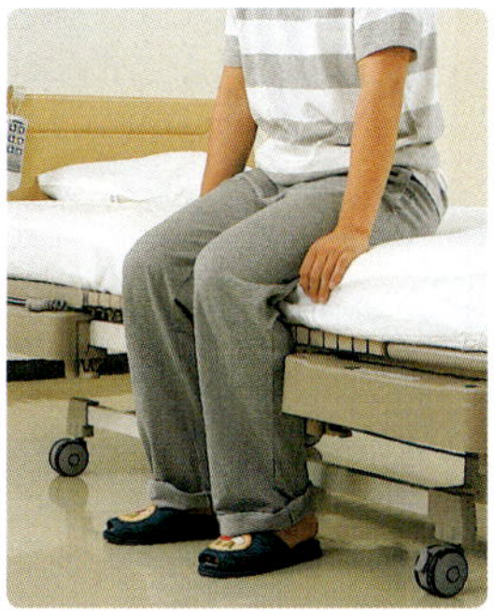

❶膝を深く手前に曲げてもらう。

指導者に聞かれる根拠はココ!

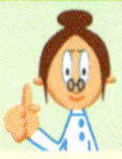

なぜ膝を深く曲げてもらうの?

膝を伸ばしたままでは、人間は立ち上がることはできないからです。必ず膝を深く曲げます。

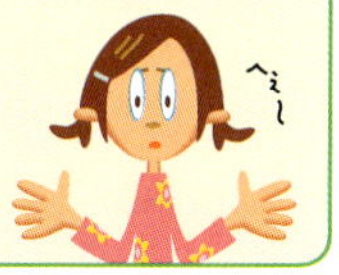

2 足の間に膝を入れる

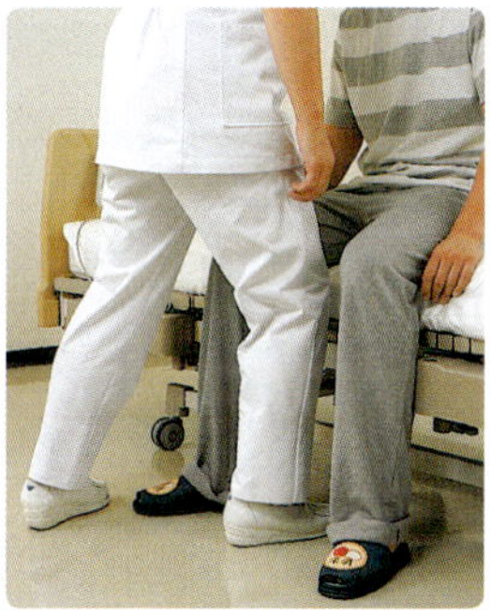

❶患者さんの足を開き、看護師の膝を足の間に入れる。

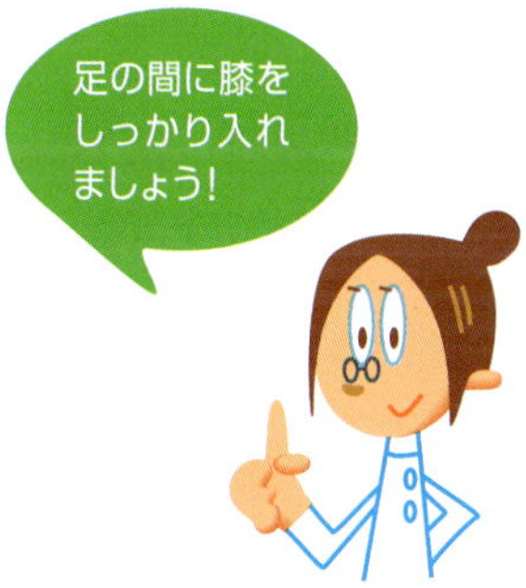

足の間に膝を
しっかり入れ
ましょう!

3 患者さんを立ち上がらせる

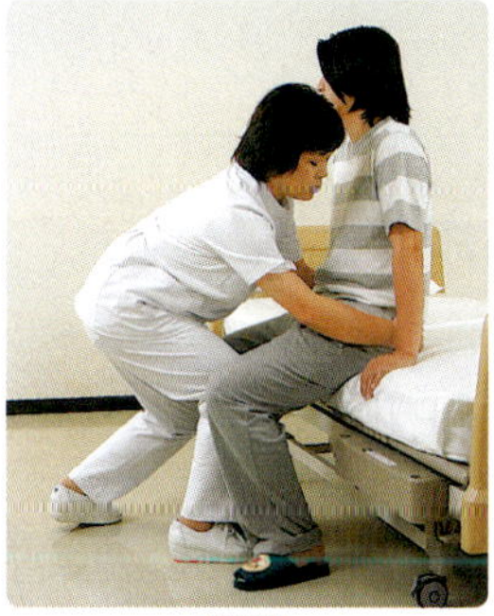

❶看護師は膝を十分曲げて腰を低くし、両腕を患者さんの骨盤にまわす。患者さんが深く腰かけている場合は、骨盤《こつばん》部《ぶ》を手前に引き寄せ、浅く腰かけさせる。

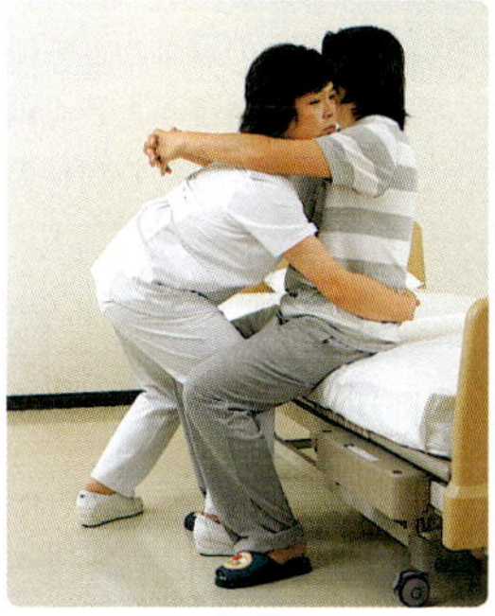

❷患者さんの両腕を看護師の肩にまわす。看護師は患者さんの腰部で手を組む。

※次ページ「自然な立ち上がり動作」に近い状態で、立ち上がらせる。

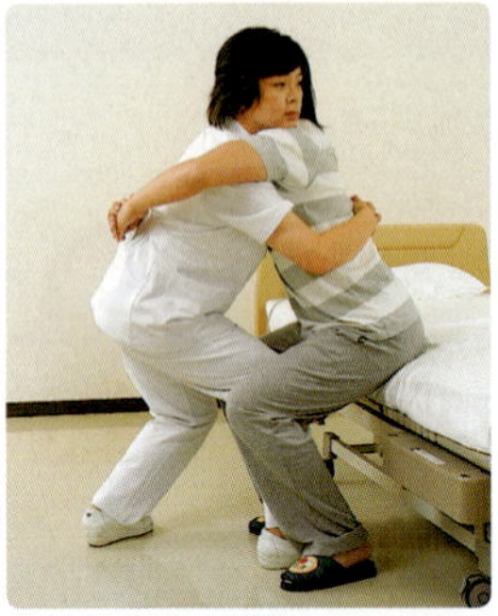

❸患者さんを前傾《ぜんけい》させ、自分に近づけるようにして立ち上がらせる。

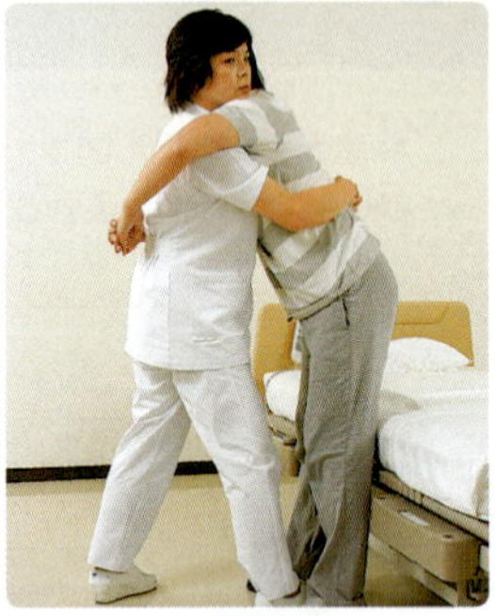

❹患者さんの膝が伸びて立ち上がっていることを確認する。

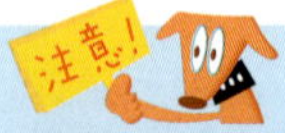
注意！

●患者さんの体重がかかったときに後方に転倒しないように十分注意しましょう。後方の下肢をストッパーにし、すかさず患者さんの下肢に重心を移動します。

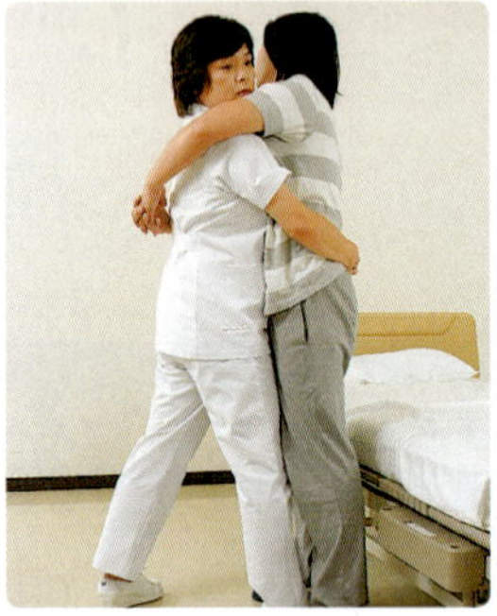

❺組んだ手で患者さんの腰部を押してきちんと立たせる。

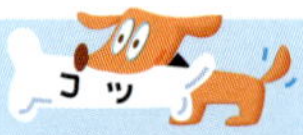
コツ

●端坐位から立位にする場合は、自然な立ち上がり動作をイメージしましょう。通常は、前かがみになってから立ち上がります。

自然な立ち上がり動作

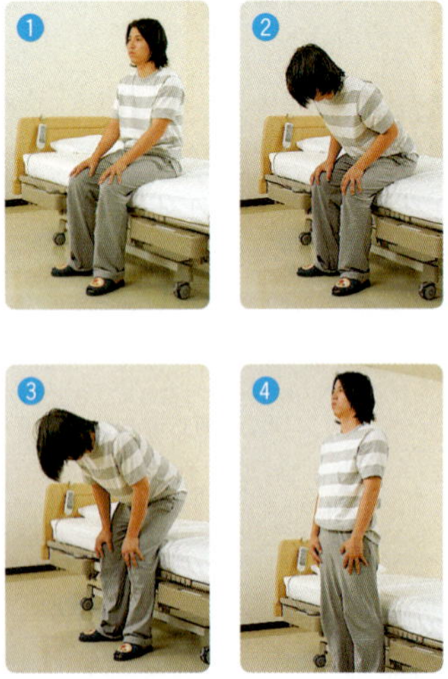
1
2
3
4

自力で立ち上がるときの一連の動作を示しています。

まず足を手前に引き寄せ、上体を起こして体勢を整えます。

重心の移動とともに頭部の軌跡が大きく動いているのがわかります。

立位から車椅子へ

1 環境を整え、患者さんの準備をする

車椅子の準備

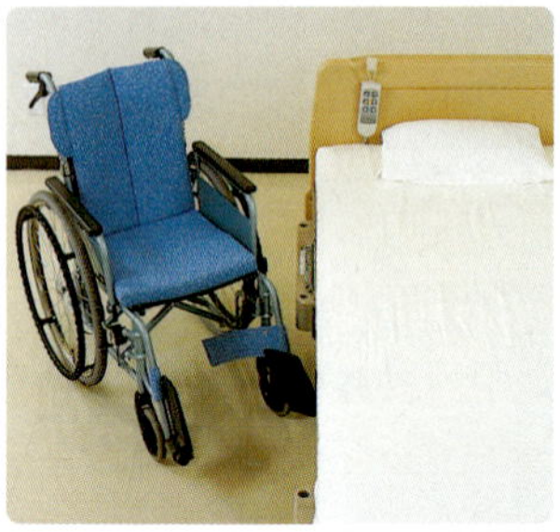

❶あらかじめ車椅子を患者さんが座りやすいようにベッドに近づけておく。

❷車椅子の位置が決まったら、必ずブレーキをかけておく。

❸移動の邪魔《じゃま》にならないようにフットレストを上げておく。

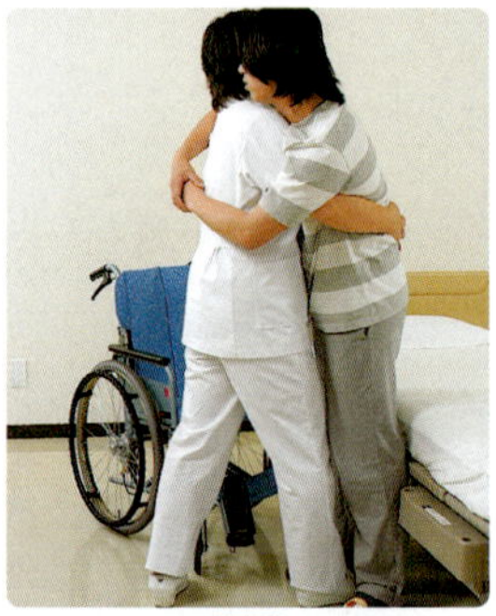

❶車椅子を患者さんが座りやすい位置にあらかじめ用意しておく。看護師の足を患者さんの足の間に入れる。患者さんをきちんと立位にする。

注意！

●車椅子のブレーキがかかっているか、必ず確認しましょう。

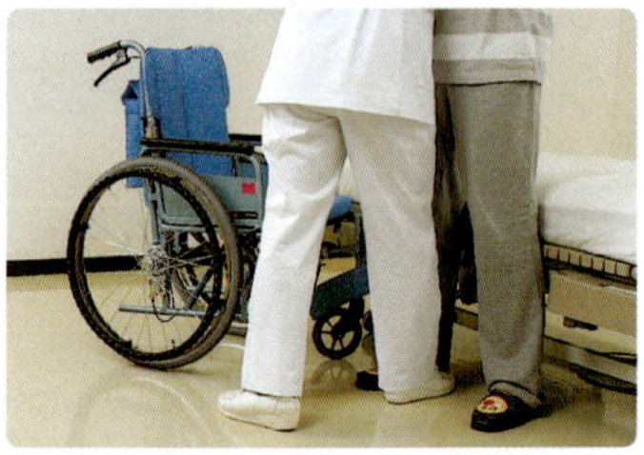

❷患者さんの足の間に入れた看護師の足を、回旋《かいせん》させながら患者さんを誘導し、一緒に体の向きを変える。

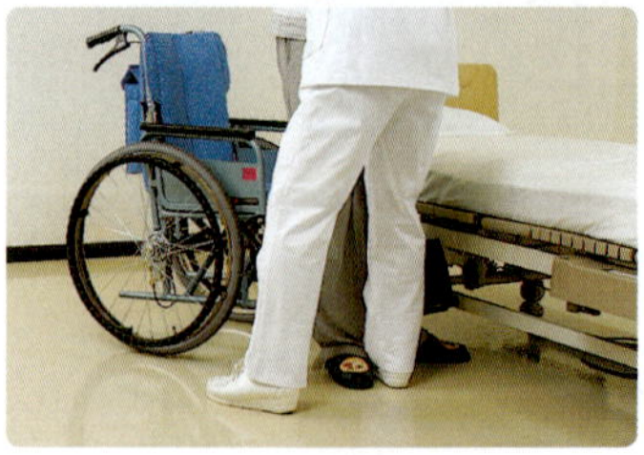

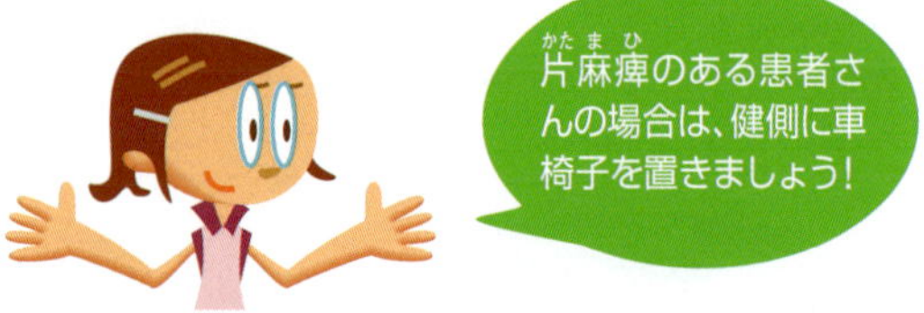
片麻痺《かたまひ》のある患者さんの場合は、健側に車椅子を置きましょう！

2 車椅子に座らせる

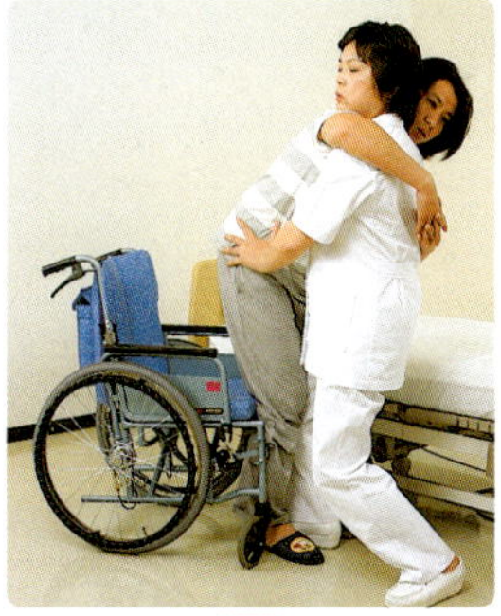

❶患者さんを前傾にさせ、患者さんの腸《ちょう》骨《こつ》部《ぶ》を押して腰を曲げさせる。

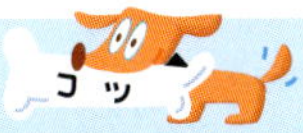

●腸骨部下方を手で押し当てると、容易に腰が折れ曲がり、座る体勢を作ることができます。

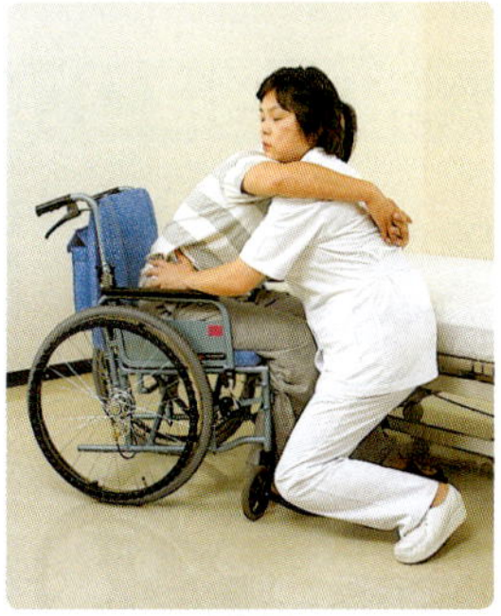

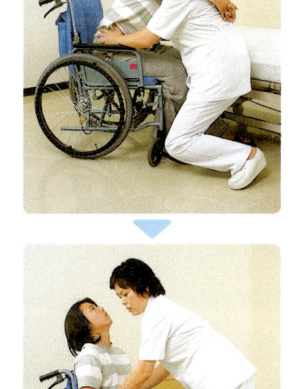

❷看護師は膝を十分曲げて、腰を低く落としながら患者さんを車椅子に座らせる。

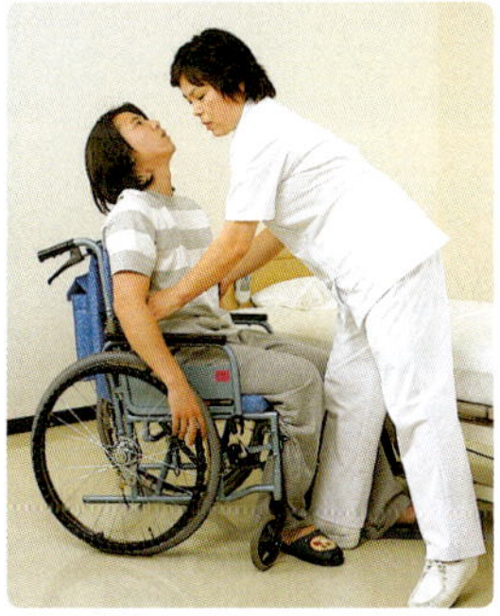

❸患者さんの上体を車椅子に寄りかからせる。

患者さんに車椅子のアームレストをつかんでもらう場合

どんな場合に適した方法？
★患者さんの上肢が使える場合

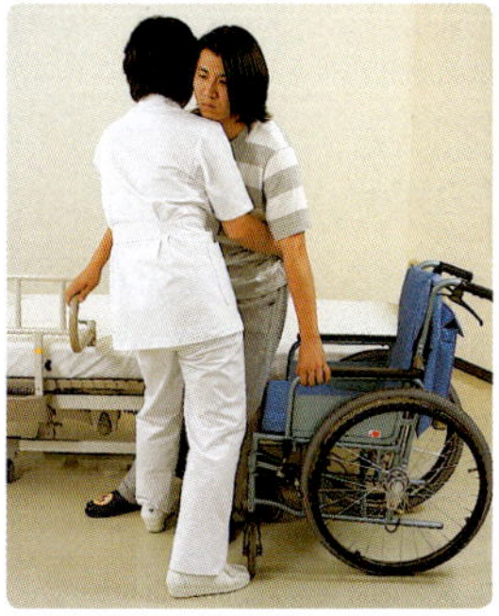

❶看護師は患者さんの腰部を支え、患者さんにもう一方の手で車椅子のベッドから遠い側のアームレストをつかんでもらう。患者さんの座る位置を確かめる。

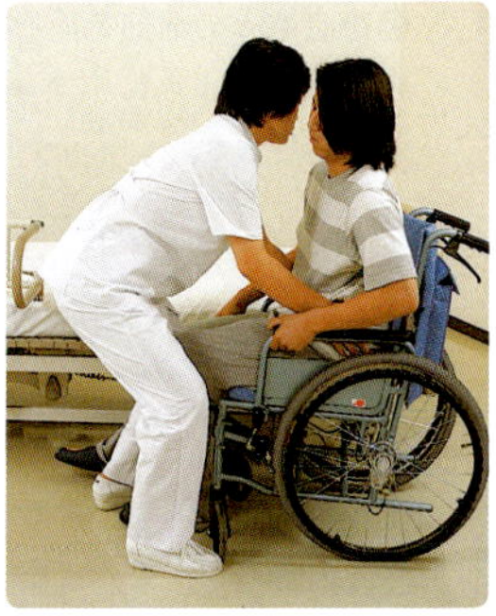

❷片手を患者さんの腸骨部に当て、押しながら座らせる。

指導者に聞かれる根拠はココ！

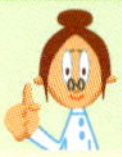

なぜ患者さんにベッドから遠い側のアームレストをつかんでもらうの？

患者さんが手を持ちかえずに座れるよう、アームレストはベッドから遠い側をつかんでもらいます。

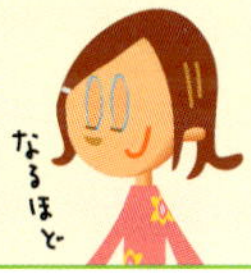

患者さんにはベッドのアームスイングバーを支えにして立ち上がってもらいます。

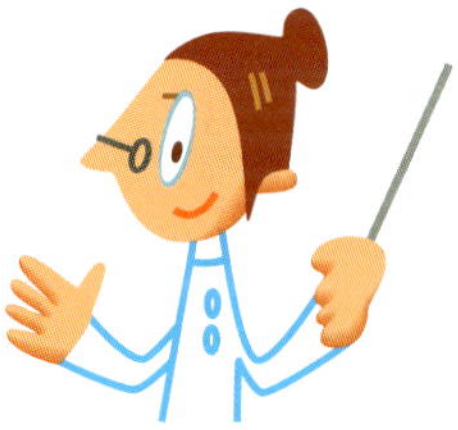

3 患者さんを深く座り直させる

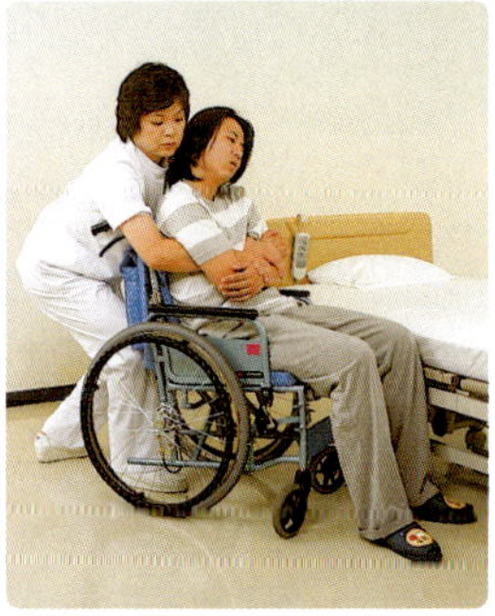

❶車椅子に患者さんが浅く腰かけてしまった場合は、患者さんの後ろにまわり、腕を組ませる。看護師は患者さんの脇の下から、組ませた腕の肘に近い部分をしっかり握る。

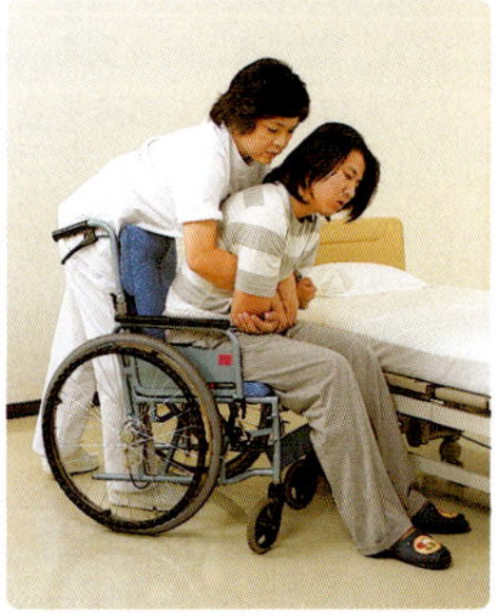

❷患者さんとともに前傾姿勢をとる。

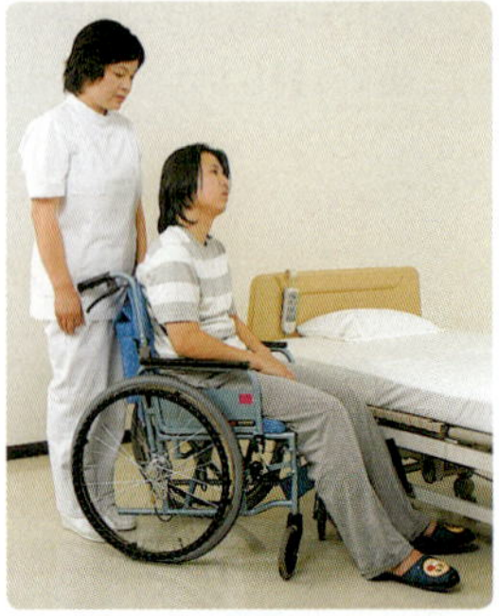

③患者さんの殿部を後ろにつき出させるように引き寄せ、深く座らせる。

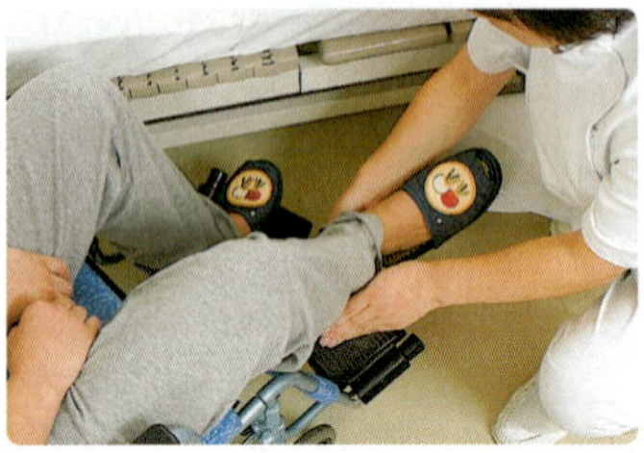

④フットレストに足を乗せる。

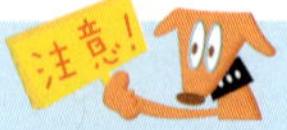

注意!

●必要時、保温のために膝掛けなど使用しましょう。

指導者に聞かれる根拠はココ!

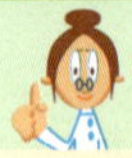

なぜ患者さんとともに前傾姿勢をとるの?

患者さんとともに前傾姿勢をとることによって重心が前方に移動し、骨盤の一部が浮きます。そのタイミングを逃さず、すばやく手前に引き寄せると、より少ない力で動かせるからです。

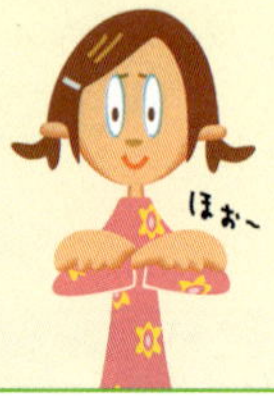

ほぉ~

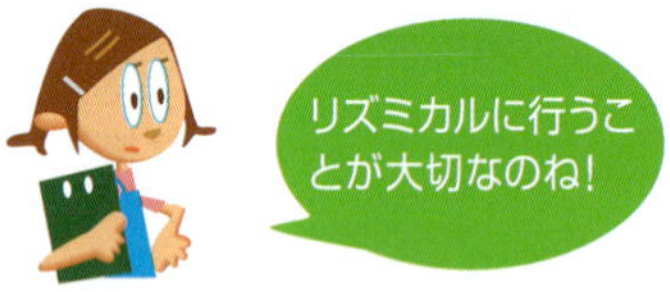

リズミカルに行うことが大切なのね!

立位がとれない場合の車椅子への移動

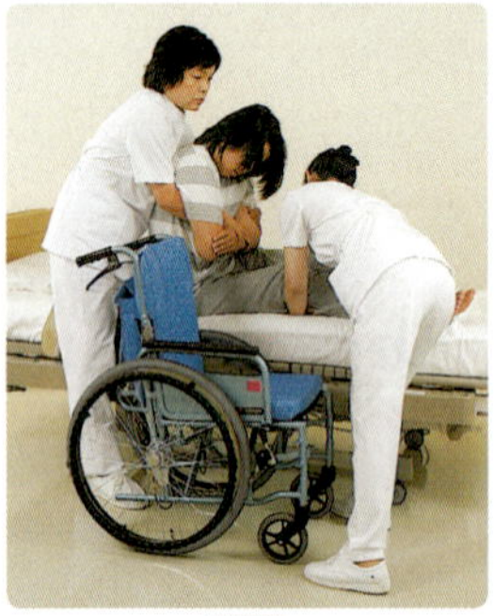

①ベッド側の車椅子のアームレストをはずし、ベッドと車椅子の高さを合わせ、平行に並べる。患者さんの上半身を起こし、腕を組ませる。1人は患者さんの脇の下から手を入れ、組ませた腕を握る。もう1人は患者さんの膝を立てさせ、抱える。

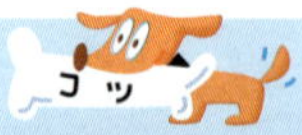

コツ

●車椅子のアームレストは、外せるものはベッド側のみはずし、はずせない場合はアームレストの上を越えて、車椅子に座らせましょう。

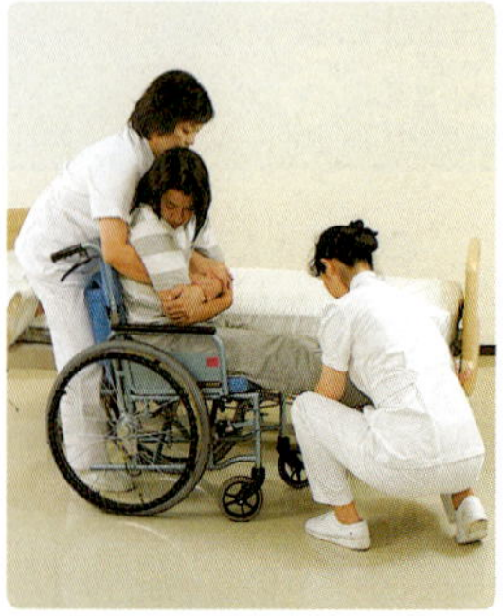

②2人で同時にスライドさせ座らせる。患者さんを深く座り直させ、姿勢を整える。

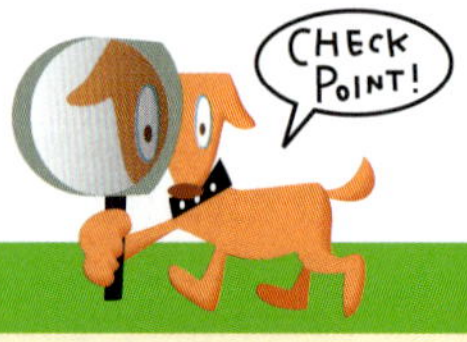

CHECK POINT!

指導者はココを見ている!

力まかせに行っていないか?

□先にあげた体位変換でも同様ですが、目的を達成すればよいからと、力まかせに行っていることがよくあります。この繰り返しによって、看護師が「腰痛」を起こすことになります。下肢の力を使って看護師の重心の移動で、患者さんを移動するようにしましょう。

患者さんの能力を最大限に使用しているか?

□最初から全部介助するのでなく、患者さんがどこまで自分で動けるかを見て、使える部分は最大限に使えるようにしましょう。

自然な動きに逆らって体位変換を行っていないか?

□自然な動きに逆らって身体を動かすと、過度の力が必要となり、バランスを崩《くず》して患者さんとともに転倒しやすくなります。特に臥位→端坐位→立位の移動の場合には、自然な動きがとても重要です。

患者さんに留置されているチューブ類に注意が行き届いているか?

□点滴や経管栄養を行っている患者さんの場合は、チューブ類に気を配り、移動を行いましょう。

指導者はココを見ている!

日常生活の範囲を広げる安全で安楽な移動の介助

移動介助［車椅子・ストレッチャー・歩行の介助］

鈴木美和

移動介助の意義

手術後や何らかの疾患による後遺症、安静のための行動制限など移動に介助を必要とする原因はさまざまだが、介助のもとであってもベッドから離れることは日常生活の範囲を広げることにつながる。さらに気分転換になったり、意欲の向上にもつながる。しかし、適切な介助でなければ、患者さんに苦痛を与えるだけではなく病状に影響を及ぼすことにもなりかねない。看護師は患者さんの状態を見極め、安全で安楽な介助を提供することが必要である。

移動介助の目的

●患者さんの行動範囲を拡大する。

●適切な援助により、安全・安楽に患者さんが移動できる。

移動介助の注意事項

①移動する前

●どのような方法で移動するか、患者さんの状況に応じて最も適切な方法を選択する。

●患者さんの体格や状態に合わせ、移動に必要な人員を確保する。

●移動に必要な物品は事前に用意し、故障などはないか点検しておく。

●周囲に移動の妨《さまた》げになるものがないように事前に整理しておく。

②車椅子《いす》の場合

●操作の方法を十分理解しておく。

●患者さんを移乗する際は、必ずブレーキをかけておく。

●フットレストなどで患者さんが、けがをしないよう十分注意する。

●移動時は確実に患者さんに足がフットレストに載っていることを確認する。

③ストレッチャーの場合

●操作の方法を十分理解しておく。

●患者さんを移乗する際は、必ずブレーキをかけておく。

●移動時は必ずサイドレールを取り付け、患者さんの手や足などがストレッチャーより出ていないことを確認する。

●患者さんの足が前になるようにして進行し、角を曲がる際は頭の位置が大きく触れないように注意する。

④歩行介助の場合

●歩行開始する前に患者さんの履物やズボンの丈を確認し、転倒の危険がないようにする。

●麻痺《まひ》がある場合は、専用の装具をつける場合があるので確認する。

車椅子の介助

1 必要物品の準備

①車椅子　②膝《ひざ》掛け

必要に応じて：クッション、座布団、ガウン、靴下など

車椅子の名称

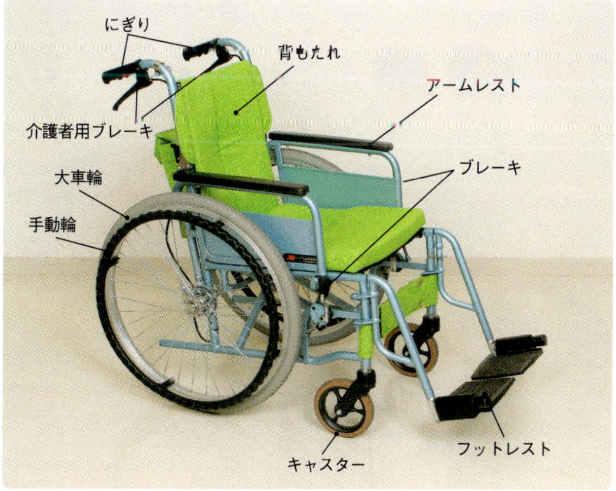
にぎり
背もたれ
アームレスト
介護者用ブレーキ
ブレーキ
大車輪
手動輪
キャスター
フットレスト

2 車椅子のトイレ介助

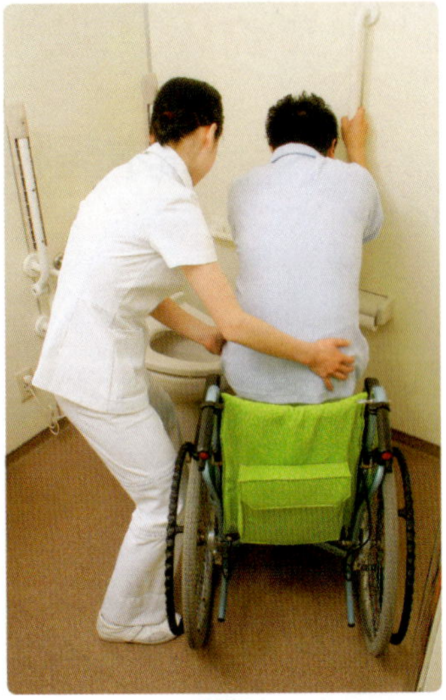

❶手すりにつかまりやすく、便器に近い位置で車椅子にブレーキをかける。フットレストを上げ、患者さんの足を降ろし、手すりにつかまり立ち上がってもらう。

※看護師は患者さんの腰部をしっかり支える。

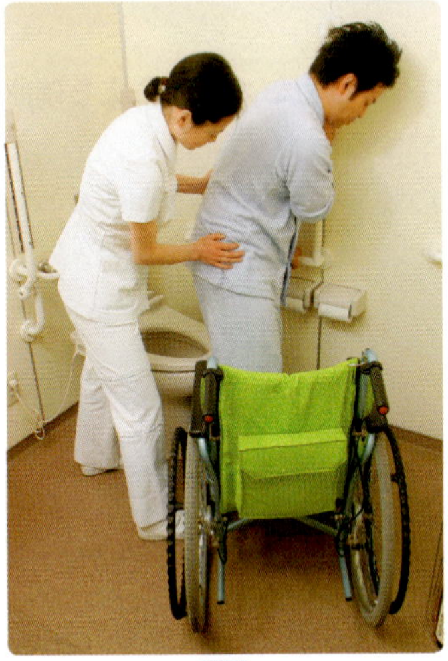

❷手すりにつかまりながら、便器に座りやすい位置までゆっくり向きを変える。

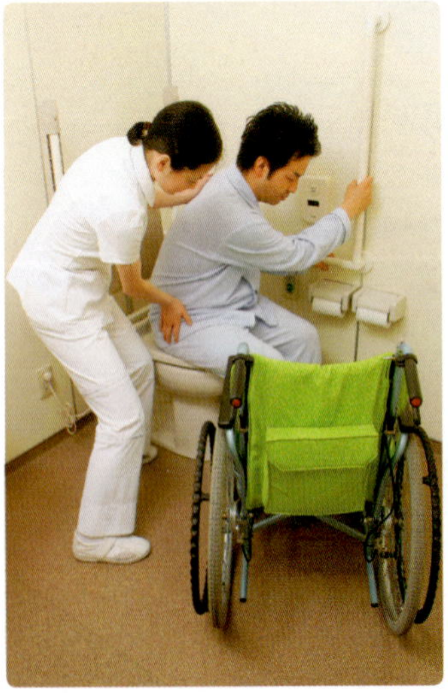

❸寝衣、下着を下ろし、便器に腰かけさせる。

※写真では、寝衣、下着を着用したままになっています。

注意!

●使用するトイレの状況や、患者さんの状態により、介助の方法は異なります。最も適切で安全な方法を工夫しましょう。

3 車椅子からベッドへの移動

❶車椅子をベッドに対して約30°の角度に置き、ブレーキをかける。フットレストを上げ、足を下ろす。
(麻痺のある場合は、健側をベッド側にする)

指導者に聞かれる根拠はココ!

なぜ車椅子はベッドに対して30°の角度に置くの?

患者さんを立位にして回旋させる際に、車椅子がベッドに平行だとフットレストが邪魔になり、またそれ以上の角度だと回旋移動する距離が長くなってしまいます。短い回旋移動だけで患者さんをベッドに座らせることができる角度がおよそ30°だからです。

❷患者さんが端坐位になったとき、足が床につくようにベッドの高さを調節する。

❸患者さんの膝関節を軽く開き、看護師はその間に膝を入れるようにする。

コツ

●ベッドに近いほうの看護師の足のつま先は、あらかじめベッドの方へ向けるよう置くと誘導しやすくなります。

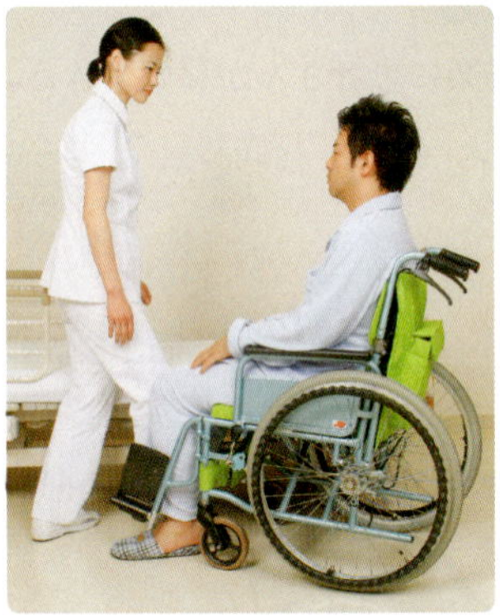

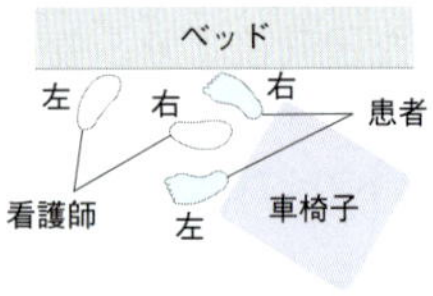

看護師と患者の足の位置

指導者に聞かれる根拠はココ!

なぜ患者さんの足を挟むように看護師の足を入れるの?

患者さんの足を挟むように看護師の足を入れることで、回旋する方向に患者さんの足をスムーズに誘導することができます。

また、回旋する方向にまず看護師の足を置くことで、バランスを崩《くず》しても患者さんを支えやすく、転倒の危険が減ります。

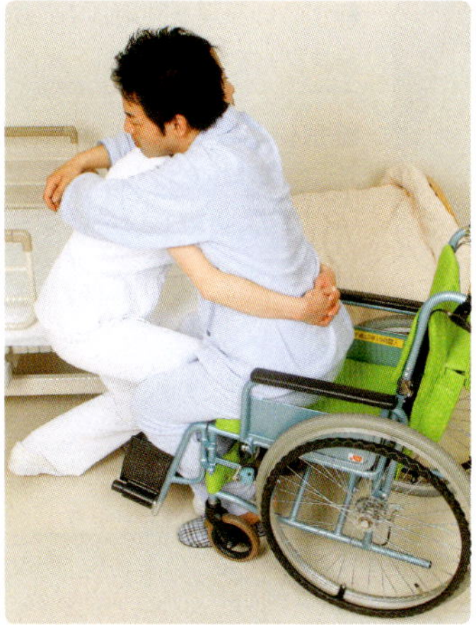

❹患者さんの両腕を看護師の肩にまわしてもらう。
※看護師は、膝を十分に曲げて腰を低くし、患者さんの腰部で手を組む。

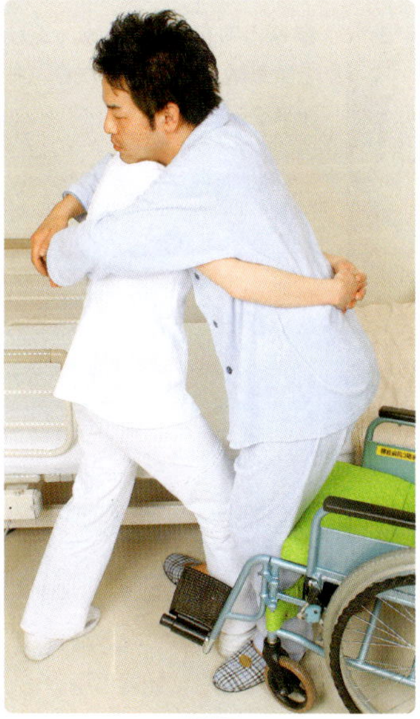

❺「立ち上がりましょう」などと声をかけ、患者さんに一緒に力を入れてもらい、やや前傾させ、立ち上がらせる。

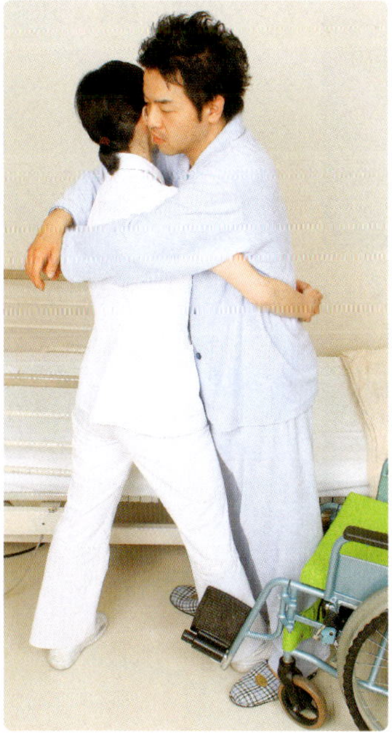

❻患者さんの膝、腰が伸びて立ち上がっていることを確認する。

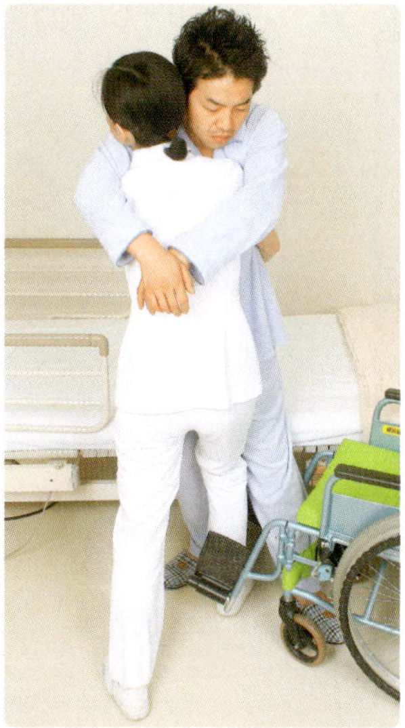

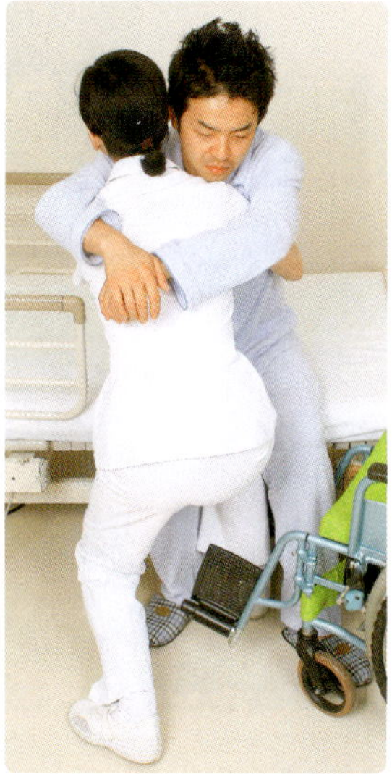

❼ゆっくり足を回旋させながら患者さんを誘導し、一緒に身体の向きを変える。

❽看護師は膝を十分に曲げて、腰を低く落としながら、患者さんをベッドに座らせる。

4 エレベーターの乗り降り

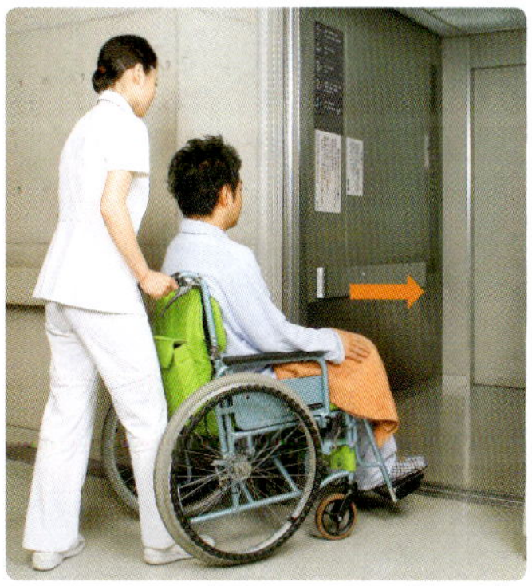

❶前向きでエレベーターに乗る。

注意!
●乗り降りの途中で扉が閉まってしまうことがないように十分注意しましょう。

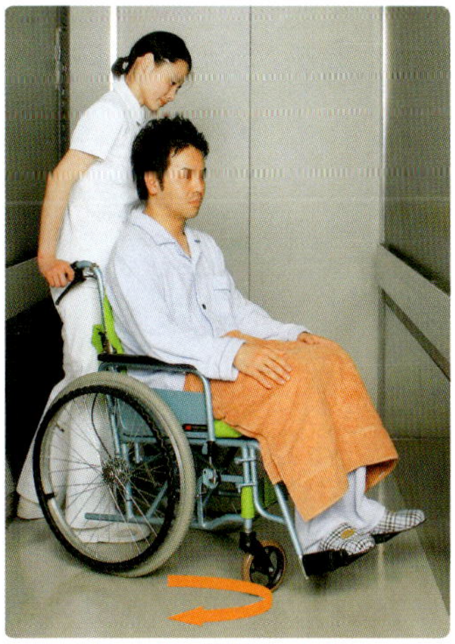

❷エレベーター内に十分なスペースがある場合は、エレベーター内で回転し、扉と向き合うようにし、ブレーキをかける。

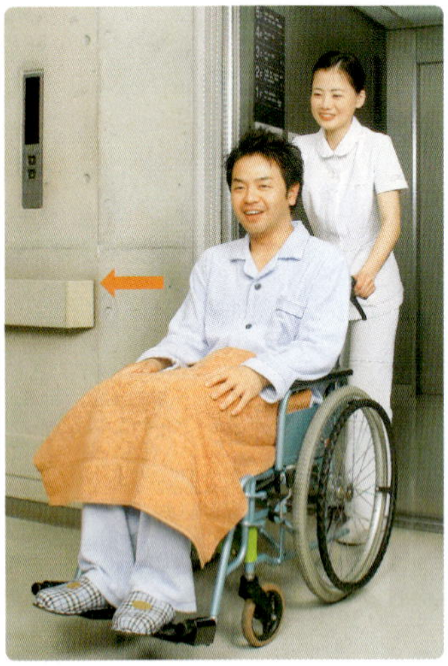

❸ブレーキをはずし、前向きでエレベーターを降りる。

＜後ろ向きでエレベーターに乗る場合＞

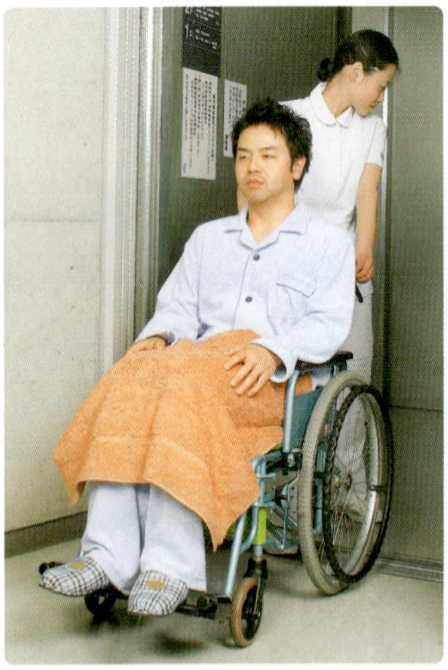

エレベーター内での方向転換が困難な場合は、後ろ向きで乗ったほうがよい。

＜例＞

・エレベーター内が狭い場合

・エレベーター内が混雑している場合など

※後ろ向きで乗る場合は、途中で扉が閉まらないように十分注意しましょう。

5 段差を越える

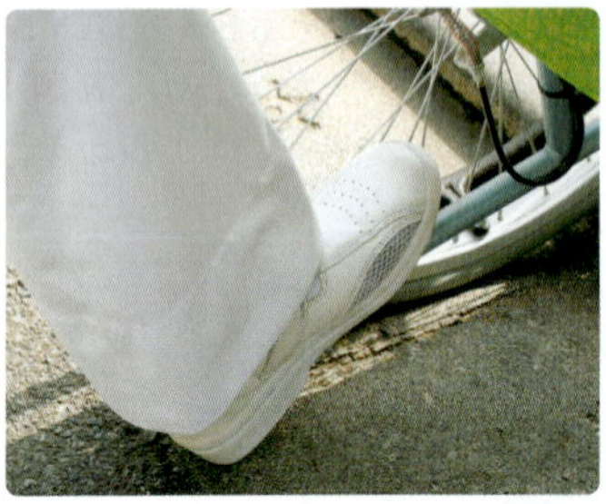

❶ティッピングレバーを踏む

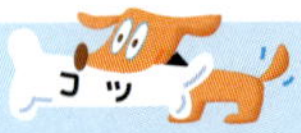

●ティッピングレバーを踏むときは、必ず患者さんに声をかけましょう。少しでも車椅子が後に倒れると、患者さんが感じる不安は大きいものです。

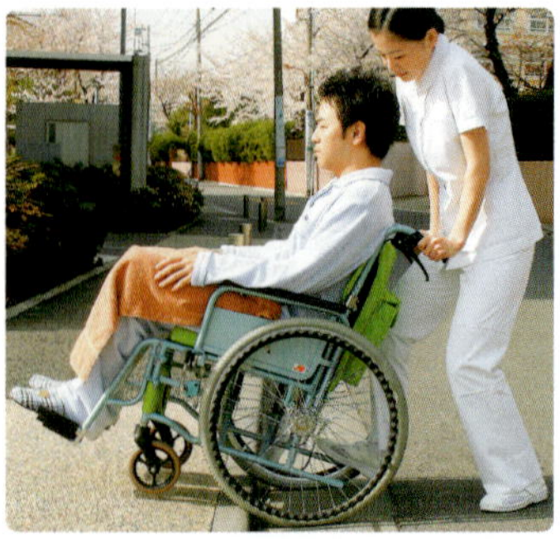

❷てこの原理を利用して、キャスターを持ち上げる。

❸前輪が段差の上に乗ったら、ハンドルを持ち上げるようにして、後輪を段差に乗せる。

6 段差を降りる

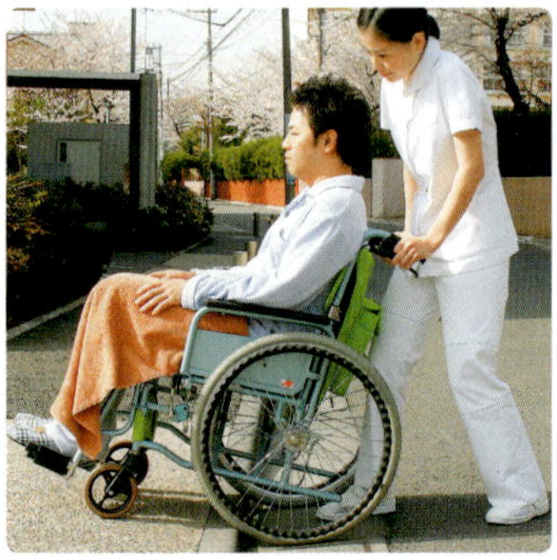

❶後ろ向きになり、ゆっくりと大車輪 を降ろしてから、キャスターを降ろす。

7 くだり坂での移送

［くだり方：その１　ゆるやかな坂の場合］

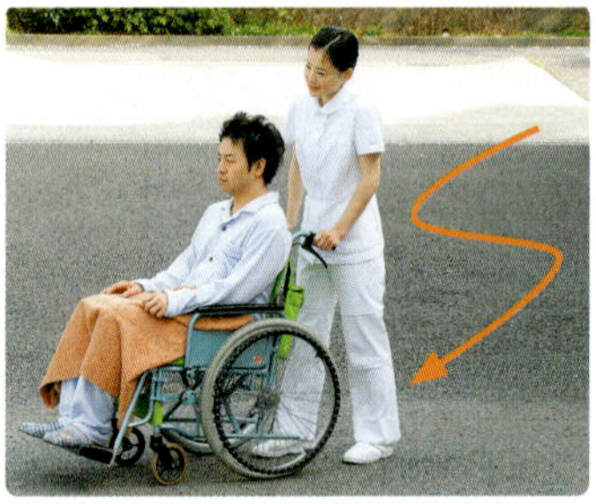

大きく左右に蛇行しながら、スピードが出すぎないよう、ハンドルを引っ張るようにしてくだる。

［くだり方:その2　坂を下りるときは、患者さんの恐怖心も大きいので、こちらのほうがよい］

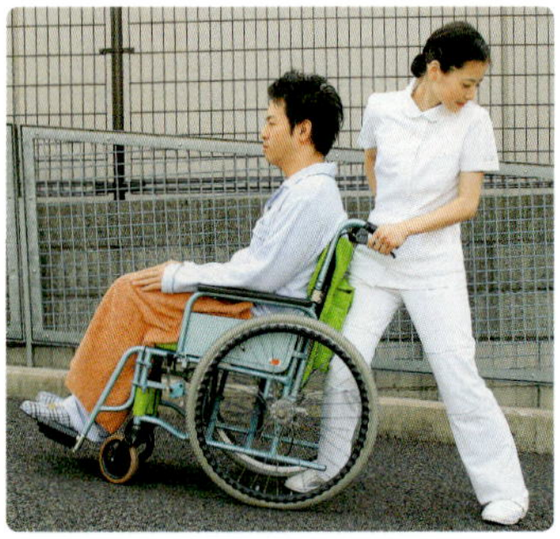

後ろ向きになって、支えるようにしてくだる。後方に十分に注意を払う。

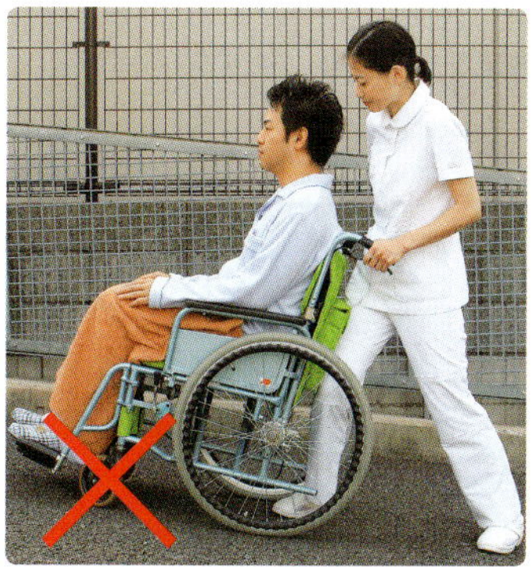

注意！

●後方に障害物や段差がないか、十分に注意を払う必要があります。

指導者に聞かれる根拠はココ！

なぜ段差を越える時、ティッピングレバーを踏むの？

患者さんがきちんと深く車椅子に座っている場合、重心が支点となる後輪の中心のほぼ上か後方となるため、前輪を持ち上げる際に患者さんの体重も利用できるからです。逆に浅く座っている場合は、前輪を持ち上げるのが大変重くなり転落の危険もあります。

ストレッチャーの場合

1 必要物品の準備

①ストレッチャー　②枕　③掛け物
必要時、バスタオル

2 ストレッチャーへの移動

［3人で行う場合］

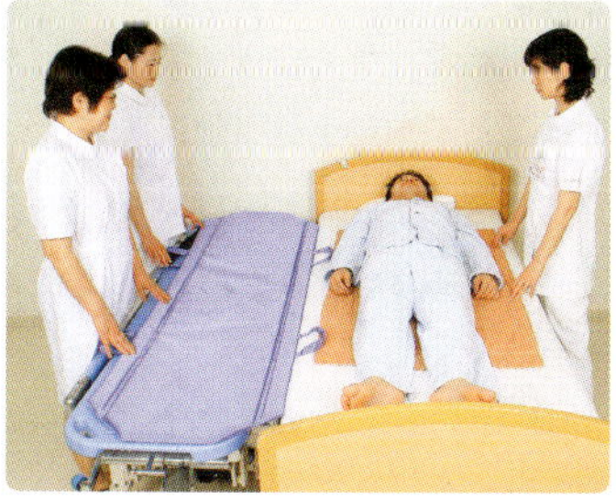

1 患者さんの身体の下にバスタオルを敷く。

2 ストレッチャーをベッドに平行に置きブレーキをかける。
※ベッドと同じ高さ、もしくはやや低めに高さを調整する。
※看護師はストレッチャー側に2人、ベッド側に1人立つ。

注意！

●可能であれば、患者さんの両側に2人ずつ、合わせて4人で行ったほうが、より安全であり、患者さんにとっても安楽である。

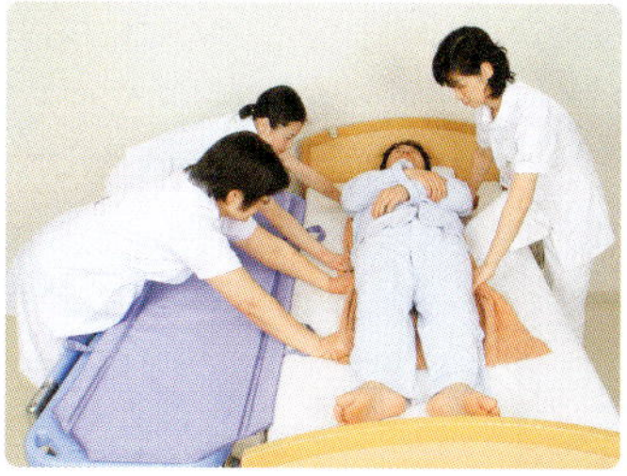

3 患者さんに胸のあたりで腕を組んでもらう。看護師は、患者さんの身体近くまでバスタオルをたぐり寄せて持つ。

指導者に聞かれる根拠はココ！

なぜバスタオルを患者さんの身体近くまでたぐり寄せるの？

てこの原理の応用で、支点と力点を近くすると重いものを少ない力で動かすことができます。患者さんの身体近くでバスタオルを持つことでこの距離を短くすることができ、少ない力で患者さんを移動させることができるからです。

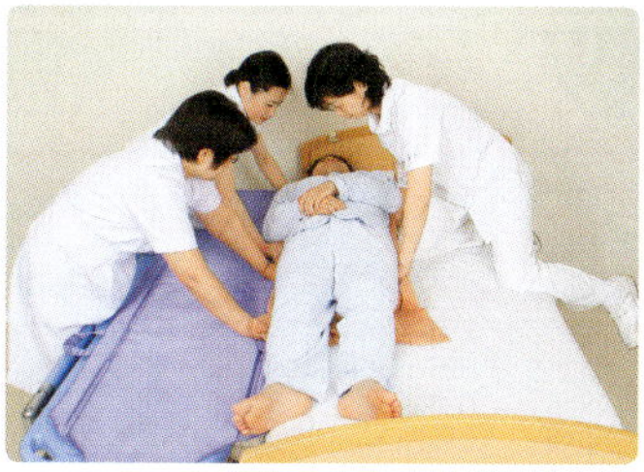

4「身体を横に動かしますので、頭をしっかり持ち上げてください」などと、患者さんに声をかける。看護師で声をかけあい、一緒にバスタオルを持ち上げるようにして、ベッドの縁まで水平に移動する。

注意！

●ベッドからストレッチャーまでは距離があるので無理はせず、2段階に分けて移動しましょう。
●自力で頭部を保持できない患者さんの場合は、代わりに看護師が保持しましょう。

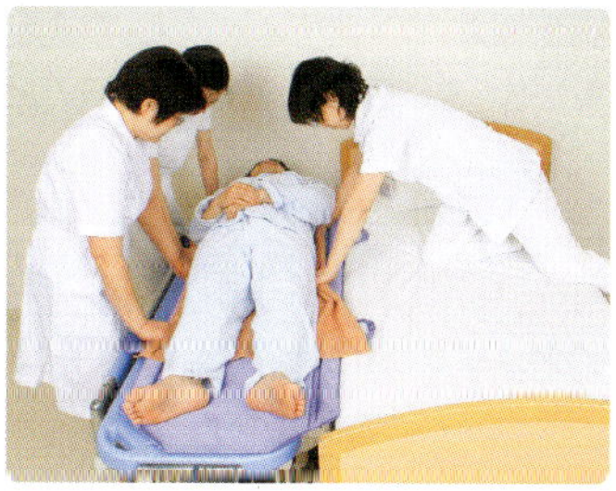

5 ベッドとストレッチャーの段差に注意しながら、バスタオルを持ち上げるようにして、ストレッチャー中央まで水平に移動する。

コツ

●スライディングシートなどを使用するとスムーズに移動できます。

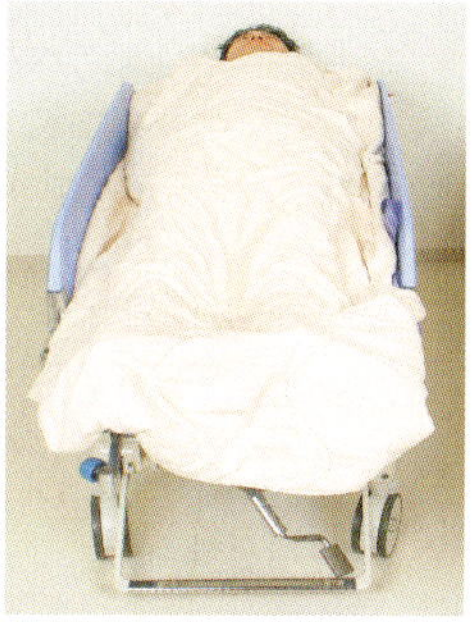

6 バスタオル、寝衣を整え、枕を入れる。掛け物をかけ、サイドレールを取り付ける。

3 水平な場所の移動

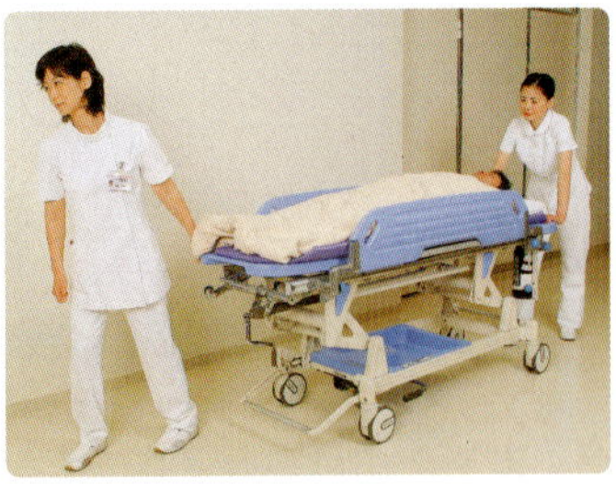

❶ブレーキをはずし、患者さんの足側を前にして、移動する。

4 エレベーターの乗り降り

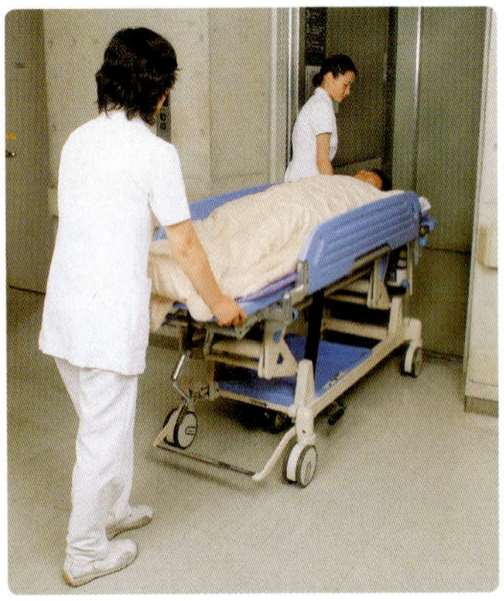

❶患者さんの頭部側から乗り込み、降りるときはそのまま足部側から降りる。

●エレベーターと廊下の溝や、その他の段差を越えるときは、振動をおさえるため、乗り越える側のストレッチャー端を軽く持ち上げるようにしましょう。

5 坂道の移動

❶坂道をのぼる場合も、くだる場合も、常に患者さんの頭部を坂の上側に向け、移動する。

歩行の介助

看護師は原則として患者さんの患側に立ち、歩行を介助する。以下、さまざまな介助法を取り上げる

A

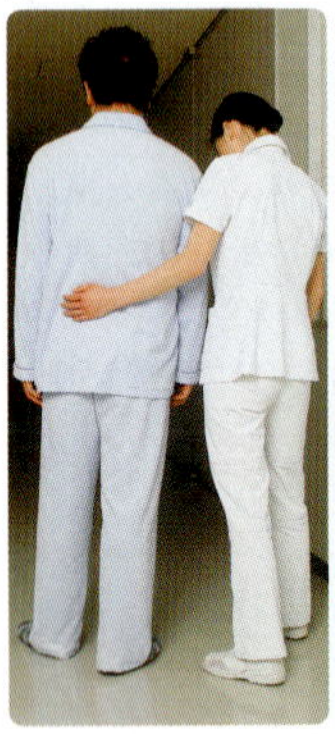

B

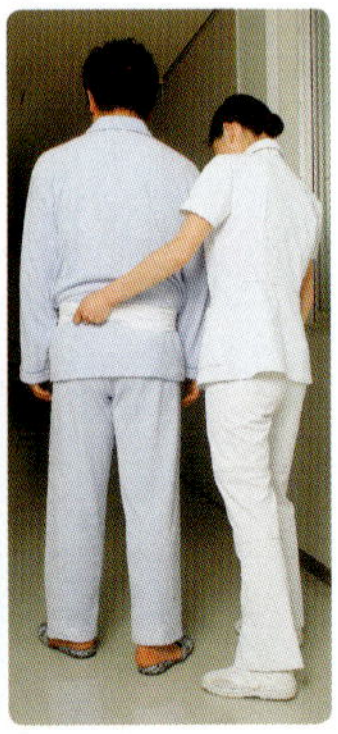

A　患者さんの腰部・背部に手を添え、支える。

B　ガウンや上着のベルト、もしくは腰ひもを巻き、後ろから握って歩く。

●ベルトや腰ひもが、患者さんの身体を圧迫していないか、しっかり結ばれているか、を確認する。

C

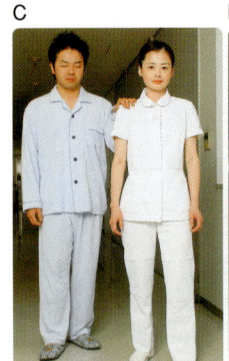

D

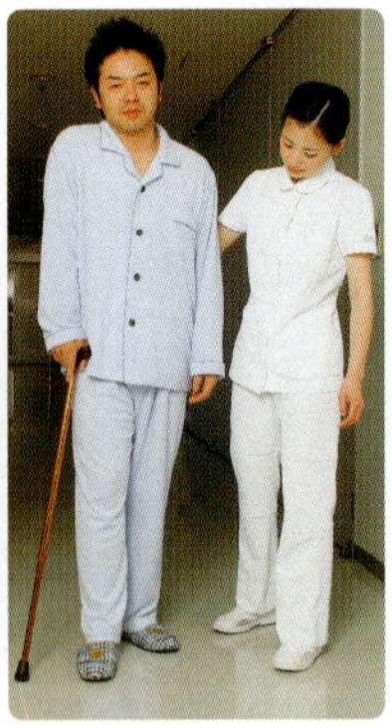

C　視覚障害のある患者さんの場合。
患者さんの手を看護師の肩に置き、看護師は一歩前を歩く。
D　杖などを使用する患者さんの場合。
杖の反対側に立ち、腰部・背部に手を添える。

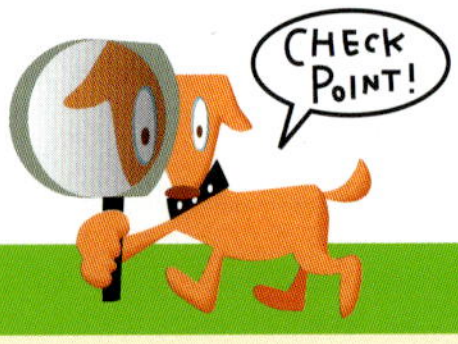

指導者はココを見ている!

移動時、患者さんに声かけができているか?

□患者さんにとって、自分の意思と関係なく動き出したり方向転換することは、思った以上に衝撃が大きいものです。「動きますね」「右に曲がりますね」など、少しでも患者さんの不安を軽減できるよう声かけすることが望ましいでしょう。

段差などの振動を抑えるよう操作できているか?

□車椅子やストレッチャー乗車時は、小さな段差の振動でも意外と身体に響き、患者さんにとっては不快に感じられます。ティッピングレバーの活用や運転速度を緩める、ストレッチャーの車輪を少し浮かせることで振動を最小限にすることができます。

患者さんを移乗させる際は、必ずブレーキをかけているか?

□ブレーキをかけずに車椅子やストレッチャーに患者さんを移乗させることは、転倒、転落などの事故につながり大変危険です。移乗させる前に必ずブレーキがかかっているかどうかを確認するようにしましょう。

指導者はココを見ている!

日常行っている清潔ケアを援助する

口腔ケア、爪切り、耳のケア

平松則子

口腔ケア、爪切り、耳のケアの意義

毎日行っている歯みがき(口腔ケア)や定期的に行う爪切りや耳そうじなどを、体力が弱って長期臥床中の患者や、障害があって自分で行うことができない患者さんに代わって行うことである。

口中が汚れたままでいると虫歯などのトラブルが起きるだけではなく、気持ちも不快になる。また、爪切りや耳そうじなどは、他者になかなか頼めるものではなく、スタッフも処置に追われて気がつきにくいところである。日ごろから行き届いているかどうか確認していく必要がある。

[口《こう》腔《くう》ケア]

口腔ケアの目的

口腔内を清浄にすることによって、次の効果をもたらすために行なう。

●口腔内の細菌数を減らし、虫歯を予防する。

●口腔内の細菌数を減らし、沈下性肺炎《ちんかせいはいえん》や感染症を予防する。

●爽快《そうかい》感をもたらす。

●口腔内にある感覚器や唾液の分泌をよくする。

●嚥下《えんげ》機能や経口摂取リハビリテーションを効果的にすすめる。

口腔ケアの注意事項

●ケア実施時には使い捨ての手袋を着用し、感染防止に注意を払う。

●まず口の中を確認する。虫歯や傷の有無、汚れ具合を観察する。

●嚥下状態や歯みがきをするのに、どのくらい介助が必要なのか情報を得ておく。

●どのような方法で行ったらよいか、またどの用具を使って行うのか判断する。

歯ブラシによる口腔ケア

1 必要物品の準備

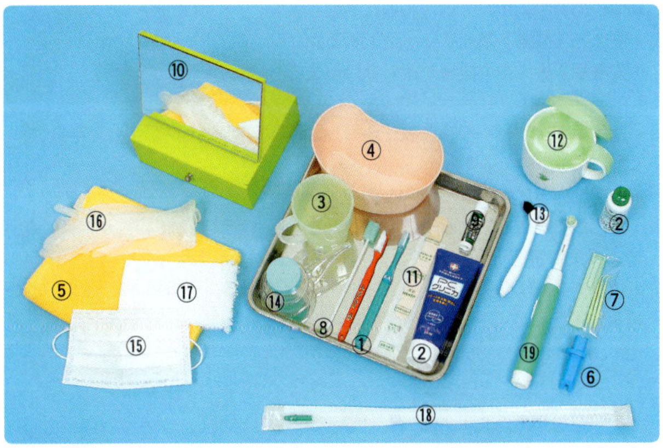

①歯ブラシ	⑦歯間ブラシ	⑬義歯用ブラシ
②歯みがき剤	⑧スポンジブラシ	⑭吸い飲み
③含嗽水	⑨リップクリーム	⑮マスク
④ガーグルベースン	⑩鏡	⑯手袋
⑤タオル	⑪舌圧子	⑰ガーゼ
⑥バイトブロック(必要時)	⑫義歯ケース	⑱吸引カテーテル(必要時)
		⑲電動歯ブラシ(必要時)

●用具の選択については、次の点を目安にします。
・意識レベル　・嚥下機能　・誤嚥の危険性　・損傷、炎症などの有無
・歯の有無、義歯の有無　・本人の習慣と症状、機能　・汚れ具合

※意識レベル、嚥下機能が悪い場合は、誤嚥の危険性が大きいため、誤嚥を防止する姿勢（頭部は前屈、片側傾斜）をとらせ、常に吸引しながらブラッシングする。
※口中に傷や炎症がある場合、歯が少なく歯ぐきや舌をきれいにする場合には、やわらかい毛先のブラシやスポンジブラシを使用し刺激を与えない。
※患者さんの歯みがきのしかた、習慣や好みなどを、できるだけ取り入れるとよい。

2 患者さんの準備をする

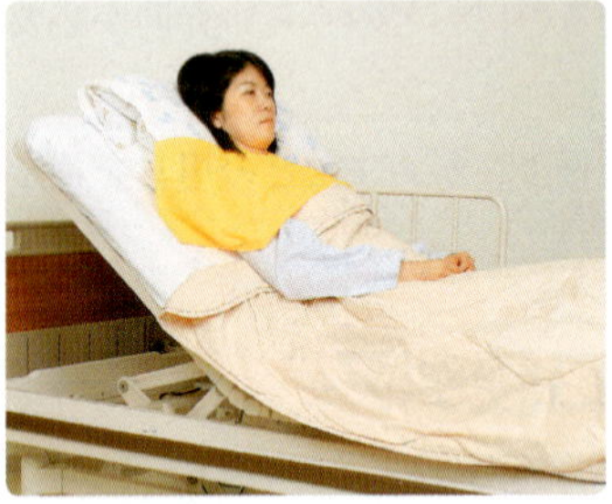

❶ケアを始める前に患者さんに手順を説明し、了解を得る。
❷上体を起こし姿勢を整える。ファーラー位（30～45°程度）の坐位にする、もしくは上体を15°挙上で側臥位にする。
❸頸のまわりをタオルで覆う。

●体位の選択については次の点に注意します。
・安全面：誤嚥を防止する体位であるか。
・安楽面：本人や介護者が疲れない体位であるか。
↓
・坐位またはファーラー位（上半身および頭部を45°に起こした半坐位）にする。
・背部や膝下に安楽クッションを当てる。
・あごが上がると誤嚥しやすいため、枕の高さを調整して頸部が前傾になるように保持する。
・介助する側に患者の顔・頸部・上体を深く傾ける。片麻痺がある場合は、麻痺側を上にする。

3 口の中を見る

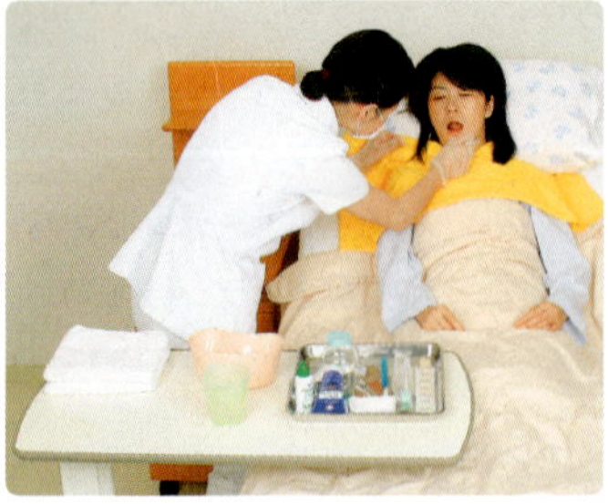

❶看護師は手袋、マスクを着用する。
❷口の中を見る。

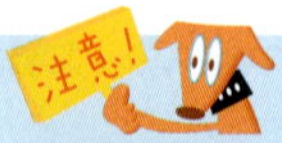

●口腔内の各部分の汚れ具合や損傷の程度などをよく観察しましょう。
・歯の表面　・歯間　・歯肉
・歯の内側、外側　・舌表面

4 口角を保護する

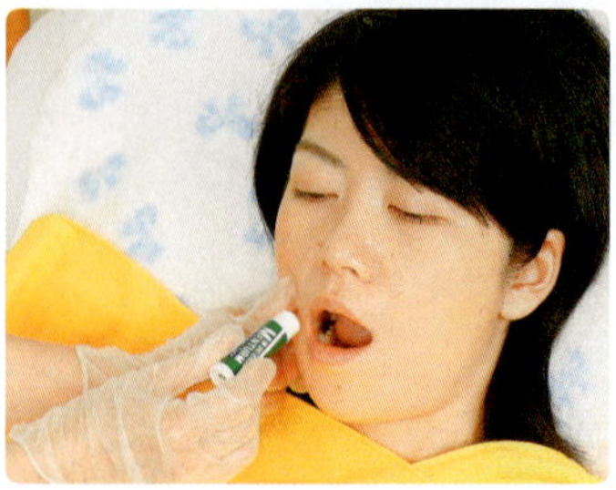

❶口角が切れないよう予防的にリップクリームをぬっておく。

指導者に聞かれる根拠はココ！

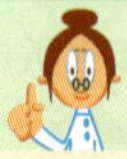

なぜ、口角にリップクリームをぬるの？

唇が乾燥して荒れていたり、口を大きく開けたままでいると口角が切れやすくなるため、予防的に使うとよいからです。

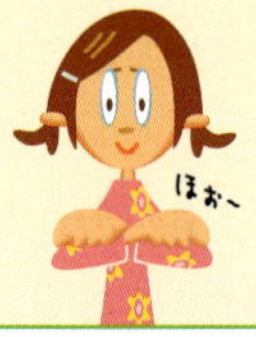

5 口の中を軽くすすぐ

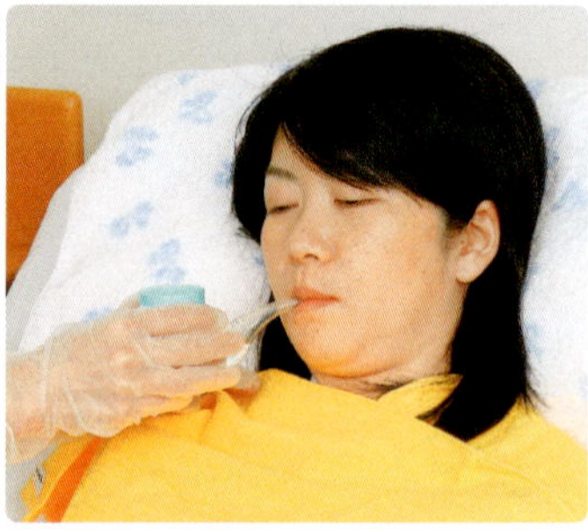

❶患者さんの顔を前方横に傾けさせ、吸い飲みを口角寄りからやさしく差し入れて水を口に含ませる。

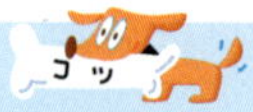

●口に含んだ水を吐き出すときに、吐き出す勢いが強いと周囲にこぼれてしまいます。初めてのときは加減がつかめないので、あらかじめ患者さんには、さらに顔を傾け、静かに吐き出すように誘導するとよいでしょう。

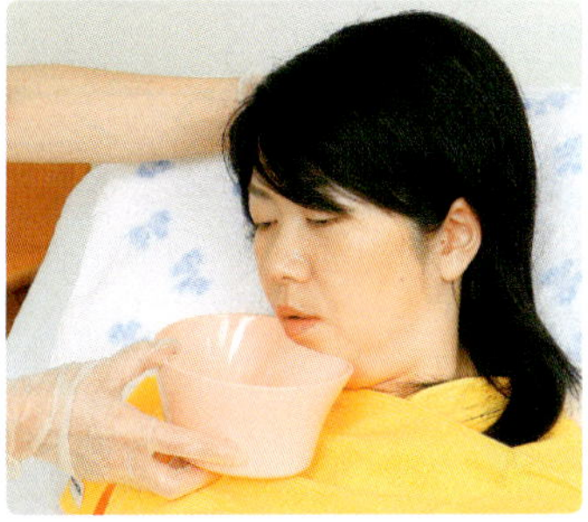

②患者さんに口の中をモグモグさせて軽くすすいでもらう。さらに顔を傾け、ガーグルベースンを口角斜め下の頬に密着させるように当てる。ガーグルベースンからこぼれないよう片手で保持する。

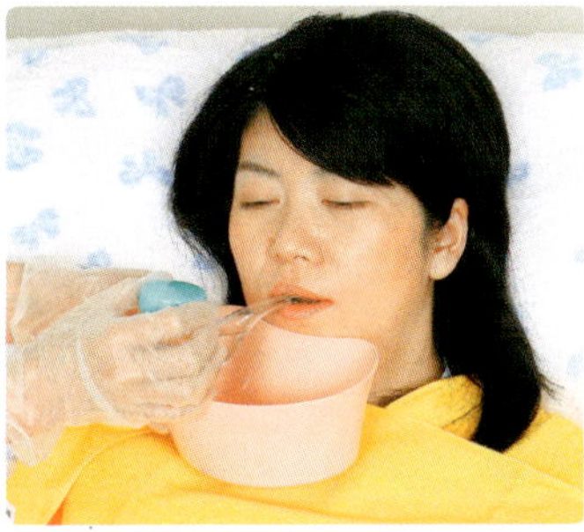

③口の中に水を含めない患者の場合は、常に吐き出すことができるようにガーグルベースンを当てたまま行う。

6 歯をみがく

歯みがきの方法

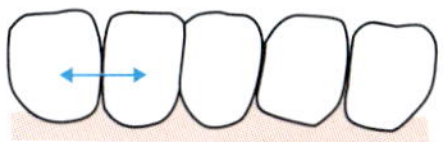

バス法

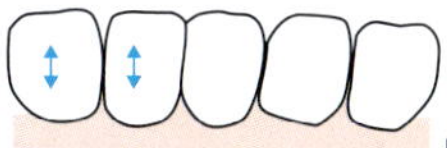

ローリング法

歯ブラシは、鉛筆をもつようにもつ。

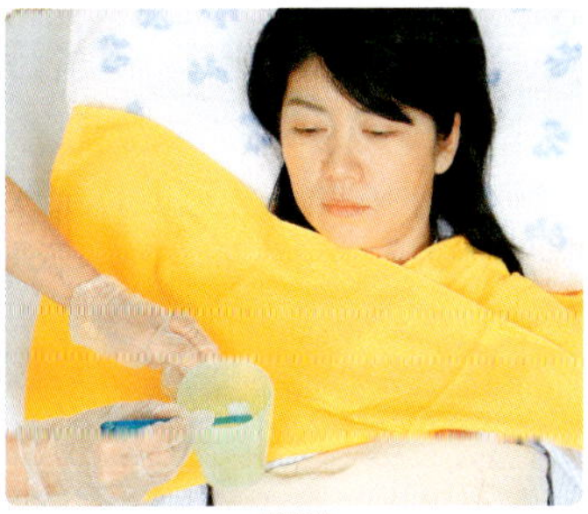

①歯ブラシを水でぬらす。歯みがき剤は少量だけつける。

注意！

●歯ブラシは、ヘッド(植毛部)の小さいものが、奥や窪《くぼ》みなどをブラッシングする際に使いやすい。

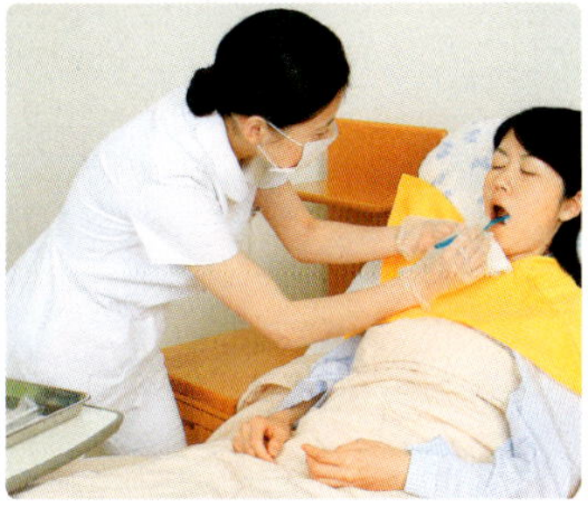

②上下の歯とも前歯・左右の歯をやさしくていねいにブラッシングする。口元から唾液などが垂れてもいいようにガーゼやティッシュペーパーを添えておく。

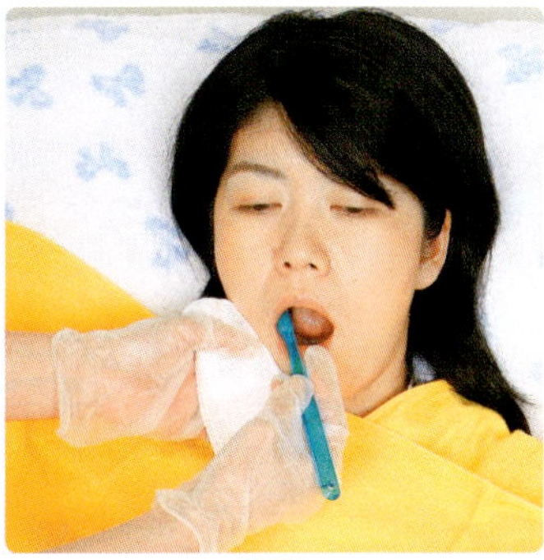

③歯と歯肉の間、歯と歯の間、歯のかみ合わせ部分、頬と歯ぐきの隙間もまんべんなくブラッシングする。

注意！

●歯ブラシを奥(咽頭)に入れすぎないようにします。

コツ

●ブラッシングは、歯ブラシの毛先を歯と歯ぐきの境目、歯と歯の間において、毛先を歯の面に対して約90°の角度に当てます。軽く力を加えて歯ブラシを小刻みに動かします。

指導者に聞かれる根拠はココ！

歯ブラシを奥まで入れすぎないように注意するのは、なぜ？

咽頭部を刺激してしまい急に嚥下反射をもよおし咳き込むなど、苦痛を与えてしまうからです。

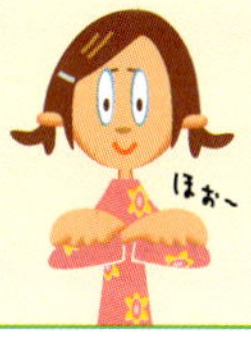

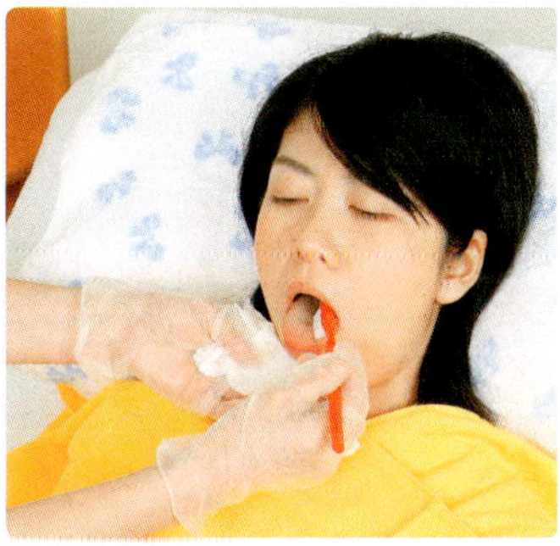

④舌の表面の汚れは、舌用ブラシまたは柔らかいブラシを使う。

注意！

●舌の表面はデリケートなので、強くこすり過ぎないように注意します。また、何回かに分けて徐々に取り除きます。

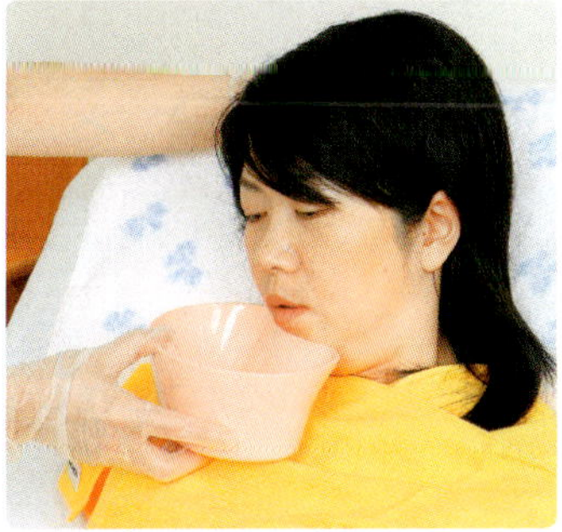

⑤ガーグルベースンを当てて含嗽する。

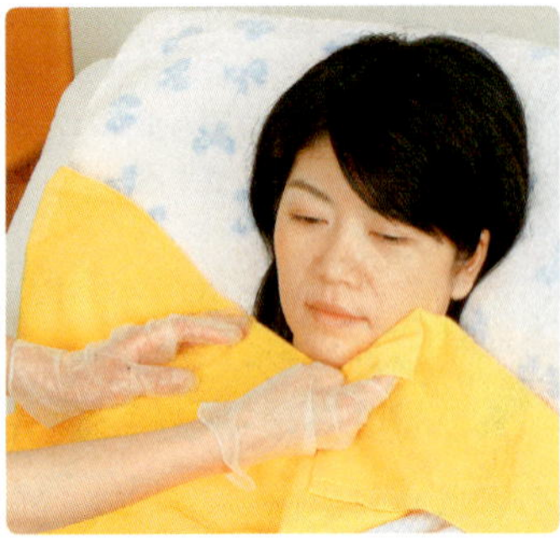

❻タオルで口もとを拭き取る。

誤嚥の危険性がある患者の場合の口腔ケア

※吸引しながら口腔内を清掃する。

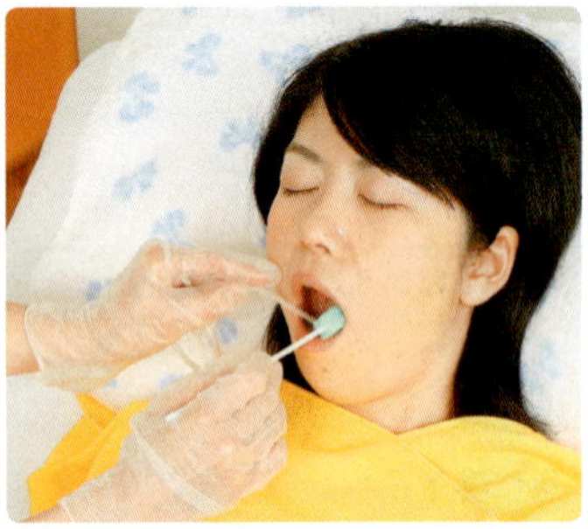

セルフケアが可能な患者の口腔ケア

※鏡を見ながら歯をみがいてもらうと、効果的である。

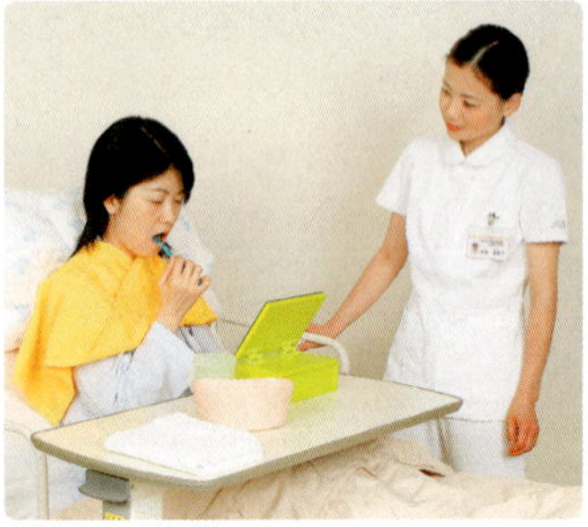

●開口しにくい場合
・バイトブロックを使用します。
・ガーゼを巻いた割りばしを利用します。

スポンジブラシによる口腔ケア

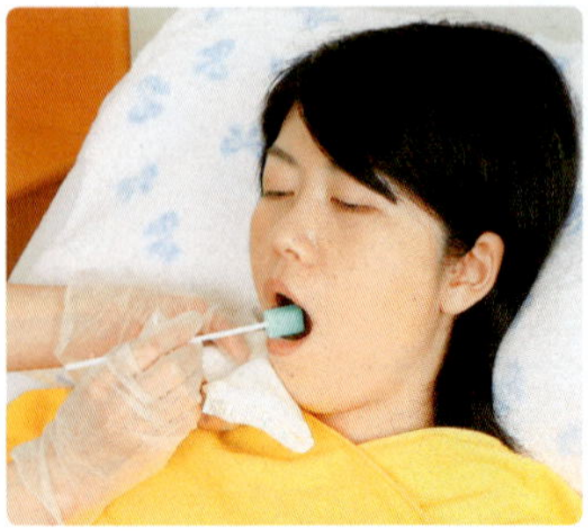

❶頸のまわりをタオルで覆う。
❷スポンジブラシで、歯列、歯ぐき、舌と、口腔内をむらなく清拭する。
※スポンジブラシは必ず湿らせる。

義歯（入れ歯）の患者の口腔ケア

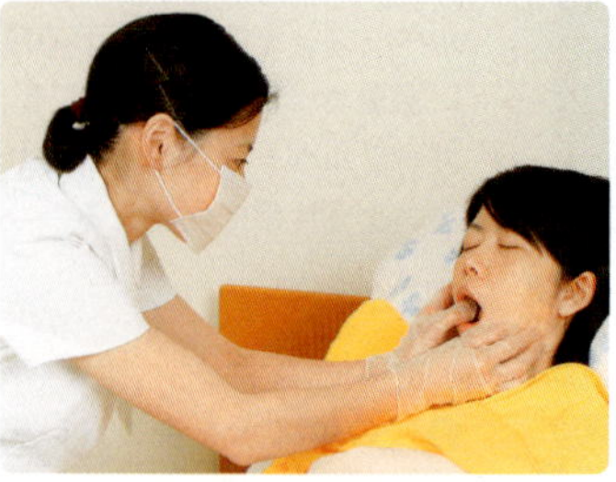

❶口腔内を確認する。

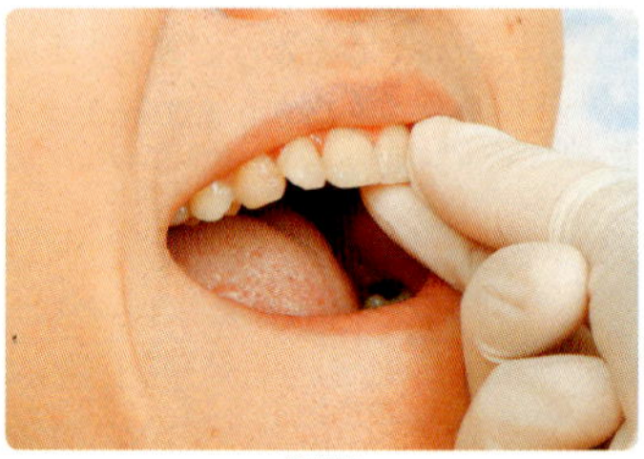

❷義歯は上の歯からはずす。
※義歯をもどす場合も上の歯から入れる。

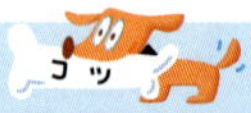

●義歯を把持し、少し左右前後に浮かすように動かすとはずれます。

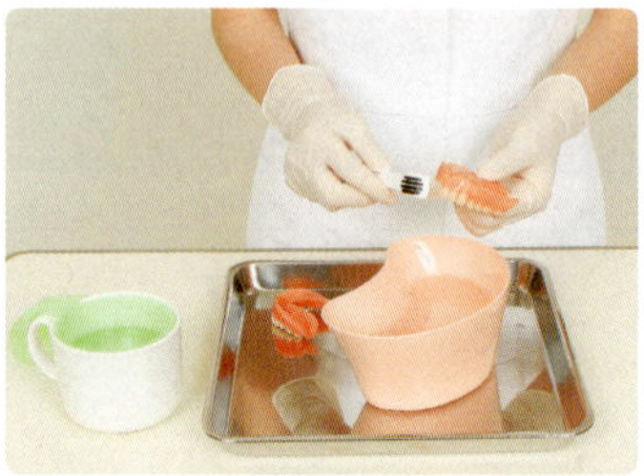

❸義歯を清掃する。
※看護師が行う場合は流水で清掃する。患者自身が行う場合は写真のようにガーグルベースンなどを用いて行う。

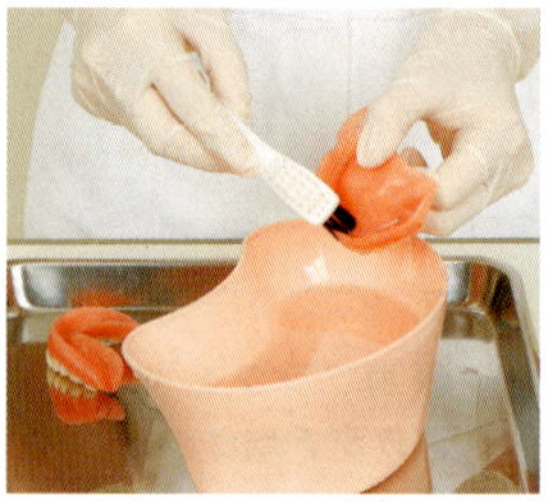

❹義歯の裏側も丁寧に清掃する。

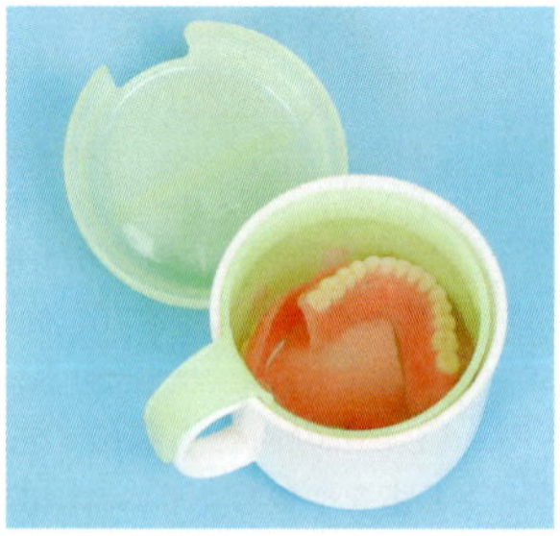

❺義歯は専用のケースに水を入れて保管する。入れ歯洗浄剤を使用すると効果的である。

[爪切り《つめきり》]

爪切りの目的

●爪やその周辺の正常な機能を促す。

●爪の隙間にたまる汚れを最小限にし、二次感染を予防する。

●爪のトラブル（爪割れ、爪による引っかき傷、巻き爪、白癬《はくせん》菌感染など）を回避する。

●爪をきれいにすることにより爽快感をもたらす。

爪切りの注意事項

<ケア実施前>

●爪の状態を確認する。

・爪の状態を見て通常の方法で切れるかどうか判断する。

・手に負えないと思ったら決して無理をせず、専門の看護師、医師に相談する。

●爪切りの道具が適当であるか確認する

・爪切りは切れやすいものを用意する。

<ケア実施時>

●感染防止に注意を払う。

・周囲に切った爪が飛び散らないように広くガードする。

・白癬菌などの感染あるいは疑われる場合には、使い捨ての手袋を着用する。

・実施前後に必ず手洗いする。

●爪切りは慎重に行い、短く切りすぎない。

1 必要物品の準備

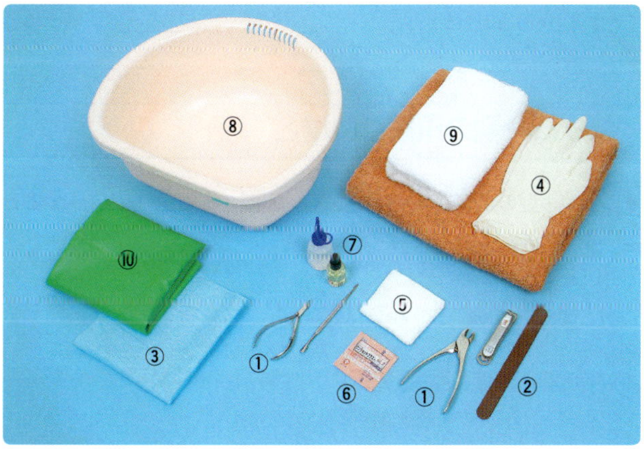

①爪切り（各種）
②爪やすり
③シート
④ディスポーザブル手袋
⑤ガーゼ
⑥アルコール綿
⑦爪用ローション・オイル（必要に応じて）<手浴・足浴用>
⑧ベースン・お湯
⑨タオル・バスタオル
⑩防水シート

2 患者の準備をする

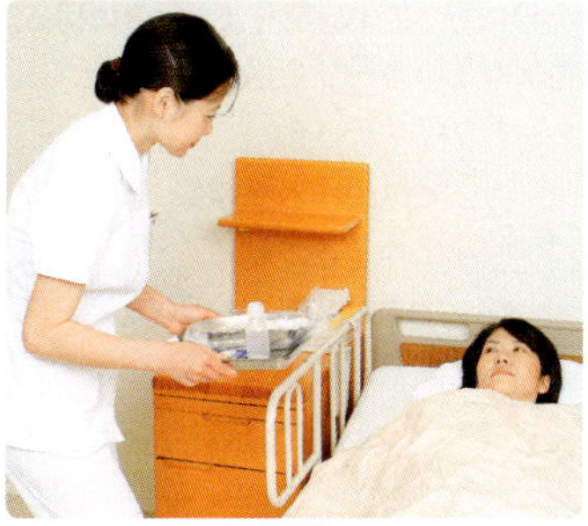

❶患者の同意を得る。

注意！

●爪はただ切ればいいというわけではありません。爪の形状の好みや普段は自分で切っていたのか、それとも誰かに切ってもらっていたのかなど確認しておくとよいでしょう。

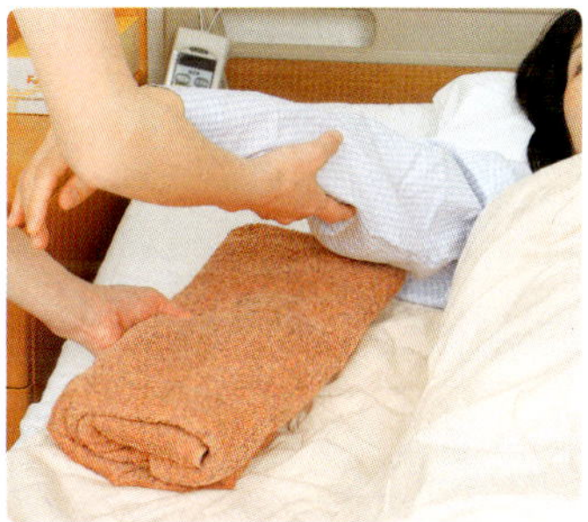

❷当て枕をして腕を安定させる。

❸シートを敷く。

3 爪の状態を見る

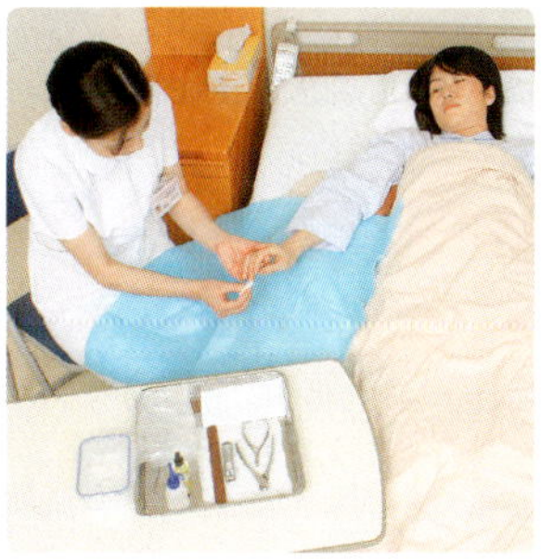

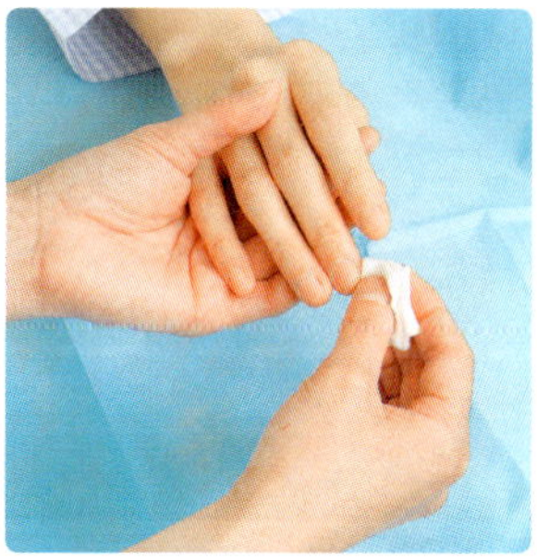

❶爪がどのようにのびているか見る。

❷アルコール綿で拭きとりながら、いろいろな角度から観察する。

注意！

●爪の観察のポイント

・やわらかい爪、硬い爪、肥厚している爪（爪の状態に合わせて爪切りを選びます）。

・爪と指肉の間に空間があるかどうか。

・巻き爪かどうか（ひどい巻き爪がある場合、外科もしくは皮膚科に受診をすすめます）。

・爪が白癬菌など生じていないか（白癬菌におかされている場合、外科もしくは皮膚科に受診をすすめます）。

4 爪を切る

❶爪の中心線をみつける。爪の中心線に対して中心部をほぼ垂直に切る。
❷左右の爪を交互に切る。爪の先はゆるいカーブを描くようにそろえる。爪に圧迫をかけない程度に少しずつ切っていく。

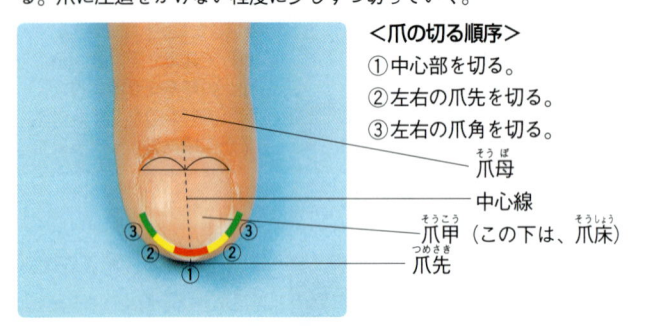

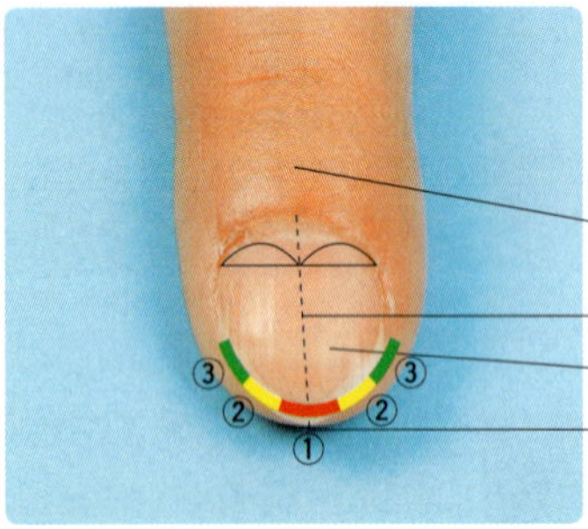

③
②
①
爪母《そうぼ》
中心線
爪甲《そうこう》（この下は、爪床《そうしょう》）
爪先《つめさき》

<爪の切る順序>
①中心部を切る。
②左右の爪先を切る。
③左右の爪角を切る。

注意!
- 爪母の左右の角を確認し、結んだ線の中心を垂直に通る線が中心線です。

注意!
- 爪を切るときに決して切り過ぎないようにします。
- 爪切りがカットする爪のどの部分を挟んでいるのか確認し、皮膚まで傷つけないように注意しましょう。

コツ
- 高齢者などで爪が乾燥し硬くなっている場合は、入浴後のやわらかいときに切ります。また、長期臥床状態の患者さんは手浴、足浴で爪をやわらかくすると切りやすくなります。

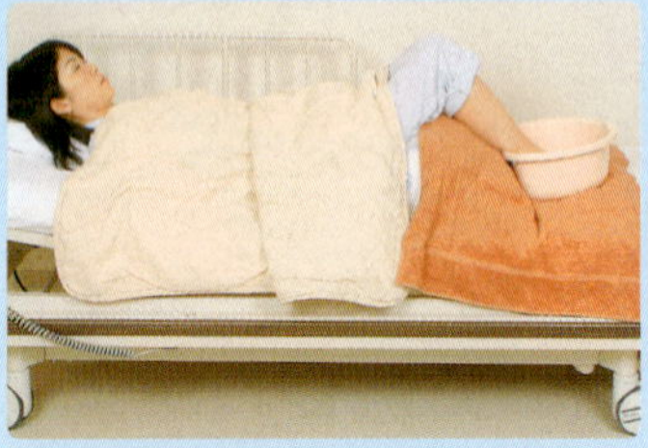
ベッド上での足浴

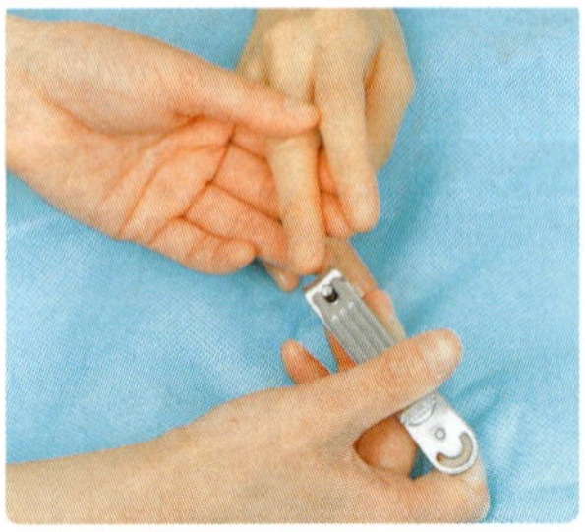

❸両端の爪は鈍角に切る。

注意!
- 爪甲と爪床の接合部まで達するほどに切りすぎではいけません。

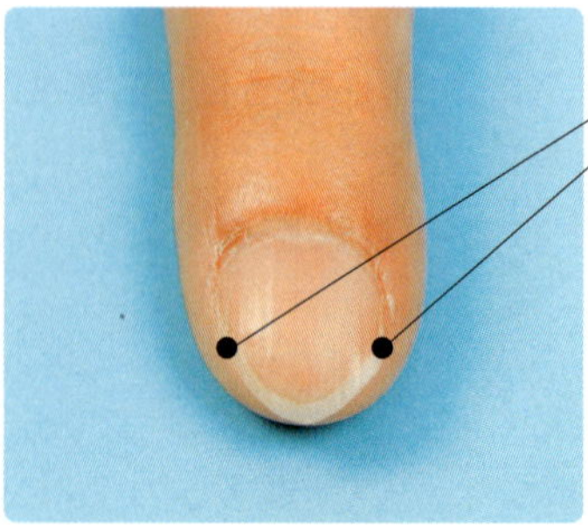

爪甲と爪床との接合部

爪切りの当て方

- 爪切りは爪に対して45〜60゜の角度で爪と指肉の間を確認しながら入れる。

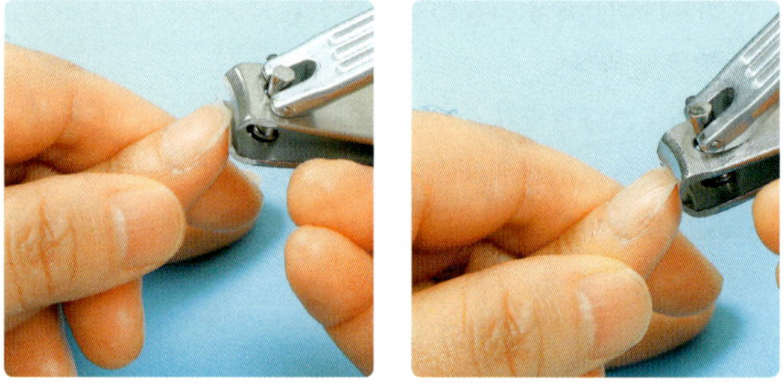

爪切りの角度を爪側にほぼ平行に持ち上げて爪に引っ掛けるようにして切る。

コツ
- 爪をまさに切ろうとするとき、爪の色が圧迫されたように白く変質する場合は、爪は過度に引っ張られている状態にあります。カットする位置を変えてやりなおしましょう。

ニッパー型の爪切りの場合

- ニッパー型の爪切りは、硬く肥厚した爪（とくに足）をカットするときに使いやすい。

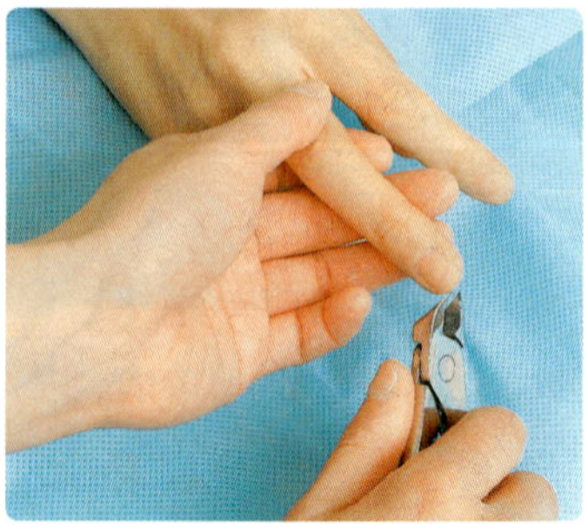

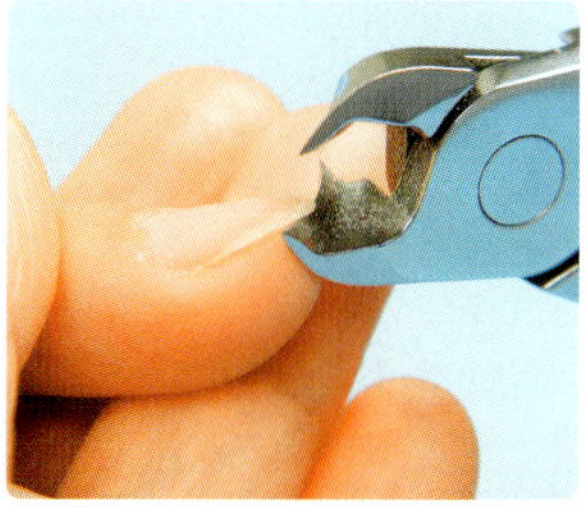

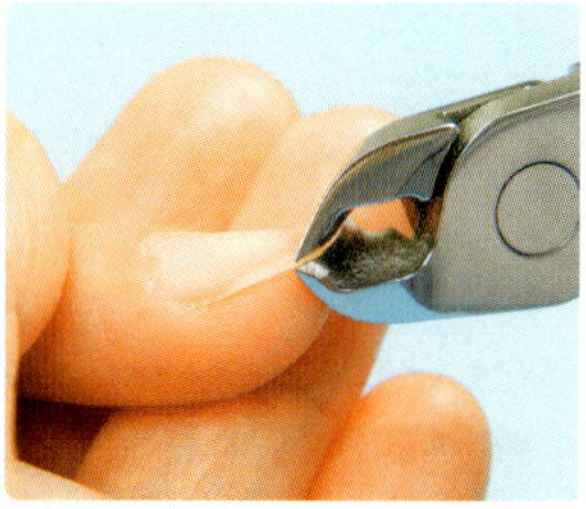

爪切りは、爪に対してほぼ平行に当てる。

5 爪やすりをかける

●爪の切り口を滑らかにするために、やすりをかけて整える。

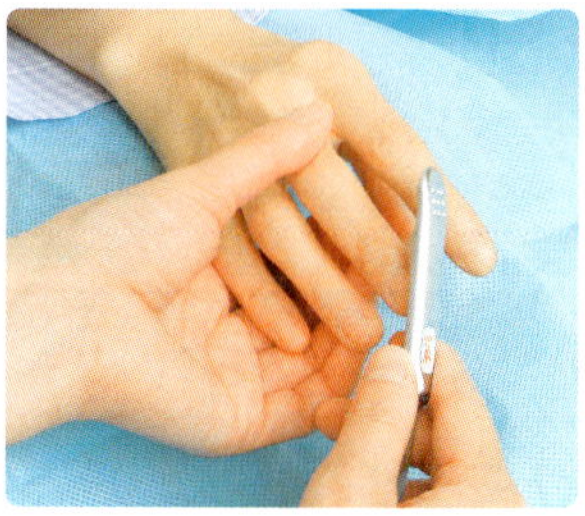

爪切りについているやすりを使用する。

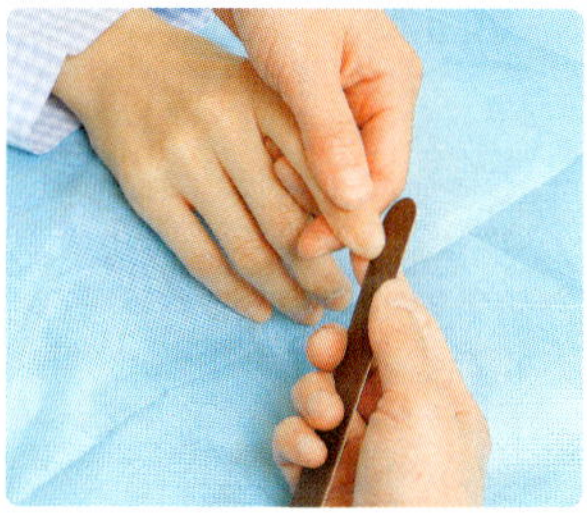

専用の爪やすりを使用する。

爪やすりのかけ方

❶やすりは爪に対して直角〜45°くらいに当てる。順序は、左右の爪角をそれぞれ起点にして中心部に向かって一方向になぞる。
❷爪角に丸みができるように何度か繰り返す。

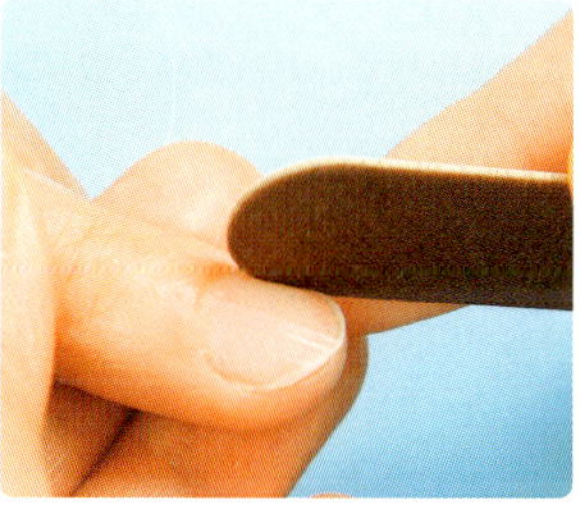

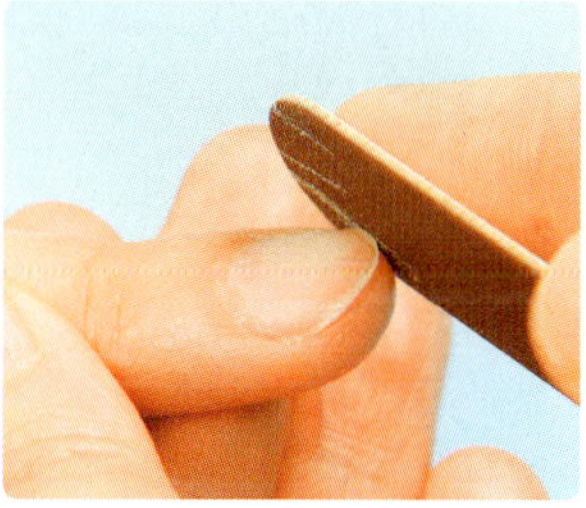

6 爪の表面をきれいにする

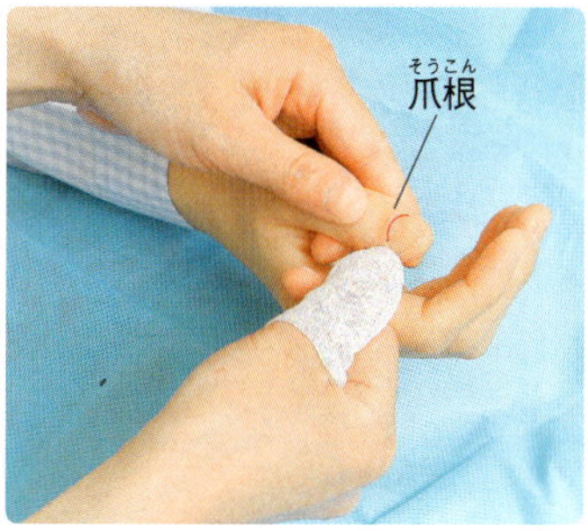

❶ガーゼを右手(利き手でよい)の親指に巻く。ガーゼに拭《ふ》き取りローションを含ませる。
❷拭き取る順序は、中心線に分けた左右の爪根部から溝にそって爪先へ小刻みに拭き取る。
❸爪の甲の表面をふき取る。
❹(必要に応じて)仕上げに、爪専用の保湿オイルを全体にすりこむ。

[耳のケア]

耳のケアの目的

●外耳道の耳垢《じこう》を取り除き、清潔にするために行う。

耳のケアの注意事項

●ケア実施前後に必ず手洗いする。
●実施前に耳の中をよく観察する。
●耳垢が大きな固まりであったり、奥にある場合は行わない。専門医に依頼する。
●耳垢を取り除くのは、外耳孔《がいじこう》から約1〜1.5cmまでとし、目安は耳介を軽く引っ張って見える範囲(軟骨性外耳道の中間点まで)である。
●耳全体、周囲をきれいに拭き取る。
●耳の粘膜を強くこすらないで、ソフトタッチで動かす。

1 必要物品の準備

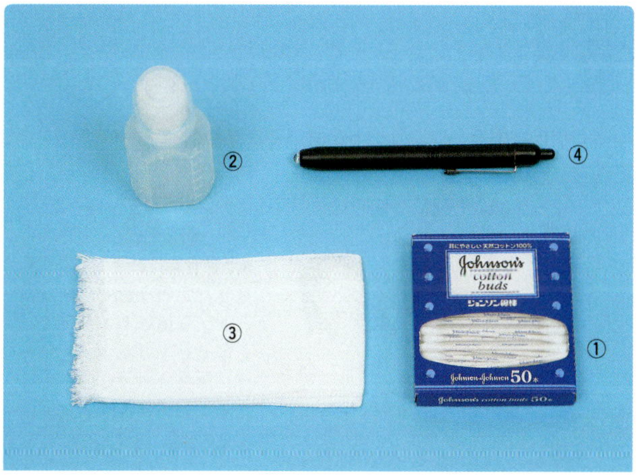

①綿棒
②オリーブオイル
③ガーゼ
④ペンライト

2 患者の準備をする

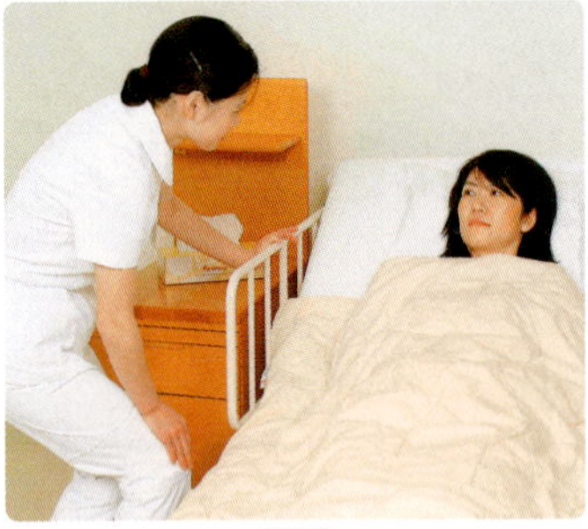

❶患者の同意を得る。

注意!

●耳の中を触られるのを極端に好まない人もいるので、必ずよく説明し、同意を得ましょう。

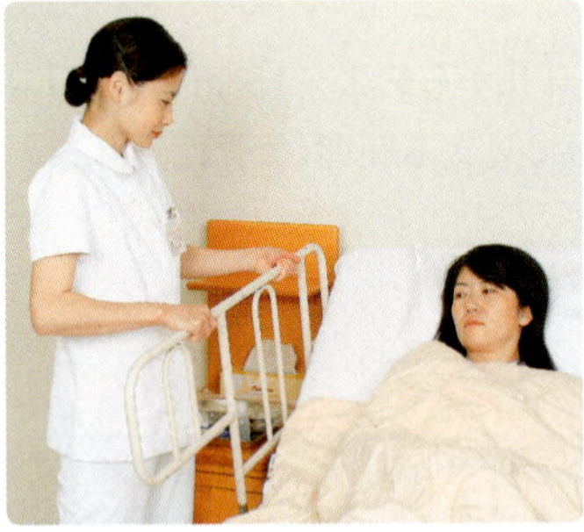

❷ベッドの高さを調整し、ベッド柵をはずす。
❸患者の体勢を整える。

3 耳の中を見る

❶耳の中の状態を、ペンライトを用いて観察する。

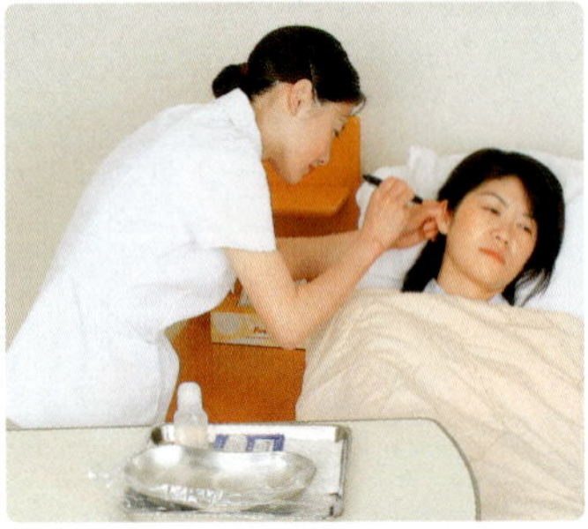

注意!

●高齢者に耳が聞こえにくくなったという訴えがあったとき、耳垢でふさがれている場合があります。とりわけ、自分でできない患者さんや入浴の前後にも耳の中をよく観察しましょう。

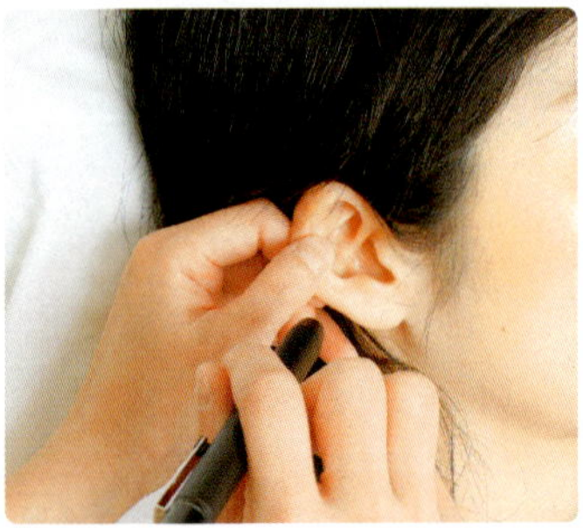

注意!

●耳のケアの禁忌
・本人が嫌がる場合。
・明らかに耳漏《じろう》がみられる場合。
・炎症がみられる場合。
・鼓膜穿孔《こまくせんこう》の既往がある場合。

4 耳垢を取る

❶患者さんの頭を安定させる。片方の手で耳介を把持し、綿棒で耳孔にたまった耳垢をやさしく取る(外耳道まで)。
❷固まった耳垢は無理をせず、オリーブで湿らせ、軟らかくしてから取る。

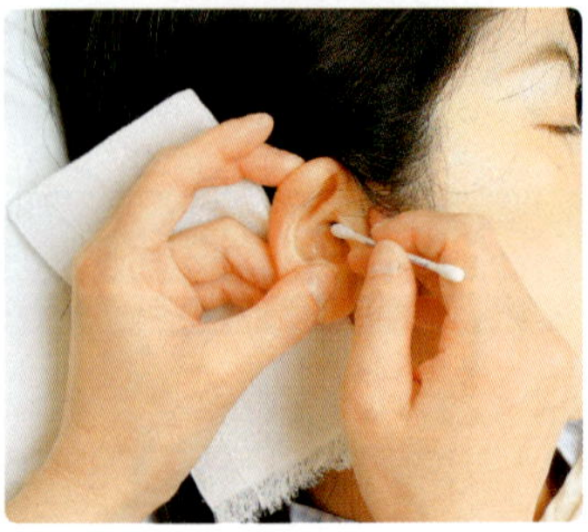

注意!

●耳垢が大きな固まりであったり、奥にある場合は、決して無理をしてはいけません。耳鼻科にかかり専門的に除去してもらうようにすすめます。
●耳かきなどで無理に取ってはいけません。
●綿棒を挿入しているときに頭部を動かすと、鼓膜や粘膜を傷つけるおそれがあるので、事前に動かないように協力を得ます。同時に一方の手で頭部をしっかり固定して行います。

5 耳の周囲を清潔にする

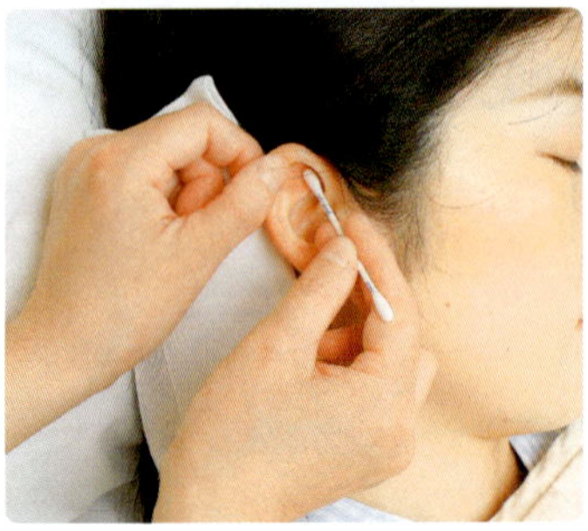

❶耳介のひだの間は垢がたまりやすいため綿棒で取り除く。

❷お湯でしぼったタオル、ガーゼで、耳内側、耳介、耳の後ろ側をていねいに拭き取る。

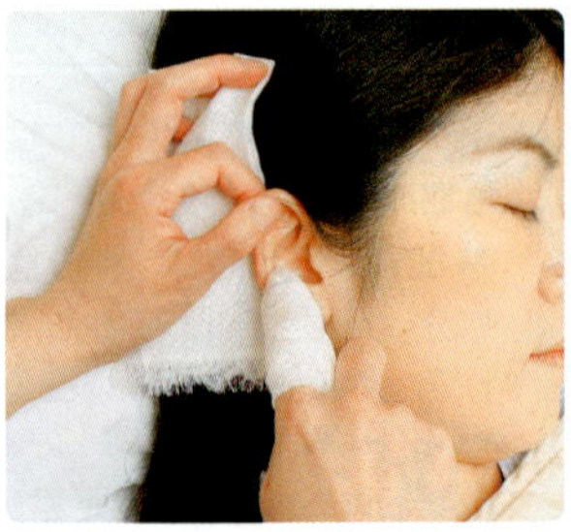

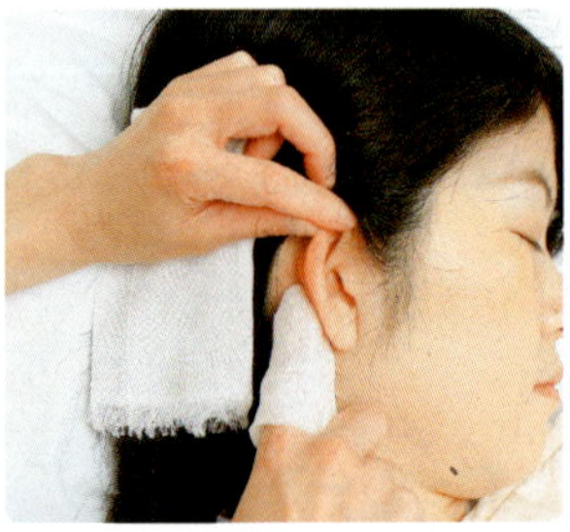

❸後片づけをする。

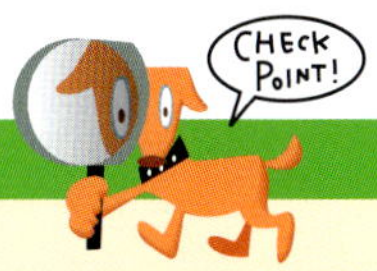
CHECK POINT!

指導者はココを見ている!

口腔ケア

適切にアセスメントできているか?

□患者さんの病状やセルフケアの程度を見きわめて、どのような方法が適切なのかきちんとアセスメントしていることが必要です。自分で少しでもできる患者に対しては、介助が必要な部分だけ手助けし、セルフケアが向上するように指導していくとよいでしょう。

安全面に気をつけているか?

□患者さんの姿勢や準備は適切かどうか確認しましょう。
□自分で歯磨きできる場合は、坐位姿勢をとり、鏡を用意してみがき残しがないようにするとよいでしょう。
□介助が必要な患者さんの場合には、頭部が前傾した姿勢をとらせて(頸部が後方に伸展した状態だと誤嚥しやすい)、誤嚥を予防する必要があります。また、いつでも吸引できるように準備しておきます。

患者さんが気持ちよく口腔ケアができているか?

□口腔ケアは毎日の習慣として行うものなので、患者さんによって方法や好みが異なります。できるだけ患者さんの気持ちに沿うように配慮しましょう。

爪切り

爪切りを安全に行っているか?

□爪切りで皮膚を傷つけず、安全に配慮して行っているかが評価されます。一気に切らないで、少しずつカットしていくとよいでしょう。

爪の生え具合をみて、適切に判断できているか?

□漠然と爪を切るのではなく、どの程度切ったらよいか、どの道具を使ったらよいかなど、アセスメントした上で実施しているかが評価されます。爪の生え具合をみて爪の中心線を見きわめ、それに合わせて切ることができれば、新しい爪の生えかたも正常に変化してきます。そこが技のみせどころです。
□爪の切り方次第で、巻き爪の予防になったり、うっ血や痛みの軽減につながります。

耳のケア

患者さんに不安感を与えずに気持ちよく実施できたか?

□他者に耳の中を触られることは恐怖感もあるため、よく説明しながら決して無理しないで安全に実施できることが重要です。

耳全体もきれいにふき取っていたか?

□奥にある耳垢を取り除くだけではなく、耳介や耳の周囲までていねいに清拭しているかが評価されます。

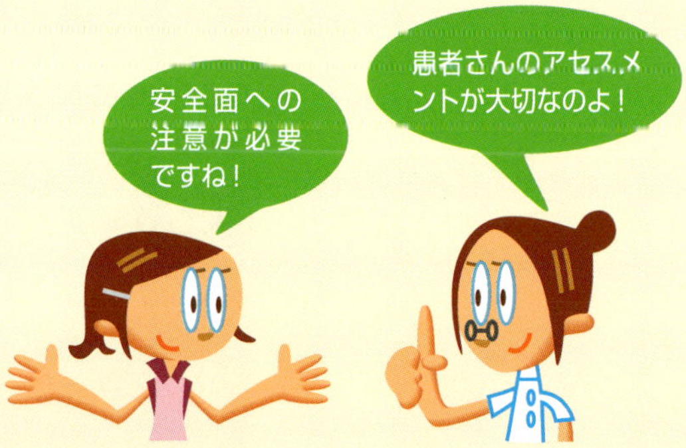
安全面への注意が必要ですね!
患者さんのアセスメントが大切なのよ!

指導者はココを見ている!

入浴の気持ちよさを得られるケア

足浴・手浴

鈴木美和

足浴・手浴の意義

足浴や手浴は、入浴に近いさまざまな効果をもたらすことが経験的に知られている。入浴できない人にとっては、入浴同様の気持ちよさを感じることのできる快適なケアである。また、足浴や手浴場面がコミュニケーションをスムーズにするきっかけになることも多い。

動けない人に対しても簡便にできることから、多用したいケアのひとつである。

足浴・手浴の目的

●足や手を清潔にする。

●足の爪や指などの観察の機会となる。

●睡眠導入・リラックス・疼痛緩和・不安の軽減・コミュニケーションの機会などとして行う。

足浴・手浴の注意事項

●湯の温度は必ず水温計で確認する。さらに手足をつける際には、患者さんにも適温であるか確認する。

●手足の不必要な露出を避け保温に努める。

●患者さんの状態に応じて苦痛とならないよう、もっとも適切な方法で実施する。

●途中で患者さんのそばを離れることのないように、物品は事前に用意しておく。また、湯と水は十分な量を用意する。

足浴

1 必要物品の準備

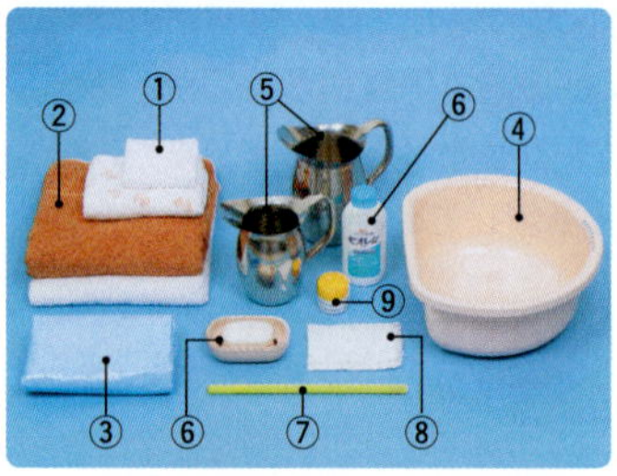

①ウォッシュクロス
②バスタオル２枚
③防水布
④大ベースン（40℃前後の湯）
⑤ピッチャー（熱めの湯と水）
⑥石けんまたはボディソープ
⑦水温計
⑧ガーゼ
⑨保湿クリーム（必要に応じて）
必要に応じて、当て枕（適したサイズ、形を選択する）

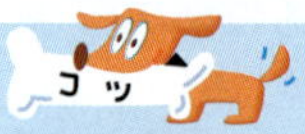

●温度の調整のため、ピッチャーには、熱めの湯と水を準備しておくとよいでしょう。

2 環境を整え患者さんの準備をする

❶患者さんに「ベッドの上で足を洗いましょう」などと声をかけ、必要であれば排泄をすませてもらう。

❷室温を調整し、多床室の場合はカーテンやスクリーンでベッドを覆《おお》う。

❸患者さんの寝衣を濡《ぬ》らさぬように露出し、必要以外の部分はタオルなどで覆い保温する。

❹足の状態（趾間《しかん》、爪、皮膚など）を観察する。

3 足もとにタオルと防水布を敷く

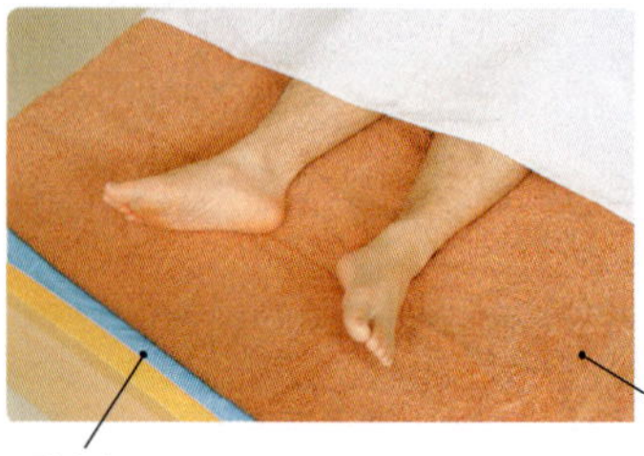

❶防水布とバスタオルを重ねて足もとに敷く。

4 膝の下に枕を入れる

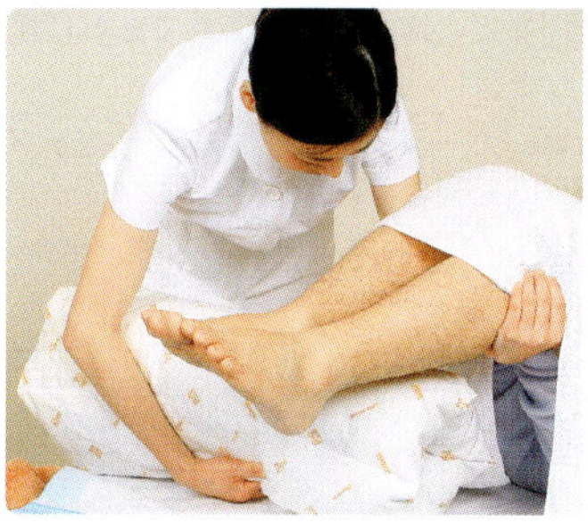

❶患者さんの膝《ひざ》が安定し、安楽を感じる位置に当て枕を入れる。

コツ

●膝上のバスタオルで、両足を包み込むようにすると安定します。

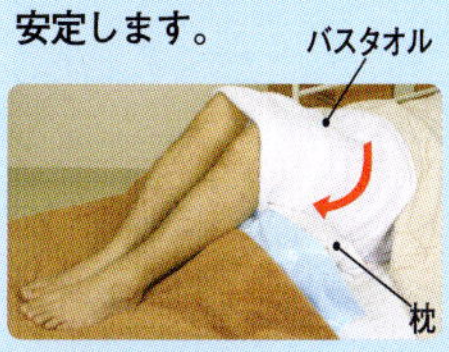

5 足を洗う

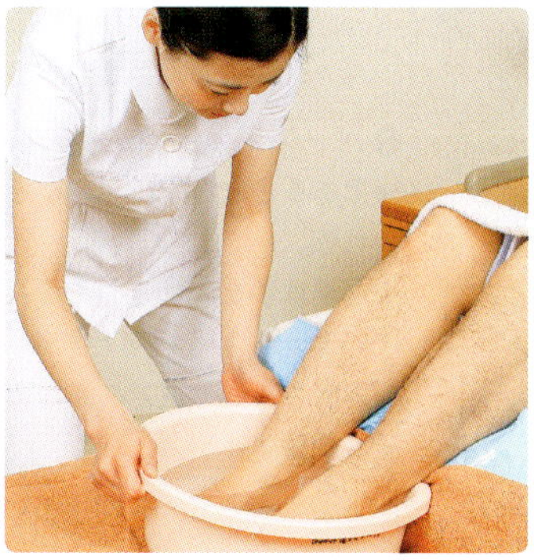

❶水温計を用いて大ベースンの温湯が40℃前後であることを確認する。
※温湯は足を入れても、こぼれないように1／3～1／2程度とする。
❷ベースンを足もとに置き、片足ずつ静かに湯に入れる。

コツ

●実際に、患者さんにも適温であるかを確認し、好みに合わせて調整しましょう。

湯温決定の目安

❶患者さんの好み。
❷皮膚表面の温度（冷たい場合は低めに設定）。
❸足浴の目的。

指導者に聞かれる根拠はココ！

かけ湯の温度を、やや熱めにするのはなぜ？

足浴により温まった足も、最後のかけ湯の温度が低いと、患者さんにとっては冷たく不快に感じられます。

必ず熱すぎないことを患者さんに確認し、ベースンの湯よりは少し熱めの湯でかけ湯をしましょう。

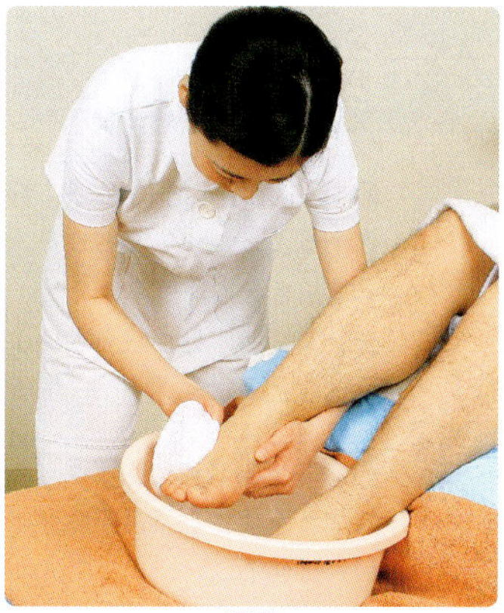

❸足をしばらく湯に浸した後で、ウォッシュクロスを湯で濡らし、石けんを十分に泡立ててから、足関節を保持しながら洗う。

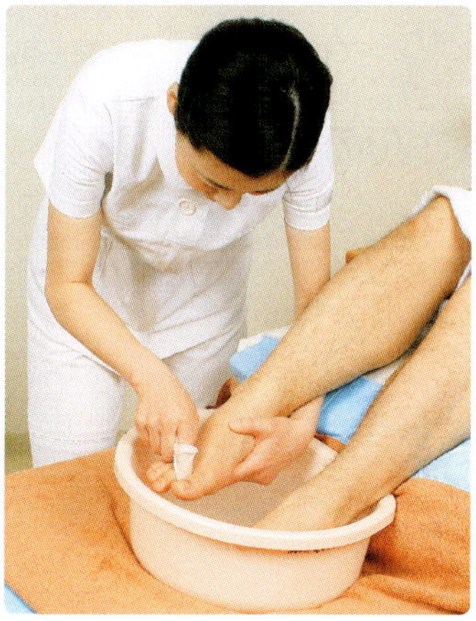

❹趾間《しかん》を十分開き洗う。
※ウォッシュクロスで洗いにくい場合は、ガーゼを指に巻きつけるようにして洗う。

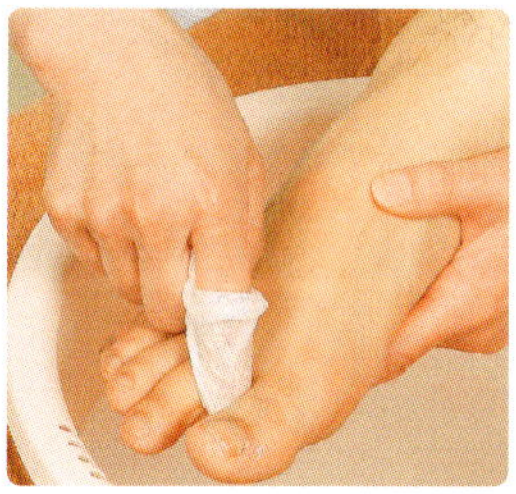

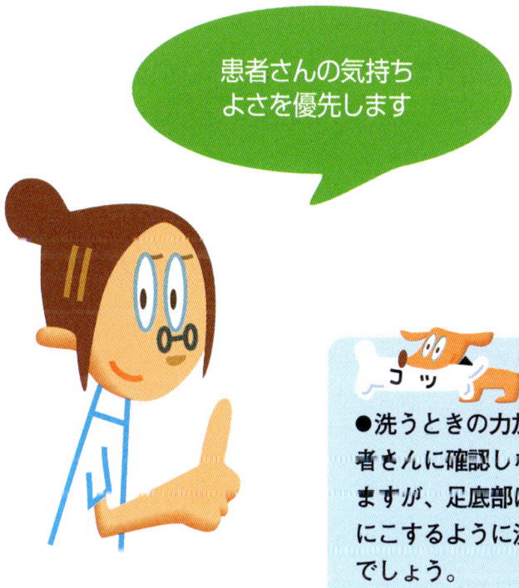

患者さんの気持ちよさを優先します

コツ

●洗うときの力加減は、患者さんに確認しながら洗いますが、足底部はやや強めにこするように洗うとよいでしょう。

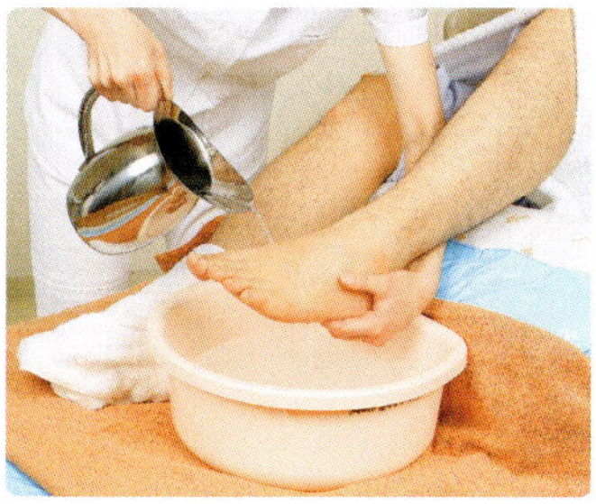

❺ピッチャー内の温湯の温度を確認し（やや熱めの40～41℃程度）、かけ湯をする。
※片足ずつ踵部・下腿を下側からしっかり保持し、石けん分を十分洗い流し、バスタオルの上に下ろす。
❻ベースンをはずし、ワゴンに片づける。

6 タオルで水分を拭き取る

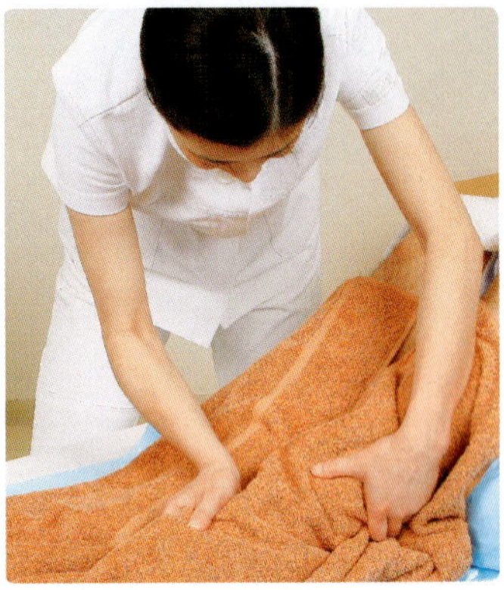

❶バスタオルで包んで、押さえるようにしてしっかり水分を拭《ふ》きとる。
※趾間にも水分が残らないよう拭きとる。

❷必要であれば、保湿クリームなどを塗布し、爪が伸びていれば切る。

❸バスタオル、防水布、当て枕をはずし、寝衣を整える。

＜坐位になれる患者さんの場合＞

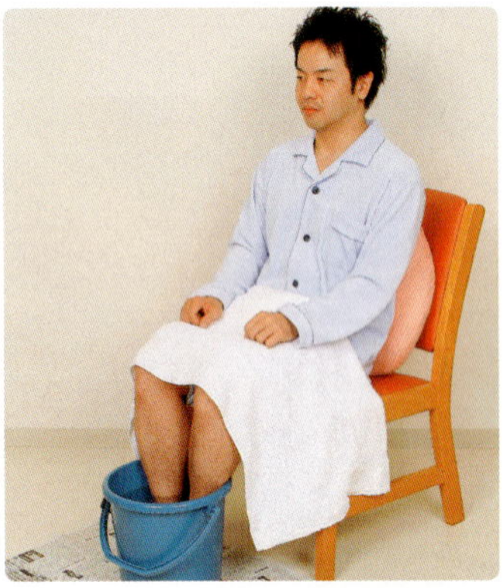

椅子に座り、バケツを用いた足浴

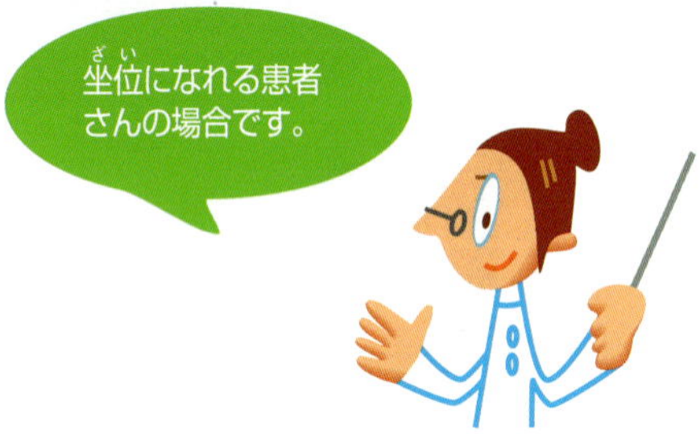

手浴

1 必要物品の準備

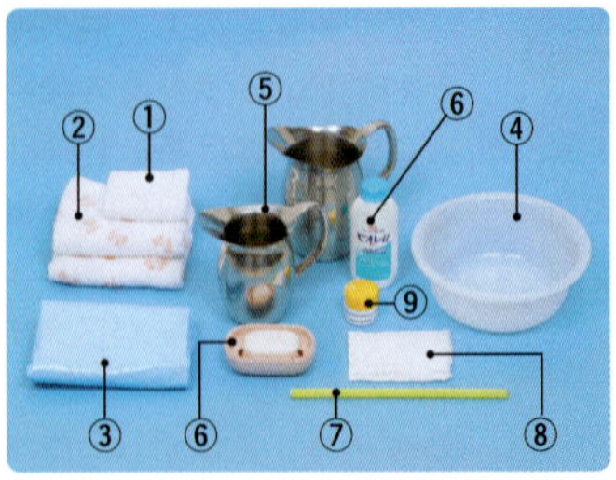

①ウォッシュクロス
②タオル2枚
③防水布
④ベースン（40℃前後の湯）
⑤ピッチャー（熱めの湯と水）
⑥石けんまたはボディソープ
⑦水温計
⑧ガーゼ
⑨必要に応じて保湿クリーム

2 環境を整え患者さんの準備をする

❶患者さんに「手を洗いましょう」などと声をかけ、必要であれば排泄をすませてもらう。
❷室温を調整し、多床室の場合は、カーテンやスクリーンでベッドを覆う。
❸患者さんの寝衣を濡らさない程度に十分露出する。

3 手もとにタオルと防水布を敷く

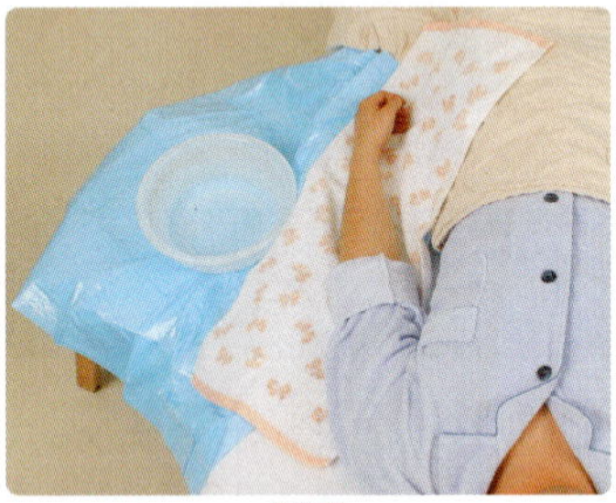

❶ベッドサイドに台を置き、防水布とタオルを重ねて敷く。手の位置がベッドよりやや低めのほうが実施しやすい。
※防水布の上にベースンを置く。

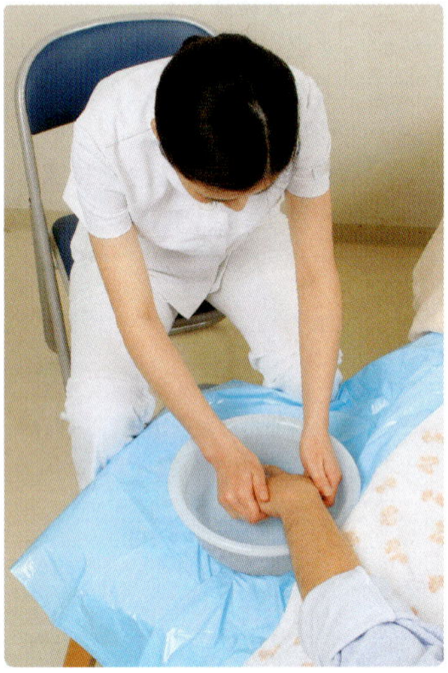

❷ベースンの温湯が40℃前後であることを確認し、手を入れる。
※温湯は手を入れてもこぼれないよう、1/2程度とする。
※患者さんに適温であるか確認し調整する。

4 手を洗う

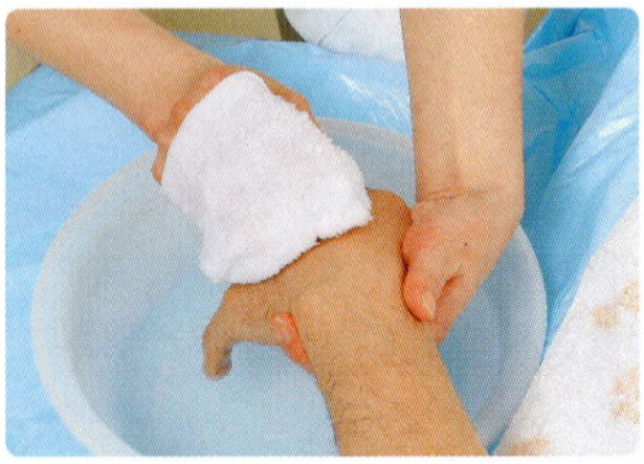

❶しばらく手を湯の中に入れた後で、ウォッシュクロスを湯でぬらし、石けんを十分泡立ててから洗う。

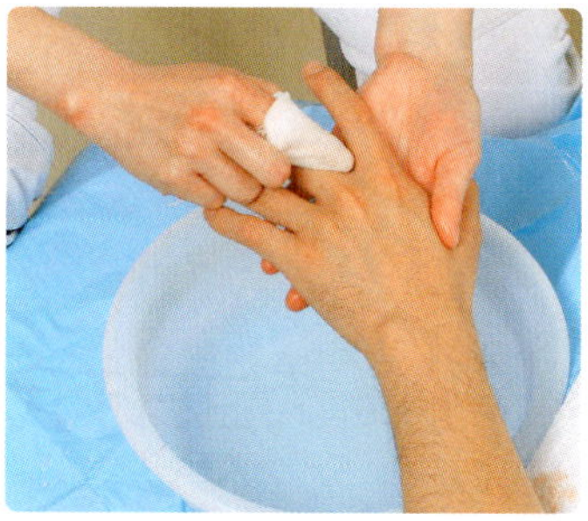

❷指間を十分に開き洗う。ウォッシュクロスで洗いにくい場合は、ガーゼを指に巻きつけるようにして洗う。

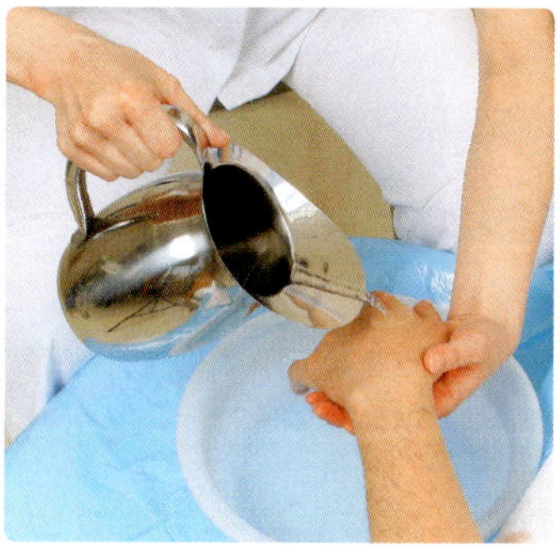

❸ピッチャー内の温湯の温度を確認し(やや熱めの40～41℃程度)、熱すぎないことを患者さんに確認しながら、かけ湯で石けん分を十分流しピッチャーを、ワゴンに片づける。手をタオルの上に置く。

❹ベースンをはずし、ワゴンに片づける。

5 タオルで水分を拭きとる

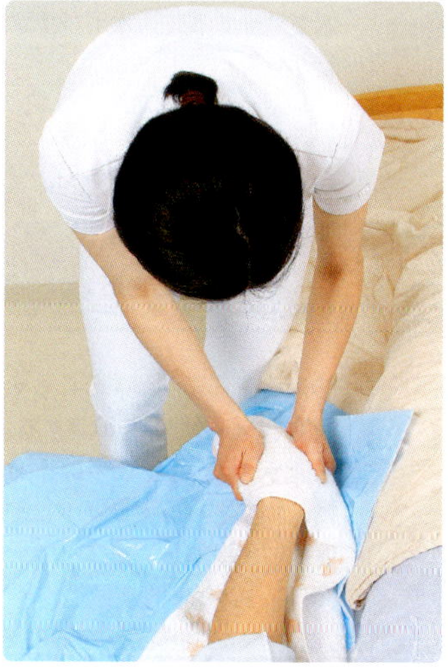

❶手をタオルで包んで、押さえるようにして水分を拭きとる。指間にも水分が残らないように十分拭き取る。
❷必要であれば、保湿のためクリームなどを塗布する。
❸タオル、防水布をはずし、寝衣を整える。反対側の手も同様に行う。

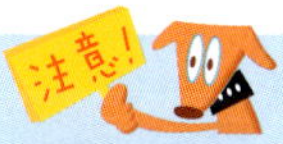
注意!

●手浴、足浴ともに、患者さんの爪がのびていれば終了後に切ります。

指導者に聞かれる根拠はココ!

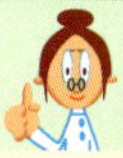

指間に水分が残らないように拭き取るのはなぜ?

手、足とも、指の間は汚れがたまりやすく、また皮膚が密着し湿潤し、不潔になりやすい部位です。しっかり洗った後は、きれいに洗い流し、水分を拭き取り乾燥させるようにしましょう。

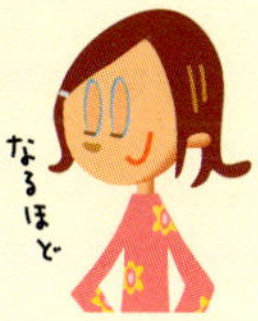
なるほど

<坐位になれる患者さんの場合>

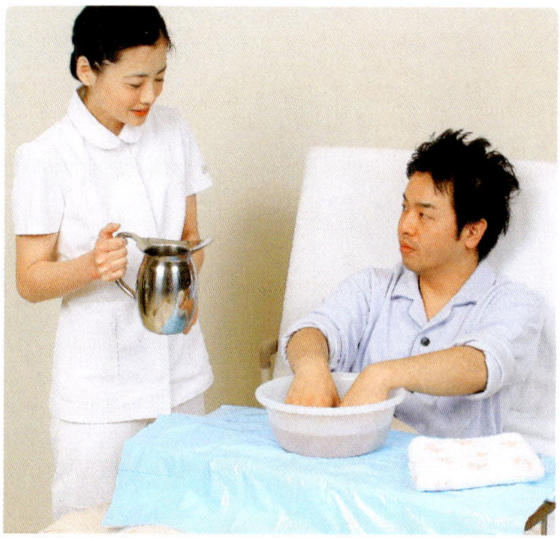

ベッド上に坐位になり、オーバーテーブルを用いた手浴

※患者さんの状態を十分考慮し、もっとも適切な方法を工夫しましょう。

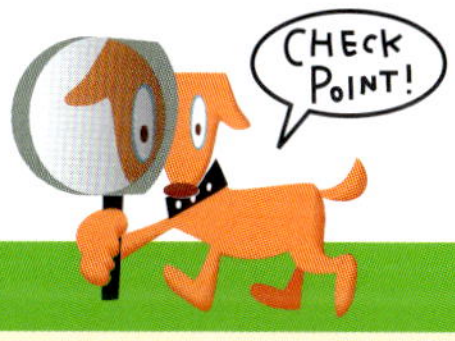
CHECK POINT!

指導者はココを見ている!

患者さんは安楽であるか?

□足浴も手浴も患者さんにとっては、快適なケアのはずです。しかし、無理な姿勢で行ったり、足や腕を自分で保持しなければならない体勢で行うと、快適さは減り、かえって苦痛を与えることにもなりかねません。当てものを工夫したり、看護師がしっかり支えて行うなど、患者さんにとって安楽であることを心がけましょう。

□脱力している下肢は、ずっしり重く感じるものです。患者さんの足が意外に軽いなと思ったときには、患者さん自身が足を持ち上げていると考えて「楽になさってください」「力をぬいてください」など、声をかけましょう。

湯の温度は適切か?

□湯の温度は水温計を用いて測ることが原則です。温度調節機能つきの給湯器などもありますが、故障がないとは言いきれません。準備段階のうちに、看護師自身の身体で湯に触れて温度を確認しておきましょう。

□患者さんによっても、熱さの感じ方は異なるものです。熱すぎたり、ぬるすぎたりしないかを患者さんに確認しながら、気持ちよいと感じる湯温で行いましょう。

指導者はココを見ている!

臥床中の患者さんに爽快感を与え、頭部の清潔を保持する

洗髪［ケリーパッドを使った洗髪］

大吉三千代

洗髪の意義

病気や障害などで臥床中《がしょうちゅう》の患者さんにとって、頭部の清潔を保つための洗髪は、大切な看護ケアの一つである。その理由は以下の通りである。

①皮膚の大部分は衣服で覆《おお》われているが、頭部は常に外的環境に接しているので、汚れやすい。

②頭部の皮膚は、汗などで汚れても、その汚れを拭《ふ》き取りにくい。

③入浴やシャワー浴で身体の汚れをきれいにしても、頭髪が汚れたままだと十分な爽快感《そうかいかん》が得られない。

洗髪の目的

①毛髪や頭皮の汚れを取り、清潔にする。

②清潔を保つことで感染予防になる。

③血液循環をよくし、新陳代謝《しんちんたいしゃ》を高める。

④気分を爽快にし、闘病意欲《とうびょういよく》を高める。

洗髪時の注意事項

- ●頭皮を傷つけないよう、看護師は爪を短く切っておく。
- ●湯の温度は40℃前後が適温。気温や患者さんの好みで加減する。寒いときは、別に熱めの湯を用意する。
- ●洗髪時間を短縮したいときは、リンス・イン・シャンプーを使うとよい。
- ●汚れがひどい場合は2度洗いする。
- ●頭皮を洗うときは、爪先でなく指の腹で洗う。
- ●ヘアドライヤーは看護師の手を当てて、温度を確かめながら使う。
- ●慢性中耳炎《まんせいちゅうじえん》、鼓膜穿孔《こまくせんこう》などがあるときは、滅菌《めっきん》青梅綿《おうめわた》をきっちり詰めて、その上にワセリンを塗り、湯が耳の中に入らないようにする。

1 必要物品の準備

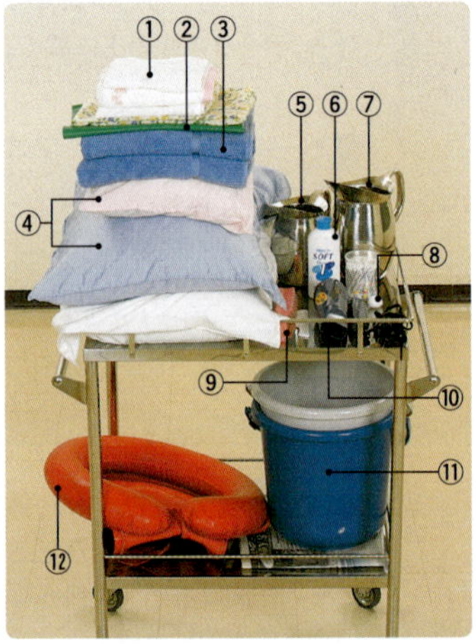

①浴用タオル、小タオル（ガーゼでも可）、②防水布、③バスタオル、④枕、⑤ピッチャー（小）、⑥シャンプー（リンス・イン・シャンプーでも可）、⑦ピッチャー（中）（70℃程度の熱い湯）、⑧青梅綿、⑨ヘアブラシ、目の細かいくし、⑩ヘアドライヤー、⑪湯（42℃程度）用バケツ（準備中に温度が下がることを考慮して、やや高めの湯を準備する）、汚水用バケツ、⑫ケリーパッド

2 洗髪を行う環境を整える

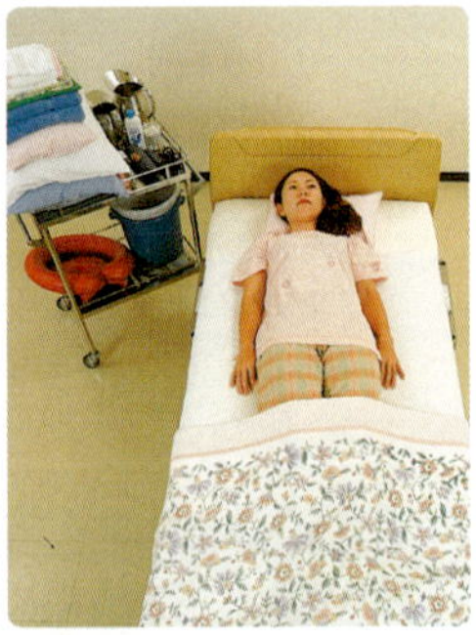

❶患者さんに洗髪することを説明し、必要物品を準備する。看護師が作業しやすいように、物品をベッドサイドに配置する。上掛けを降ろしタオルケットをかける。

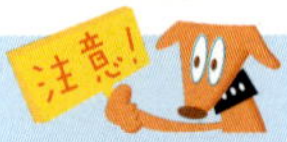

- ●患者さんにあらかじめ洗髪の方法、所要時間を説明し、了解を得る。
- ●バイタルサインをチェックし、頭皮に湿疹《しっしん》や傷がないかを確かめる。
- ●食前・食後1時間は避ける。
- ●事前に排泄を済ませておく。

3 患者さんの頭部を看護師側に近づける

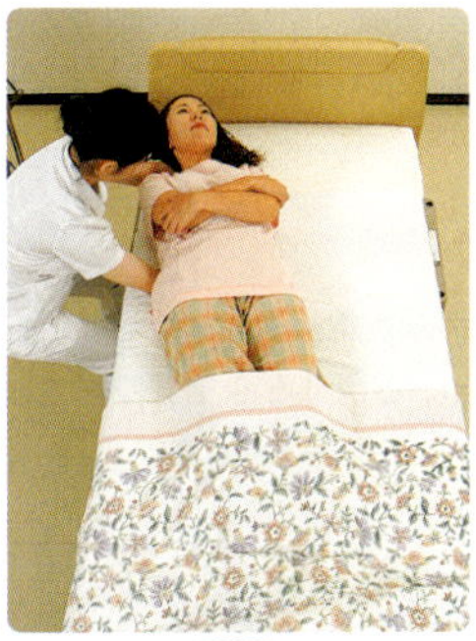

❶「枕をはずします」と声をかけてから患者さんの枕をはずす。次に「体を動かします」などと声をかけ、患者さんの頭部を看護師側に引き寄せる。

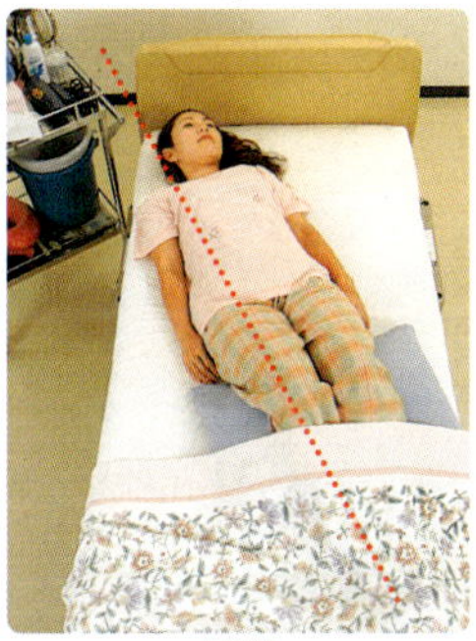

❷患者さんの身体がベッドの対角線になるようにする。

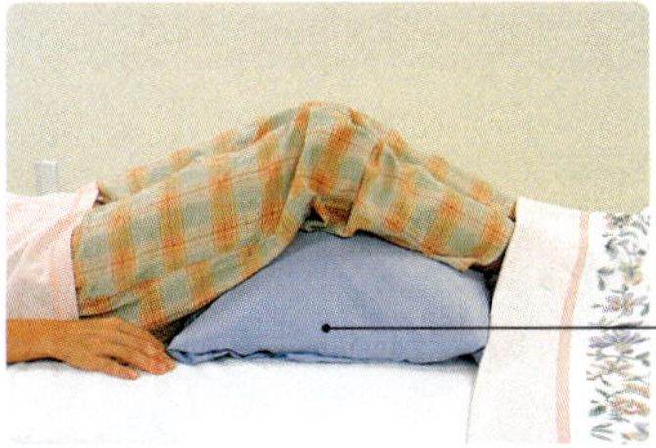

❸膝枕《ひざまくら》を入れる。

4 洗髪を行う姿勢にする

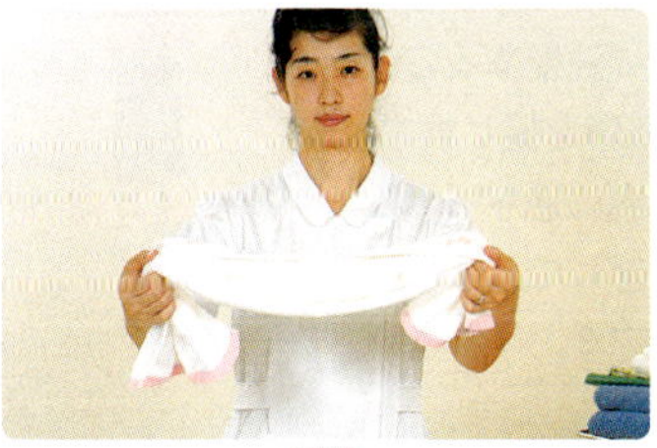

❶タオルを扇子《せんす》折《お》りにする。

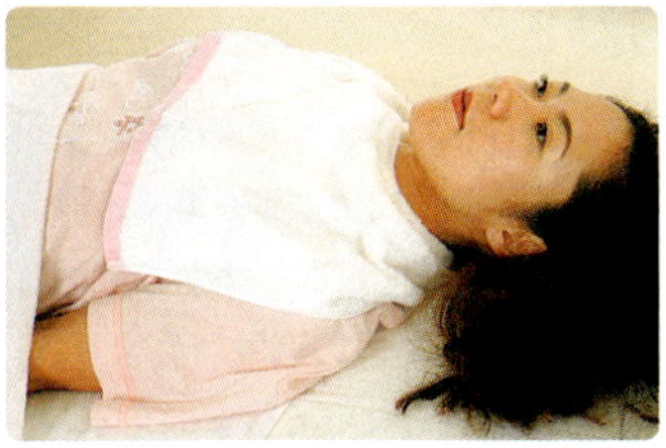

❷患者さんに「襟元《えりもと》が濡《ぬ》れないようにタオルを巻きます」などと声をかけ、扇子折りにしたタオルを患者さんの首に巻く。胸の部分のタオルの両端を広げ、胸を覆うように合わせる。

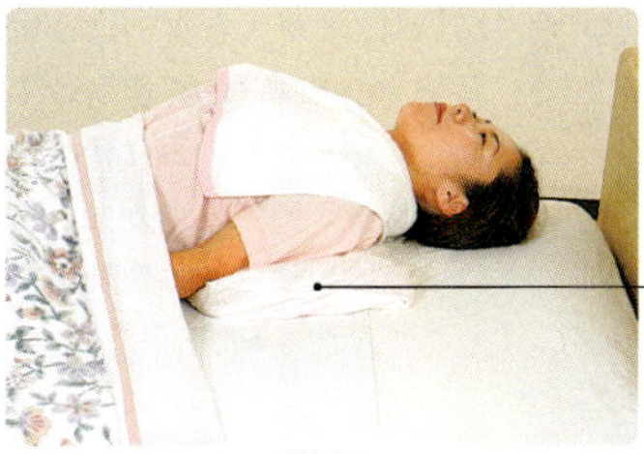

❸肩下に低い枕を入れる。

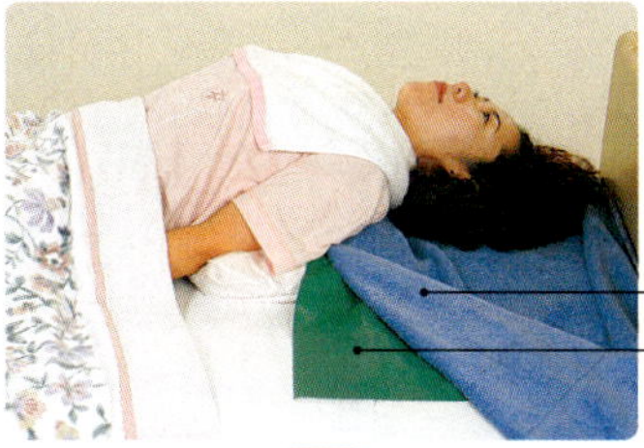

❹患者さんの頭の下に防水布とバスタオルを重ねて敷く。

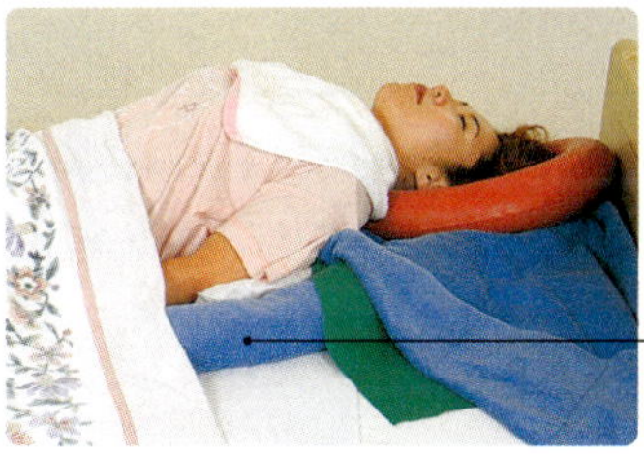

❺頭部にケリーパッドを入れて位置を安定させる。ケリーパッドと肩の下に肩枕を当てて、排水しやすいように傾斜を作る。

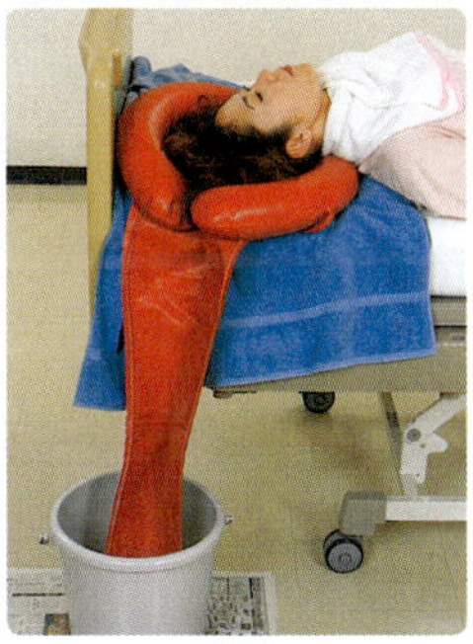

❻ケリーパッドの排水路にくぼみをつけ、汚水用バケツの中に垂《た》らす。バケツの下には新聞紙を敷く。

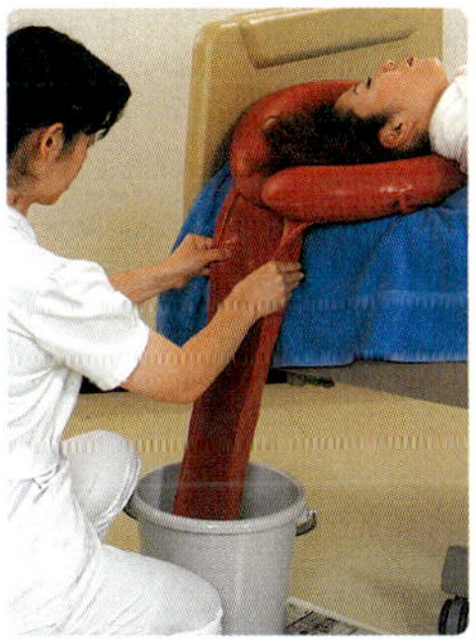

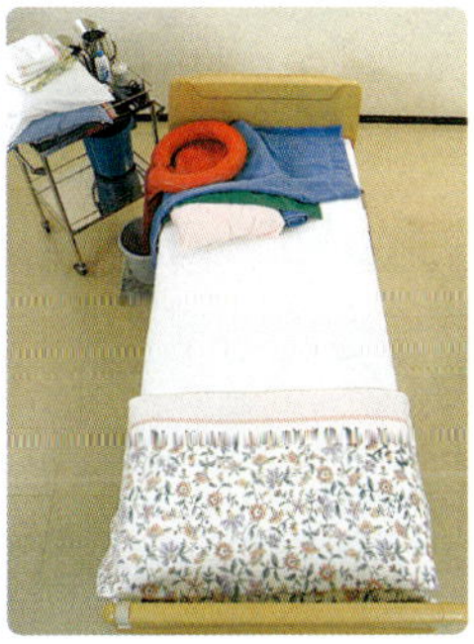

❼この状態で患者さんの安楽が保たれているか確認する。ケリーパッドやバスタオルなどの位置は、患者さんの反応を見ながら調整する。このとき、「この状態で髪を洗いますが、よろしいですか？」などと声をかける。右側の写真は洗髪の物品の配置の状況。

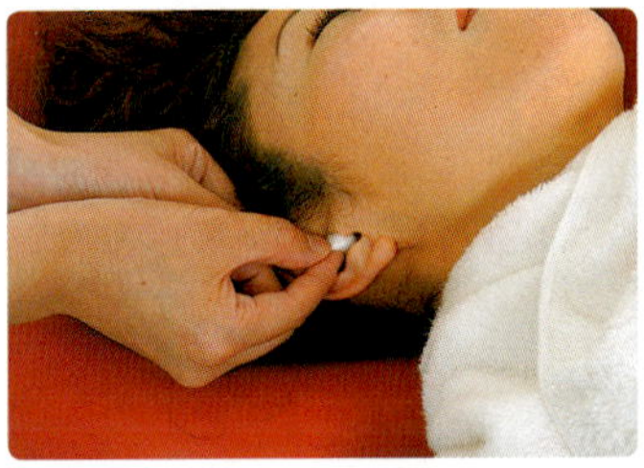

❽「耳に水が入らないように耳栓《みみせん》をします」と声をかけてから、患者さんの耳に青梅綿を詰める。顔に水がかからないよう、小タオル、または折りたたんだガーゼで顔を覆う。

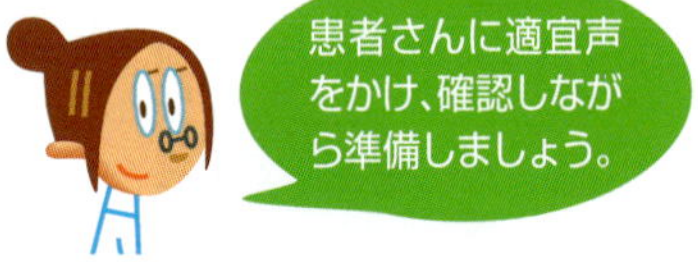

患者さんに適宜声をかけ、確認しながら準備しましょう。

5 洗髪を行う

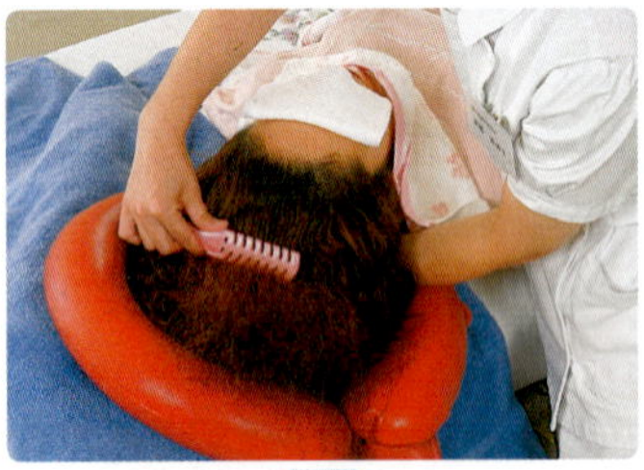

❶洗髪を行う前に髪をブラッシングしてほこりを取る。

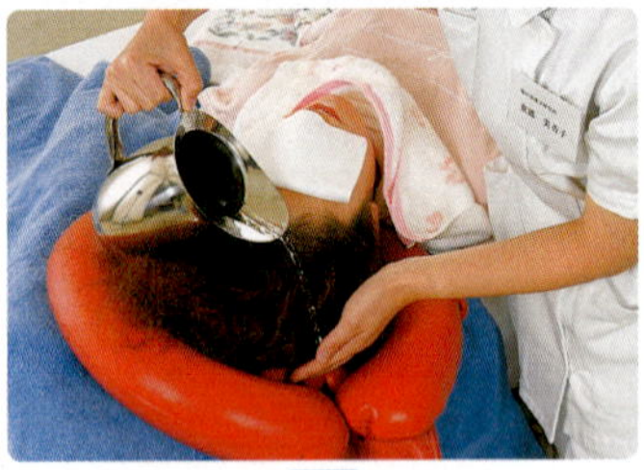

❷ピッチャーでケリーパッドにお湯を流し、流れ具合を確認する。手を添えて毛先から少量の湯をかける。このとき「熱くないですか？」と湯加減を患者さんに聞きながら、湯の温度を調整する。

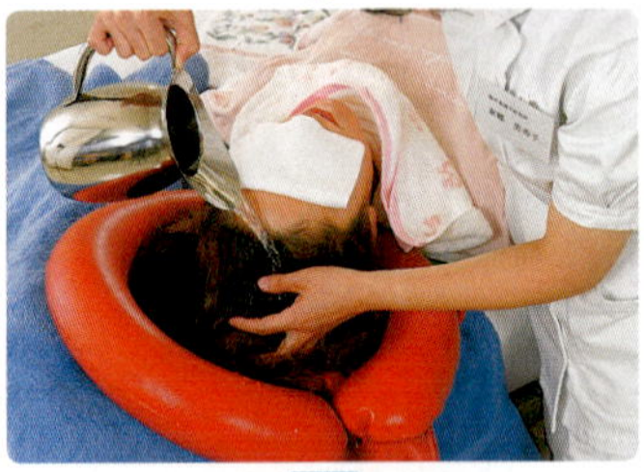

❸髪全体に湯をかけてぬらす。

注意!

●ケリーパッドに汚水が滞《とどこお》ってしまった場合は、汚水を手で排水路へ導く。

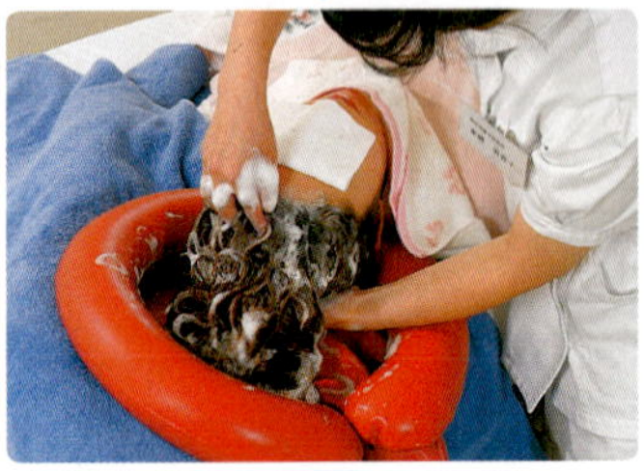

❹シャンプーを使って頭全体を洗う。洗うときは片方の手で頭をしっかり保持する。

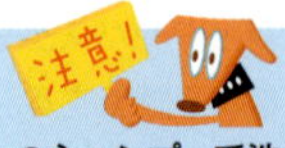

注意!

●シャンプーで洗うときは、とりわけ頭・頸部《けいぶ》が動いて不安定になりやすいので、必ず片方の手で支えておきましょう。

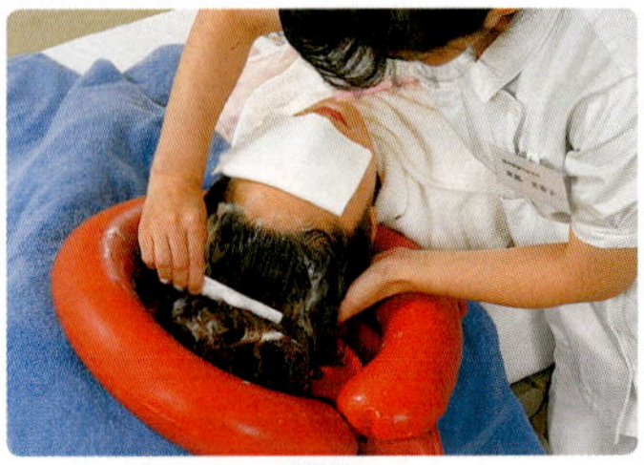

❺洗い終わったら、くしまたはヘアブラシで髪の毛についたシャンプーの泡を取る。

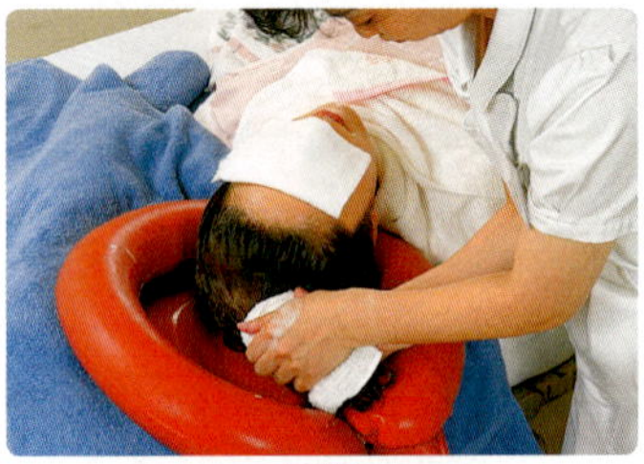

❻濡れタオルで髪に残っている余分なシャンプーを拭《ふ》き取る。

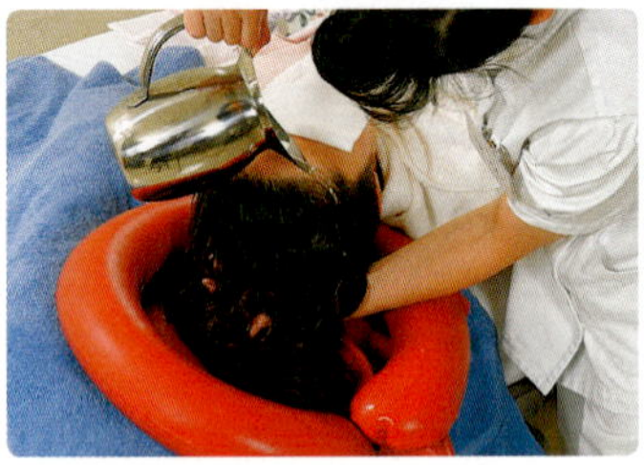

❼ピッチャーの湯をかけながら髪をすすぐ。

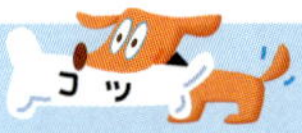

コツ

●顔や耳の近くをすすぐときは、湯がかからないように手をそえてガードしながら洗い流しましょう。

指導者に聞かれる根拠はココ！

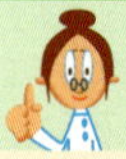

洗髪の前にブラッシングをするのはなぜ？

逆毛《さかげ》や髪のもつれをほどくためです。また、あらかじめ汚れを落としておくことで、少量のシャンプーで済み、洗髪しやすくなります。

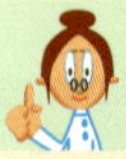

指の腹でマッサージするように洗髪するのはなぜ？

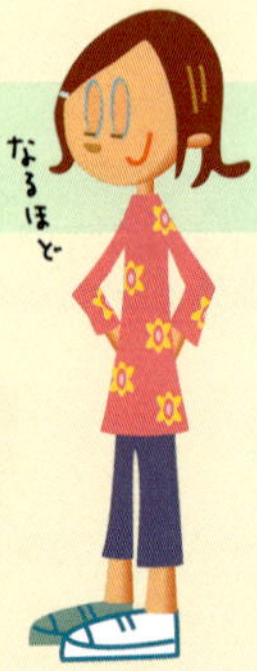

なるほど

頭皮を爪で傷つけないためです。また、強くこすりすぎると頭皮を傷つけてしまうので、マッサージするように洗髪することで皮膚に刺激を与え、血液循環を促します。なお、このときに毛根《もうこん》の方向に逆らって洗髪すると患者さんが痛みを感じてしまうこともあるので、注意が必要です。

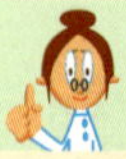

毛髪をすすぐ前に濡れタオルで泡を拭き取るのはなぜ？

すすぐ回数を減らし、患者さんの疲労を少なくするためです。頭皮には血管が多く、頭部に多量の湯を長時間当てると体熱の放散が激しくなり、エネルギーの消費が高まり、患者さんの疲労が大きくなってしまいます。

髪の洗い方

洗う順番や方向、力加減に配慮した、
正しい髪の洗い方をマスターしましょう!

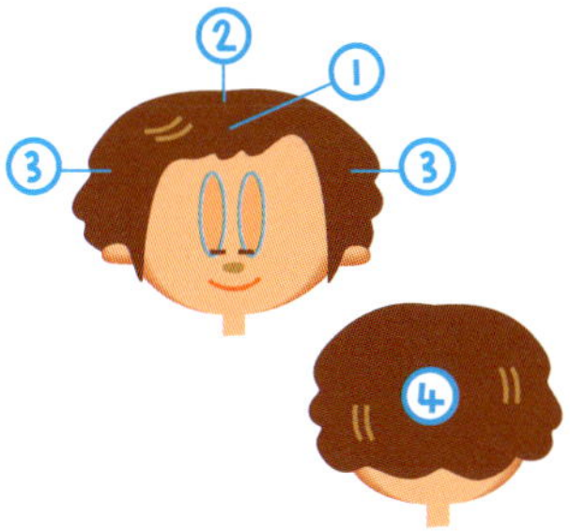

❶シャンプーを手にとり、髪全体につけ、五指の腹で髪の生え際からZ字を描きながら地肌《じはだ》をマッサージするように洗う。①前頭部、②頭頂部、③側頭部(左右)、④後頭部の順に洗う。

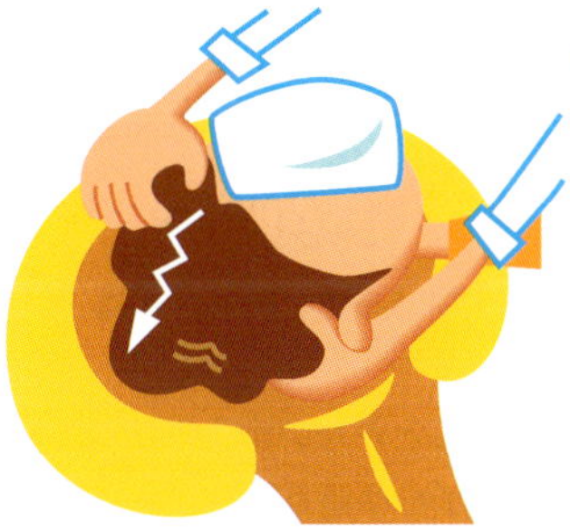

❷前頭部、頭頂部は生え際から頭頂部に向かって洗う。手はZ字を描くように動かす。

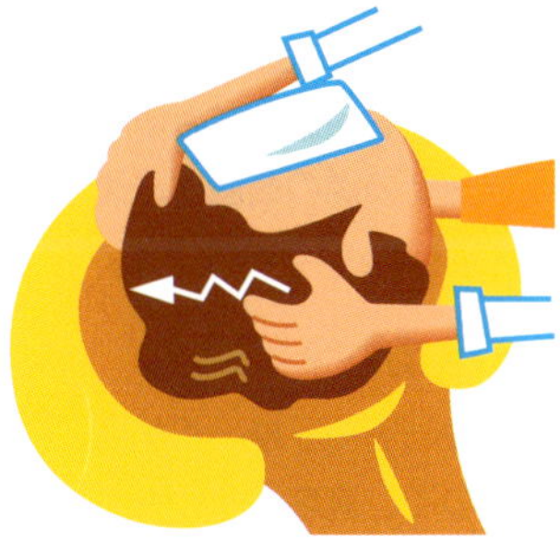

❸側頭部は顔を横(左右)に向けてもらい、洗う。

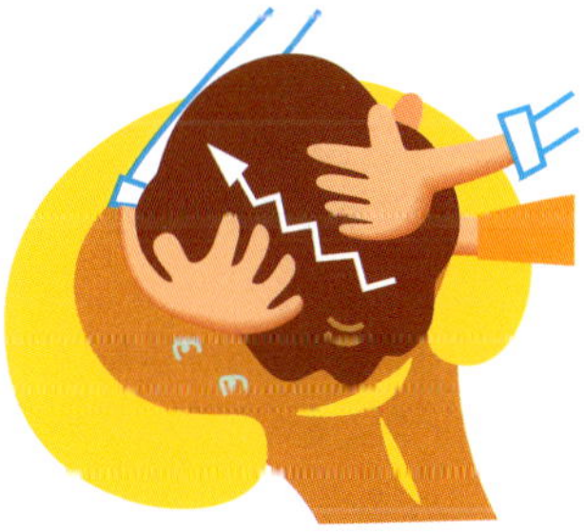

❹後頭部は患者さんに顔を横(左右)に向けてもらい、襟足《えりあし》から頭頂部に向かって洗う。

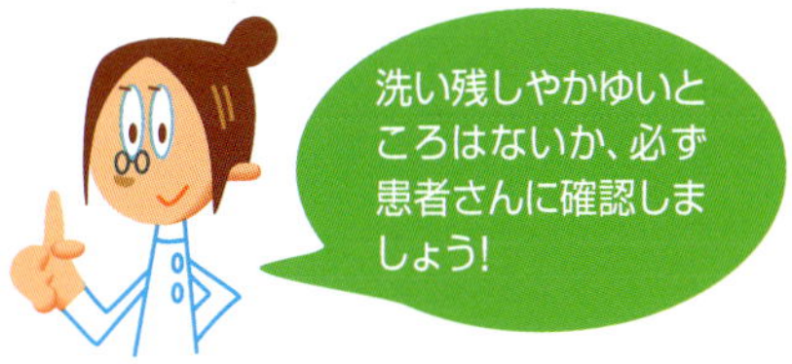
洗い残しやかゆいところはないか、必ず患者さんに確認しましょう!

6 髪の水分を拭き取る

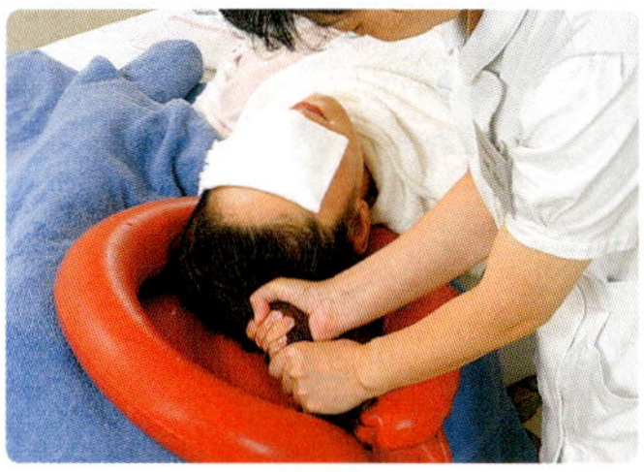

❶手で患者さんの髪の水分をやさしく絞《しぼ》る。

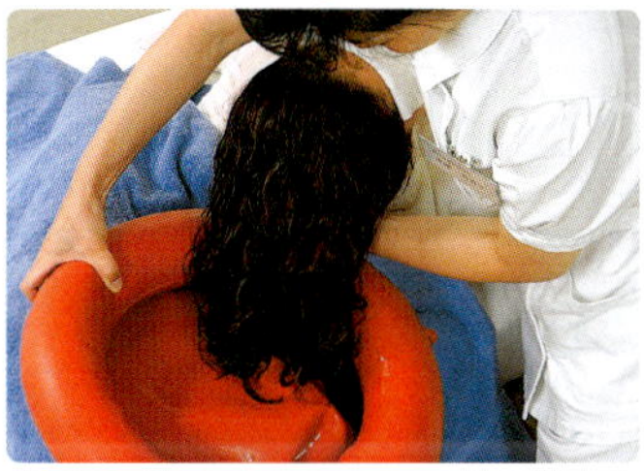

❷ケリーパッドをはずし、肩枕をはずす。

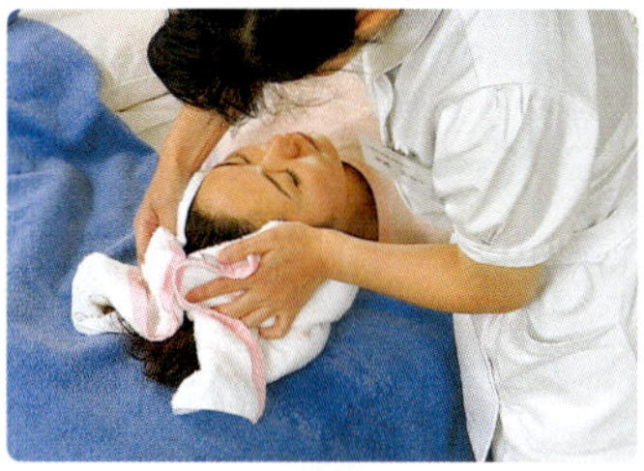

❸首に巻いたタオルで髪を包む。このタオルで髪の水分を取り、耳栓と顔のガーゼを取る。

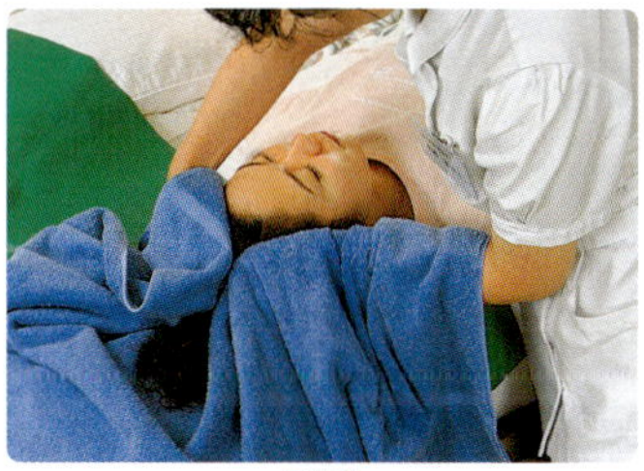

❹使用済のタオルをワゴン車の下段に置き、さらに頭の下に敷いたバスタオルで、水分を十分に拭き取る。

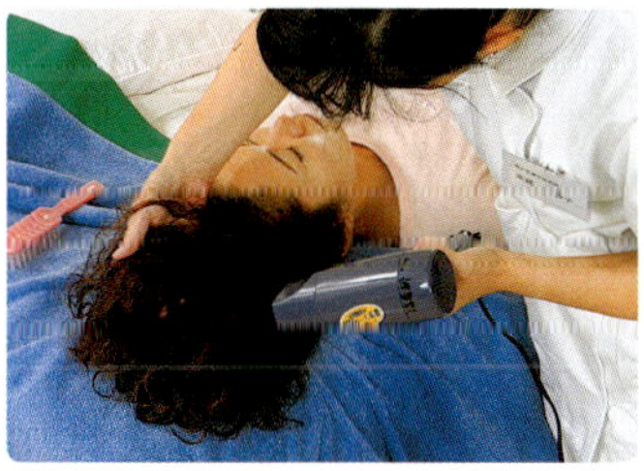

❺ヘアドライヤーで髪を乾燥させる。その後ブラッシングを行い、髪を整える。バスタオル、防水布、肩枕、膝枕を取りはずす。

●手をそえながらドライヤーを用いないと、患者さんの頭皮を火傷させてしまう危険があるので注意しましょう。

7 患者さんの姿勢を元に戻す

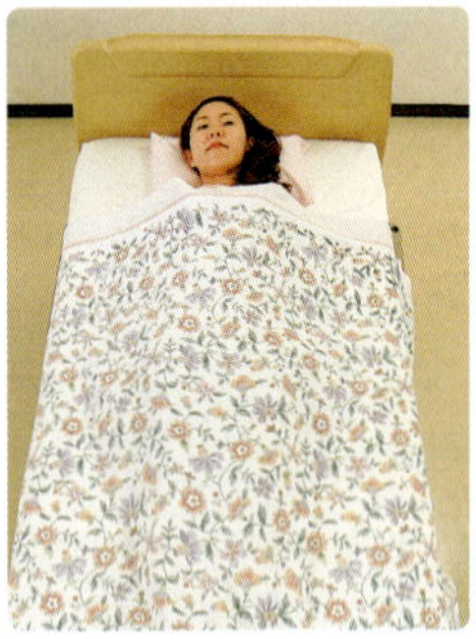

❶患者さんをベッドの中央に移動し、枕、寝衣、寝具を整え休ませる。

洗髪してはいけない患者さんの状態

頭部に傷、湿疹がある患者さん

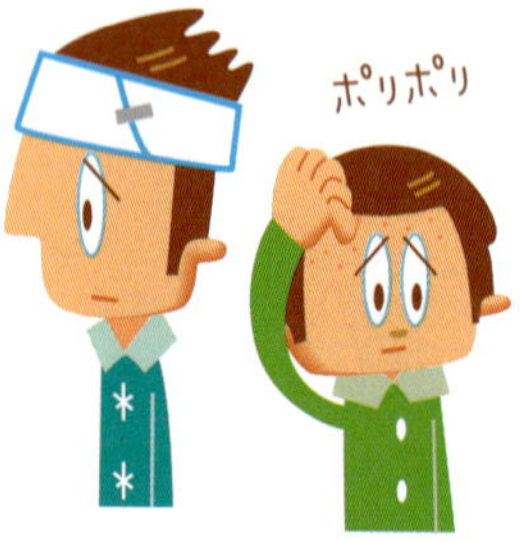

高熱が出ている患者さん

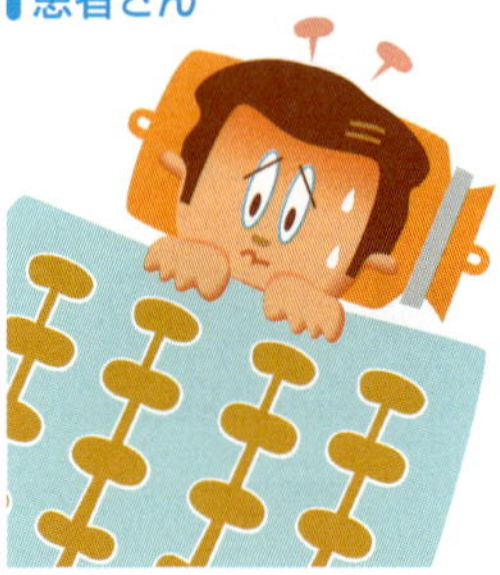

洗髪する前には、必ず患者さんの状態を観察・確認しましょう。次のような状態の患者さんは、洗髪してはいけません。

中耳炎の急性期の患者さん

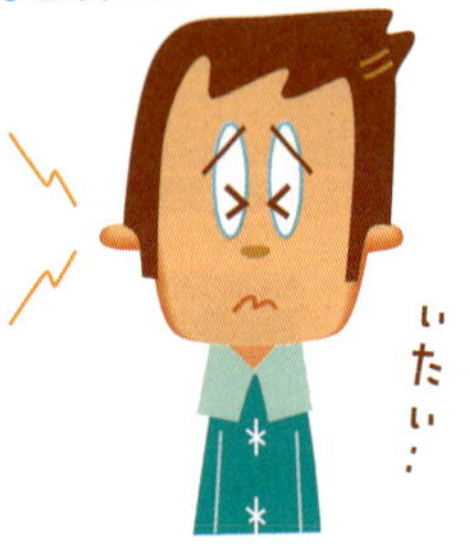

体位変換時に血圧や呼吸の変動が激しい患者さん

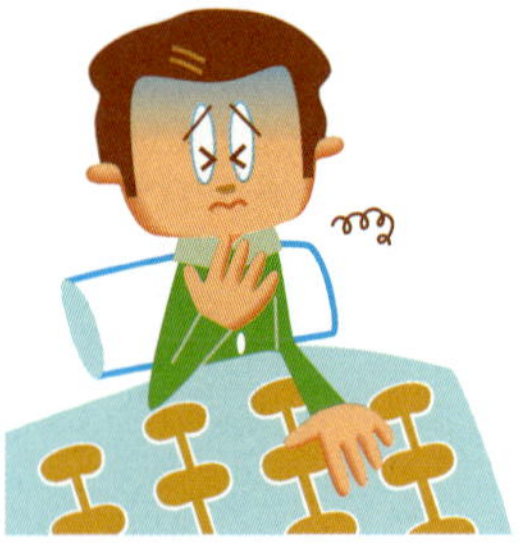

バイタルサインが安定せず、変化している患者さん

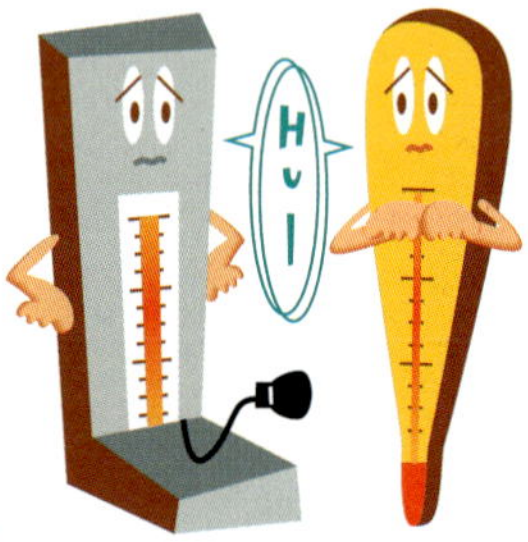

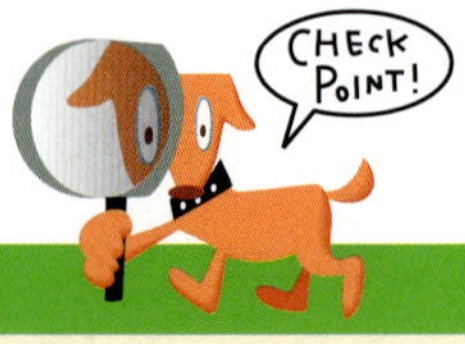

指導者はココを見ている！

プライバシーに留意して洗髪を行っているか？

□洗髪時は必ずカーテンやスクリーンをし、プライバシーに留意しましょう。

保温に注意を払い、安楽な姿勢で行っているか？

□部屋が寒いときなどは、暖房などで室内を適温にし、患者さんが寒さを感じないようにしましょう。

洗髪に時間をかけすぎていないか？

□洗髪の体位のまま長時間いると、患者さんは疲れてしまいます。

□物品が足りないということがないように、洗髪の順序をイメージしながら準《じゅん》備《び》万端《ばんたん》にしておくと、手早く行えます。

□湯が冷めると患者さんは不快に感じ、風邪をひくこともあるので、熱い湯を用意しておいて適温を保ちましょう。洗髪時の湯の適温は、個人差はありますが、一般的には40℃前後です。

適切な力で洗髪しているか？

□洗うときに指の圧が弱かったり、ゆっくり行うと爽快感が得られないので、適度な力でリズミカルに洗いましょう。

洗髪時に患者さんの状態の確認と観察をしているか？

□洗髪前には、患者さんのバイタルサインを必ず確認しましょう。

□患者さんの皮膚の状態はさまざま。始める前に頭皮に傷などの異常がないか、よく観察しましょう。

□洗髪中は、湯加減や力の入れ具合、気分不快などがないかどうか、こまめに患者さんに声かけを行い、確認していきましょう。

指導者はココを見ている！

患者さんの清潔を保持し、感染を予防する

清拭［全身清拭、陰部洗浄］

大吉三千代

清拭の意義

入浴やシャワー浴は、汗やほこりなどで汚れた身体をきれいにすることで爽快感《そうかいかん》を得たり、新陳代謝《しんちんたいしゃ》亢進、瞑想《めいそう》にふける、リラックスするなどの効用をもたらしている。

入院や療養生活では、病状や治療上の理由から入浴やシャワー浴などができなくなることがある。そのような状態にある患者さんの清潔の保持や爽快感《そうかいかん》を得るための清拭《せいしき》は、大切な看護ケアの一つである。

清拭の目的

●清潔の保持と感染を防止する。汚れを除去し、細菌の付着していない清潔な皮膚を保つ。汚染と湿潤《しつじゅん》の放置は、細菌の繁殖《はんしょく》を容易にする。

●血液循環を刺激し、新陳代謝《しんちんたいしゃ》を高める。

●全身状態の観察の機会となる。

●気分を爽快にする。リラックスし、闘病意欲《とうびょういよく》を高める。

●清拭に伴《ともな》う各筋群や関節の運動は、関節拘縮《かんせつこうしゅく》の予防に役立つ。

●患者さんと看護者の人間関係を良好に保つ。

清拭の注意事項

清拭前

●清拭の順序を頭に入れる。原則として、①顔面・耳・頸《けい》部《ぶ》→②上肢《じょうし》→③胸部《きょうぶ》→④腹部《ふくぶ》→⑤下肢《かし》(大腿《だいたい》、下腿《かたい》、足部《そくぶ》)→⑥腰背部《ようはいぶ》→⑦殿部《でんぶ》→⑧陰部《いんぶ》の順に行う。

清拭時

●タオルの温度は、看護師の前腕内側《ぜんわんないそく》に当てて確認する。

●絞《しぼ》った熱いタオルや蒸《む》しタオルで、清拭部分を十分蒸す(時間がない場合でも最低、背部だけは行う)。

●石けん清拭を行う場合は、ウォッシュクロスに石けんをつけ、よく泡立てて身体を拭《ふ》く。その後、石けん分が残らないように2～3回拭きとる。

●手(指)や足(指)は拭き取っただけでは十分汚れが取れないため、湯につけて洗うとよい。

●ウォッシュクロスは各部位ごとにこまめにゆすいで使う。

●必要に応じて湯を交換する。

●拭いた後はバスタオルなどで湿気を十分にとる。

●陰部は前から後ろに向かって拭き、肛門部《こうもんぶ》は最後にする。

●陰部洗浄は原則として排便の後に行うが、排便がなくても1日に1回は必ず洗浄を行うようにする。

拭き方のポイント

●適度の圧を加えてリズミカルに拭く。

●血行を促進するように、末梢《まっしょう》から中枢《ちゅうすう》に向かって拭く。

●筋肉部では筋の走行に沿って拭く。

●胸腹部《きょうふくぶ》、腰背部《ようはいぶ》、殿部を拭く場合は、大きく円を描くように拭く。

●皮膚と皮膚が接するところ(腋窩《えきか》や鼠径部《そけいぶ》など)は汚れやすく、湿潤しやすいのでよく絞り、ていねいに拭くこと。

清拭の順番

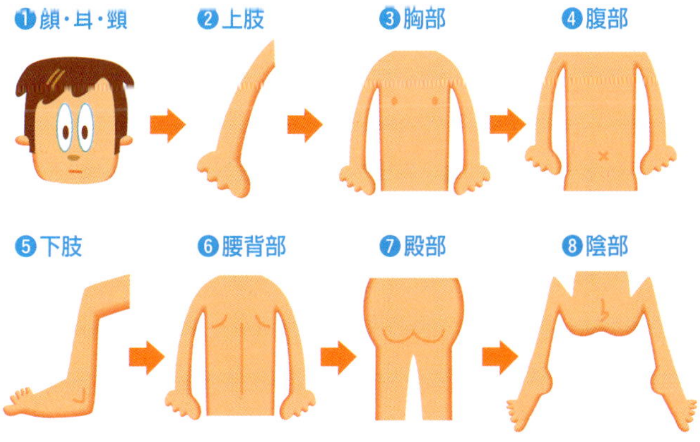
❶顔・耳・頸
❷上肢
❸胸部
❹腹部
❺下肢
❻腰背部
❼殿部
❽陰部

全身清拭

1 必要物品の準備

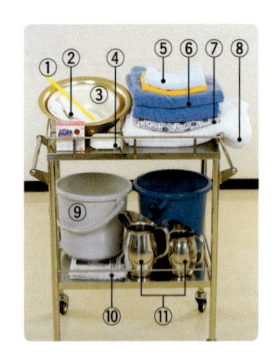

①温度計、②ウォッシュクロス、③ベースン2個(きれいな湯用と石けん用)、④石けん、⑤タオル、⑥バスタオル、⑦寝衣、⑧タオルケット、⑨70〜80℃のお湯の入ったバケツと汚水用のバケツ、⑩新聞紙、⑪水の入ったピッチャー(中・小)

2 清拭を行う環境を整える

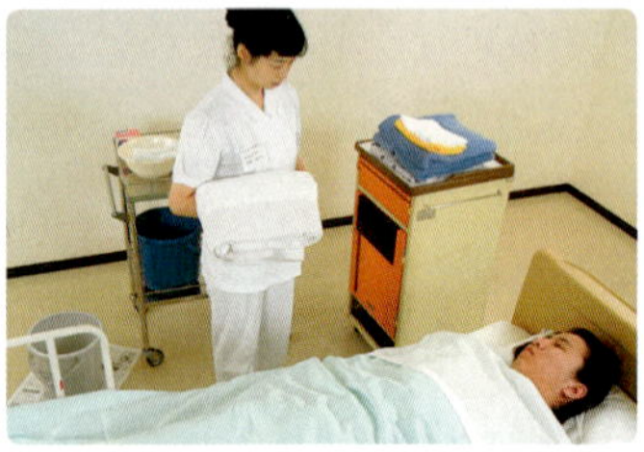

❶患者さんに清拭をすることを説明して了解を得る。

❷部屋の環境を整える。

●室温は患者さんにとって寒くない温度にする。室温は22〜24℃程度にする。

●寒い時期は特にすきま風を防ぐ。

●カーテン、窓、ドアなどを閉めプライバシーを守る。

●ベッド上および周囲を作業しやすいように片づけておく。

❸必要物品を使いやすいように配置する。また、着替えは着やすいように、そろえておく。

注意!

●バイタルサインをチェックし、清拭ができる状態か確認しましょう。方法、時間などを説明して患者さんの協力を得ることが大切です。

●食後1時間くらいまでは避けましょう。

●衣類は清拭の部位ごとに脱がせるか、はじめに脱がせてタオルケットなどで覆《おお》っておきましょう。

指導者に聞かれる根拠はココ!

なぜ食後1時間は清拭を避けるの?

食事をした直後は満腹状態であり、消化・吸収のために血液循環も高まるため疲労感があります。最低でも食後1時間あけることで、患者さんに続けて負担をかけないためです。

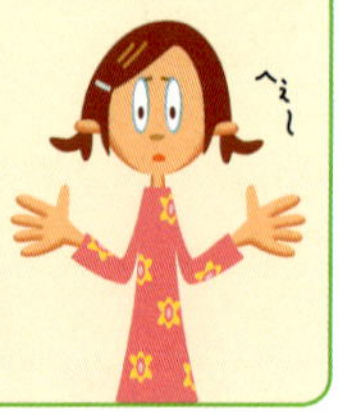

3 上掛けをおろす

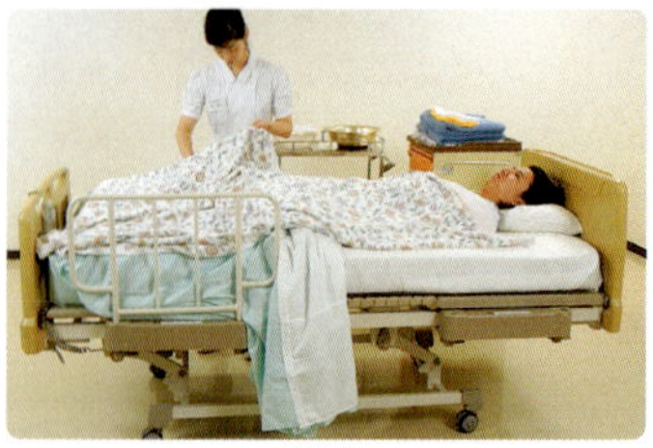

❶タオルケットの下で、上掛けを下ろす。

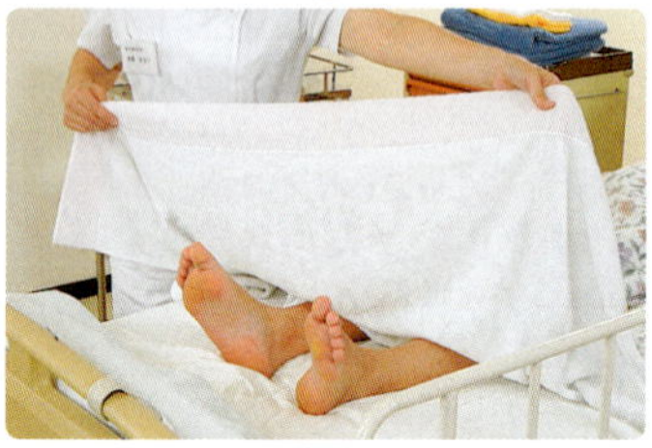

❷タオルケットがずれないように端を持ちながら上掛けを足元まで下げる。

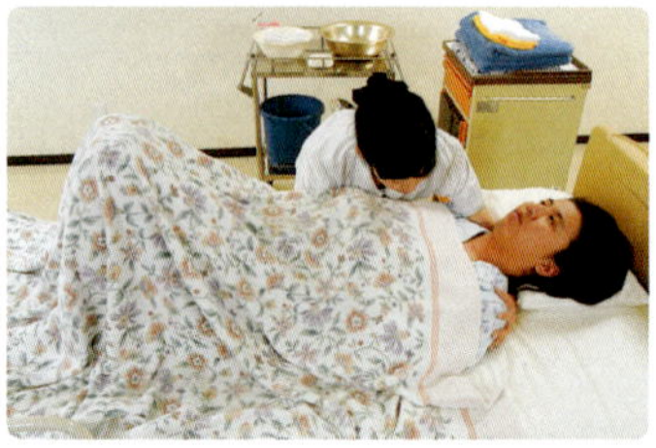

❸患者さんを看護師のほうに引き寄せる。

顔面、頸部を拭く

1 ウォッシュクロスを手に巻く

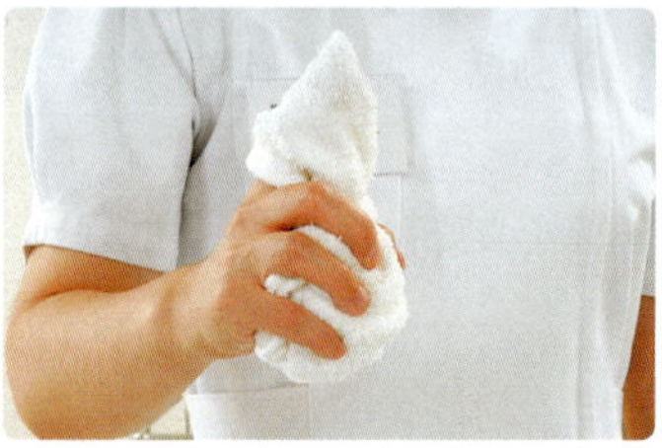

❶ウォッシュクロスを人差し指に巻き込んで余分な部分は握り込む。

注意!

●顔の皮膚はデリケートなため、かぶれを避け、原則として石けんは用いません。

2 目の周りを拭く

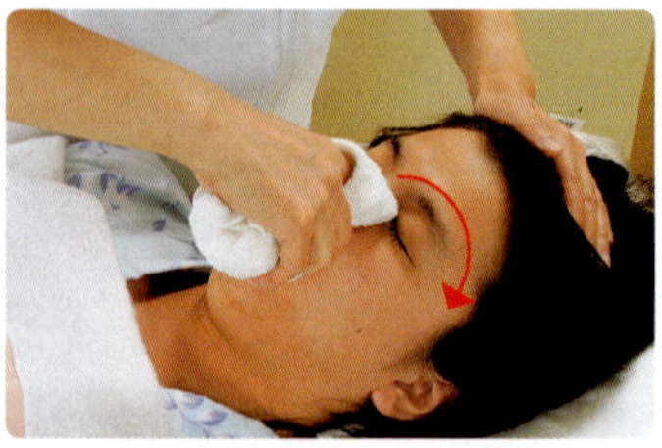

❶顔を拭くときは、最初は目の周りから。拭く方向は目頭《めがしら》から目尻《めじり》、上眼瞼《じょうがんけん》、下眼瞼の順に拭く。

3 顔全体と頸部を拭く

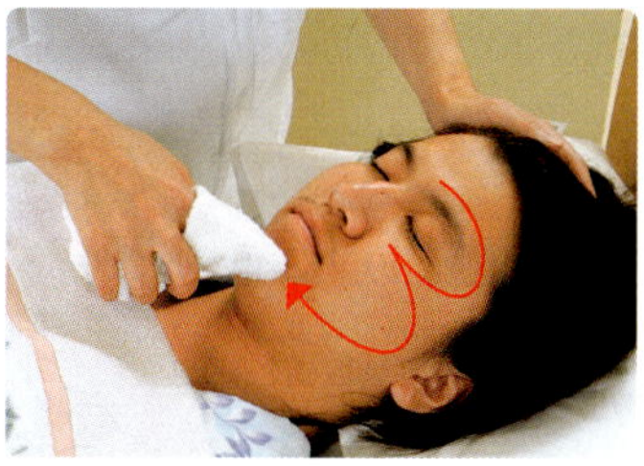

❶顔全体と頸部を拭く。額《ひたい》、頬《ほほ》、口と顔に数字の「3」を描くように拭く。その後、小鼻、口のまわり、顎《あご》、頸部、耳なども忘れないように拭く。

指導者に聞かれる根拠はココ！

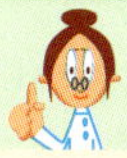

なぜ拭く方向は、目頭から目尻、上眼瞼から下眼瞼の順なの？

眼筋の走行に沿って拭くことで、眼球を傷つけるのを避けるためです。また、涙管に眼脂をつまらせないようにするためです。

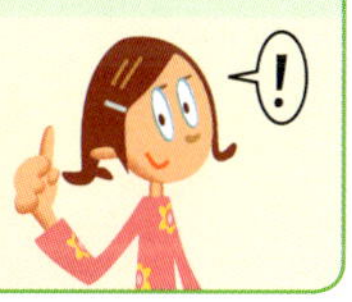
!

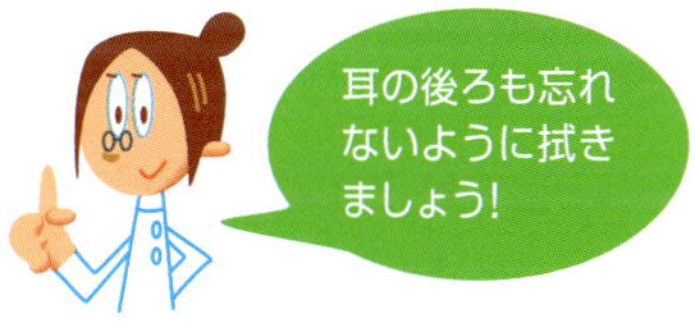
耳の後ろも忘れないように拭きましょう！

上肢を拭く

1 寝衣を脱がせる

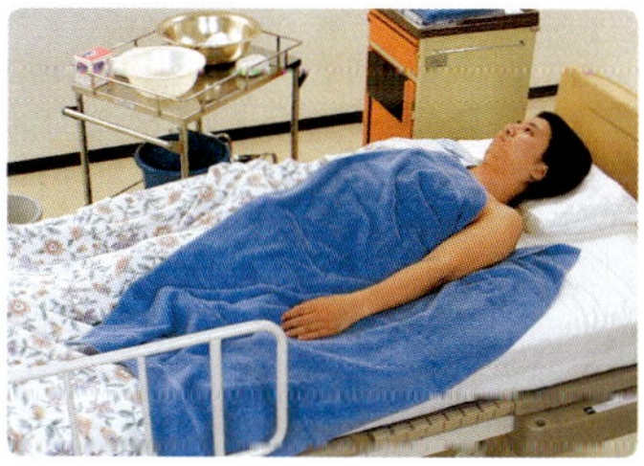

❶タオルケットの下で寝衣の袖《そで》を脱がせる。胸を覆うように腋《わき》の下にバスタオルを敷く。

2 ウォッシュクロスを手に巻く

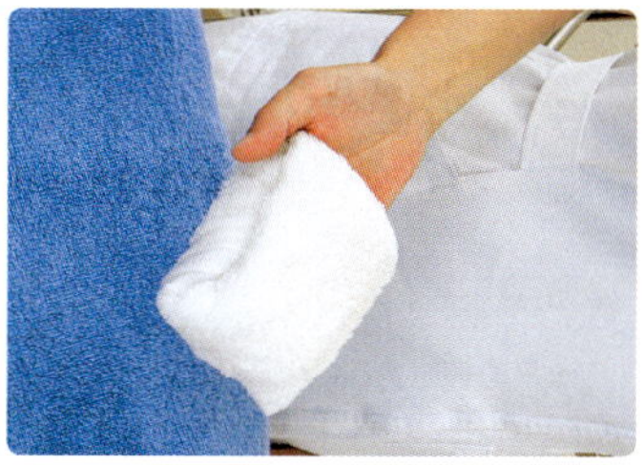

❶ウォッシュクロスを手に巻く。

ウォッシュクロスの巻き方

ウォッシュクロスは浴用タオルの半分くらいの大きさ（おしぼり大）が適切。ウォッシュクロスをベースンの湯で絞り、手に素早く巻く。

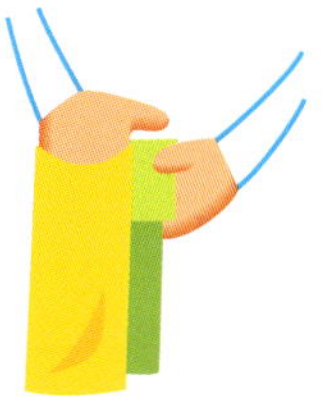

❶三つ折りにして手に巻く。

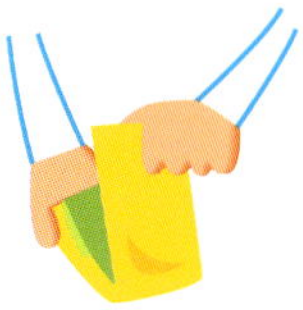

❷手の内側（手掌《しゅしょう》）にたたむ。

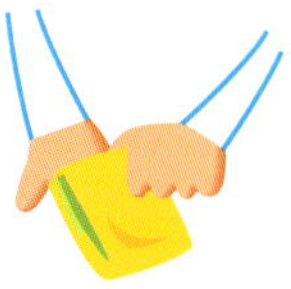

❸たたみ込んだ端を少し内側に折り込む。

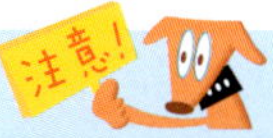
注意！

●ウォッシュクロスの端がはみ出ていると、患者さんに不快感を与えるのではみ出させないように注意しましょう。

3 手を拭く

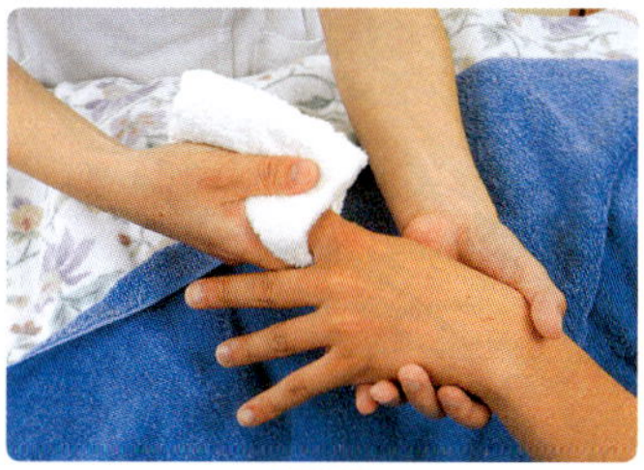

❶手首を支えながら指を1本ずつ拭く。とくに指と指の間は汚れているので、ていねいに拭く。

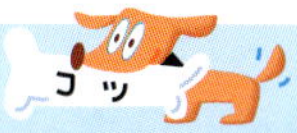
コツ

●上・下肢の持ち方は、各関節部分を支えるのが基本です。

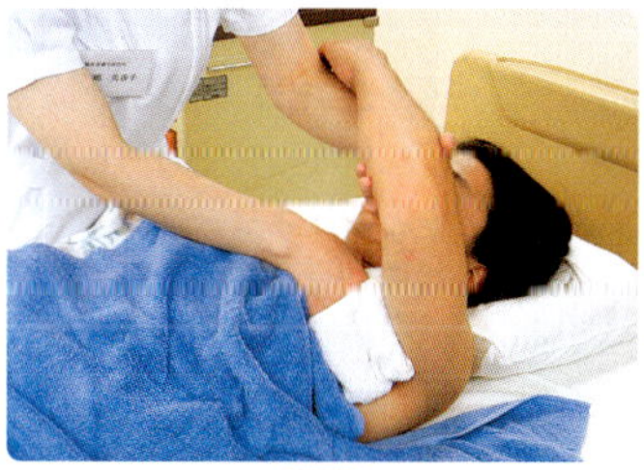

❷前腕・上腕・腋窩の順に拭く。腕を拭くときは肘を支えて拭く。

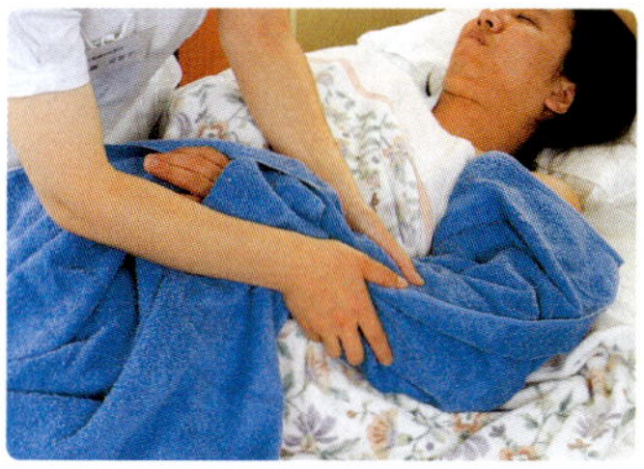

❸拭き終わったら、下に敷いていたバスタオルで腕を軽く押さえるように湿気を取る。

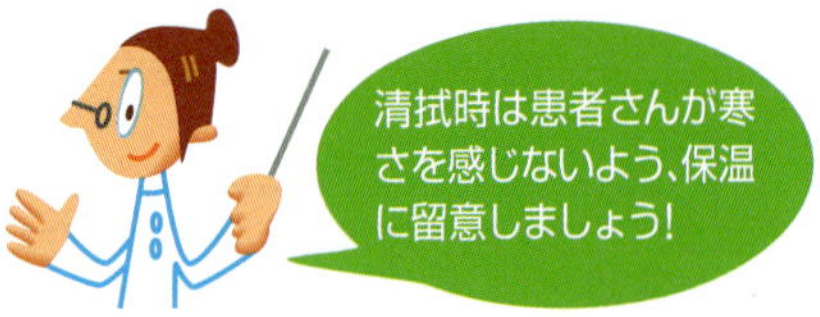
清拭時は患者さんが寒さを感じないよう、保温に留意しましょう!

胸部・腹部を拭く

1 不必要な露出を避ける

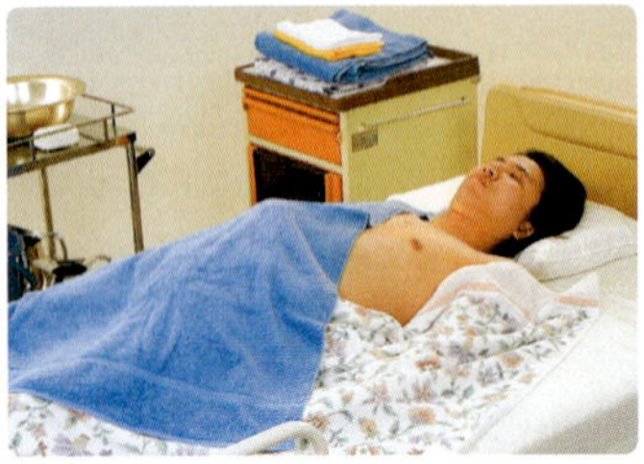

❶バスタオルやタオルケットを使用して、不必要な露出を避ける。

2 胸部を拭く

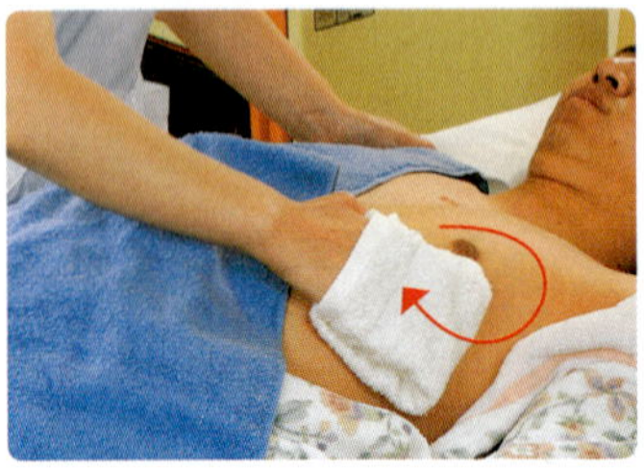

❶円を描くように胸を拭く。

3 腹部を拭く

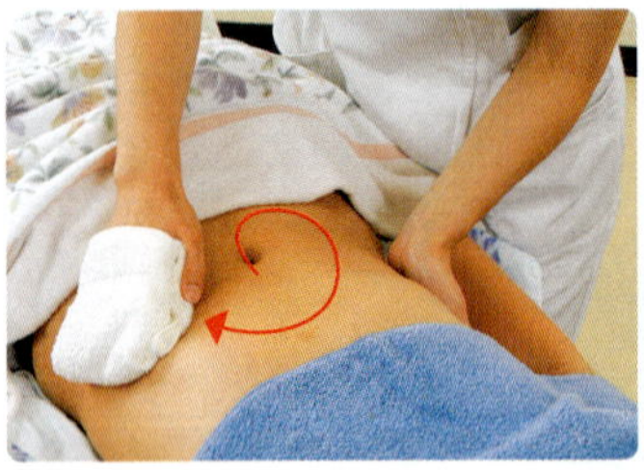

❶タオルケットを恥骨上縁《ちこつじょうえん》まで下ろす。腸の走行に沿ってへそを起点に「の」の字を描くように拭く。へその汚れがひどいときはオリーブ油をつけた綿棒で拭く。

指導者に聞かれる根拠はココ!

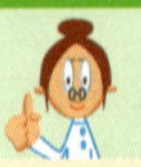

なぜ清拭後、バスタオルで皮膚の水分を拭き取るの?

水分が残ったままだと外気に触れたとき、冷たいと感じてしまいます。また水分が蒸発するときに、皮膚の熱が放散(気化熱)され、体表面に冷たさを感じ、不快だからです。

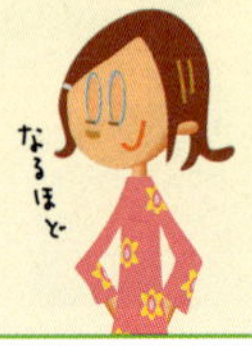
なるほど

下肢を拭く

1 大腿、下腿を拭く

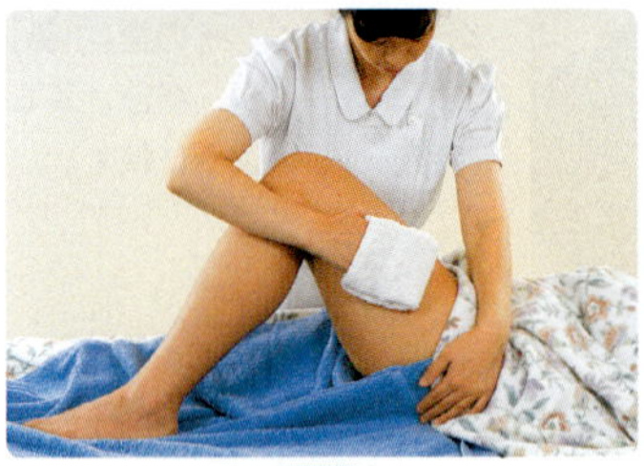

❶下肢の下にバスタオルを敷き、不必要な部分は露出しないようにバスタオルで覆う。
※写真では見やすいようにバスタオルは取ってある。

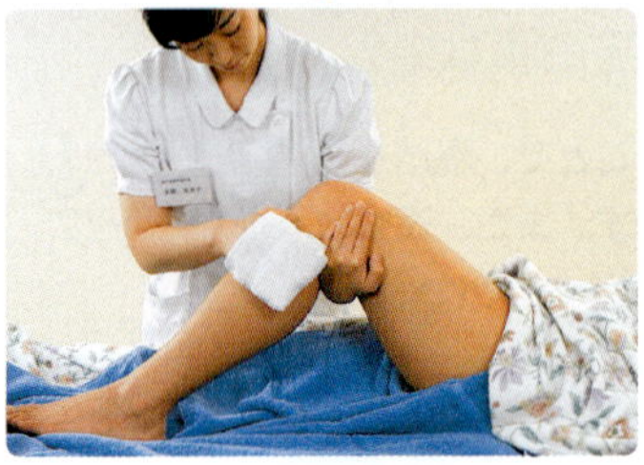

❷患者さんの膝を立てて膝の下から手を回し、足を支える。大腿、下腿を拭く。

2 足部を拭く

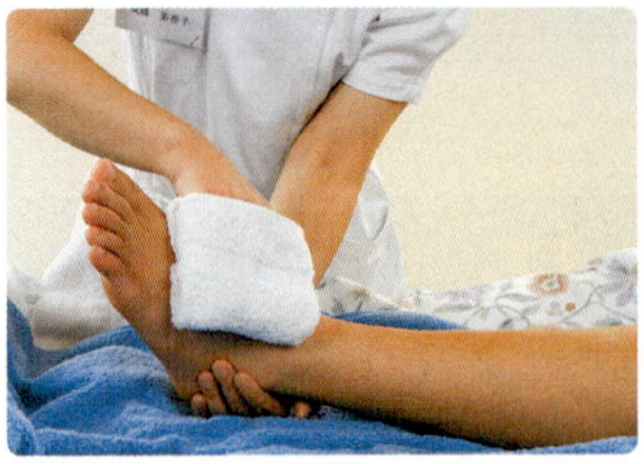

❶踵《かかと》を看護師の手で支えるようにして、患者さんの足を安定させて拭く。

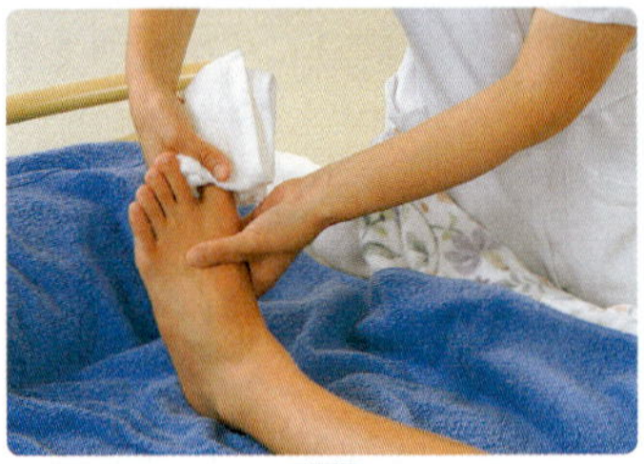

❷足の指を拭く。指の間、踵の部分などもていねいに拭く。

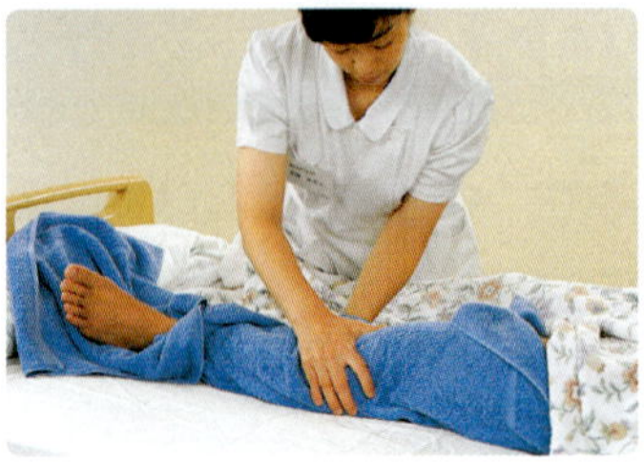

❸下肢をバスタオルで包み込み、湿気を十分取る。

腰背部・殿部を拭く

1 側臥位にする

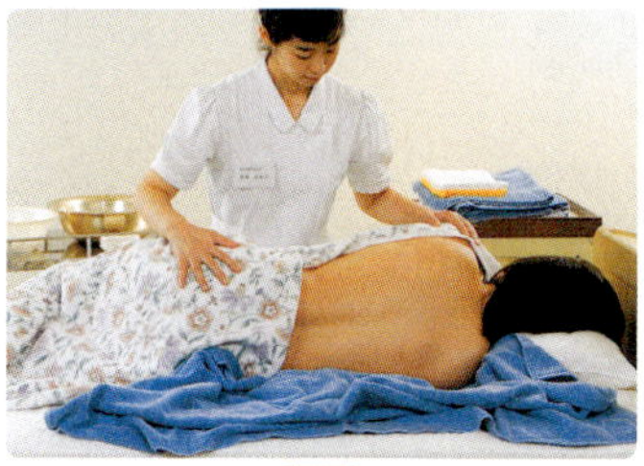

❶患者さんの位置をベッドの中央に戻し看護師側に向けて側臥位《そくがい》にする。身体の下にバスタオルを敷き込む。

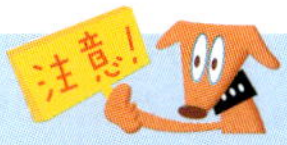

●側臥位にしたまま患者さんから離れると危険です。あらかじめワゴンを手の届くところに置いておきましょう。

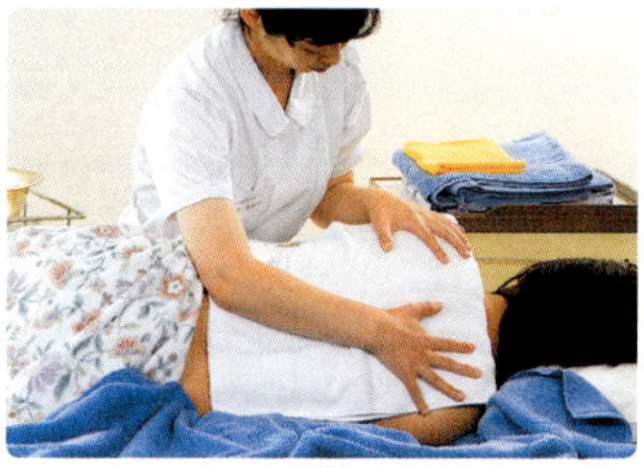

❷絞った厚手のタオルまたは浴用タオル2枚を重ねて腰背部に当てて蒸す。

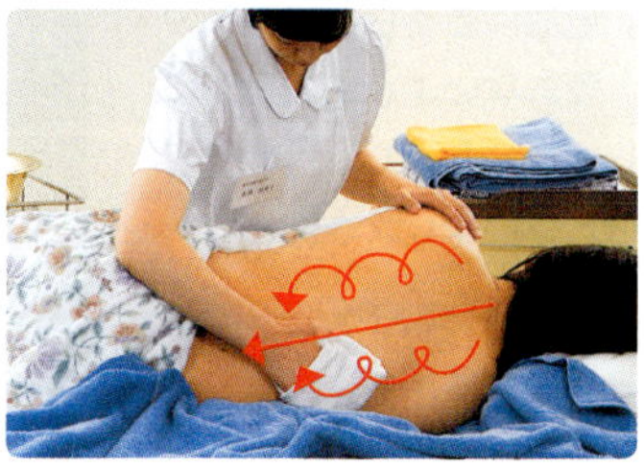

❸背部を拭く。脊柱に沿って上下に拭き、左右の背部、腰部を円を描くようにストロークしながら拭く。殿部を拭き最後に肛門を拭く（陰部洗浄を行うときは、陰部洗浄の最後に肛門部も洗う）。

指導者に聞かれる根拠はココ！

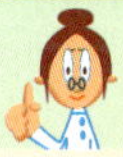

なぜ陰部洗浄の際、肛門部を最後に洗うの？

肛門部は排便（大腸菌）で汚染されているからです。尿道口などがある陰部を汚染しないよう、必ず上から下へ、一方通行で洗います。

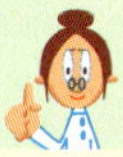

なぜ背部は円を描くようにストロークしながら拭くの？

円を描くように拭くことで、末梢血管を拡張させ、血液循環を促進させるからです。また、こうすることで、筋肉の疲労を取る効果もあります。

タオルの絞りかた

腰背部を蒸すときに使用する大きめのタオルを絞《しぼ》るにはコツがあります。しっかりマスターしましょう。

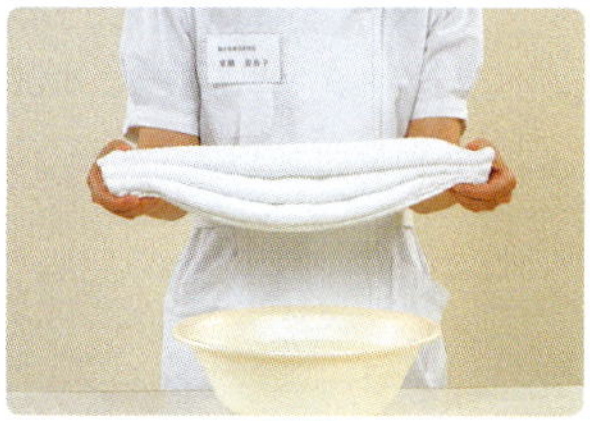

❶タオルを扇子《せんす》折《お》りにする。腰背部を蒸すときにはやや大きめのタオルか浴用タオルを2〜3枚重ねて使う。

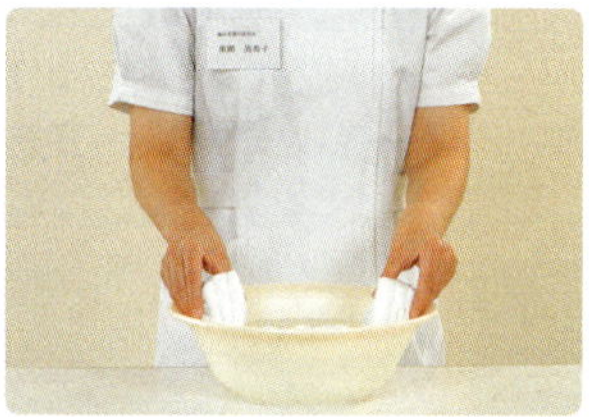

❷タオルの両端を握って、湯に十分浸す。

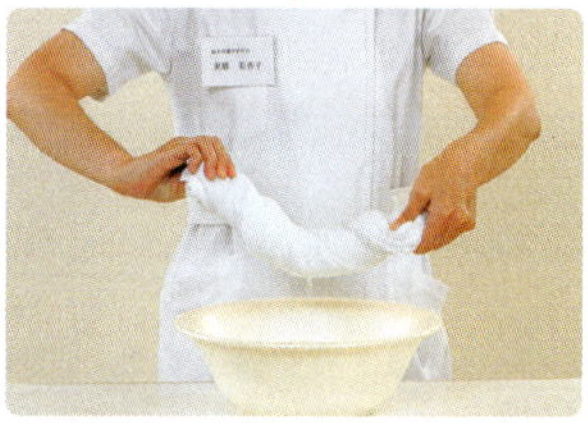

❸タオルを湯から出し、両端を持ちながら絞る。

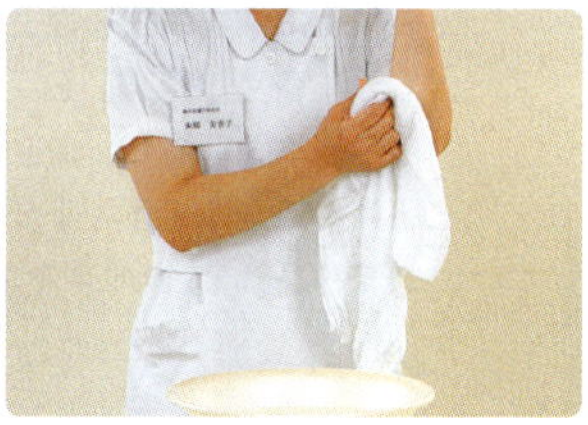

❹看護師の前腕内側で温度を確かめる。

陰部洗浄

1 必要物品の準備

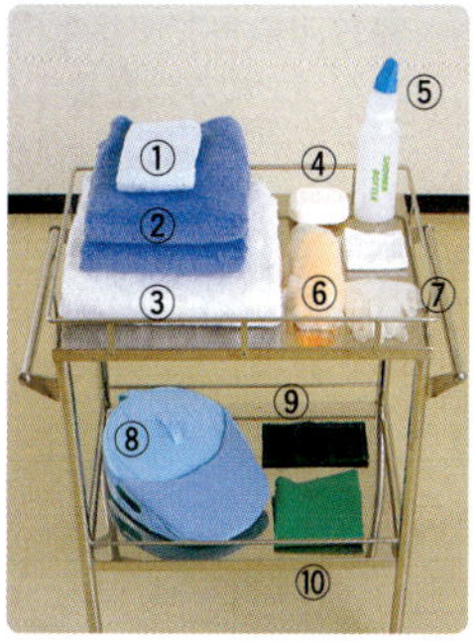

①タオル、②バスタオル、③タオルケット、④石けん、⑤微《び》温湯《おんとう》の入ったシャワーボトル、⑥清浄用布（ガーゼなどのやわらかい材質のもの）、⑦ディスポーザブル手袋、⑧便器、⑨便器カバー、⑩防水布

2 殿部に便器を当てる

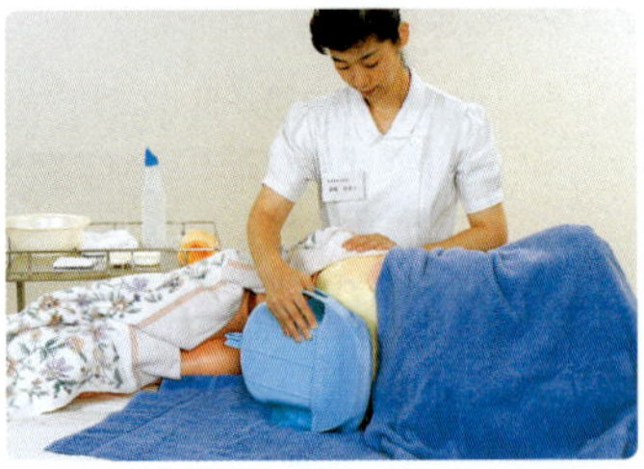

❶患者さんを看護師側に向けて側臥位にする。防水布、バスタオルを敷き、殿部に便器を当てる。

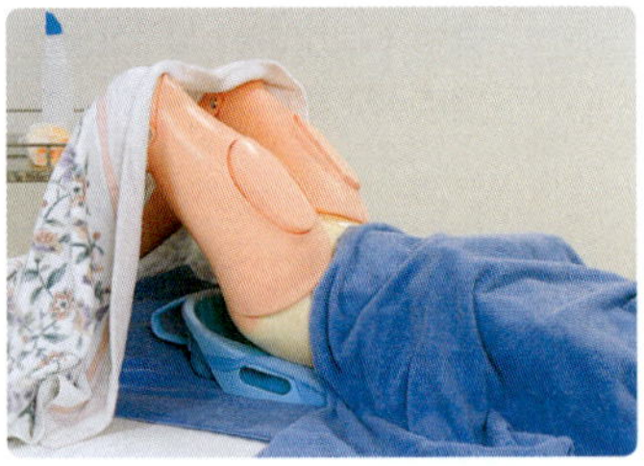

❷患者さんを仰臥位にする。便器をベッドに押しつけながら仰臥位にすると、便器がずれにくくなる。

3 洗浄を行う

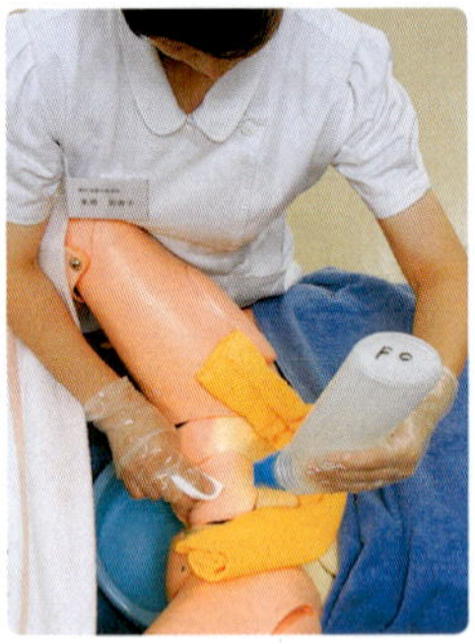

❶手袋を着用する。洗浄時に微温湯が腹部などにも流れないようにタオルを恥骨上に置く。陰部を38℃前後の微温湯で軽く洗い流し、泡立てた石けんで洗浄する。十分に洗い流し、乾いたタオルで拭く。

注意!

●陰部、肛門部を洗うときは、感染防止のために手袋を着用しましょう。

4 便器をはずす

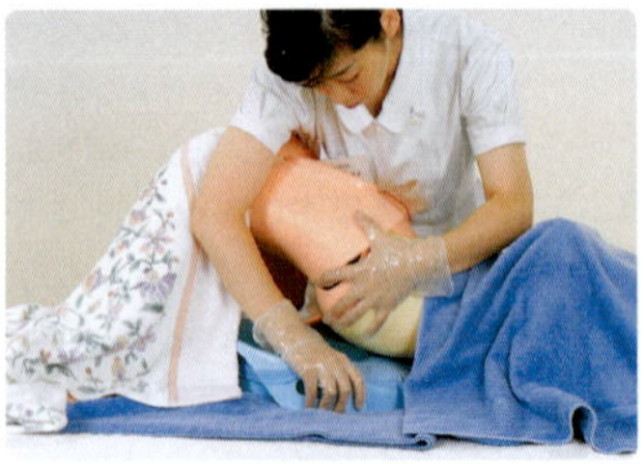

❶片方の手で便器を押さえ、もう一方の手は患者さんの腸《ちょう》骨《こつ》に当てて身体を側臥位にする。

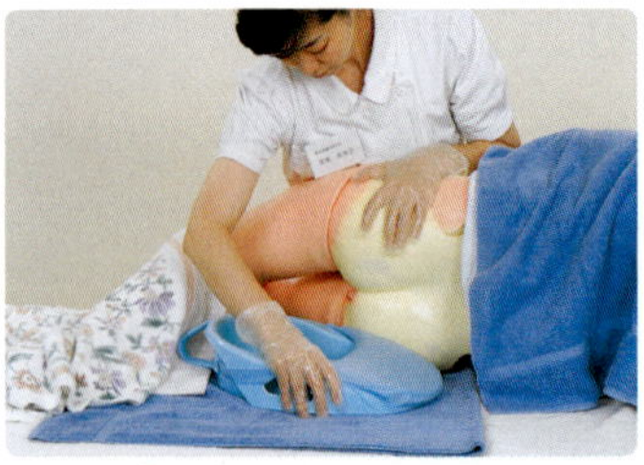

❷便器の中の汚水がこぼれないように、手で押さえながら便器を引き抜く。殿部の濡《ぬ》れた部分を拭く。防水布とバスタオルを取り除き、寝衣を整える。

注意!

●便器をしっかり手で固定しないと、体位変換時に便器が浮き上がり、汚水がこぼれてしまうので注意しましょう。

●最低でも1日1回は陰部洗浄を行いましょう。陰部洗浄を行うタイミングは、排便後または全身清拭後にしましょう。

●清拭後に行う場合、必要物品の準備は清拭の準備のときに一緒に行っておきましょう。

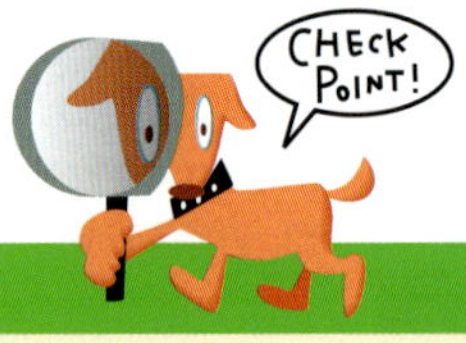
CHECK POINT!

指導者はココを見ている!

患者さんの状態を考えて清拭しているか?

□患者さんの状態を考えないで、全身を一気に拭いてしまいがち。重症の患者さんや衰弱《すいじゃく》の激しい患者さんには、疲れないように何日かにわけて清拭を行いましょう。ただし、汚れやすい顔や手足、陰部は毎日行いましょう。

熱めのお湯を用意しているか?

□準備や清拭に時間がかかると、湯がぬるくなり患者さんに不快感を与えてしまいます。熱めの湯を準備しておきましょう。タオルを絞った後は、必ず看護師の前腕内側で温度を確認しましょう。

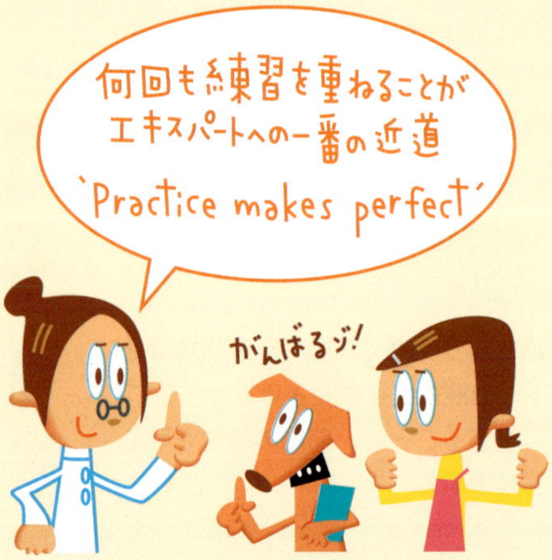
何回も練習を重ねることが
エキスパートへの一番の近道
`Practice makes perfect´
がんばるゾ!

指導者はココを見ている!

苦痛を最小限度に抑え、安全・安楽に行う

寝衣交換 [臥床患者の寝衣交換]

大吉三千代

寝衣交換の意義

麻痺《まひ》がある場合や処置、治療の必要上、痛みや苦痛があるために動作が制限されるなど、さまざまな理由で患者さんが一人で寝衣交換ができずに介助が必要になることが多い。

こうした患者さんに対して、苦痛を最小限度にし、かつ安全に寝衣交換を行うことは、看護師として必ずマスターして欲しい技術の一つである。

寝衣交換の目的

①皮膚《ひふ》を清潔に保つ。
②皮膚の生理機能を正常に保つ。
③気分を爽快《そうかい》にする。
④全身の皮膚の観察ができる。

寝衣交換の注意事項

●身体の汚れがひどかったり、汗ばんでいるときは患者さんの状態などに応じて、清拭《せいしき》も同時に行う。
●何枚かの衣類を重ねて着せるときは、あらかじめ１つに重ね合わせておく。
●衣類はゆったりめのサイズにする。
●原則として看護師に近い側から交換する。片麻痺《かたまひ》がある場合は健側《けんそく》から脱がせ、着せるときは患側《かんそく》から着せる。
●1人で寝衣交換を介助する場合は、看護師の反対側に必ずベッド柵《さく》を設置し、患者さんの安全を図る。
●身体の下にしわを作らないようにする。
●襟元《えりもと》や腰ひもをきつく締めすぎないようにし、襟の部分も余裕をもたせておく。

1 必要物品の準備

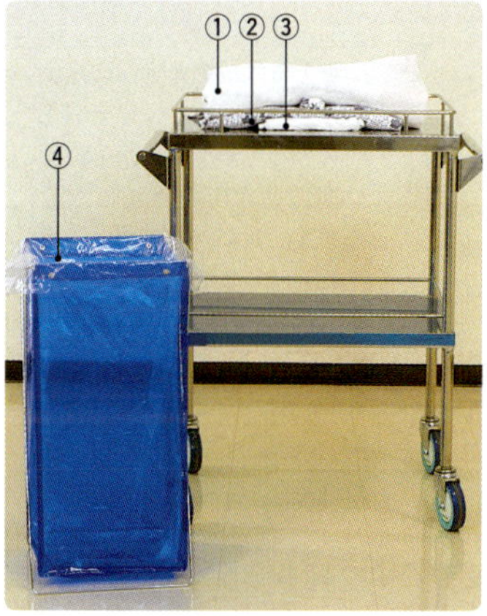

①タオルケット
②交換する寝衣・腰ひも
③下着（必要に応じて）
④ランドリーバッグ（洗濯袋）

2 ベッドの周りを片づける

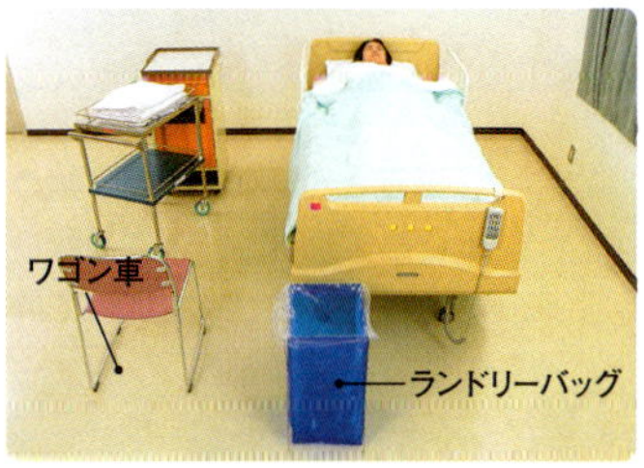

※ここでは撮影の都合上、柵をはずしているが、本来は患者さんの転落防止のため、必ず片側の柵をつけておく。

❶患者さんに「ねまきが汚れてきたので着替えましょう」などと声をかけ、寝衣交換することを説明し了解を得る。どの寝衣に着替えるのか、患者さんに確認する。必要物品を、使用する順番（この場合はタオルケット、交換する寝衣、腰ひもの順）に上から重ねてワゴン車の上に置く。
❷カーテンを引く。看護師が動きやすいように、床頭台《しょうとうだい》と椅子《いす》をベッドから離す。看護師が立つ側の柵《さく》をはずす※。
❸ワゴン車を看護師が作業しやすい位置に置き、ランドリーバッグを患者さんの足元側に置く。

3 上掛けを降ろす

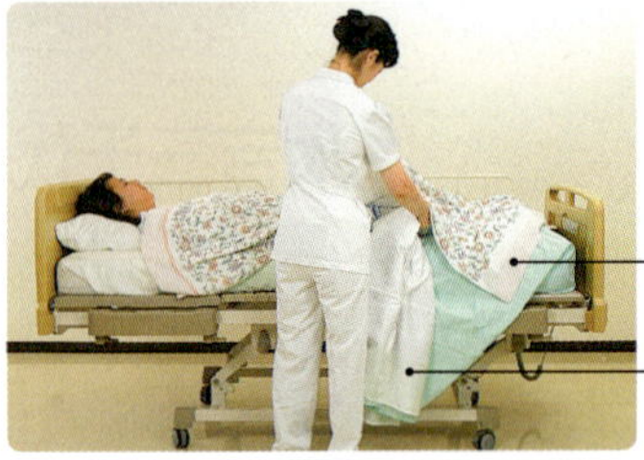
タオルケット
上掛け
(上シーツ・毛布・スプレッド)

❶上掛けの上にタオルケットをかけて、その下で上掛けを足元のほうへ下ろす。

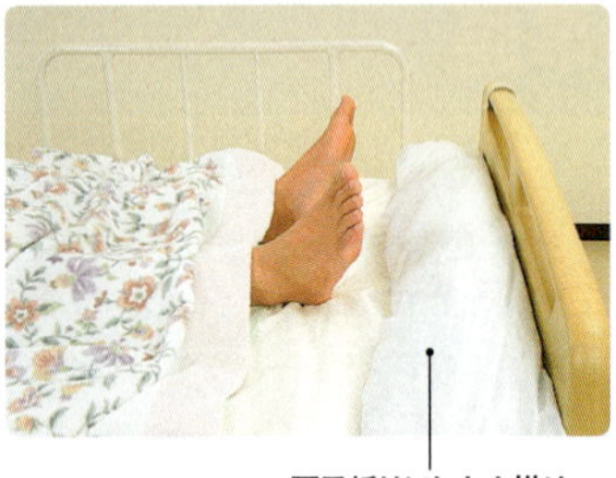

扇子折りにした上掛け

❷はずした上掛けは、扇子折《せんすお》りにして患者さんの足下に置く。

注意!

●上掛けが患者さんの足にかかっていると、患者さんにとって重く、また体位変換のときにじゃまになります。足にかからないように注意しましょう。

指導者に聞かれる根拠はココ!

タオルケットをかけてから上掛けをはずすのはなぜ?

身体をできるだけ露出しないようにして、プライバシーの保護や保温のためです。

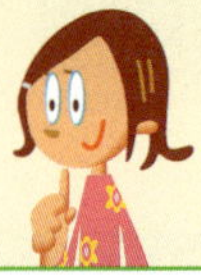

4 袖を脱がせる

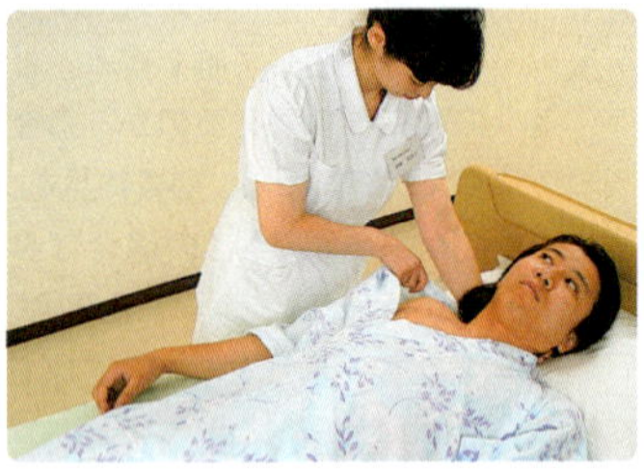

※ここではわかりやすくするため、タオルケットは取りはずしてある。

❶患者さんに寝衣交換を始めることを説明し、寝衣の腰ひもをとく。襟ぐりを広げて肩の部分を脱がせる。

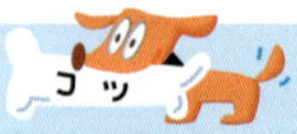
コツ

●先に肩を脱がせると袖《そで》を脱がせやすくなります。首の下に手を入れて頭部、頸《けい》部《ぶ》を持って、もう片方の手で手前の襟元を引き上げましょう。

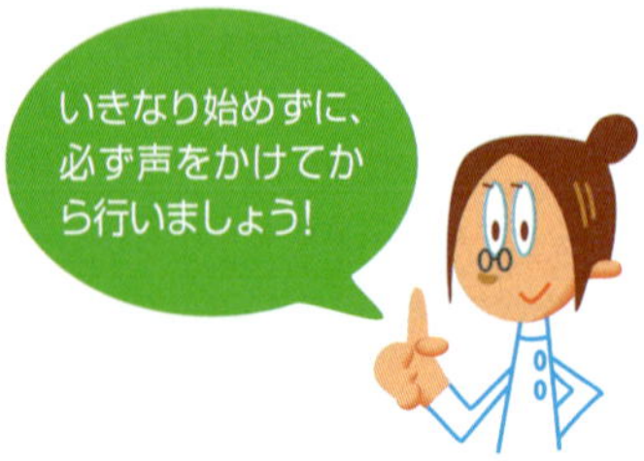
いきなり始めずに、必ず声をかけてから行いましょう!

指導者に聞かれる根拠はココ!

片麻痺の患者さんの場合、健側から脱がせ、患側から着せるのはなぜ?

障害部位の安静を保ち、ゆとりをもたせるためです。寝衣交換では、脱ぐときは、初めに脱ぐほうが脱がせにくく、着るときには、後に着せるほうが着せにくいからです。

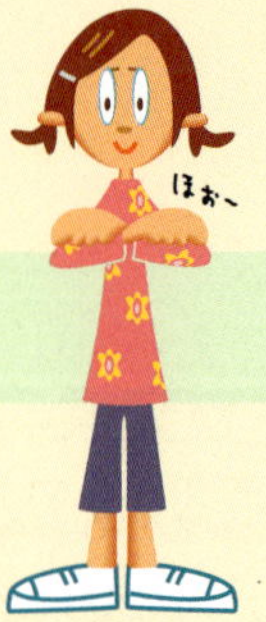
ほぉ～

肩の部分を脱がせるのに襟ぐりを広げるのはなぜ?

襟ぐりを広げておくことで、肩関節の動く範囲が広くなります。患者さんに無理な姿勢をとらせることなく、袖を脱がせることができるからです。

患者さんの状況に応じた袖の脱がせ方

患者さんの状態や寝衣の違いによって適した脱がせ方をしっかり覚えておきましょう。

仰臥位のまま袖を脱がせる場合

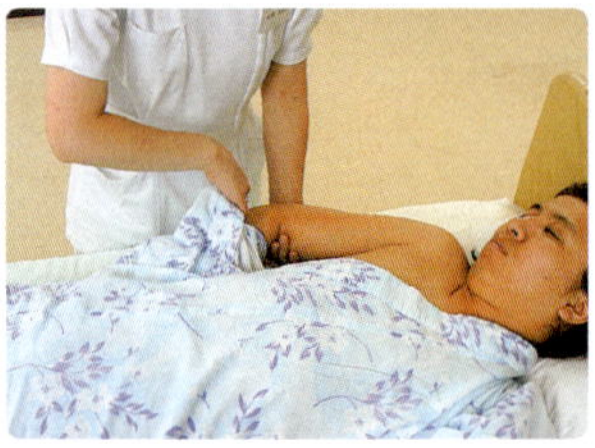

パジャマのように袖ぐりが狭い寝衣や、肩・上肢《じょうし》に拘縮《こうしゅく》がある場合には適さない。

側臥位で袖を脱がせる場合

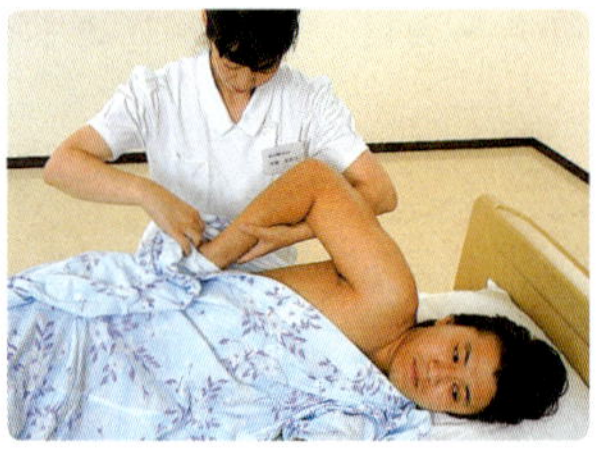

仰臥位のままでは困難な場合、肥満体の人や袖ぐりにゆとりがない場合に脱がせやすくなる。

タオルケットをかけたまま行う場合

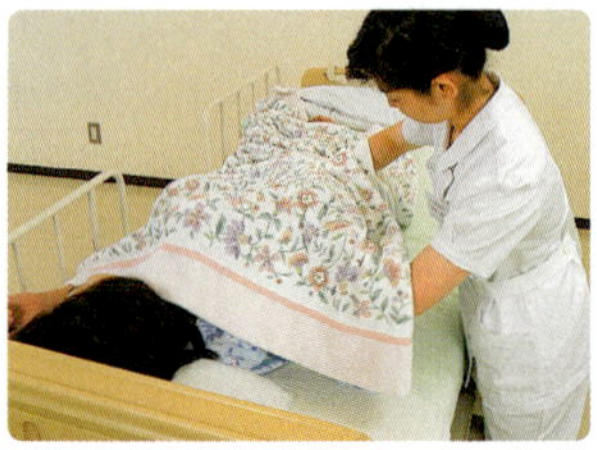

タオルケットは患者さんの不必要な身体の露出《ろしゅつ》をしないように、身体を十分に覆《おお》う。

※ただし、室温が保たれ、ベッド周囲をカーテンなどできちんと囲っていれば、必要な部分だけでよい。

5 汚れた寝衣を丸める

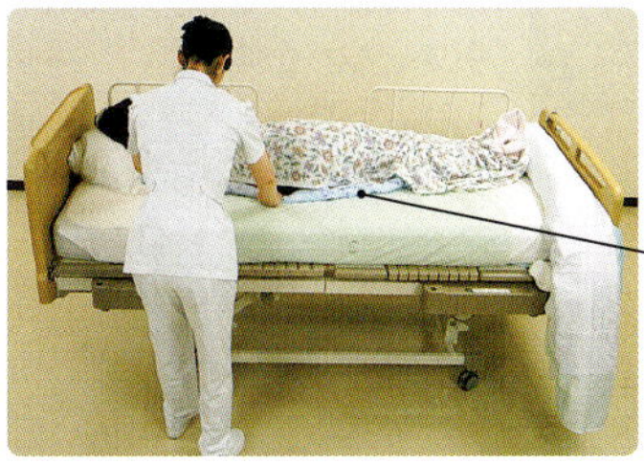
脱がせた寝衣

❶患者さんを側臥位にして脱がせた片側の袖と身頃《みごろ》を、落屑《らくせつ》が散らないように寝衣を内側へ丸め、身体の下に入れ込む。

コツ

●麻痺や障害がなければ、患者さんにベッド柵をつかんでもらうと体位が安定します。

ベッドは患者さんの生活の場です。落屑が散らないように注意しましょう。

6 腕に袖を通す

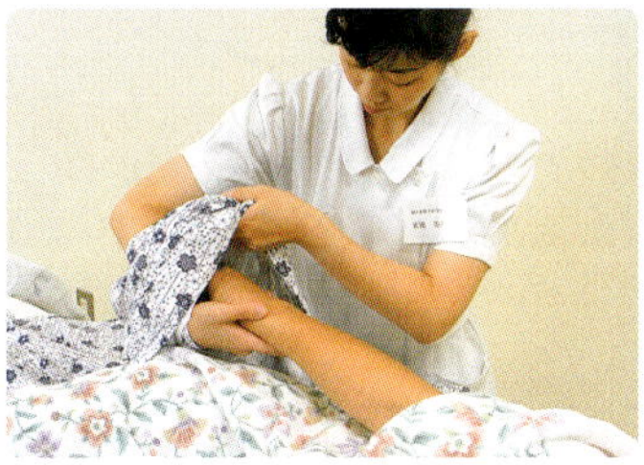

❶清潔な寝衣を、患者さんの脱がせた側の身体に沿うようにかける。

❷看護師は、清潔な寝衣の袖口から手を入れて、患者さんの手を包むようにして手関節《しゅかんせつ》を持つ。他方の手で寝衣の襟を持ち、患者さんの上腕《じょうわん》に袖を通す。

7 背中はしわがないように着せる

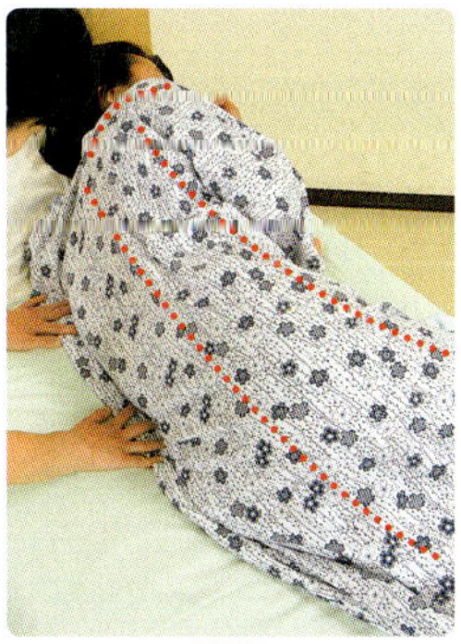

❶寝衣の肩山《かたやま》を患者さんの肩に合わせる。同じように背縫《せぬ》いを脊柱《せきちゅう》に、脇縫《わきぬ》いを身体の脇線《わきせん》に合わせる。

❷襟元と腰の部分をつまんで脊柱に沿って引っ張り、しわをとる（写真では肩山、背縫い、脇縫いの部分を点線で示してある）。

コツ

●肩・背・脇の3か所の位置をきちんと整えると、1回できれいに着せることができます。

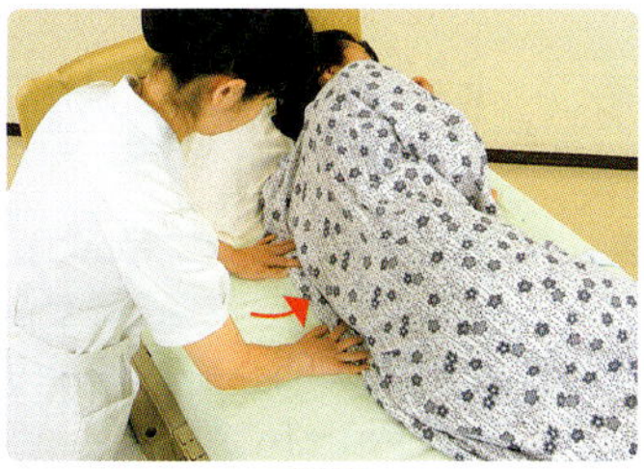

❸着せていない寝衣の部分を患者さんの身体の下に入れ込む。

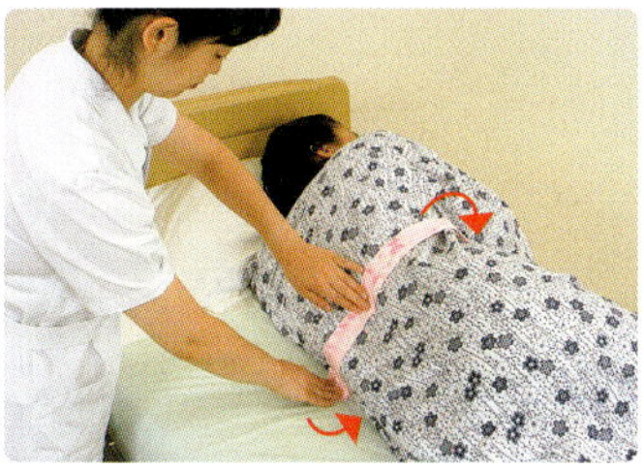

❹腰ひもの中心を患者さんの腰に当て、片方の端を患者さんの前方にまわし、もう一方の端は寝衣と同じように患者さんの身体の下に入れ込む。

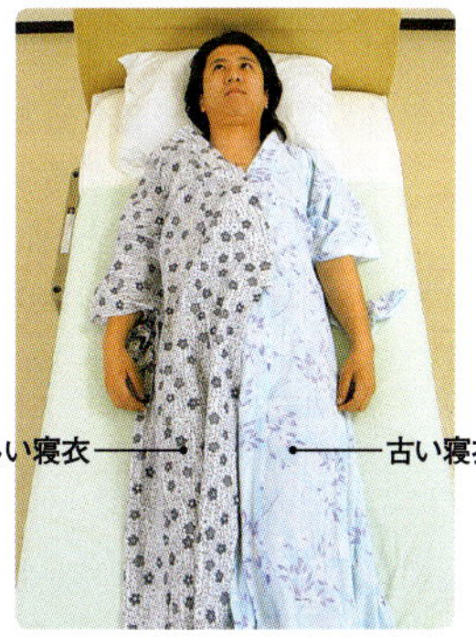
新しい寝衣
古い寝衣

❺患者さんを仰臥位にもどす。

注意！

●この状態では患者さんの身体の下に着ていた寝衣と清潔な寝衣が入れこんであり、患者さんの苦痛になるので、次の動作にすみやかに移りましょう。

8 汚れた寝衣を脱がせる

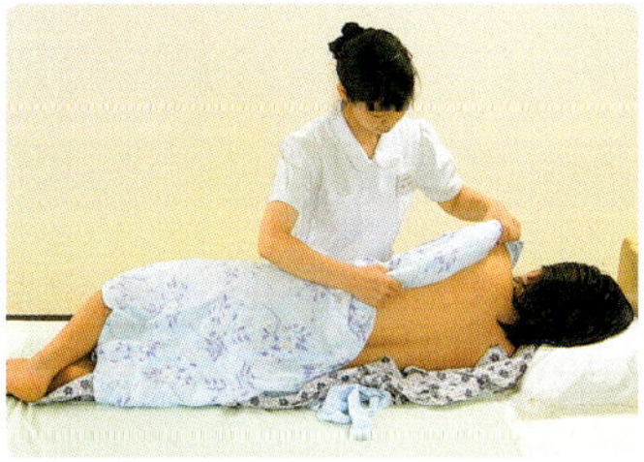

❶患者さんを看護師側に向かせた側臥位にする。汚れた寝衣を落屑が散らないように内側に丸めながら脱がせる。

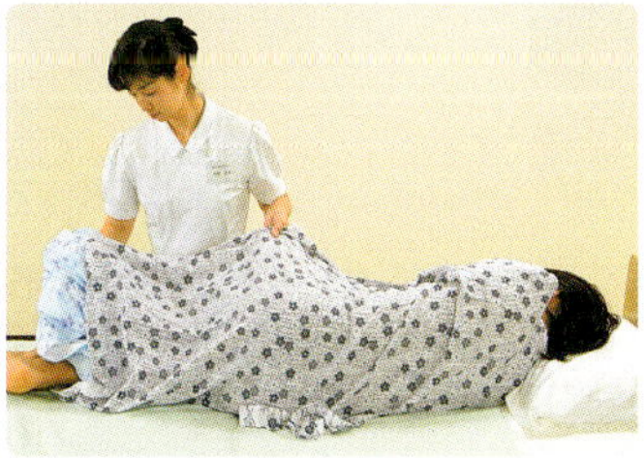

❷すみやかに患者さんの身体の下から引き出した清潔な寝衣を身体にかける。

9 清潔な寝衣を着せる

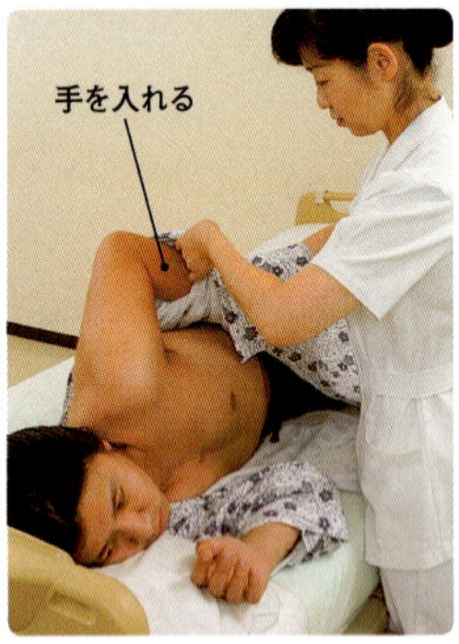
手を入れる

❶袖を通すときは、袖口に看護師の手を入れて患者の手を包み込むようにしながら手先→肘関節《ちゅうかんせつ》→肩の順に通す。

袖を通すときの悪い例

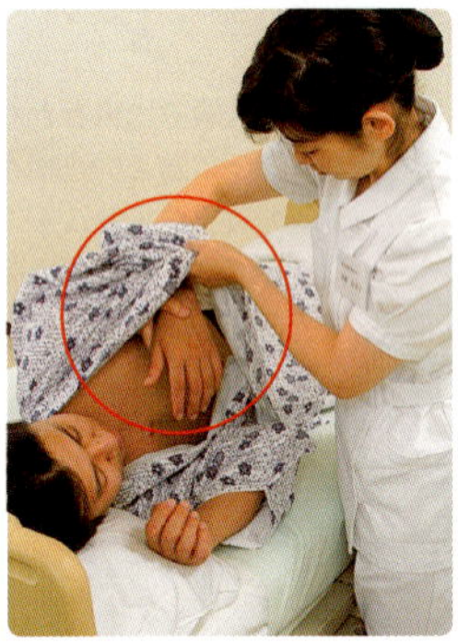

先に肩のほうを着せると、肘《ひじ》が袖につかえて腕が通らなくなります。必ず手先→肘関節→肩の順に着せましょう。

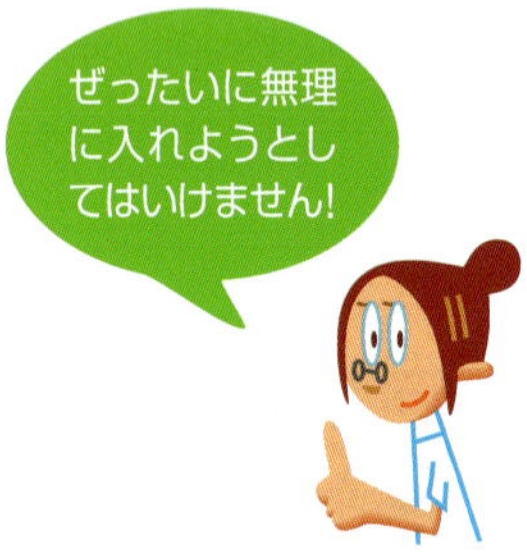
ぜったいに無理
に入れようとし
てはいけません!

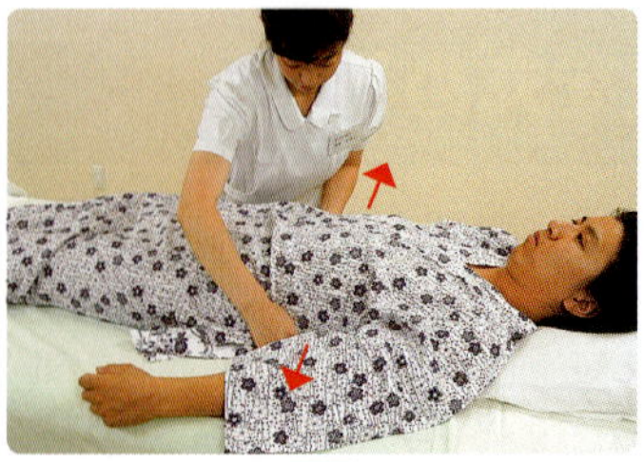

❸患者さんの脇の下に手を入れて、寝衣を左右に引くようにして背中のしわを伸ばす。腰の部分も同じように左右に引き、しわを伸ばす。

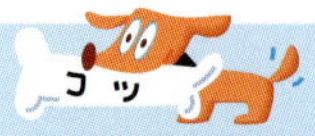
コツ

●患者さんに膝を曲げて腰を少し上げてもらうと、しわがとりやすくなります。

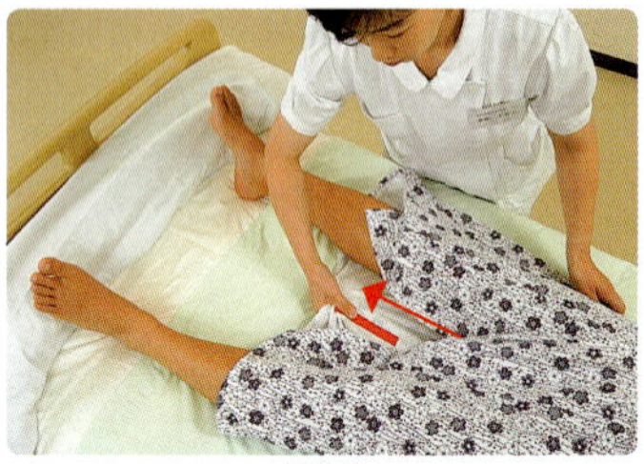

❹裾《すそ》を引っ張って背縫いのしわを伸ばす。

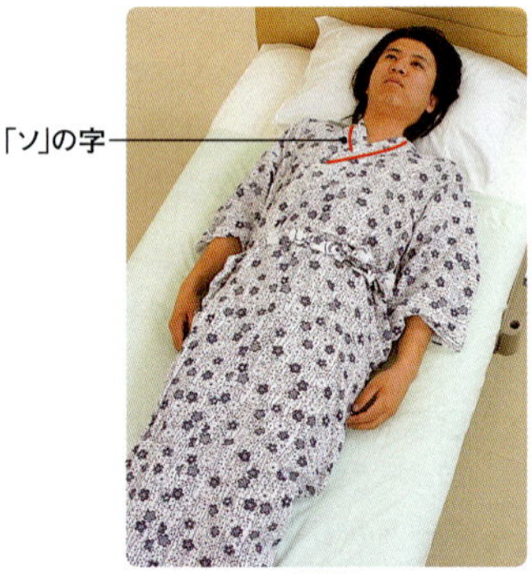
「ソ」の字

❺腰ひもを結ぶ。手が1つ入るくらいの余裕を作る。裾もきっちり合わせずに足を動かせるくらいの余裕を残す。

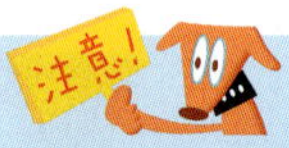
注意!

●襟元が「ソ」の字になるようにし、腰ひもは縦結びにならないよう注意しましょう!

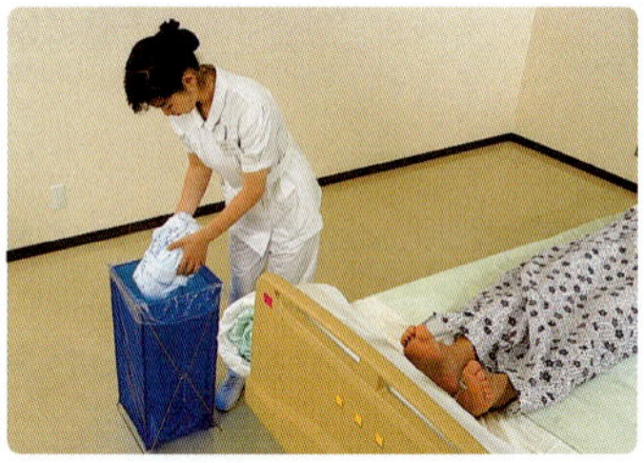

❻汚れた寝衣をランドリーバッグに入れる。

指導者に聞かれる根拠はココ!

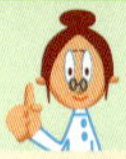

腰ひもが縦結びにならないように、袷《あわせ》は左前にならないようにするのはなぜ?

腰ひもの縦結びや、袷《あわせ》の左前は死者に対して行う和服の着せ方だからです。

左前：相手から見て左側が前にきて、本人にとっては右の前身頃を上側にする合わせ方。

縦結び：帯に対して90°曲がった結びができてしまう結び方。

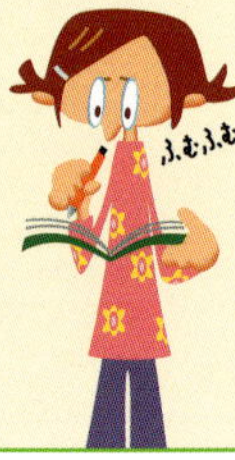
ふむふむ

10 寝衣を整える

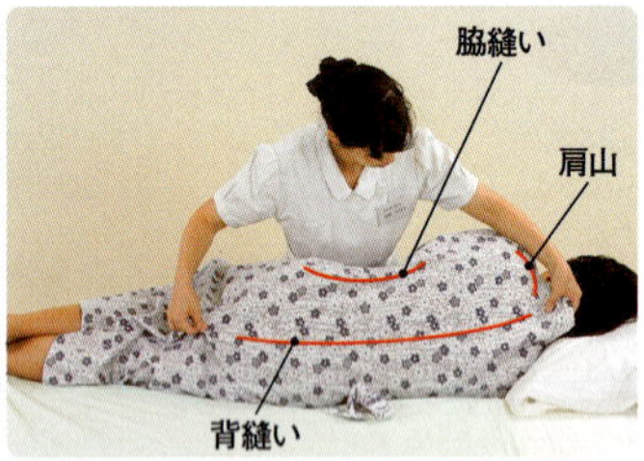
脇縫い
肩山
背縫い

❶肩山、背縫い、脇縫いを合わせ、背中のしわを伸ばす。

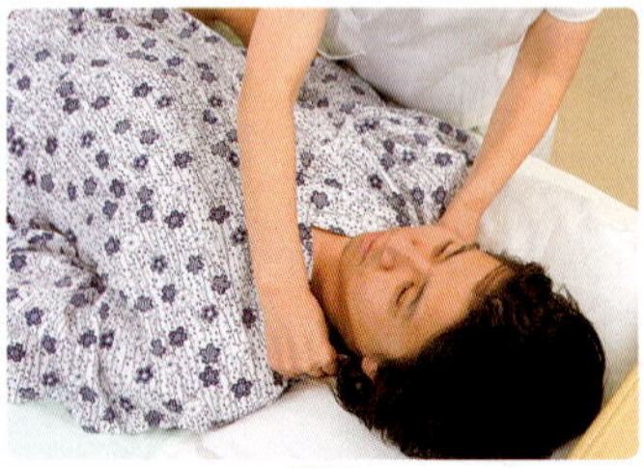

❷仰臥位にもどして前を合わせる。

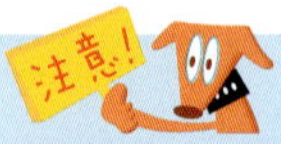
注意!

●前合わせと肩の部分がつまりすぎないように、首のまわりに余裕を作りましょう。

寝衣交換のチェックポイント

寝衣交換の際は、❶～❺に注意しましょう。

- □ ❶前合わせは右前になっているか？
- □ ❷腰ひもはきつくしばりすぎていないか？
- □ ❸腰ひもは縦結びになっていないか？
- □ ❹背中や腰にしわがよっていないか？
- □ ❺裾は足を動かせる余裕はあるか？

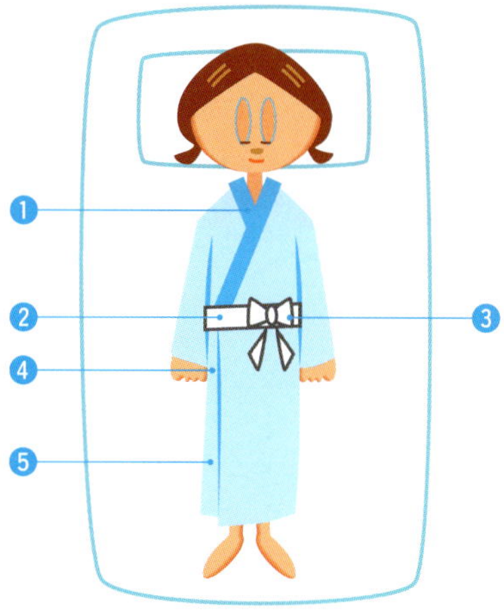
❶
❷
❸
❹
❺

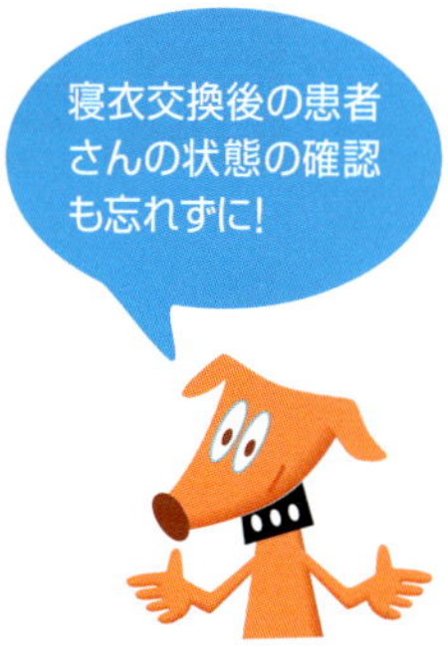
寝衣交換後の患者さんの状態の確認も忘れずに!

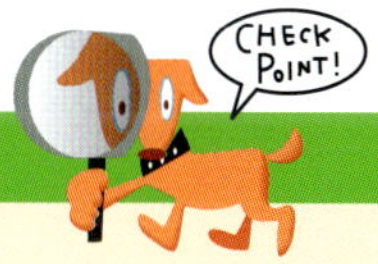
CHECK POINT!

指導者はココを見ている！

患者さんに苦痛を与えず、袖をうまく脱がせられているか？

□肩→肘関節→手先の順に脱がせましょう。手先から先に脱がせようとすると、袖に肘関節がひっかかって脱がせるのが難しくなります。襟元を背中側のほうから下方に引っ張るようにして、肩の部分を先にはずすと上肢を脱がせやすくなります。

患者さんに苦痛を与えず、袖を上手に通しているか？

□清潔な寝衣の袖口から看護師の片方の手を入れ、患者さんの手、手関節を支えながら患者さんの上腕に袖を通しましょう。

□脱がせたときとは反対に、手先→肘関節→肩の順に着せていきます。

ただしく寝衣を着せられているか？

□本人にとって左身頃を上にする合わせが正しい方法です。襟の合わせ方が看護師から見て「ソ」の字になるようにしましょう。襟を逆に合わせたり（本人にとって右身頃を上にする）、ひもの縦結びは亡くなったときの方法です。くれぐれも間違わないようにしましょう。

□寝衣の背中の中心（背縫いの部分）は、脊柱より少しずらすようにして合わせます。背縫いの部分と脊柱が重なると、褥瘡《じょくそう》の原因になることがあるので注意しましょう。

患者さんの状態に応じて注意しているか？

片麻痺などの障害がある場合

□はじめに健側の袖を脱がせてから、次に不自由な患側の袖を脱がせます。

□袖を通すときは、逆に患側から先に通します。「健側から脱がせ、患側から着せる」ことを忘れないようにしましょう！

輸液をしている場合

□先に点滴をしていない側の袖を脱がせてから十分ゆとりをもたせ、チューブ類が引っ張られたり、からんだりしないように注意しながら点滴をしている側の袖を脱がせます。

□袖を通すときは、まず点滴ボトルを、次に点滴をしている上肢から先に通します。

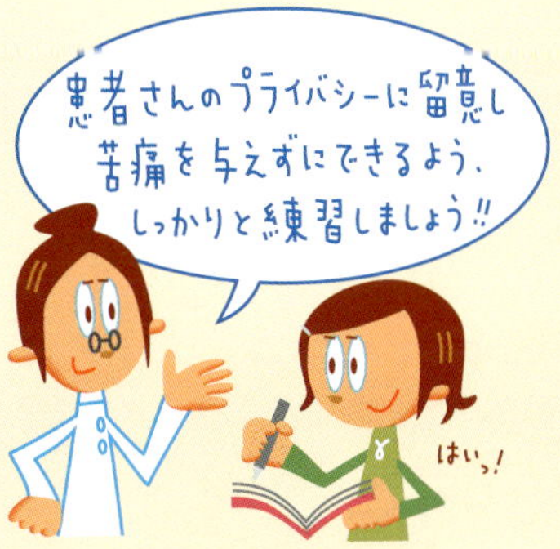
患者さんのプライバシーに留意し
苦痛を与えずにできるよう、
しっかりと練習しましょう!!
はいっ!

指導者はココを見ている！

必要な栄養を摂取し、生活にメリハリをつける

食事援助 ［食事の全面介助］

東郷美香子

食事援助の意義

●人間にとって食べることは、単に栄養を補給するという意味をもつだけではない。おいしく食べることができたという満足感は、生きる喜びにもつながるものである。特に、制約の多い入院生活のなかで、食事に楽しみを見出している患者さんは多い。

●自分で食事を摂《と》れない患者さんに、必要量を安全に、かつ、おいしく楽しく食べられるように援助することの意義は大きい。

食事介助の目的

●必要な栄養を安全に摂取する。

●楽しみや生きがいを作り出す。ひいては、闘病《とうびょう》意欲《いよく》を高める。

●生活にメリハリをつける。

食事介助の注意事項

食事の前に

●排泄《はいせつ》は食事の30分前くらいに済ませておき、便尿器《べんにょうき》などの不快なにおいを発生したり連想したりするものは片づけて、室内を換気する。

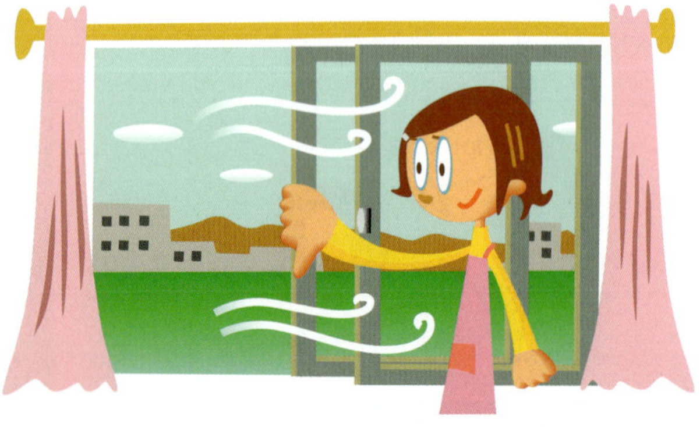

●患者さんの体位は、可能な範囲で起坐位《きざい》に近づけ、誤嚥《ごえん》の危険が少なく、かつ、安楽な姿勢とする。

●義歯《ぎし》をはずしている場合は装着する。

食事介助中

●同じものばかりでなく、品目を変えながらバランスよく食べられるようにする。決して、ご飯におかずを入れてかき混ぜてはならない。

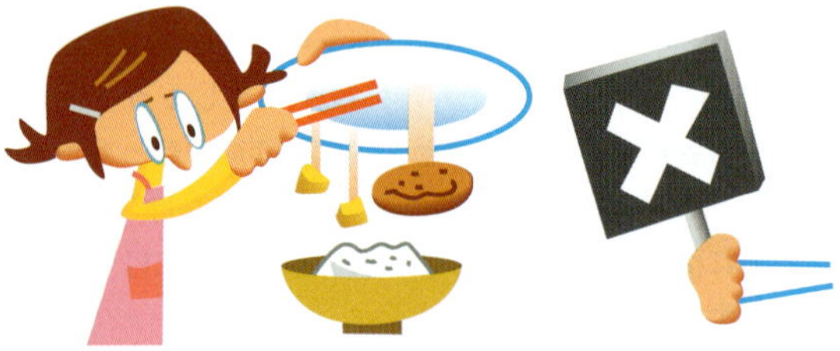

●１回に口に入れる量は、少なめにする。

●食物を奥まで入れすぎない。

●箸《はし》やスプーンなどを歯や歯ぐきに当てない。

●口の中の食物を飲み込んだことを確認してから、次の食べ物を勧める。

●最初と最後に汁物やお茶を勧めるとよい。

●患者さんの希望があれば、可能な範囲でそれに沿った方法で介助する。

●食物をいつまでも嚥下《えんげ》できない、嚥下したときにむせこむといった症状があるときには、誤嚥のおそれもある。介助をいったん中止し、看護師にすぐに報告する。

食事終了後

●口腔《こうくう》内の食物残渣《しょくもつざんさ》の有無を確認し、口腔周囲および口腔内の清潔を図る。

●食後に喘鳴《ぜんめい》の出現や増強がみられたり、痰《たん》が多くなるといった変化がないか確認する。このような変化が認められるときには、誤嚥したおそれもあるので、看護師にすぐに報告する。

1 必要物品の準備

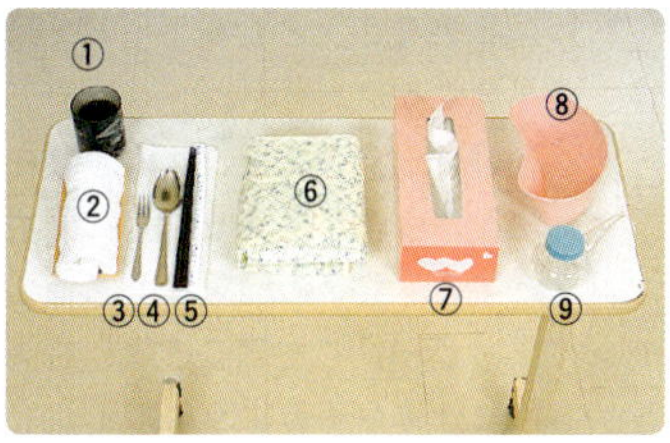
①
②
⑥
⑧
③④⑤
⑦
⑨

①湯呑《ゆの》み
②おしぼり
③フォーク
④スプーン
⑤箸
⑥エプロン（もしくはタオル）
⑦ティッシュペーパー
⑧ガーグルベースン
⑨吸い飲み

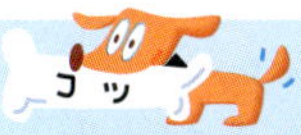
コツ

●そのほか、手洗い用にベースン、湯の入ったピッチャー、必要に応じて使用しやすい食器、ストロー、安楽椅子《いす》などを用意します。

2 室内の環境を整える

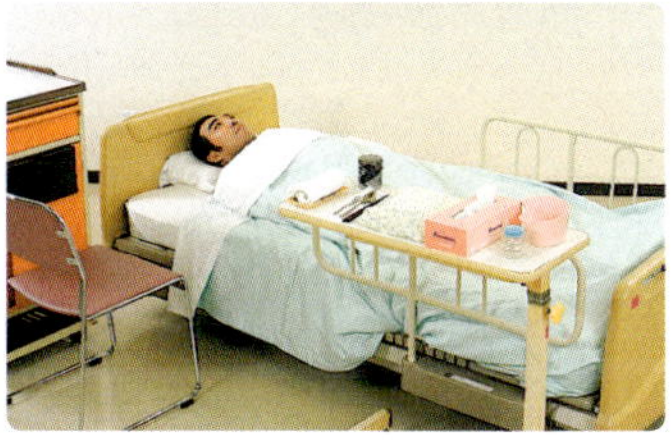

❶患者さんに「お食事の時間です」と声をかけ、必要に応じて排泄介助を済ませておく。
❷室内換気を行って不快な臭気《しゅうき》を除去する。
❸ポータブルトイレや尿器は、室外または視界に入らない場所へ移動する。
❹オーバーテーブル上の不必要なものを片づける。

3 姿勢を整える

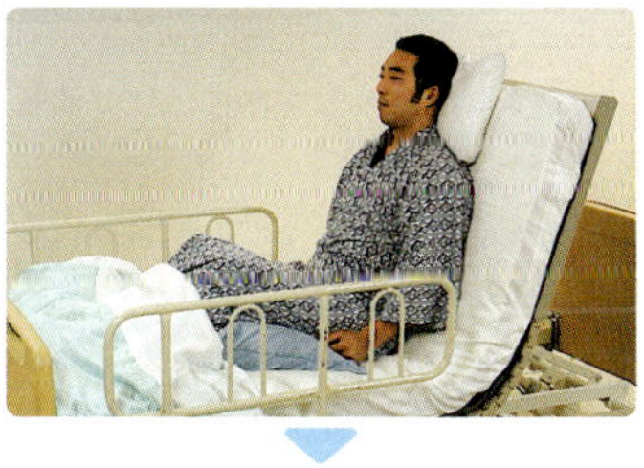

患者さんの状態に応じて体位を整える。
❶起きられる患者さんは起坐位をとる。自力での坐位や、長時間の坐位保持《ほじ》が困難な患者さんは、ベッドを挙上して起坐位にする。起坐位にしたら、膝《ひざ》を少し曲げ腹筋《ふっきん》をゆるめる。

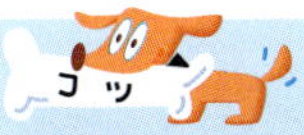
コツ

●患者さんの座る位置を、看護師側に少し寄せておくと介助しやすくなります。

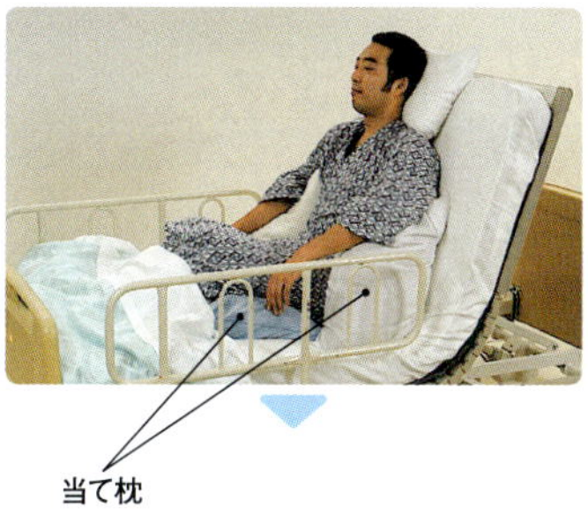
当て枕

❷自力で安定した坐位がとれない場合は、安楽枕を使用する。膝下《しっか》も、ベッドの挙上をせずに当て枕を使用すると安定することも多い。なお、麻痺《まひ》のある患者さんの場合は患側《かんそく》（倒れてしまう側）に安楽枕を当てるか、患側の殿部《でんぶ》にタオルなどを入れる。

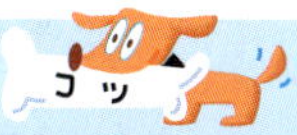
コツ

●枕が重かったり、大きかったりするときは、はずすか小枕《こまくら》に替えましょう。

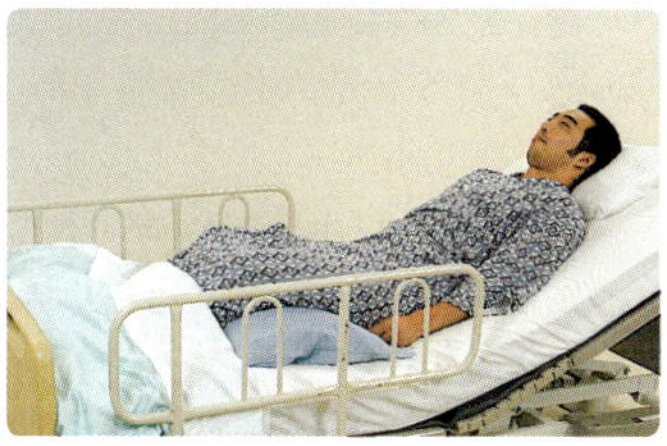

❸ベッドを挙上しても起坐位をとることが不可能な患者さんは、できる範囲内で挙上し、ファウラー位にする。

姿勢の悪い例

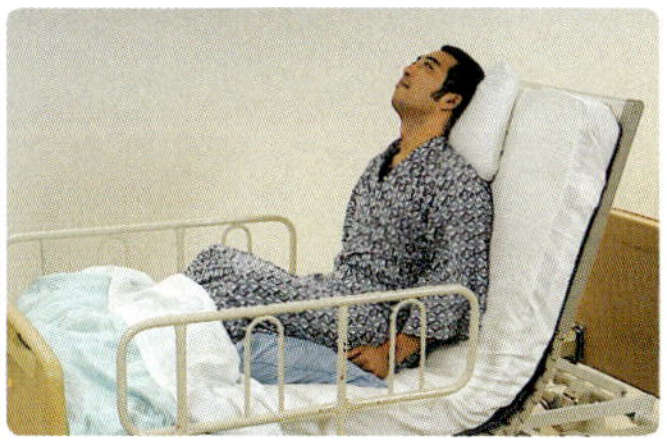

顎《あご》が上がった姿勢は、嚥下しにくいばかりか誤嚥を招きやすい。必要に応じて、小枕やタオルなどを使用して頭部を支えて姿勢を整える。

顎が上がった状態

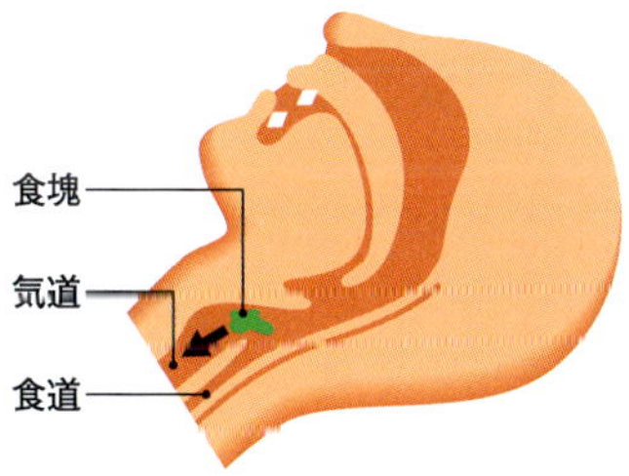
食塊
気道
食道

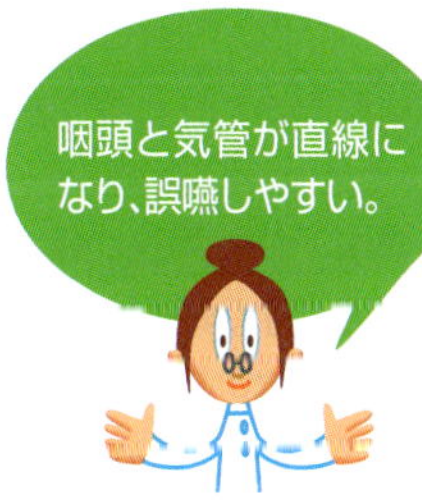
咽頭と気管が直線になり、誤嚥しやすい。

前屈した状態

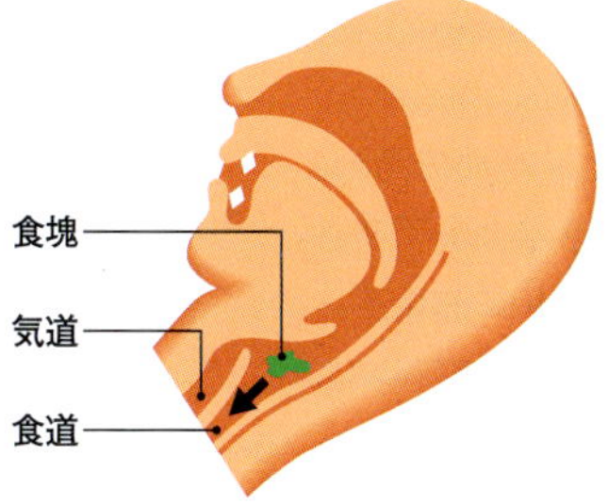
食塊
気道
食道

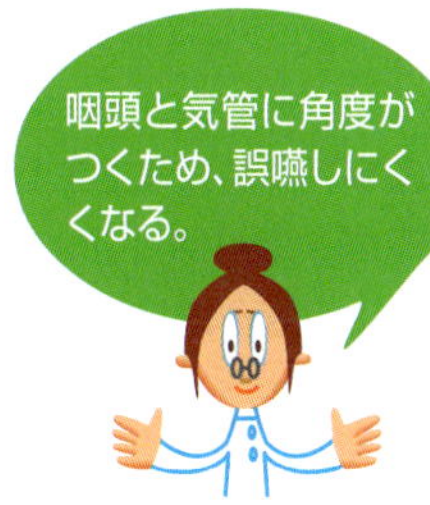
咽頭と気管に角度がつくため、誤嚥しにくくなる。

4 患者さんの準備をする

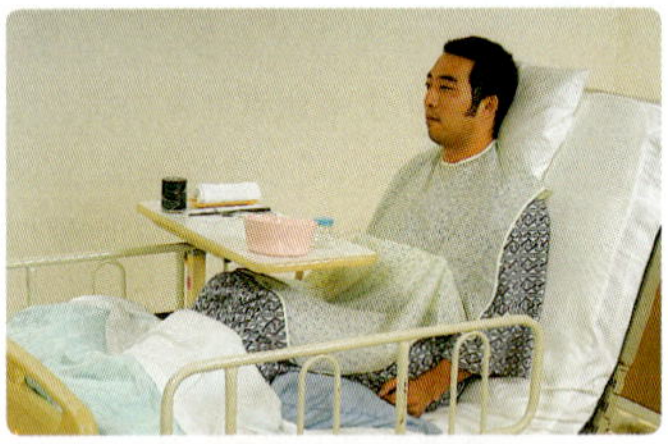

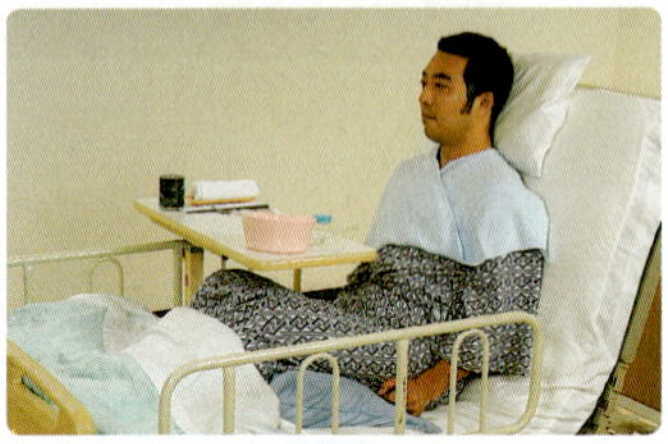

❶エプロンを着用することで、患者さんの自尊心《じそんしん》を傷つけることもある。エプロンは患者さんの同意を得てから着用するが、抵抗がある場合はタオルで代用《だいよう》する。

タオルで代用する場合

片側の肩にタオルをかける。患者さんの前側で折り返して、もう一方の端を反対側の肩にかける。

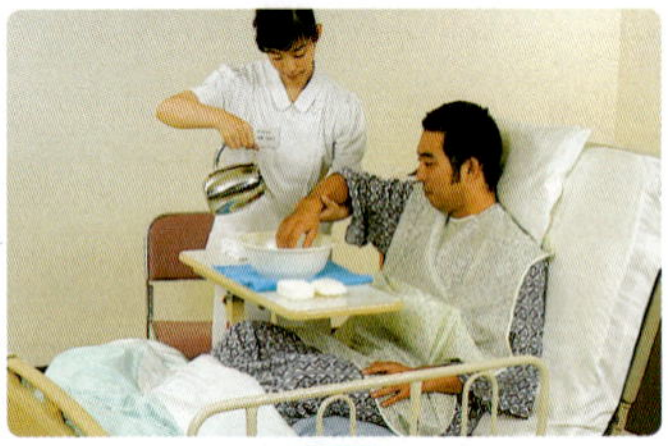

❷流水《りゅうすい》で手を洗う。蒸《む》しタオルを使用しての代用は可能な限り避けたい。

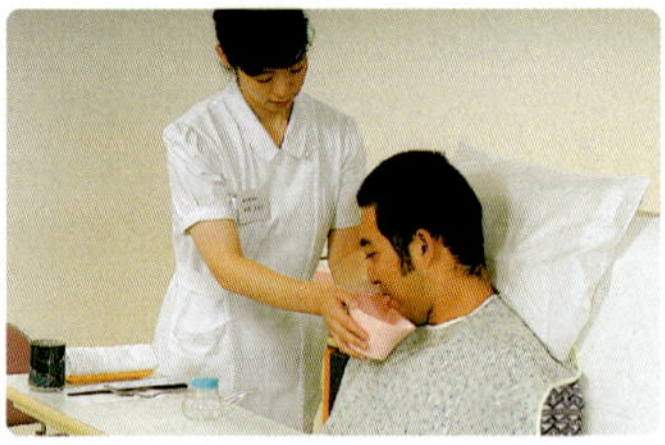

❸含嗽《がんそう》をして、乾燥や汚れを取り除く。

指導者に聞かれる根拠はココ!

患者さんの手は、なぜ流水で洗うの?

流水下での手洗いは、感染予防の点からも重要です。また、「食事の前には手を洗う」という日常の習慣を尊重することにもつながり、「さあ、これから食事だ」という気持ちを誘発するからです。

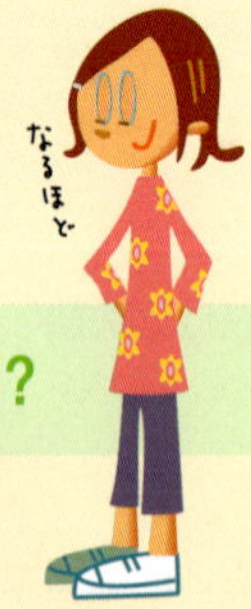
なるほど

どうして食事の前に含嗽するの?

食事の前に含嗽をすると、口の中の汚れや乾燥を取り除くことができるからです。口の中がさっぱりし、食欲もわいてきます。

5 配膳

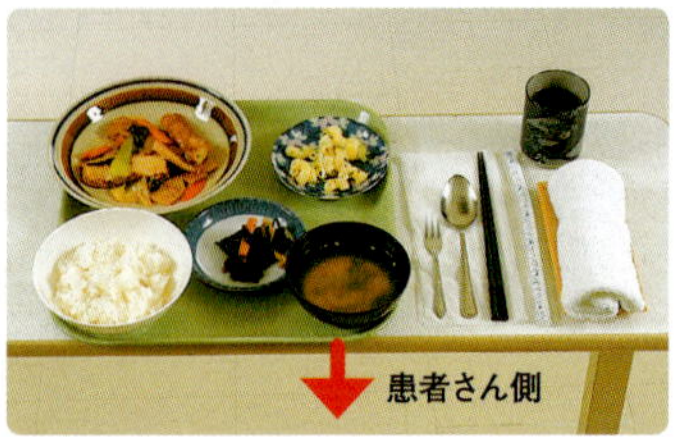
患者さん側

❶患者さんと食事カードを照合する。

❷オーバーテーブルの患者さんからよく見える位置に配膳《はいぜん》する。食事の配置は、患者さんから見て左側にご飯、右側に汁物がくるようにする。

❸箸・スプーン・湯呑みを看護師側に置く。

※自分で食べられる場合は、手前あるいは利き手側に置く。

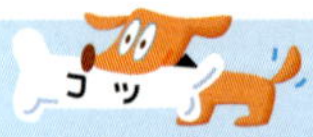
コツ

温かい食べ物は温かく、冷たい食べ物は冷たい状態で患者さんが食べられるように配慮しましょう。

嚥下のメカニズム

実際に食事介助をする前に、嚥下のメカニズムをしっかり理解しておきましょう。

図1 嚥下に関連する部位と飲食物の流れ

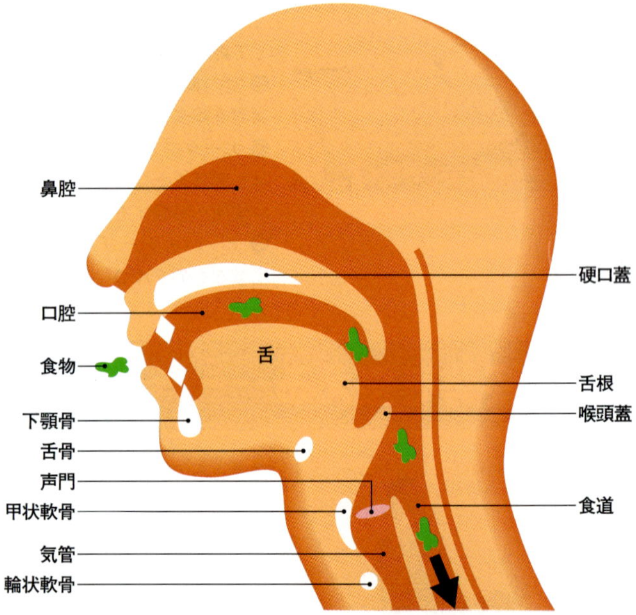
鼻腔
口腔
食物
下顎骨
舌骨
声門
甲状軟骨
気管
輪状軟骨
舌
硬口蓋
舌根
喉頭蓋
食道

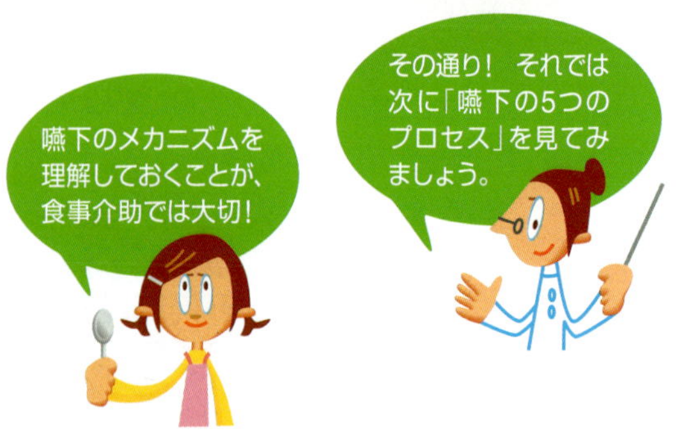
嚥下のメカニズムを理解しておくことが、食事介助では大切!
その通り! それでは次に「嚥下の5つのプロセス」を見てみましょう。

図2　摂食・嚥下運動の5つのプロセス

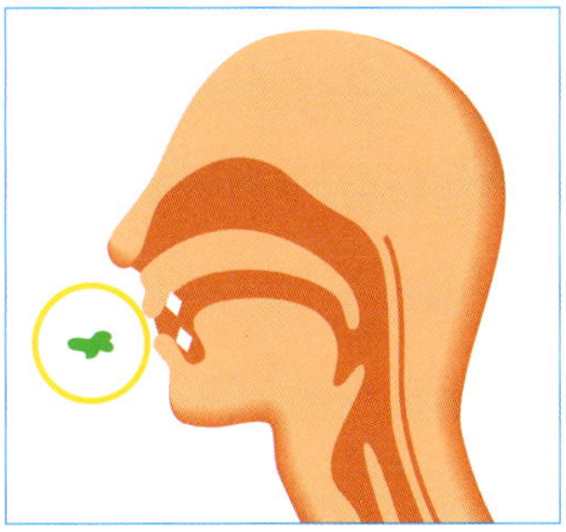

❶先行期

食物を認識し、摂食《せっしょく》の準備をする。

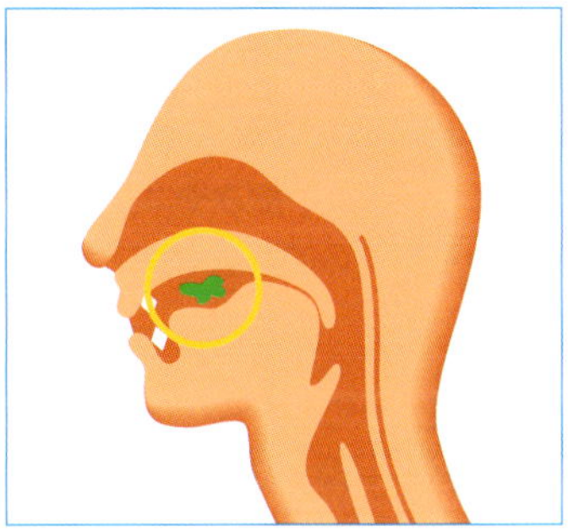

❷準備期

食物を咀嚼《そしゃく》し、飲み込みやすい食塊《しょくかい》にする。

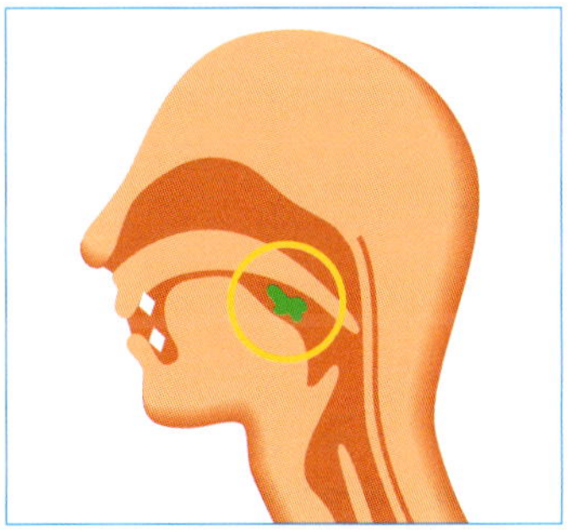

❸口腔期（嚥下の第１期）

食塊を舌の動きにより口の奥へ移動させる。鼻腔《びくう》と咽頭《いんとう》が遮断《しゃだん》される。

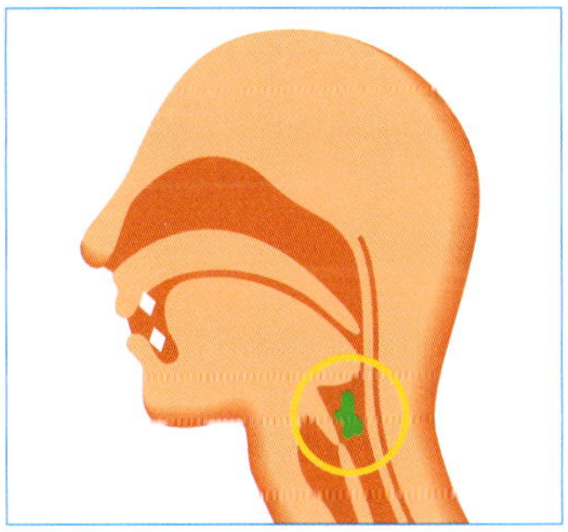

❹咽頭期（嚥下の第２期）

食塊が咽頭から嚥下により食道へ送り込まれる。咽頭は挙上《きょじょう》し、喉頭蓋《こうとうがい》が閉鎖する。

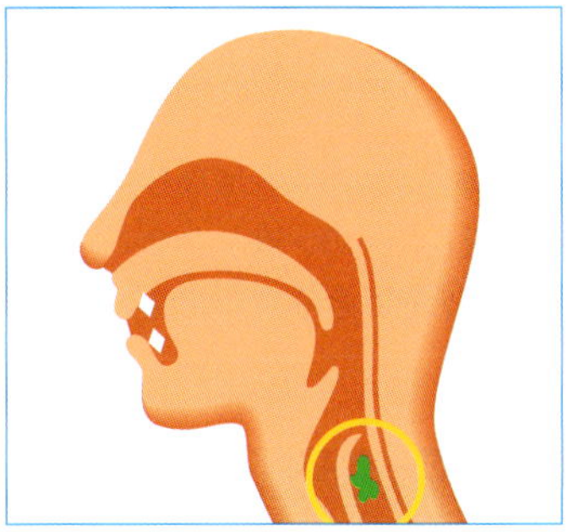

❺食道期（嚥下の第３期）

食道に入った食塊が胃に運ばれる。上部食道括約筋《じょうぶしょくどうかつやくきん》が閉鎖する。

6　食事の介助

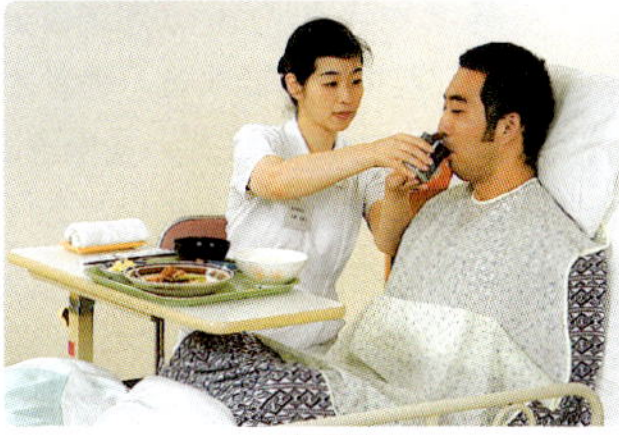

❶看護師は患者さんと目の高さが同じになるように椅子に座る。
●看護師が右利きの場合は患者さんの右側（左利きの場合は左側）に座る。
●介助しやすい距離に座る。
●最初にお茶や汁物から介助し、口の中を潤《うるお》す。

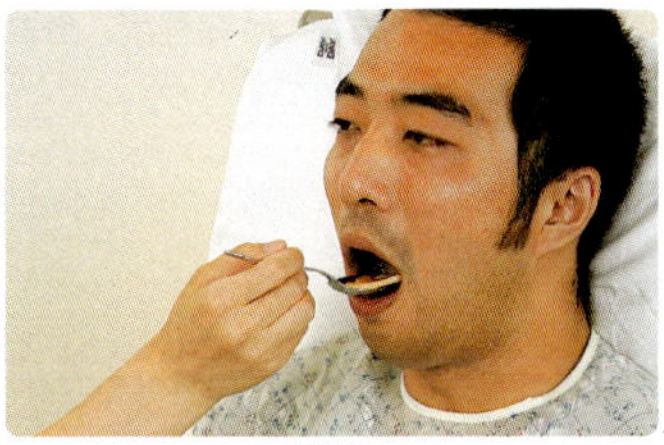

❷スプーンは口の中にまっすぐ入れる。

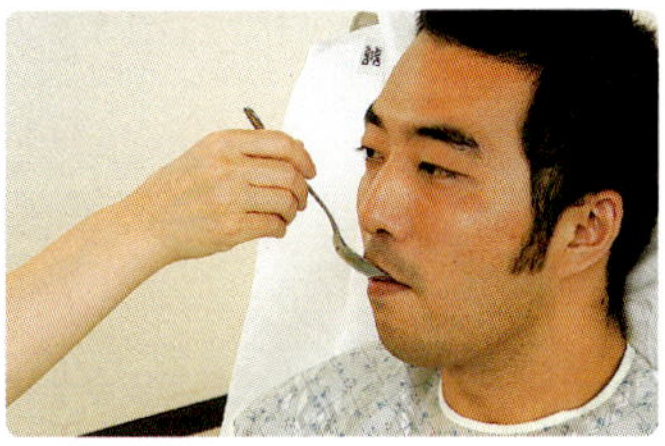

❸患者さんが口を閉じたら、スプーンのカーブに沿って上唇《うわくちびる》を滑らすように、斜め上方に静かに引き抜く。
※箸は口の中にまっすぐ入れ、食物を舌の上に置いたらまっすぐ引き抜く。

介助の悪い例

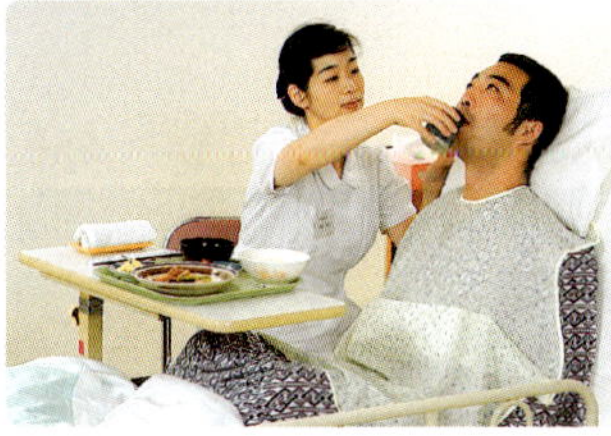

高い位置から食事介助をすると、患者さんの顎が上がってしまい、誤嚥の危険がある。特に嚥下しにくい場合は、うなずきながら嚥下するよう促す。万が一誤嚥した場合は、すぐに看護師に知らせ、吸引器で吸引するなどの対応をする。

指導者に聞かれる根拠はココ！

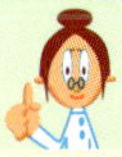

スプーンを患者さんの口から引き抜くとき、なぜスプーンのカーブに沿って抜くの？

スプーンのカーブに合わせて、口唇に沿って引き抜くことにより、スプーン内の食物をきれいに入れることが可能です。また、口唇を傷つけることを予防できます。

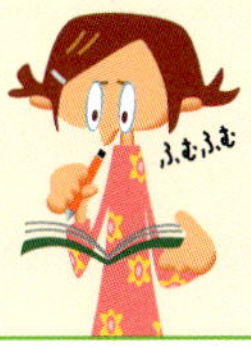

7 食事後の介助

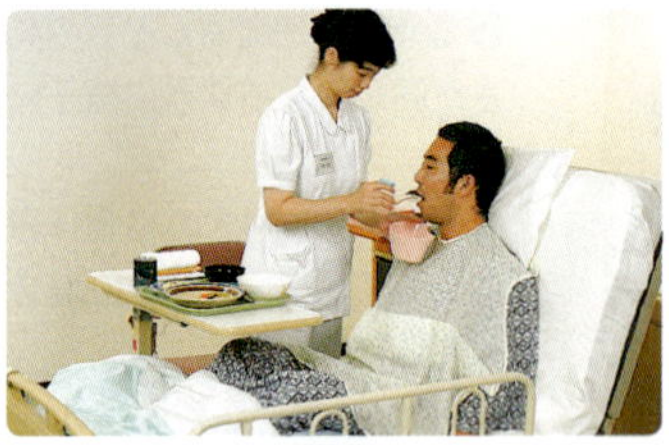

❶食物残渣がないか患者さんの口腔内を確認する。患者さんの状態に応じて、歯磨き、含嗽、義歯の手入れなどを行い、口腔内の清潔を図る。

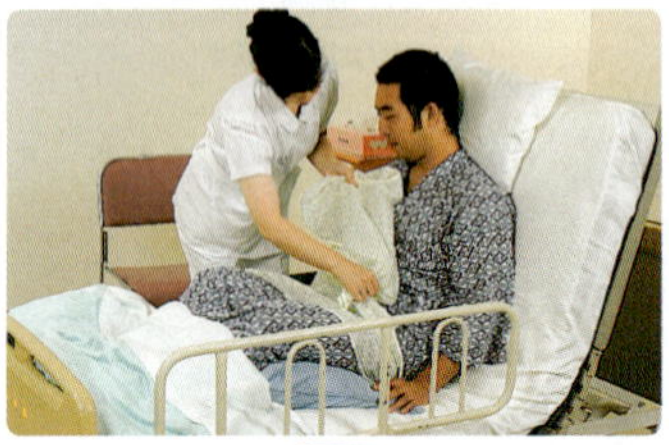

❷オーバーテーブルを片づけ、エプロンをはずす。この後、患者さんに1時間程度、坐位姿勢をとってもらう。

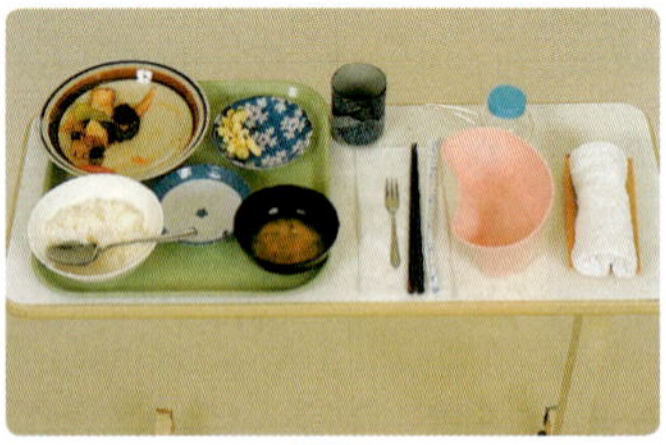

❸何をどれくらい食べたのか、摂取内容や食事摂取量、食事にかかった時間を観察する。

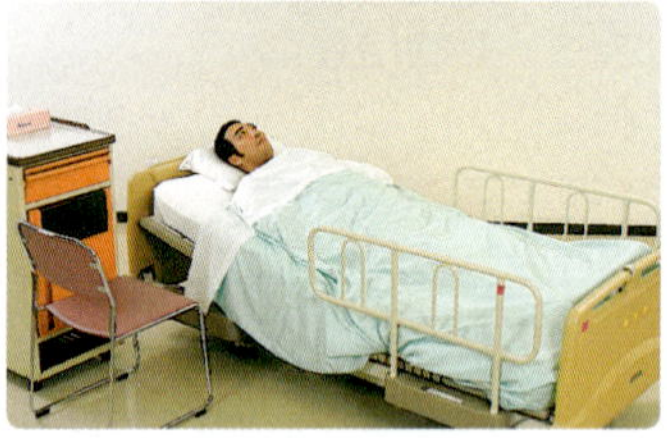

❹患者さんを安楽で安全な体位(セミファウラー位もしくは右側臥位《みぎそくがい》)にし、掛け物を整え、休ませる。

指導者に聞かれる根拠はココ!

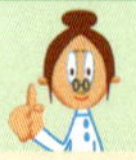

なぜ食後1時間程度は、患者さんに坐位姿勢を保ってもらうの?

逆流による誤嚥性肺炎《ごえんせいはいえん》を予防するため、食後1時間程度は、上半身を挙上した姿勢をとってもらいます。

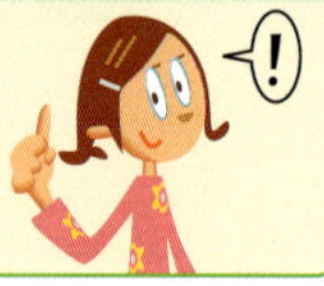

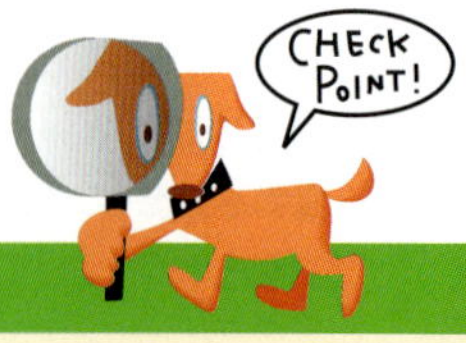

指導者はココを見ている!

食べ物を飲み込むときに、患者さんの顎が上がっていないか?

まず、食事の前に正しく座ることができているかどうか、必ず確認しましょう。また必要に応じて、小枕やタオルを使用して顎が上がらないように頭部を安定させましょう。

また、食べ物を口に運ぶときに、高い位置から介助すると顎が上がってしまうため、正面から運ぶようにしましょう。特に、吸い飲みやコップでの介助は顎が上がりやすいので注意が必要です。

口の中に食物があるのに、次々に食物を口に入れていないか?

必ず、嚥下したことを確認してから次の食物を口に入れましょう。なお口腔内が乾燥し、嚥下しにくいことも多いので、食事の前に、少量の水分で口腔内を潤します。食事中にもご飯や副菜《ふくさい》の間に汁物やお茶を勧めましょう。

患者さんの食べるペースに合わせて介助しているか?

食事中に、看護師がそわそわすると患者さんは落ちついて食べられません。ゆったりとした気持ちで、せかさずに患者さんのペースに合わせて介助しましょう。

また、和《なご》やかな雰囲気は食欲に影響します。楽しい話題を提供しながら介助しましょう。

状態を見ながら介助を工夫しているか?

食器(自助具《じじょぐ》)や食物の工夫(おにぎりやとろみをつけるなど)で、自分でできる食事の範囲が広がることもあります。患者さんの状態を見ながら、何を介助したらよいか考えましょう。さらに必要に応じて、電子レンジや冷蔵庫などを大いに活用しましょう。

＊患者さんにとって食事が「食べなければならないもの」ではなく「待ち遠しいもの、楽しみなもの」になるよう、いかに工夫できるかがカギです!

指導者はココを見ている!

患者さんが不快感を伴わず、安心で安楽な排泄ができる

ベッド上での排泄

大吉三千代

排泄援助の意義

排泄《はいせつ》は人間がもつ自然の欲求の一つである。プライバシーが確保された個室で、すっきりと排泄することによる爽《そう》快感《かいかん》は、私たちが当たり前のように保障されているものである。「這《は》ってでもトイレに行きたい」という言葉に代表されるように、ベッドで排泄することによる羞恥心《しゅうちしん》や不安感は計り知れないものであり、屈辱感《くつじょくかん》を伴《ともな》うことが多いことも忘れてはならない。

ベッド上での排泄が、これらの苦痛を伴う行為であることを踏まえ、看護師の技術と配慮によって、安心で安楽な排泄ケアをしたい。

排泄援助の目的

●基本的欲求を満たす。
●環境や生活習慣の異なる条件のなかで、排泄することによる苦痛を最小限にとどめる。
●正常な排泄を促進する。
●排泄物、陰部《いんぶ》の観察の機会となり、患者さんの状態を知る手がかりとなる。

排泄援助の注意事項

プライバシーが守られる環境を作るため、以下の点に配慮する。

●他者から見えない環境(多床室《たしょうしつ》の場合はカーテンやスクリーンなどで視界をさえぎる)を作り、排泄中に他者が入らないように工夫する。
●排泄音が気になる場合、水道の流水音《りゅうすいおん》を流したりラジオなどをつけて、周囲に聞こえないようにする。
●臭気《しゅうき》が病室内にこもらないよう、排泄後は換気を行う。
●介助の際には、綿毛布かバスタオルなどを使用し、肌の不必要な露出《ろしゅつ》は避ける。
●排泄の介助を依頼されたら、すみやかに気持ちよく対応する。
●排泄物は、感染源になるおそれが高いので、必ず手袋を着用して介助する。
●陰部は、湿潤《しつじゅん》や汚染により、発赤《ほっせき》や炎症を起こしやすい場所である。排泄後は、清潔にするとともに十分に乾燥させる必要がある。

ベッド上・男性の排尿

1 必要物品の準備

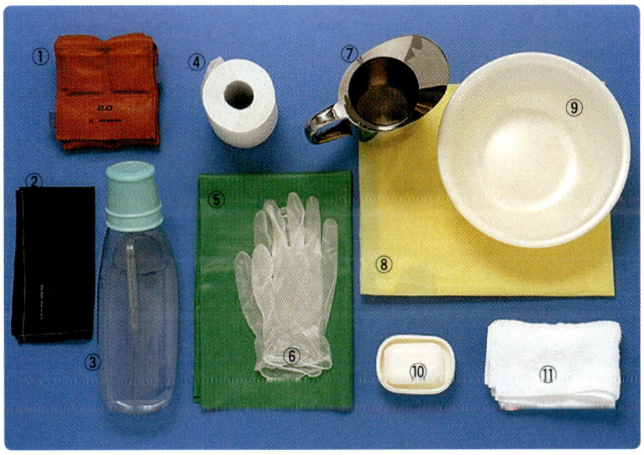

①砂嚢《さのう》
②尿器カバー
③男性用尿器
④トイレットペーパー
⑤防水布
⑥ディスポーザブル手袋
⑦小ピッチャー
⑧手洗い用防水布
⑨洗面器
⑩石けん
⑪手拭《ふ》き用タオル
必要に応じて、タオルケット(綿毛布)

2 環境を整え、患者の準備をする

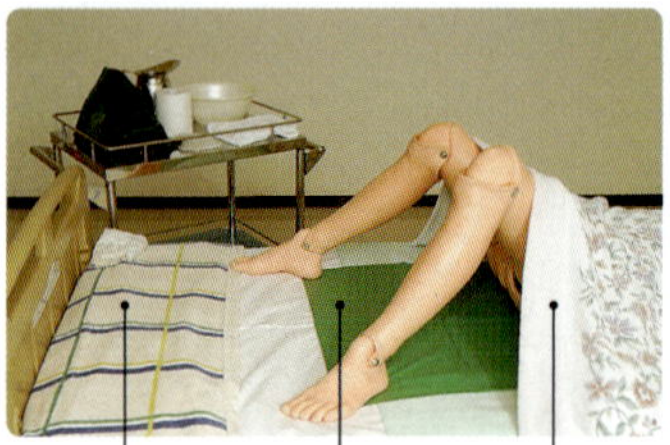

援助を始める前に、患者さんに「これから準備しましょう」などと声をかける。

❶カーテンを引き、他の人が入らないようにプライバシーの保護に留意する。
❷上掛けを足元に折りながら、タオルケットをかける。
❸患者の膝《ひざ》を立て、殿部《でんぶ》に防水布を敷《し》く。
❹よけいな露出を避けるためタオルケットをかけ、足首まで下着を下ろし、足を広げる。
❺看護師は手袋をつける。

3 尿器を当てる

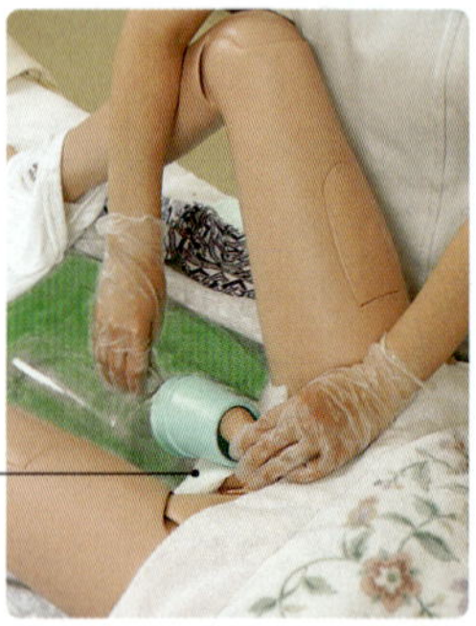

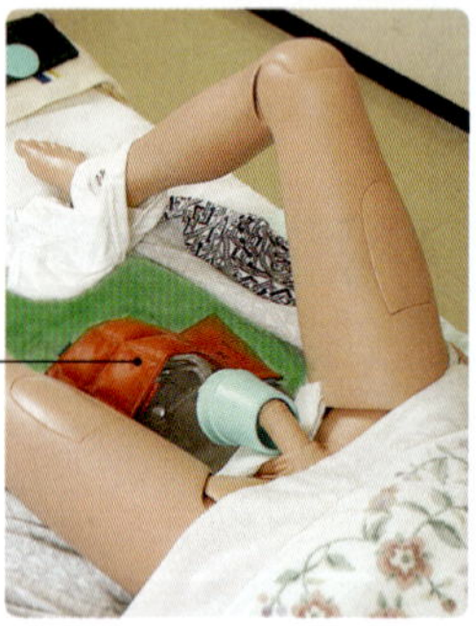

❶「失礼します」と患者さんに声をかけてから、タオルケットを腰まで上げ、尿器の受尿口の下側（陰嚢《いんのう》の触れる部分）にトイレットペーパーを当てる。陰茎《いんけい》全体を受尿口に入れる（写真上）。
❷自分で尿器を保持することができない場合は、尿器がずれないように尿器の下のほうに砂嚢を置き、固定する（写真下）。
❸タオルケットをかける。「終わりましたらお呼びください」と声をかけ、ナースコールを患者の手元に置き退室する。
❹排尿中に、誰もベッドサイドに近づかないように工夫する。
❺排泄音が気になる場合は、流水音やラジオなどの音を利用してカモフラージュする。

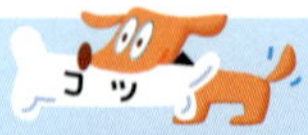

●尿器の受尿口が陰部より高くならないように固定しましょう。
●陰茎が受尿口に固定しにくい場合は、トイレットペーパーなどを受尿口に詰めましょう。
●砂嚢を使っても尿器が固定できない場合は看護師が持って固定し、排尿が終わるのを待ちましょう。

側臥位での排尿

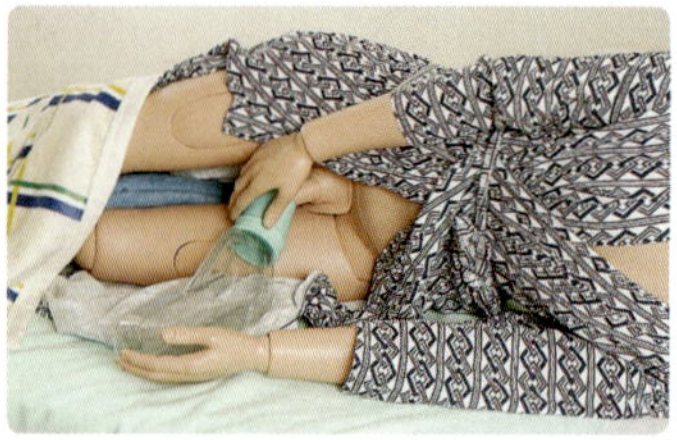

側臥位《そくがい》にすると、尿器を自分で保持しやすい。

4 排尿後の介助

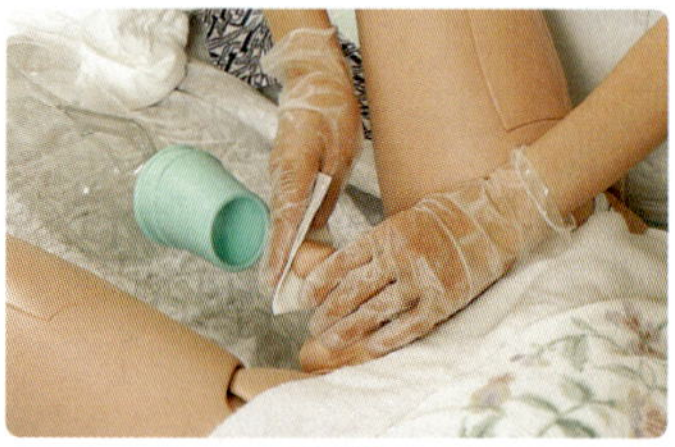

❶排尿が終了したか、患者さんに確認する。次に陰茎を持って尿器をはずし、陰茎に残った尿をトイレットペーパーで十分に拭き取る。

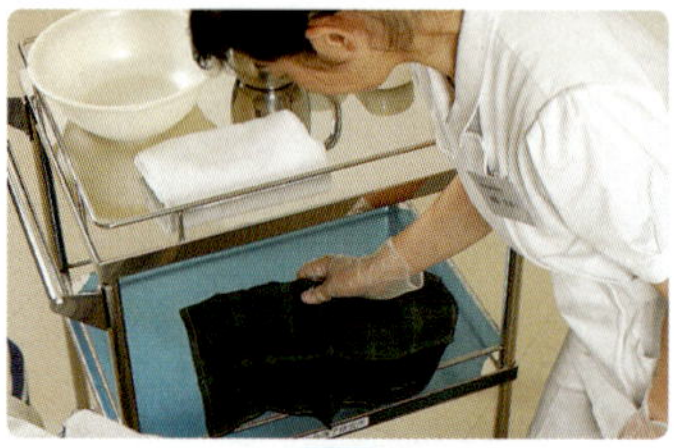

❷尿をこぼさないように注意しながら受尿口にふたをし、こぼすおそれのない場所（ワゴン車の下段など）に置き、尿器カバーをかける。

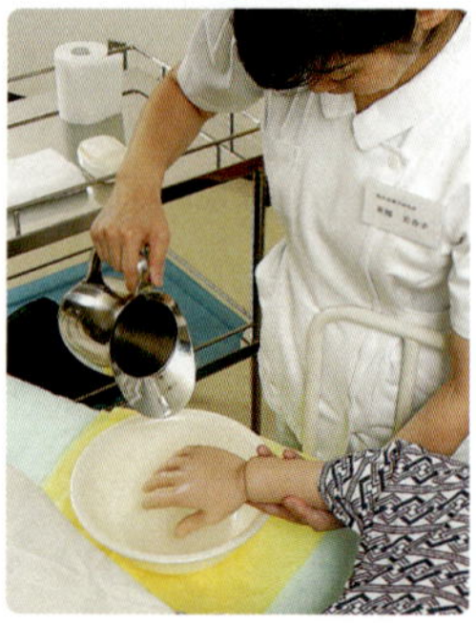

❸看護師は手袋をはずしてワゴンの下段などに置き、自分の手を洗う。次に患者さんに下着をはかせ、寝衣を整える。寝具が汚れていないかを確認し、タオルケットをはずして上掛けをかける。ベッドに手洗い用防水布と洗面器を置き、患者さんの手を石けんで洗った後、タオルで拭く。

指導者に聞かれる根拠はココ！

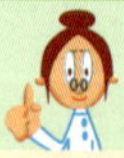

なぜ尿器は直接床に置かないで、ワゴンなど所定の場所に置くの？

ベッドは患者さんの生活空間であり、食事や休息の場です。そのベッド上で使用する便尿器を、たとえ排泄後であっても、汚染された場所である床に直接置いてはいけません。置くときは、ワゴン車の下段など、所定の位置に置くようにします。

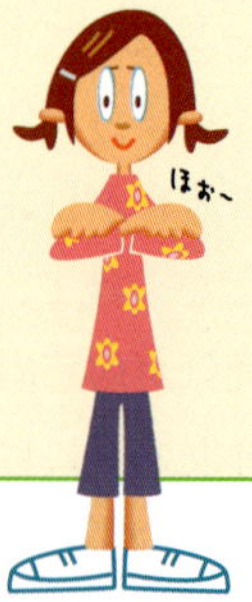

5 換気をし、後始末する

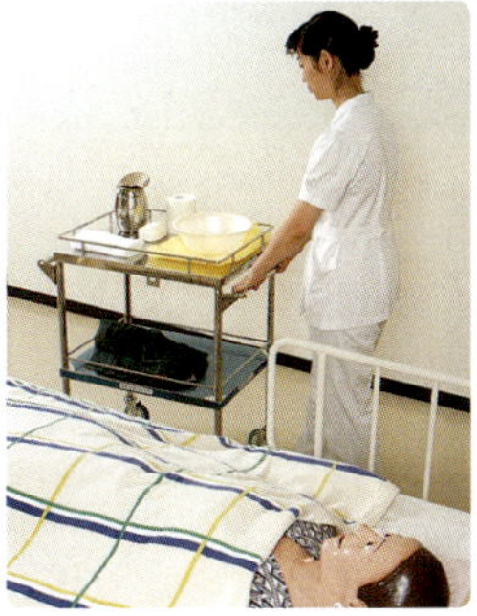

❶患者さんに「お疲れさまでした」と声をかけ、部屋に臭気がこもらないように、換気をする。
❷使った物品を片づける。
❸尿量、性状などを観察する。
❹使用後の尿器を洗浄・消毒する。

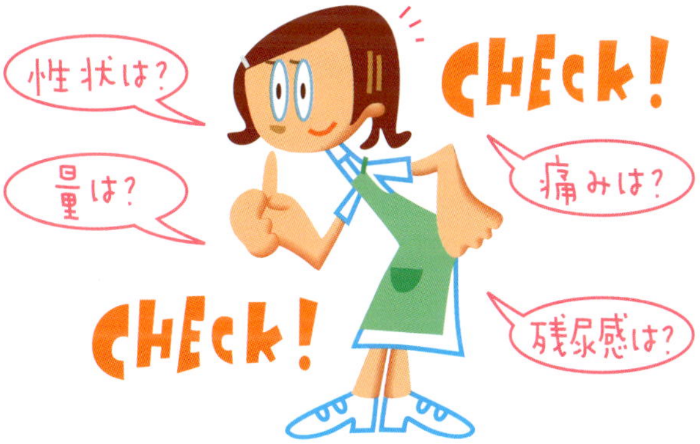
性状は?
CHECK!
量は?
痛みは?
CHECK!
残尿感は?

ベッド上・女性の排尿

1 必要物品の準備

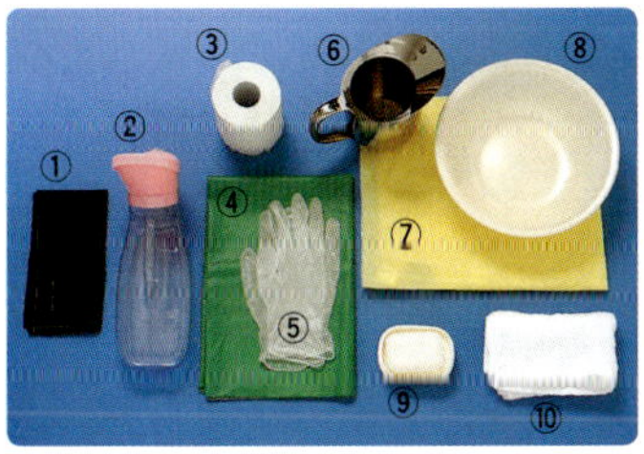

①尿器カバー
②女性用尿器
③トイレットペーパー
④防水布
⑤ディスポーザブル手袋
⑥小ピッチャー
⑦手洗い用防水布
⑧洗面器
⑨石けん
⑩手拭き用タオル必要に応じて、砂嚢、タオルケット（綿毛布）

2 環境を整え、患者の準備をする

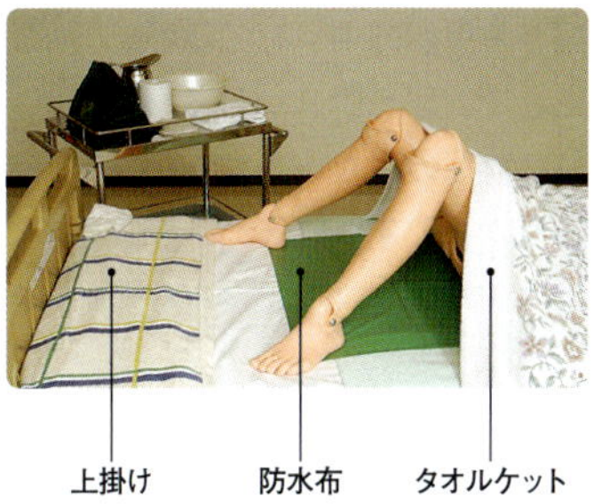
上掛け
防水布
タオルケット

援助を始める前に、患者さんに「これから準備をしましょう」と声をかける。
❶カーテンを引き、他の人が入らないようにプライバシーの保護に留意する。
❷上掛けを足元に折りながら、タオルケットを掛ける。
❸患者さんの膝を立て、殿部に防水布を敷く。
❹よけいな露出を避けるためタオルケットを掛け、足首まで下着を下ろし、足を広げる。
❺看護師は手袋をつける。

3 尿器を当てる

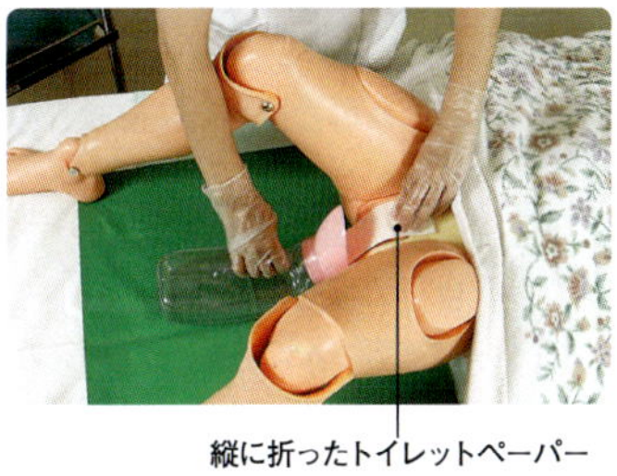
縦に折ったトイレットペーパー

❶尿器を当てる。受尿口の下側を会陰部にぴったり当てる。
❷縦に折ったトイレットペーパーを陰部から尿器の中に垂《た》らす。
❸尿器は看護師が固定、または砂嚢を使用して固定し、タオルケットをかける。

ベッド上での女性の排尿手順の注意点

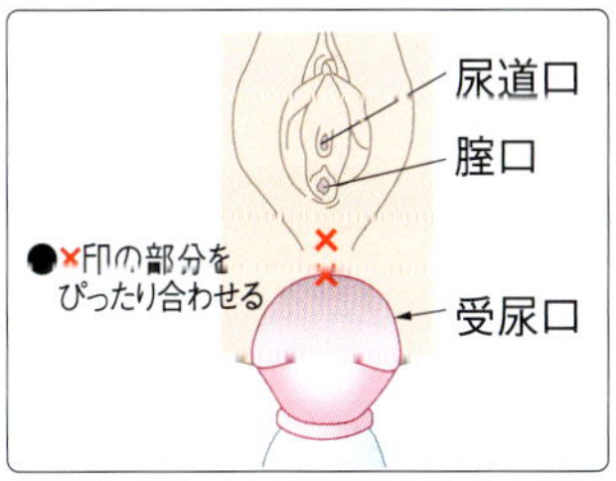
尿道口
膣口
受尿口
●×印の部分をぴったり合わせる

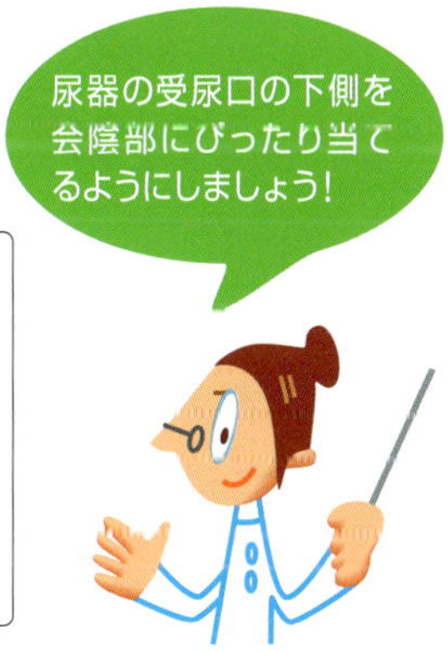
尿器の受尿口の下側を会陰部にぴったり当てるようにしましょう!

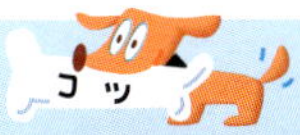
コツ

●女性に尿器を当てる場合は、尿器の受尿口の下側を会陰部にぴったりと当てないと、尿が漏《も》れてしまうことがあるので注意して行いましょう。
●女性用尿器は、固定の部位や方法に熟練《じゅくれん》を要します。女性用尿器は、わずかな隙間で失敗するおそれも高くあります。排泄の失敗は、看護師よりも、介助された側に心理的ダメージが大きいのです。技術に自信がなければ、便器を用いての排尿介助をおすすめします。

指導者に聞かれる根拠はココ！

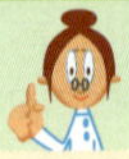

なぜ縦に折ったトイレットペーパーを陰部から尿器の中に垂らすようにして入れるの？

トイレットペーパーを陰部から尿器の中に垂らすようにして入れることで、尿を誘導して飛び散るのを防いだり、排尿の音を小さくしたりすることができるからです。

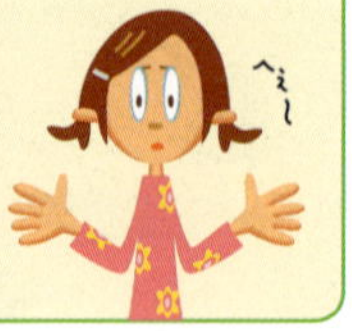

4 排尿後の介助

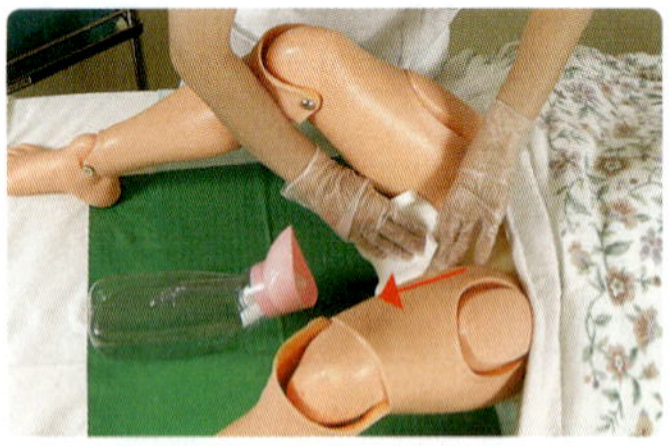

❶排尿終了を確認し、尿器をはずす。陰部に残った尿を、尿道口から肛門に向かってトイレットペーパーで拭き取る(写真矢印方向)。

❷尿をこぼさないように注意しながら受尿口にふたをし、ワゴン車下段などの、こぼすおそれのない場所に置き、尿器カバーをかける。

❸看護師は手袋をはずして、自分の手を洗う。

❹患者さんに下着をはかせ、寝衣を整える。このとき寝具が汚れていないかを確認し、タオルケットをはずして上掛けをかける。

❺ベッドに手洗い用防水布と洗面器を置き、患者さんの手を石けんで洗った後、タオルで拭く。

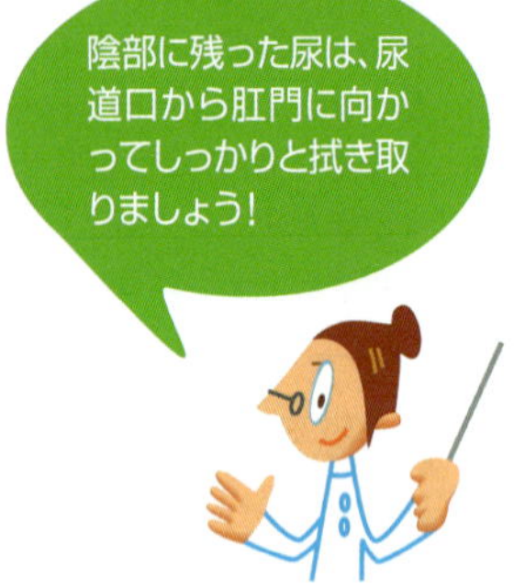
陰部に残った尿は、尿道口から肛門に向かってしっかりと拭き取りましょう！

指導者に聞かれる根拠はココ！

陰部に残った尿を、尿道口から肛門に向かってトイレットペーパーで拭き取るのはなぜ？

肛門から尿道口に向かって拭き取ると、肛門部に付着している大腸菌などが腟《ちつ》や尿道に付着し、感染してしまう可能性があります。それを防ぐために、女性の陰部に残った尿を拭き取る場合は、必ず尿道口から肛門に向かってトイレットペーパーで拭き取ります。

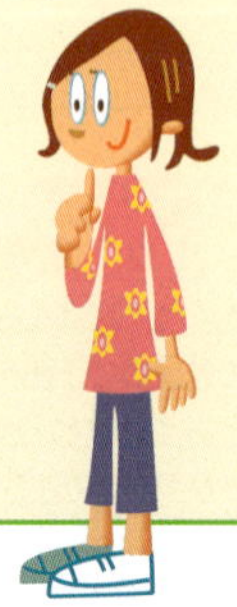

ベッド上・排便の介助

1 必要物品の準備

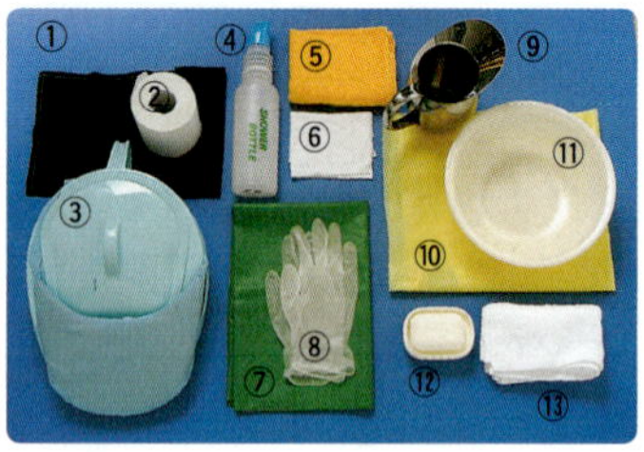

①便器カバー
②トイレットペーパー
③便器
④陰部洗浄用ボトル
⑤洗浄用タオル
⑥洗浄用布
⑦防水布
⑧ディスポーザブル手袋
⑨湯の入ったピッチャー
⑩手洗い用防水布
⑪洗面器
⑫石けん
⑬手拭き用タオル

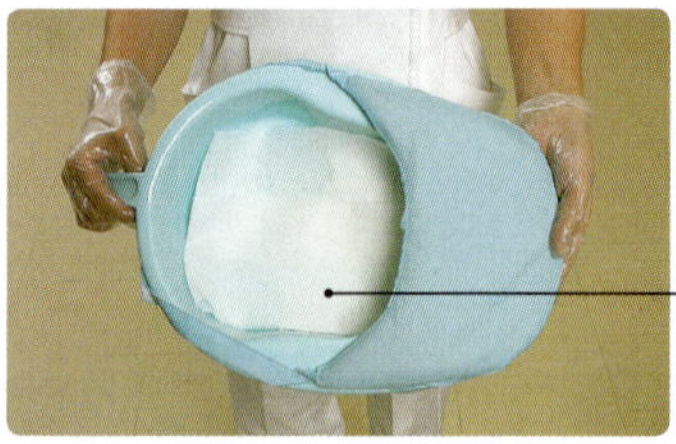
トイレットペーパー

❶便器の中にトイレットペーパーを敷く。

指導者に聞かれる根拠はココ！

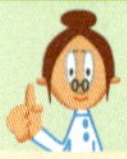

どうして便器の中にトイレットペーパーを敷くの？

便器の底にトイレットペーパーを敷くことによって、排泄物の飛び散りを防いだり、排泄の音を消音させ患者さんの羞恥心を軽減できるからです。

さらに、便器に直接排泄物が付着しないため、便器の洗浄が楽にできるというメリットもあります。

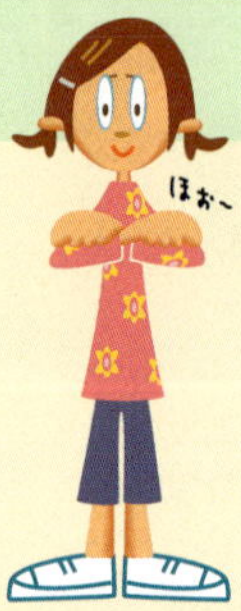

便器のいろいろ

患者さんの状態や、好みなどに合わせて便器を用意しましょう。
便器の種類には以下のものがあります。

洋式便器

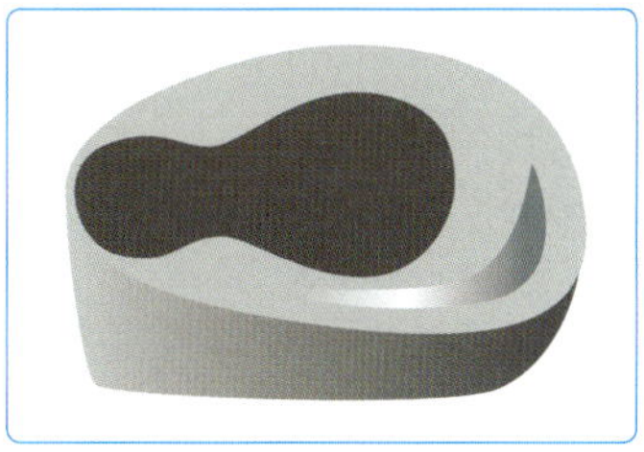

●フタがない。
●容量が多く、排泄量が多いときや女性の排尿時に使用する。
●安定感があり、体格のよい患者さんに適している。

和《わ》洋《よう》折《せっ》衷《ちゅう》便《べん》器《き》

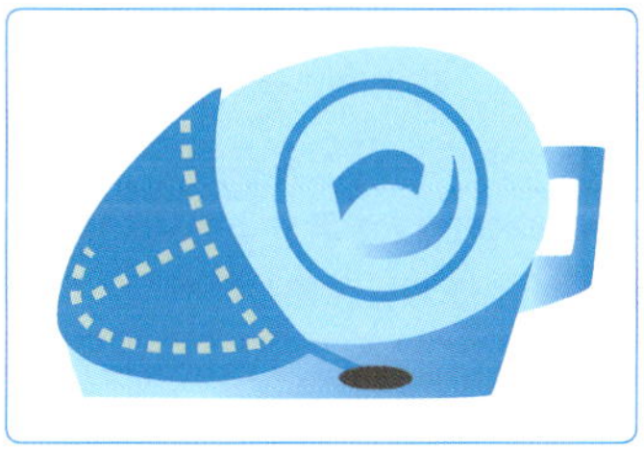

●フタがある。
●排便時や女性の排尿時に使用する。
●体格にかかわらず、安定感がある。

ゴム便器

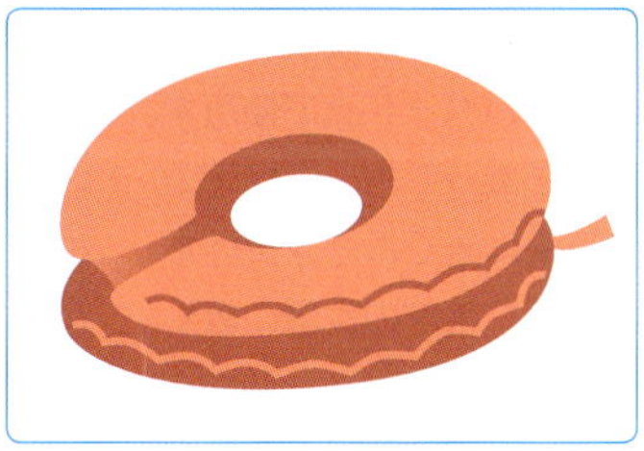

●フタがない。
●あたりがソフトなので、やせている患者さんや自力で腰を上げられない患者さんに適している。
●患者さんの体格に合わせて空気の入れ具合を調整する必要がある。

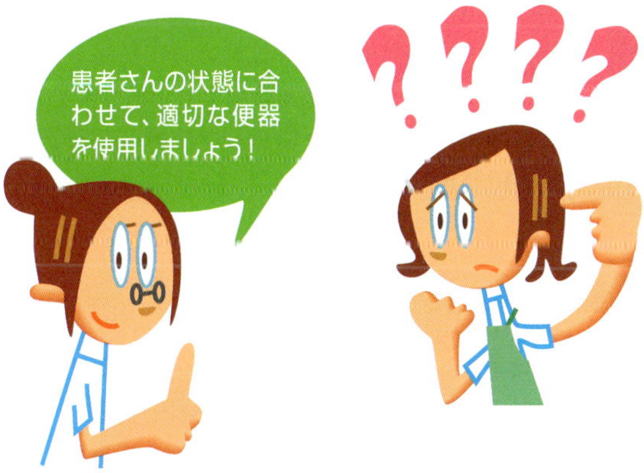
患者さんの状態に合わせて、適切な便器を使用しましょう！
????

2 環境を整え、患者の準備をする

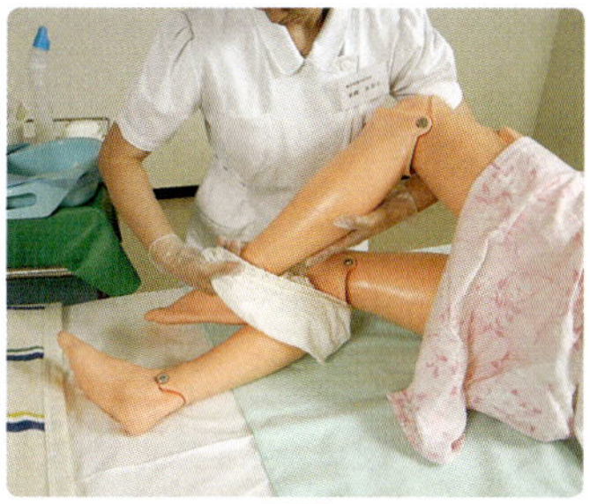

❶患者さんに「これから準備をしましょう」と声をかけ、カーテンを引き、他の人が入らないようにプライバシーの保護に留意する。患者の寝衣を腰まで上げ膝を立てる。タオルケットで露出を避けながら下着を足首まで下げ、側臥位にする。

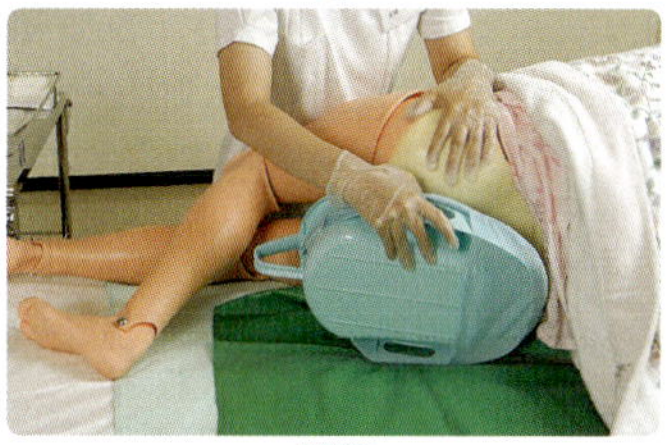

❷防水布を殿部の下に敷き込んでから、次に便器を患者さんの殿部に当てる。

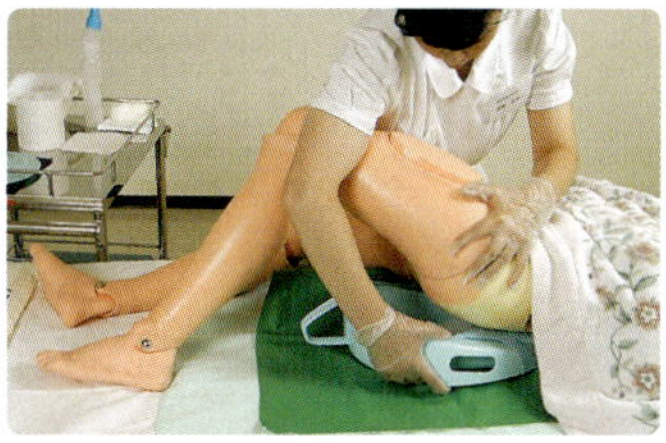

❸便器がずれないように押さえながら仰《ぎょう》臥《が》位《い》にもどす。便器の位置は、肛門が便器の中心の真上にくるように調節して置く。

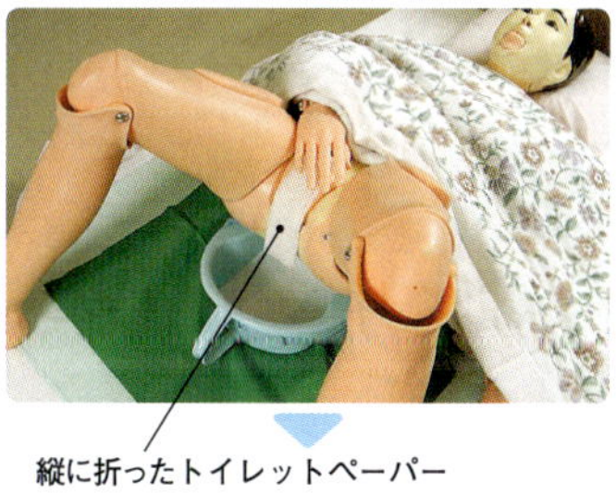
縦に折ったトイレットペーパー

❹女性の場合は尿が飛び散らないように縦に折ったトイレットペーパーを陰部に当てる。両足を広げたままで両膝を密着させる。男性の場合は尿器もいっしょに当てる。「終わりましたらお呼びください」と声をかけ、手元にナースコールを置いて退室する。

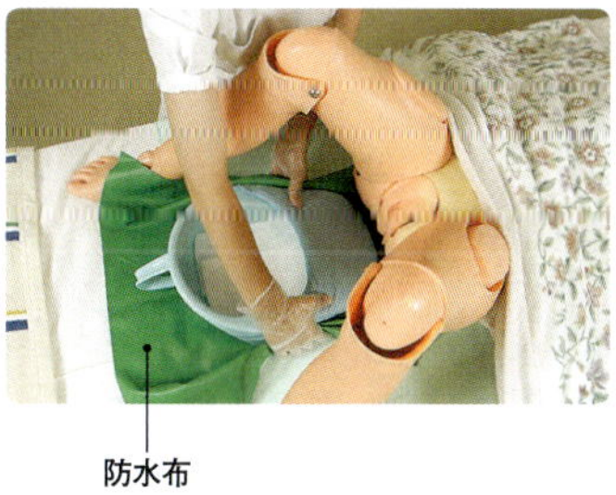
防水布

※自分で腰を上げることができる患者さんには膝を曲げて腰を上げてもらい、便器と防水布を差し込む。

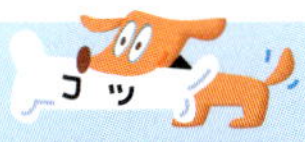
コツ

●直腸の排便機能と膀胱の排尿機能との間には神経が連絡しており、排便時には排尿も誘発されます。

●解剖学的に見ると、男性の場合は便器を当てるだけでは尿が飛び散りやすいため、便器と同時に尿器も当てる必要があります。

3 排便後の介助

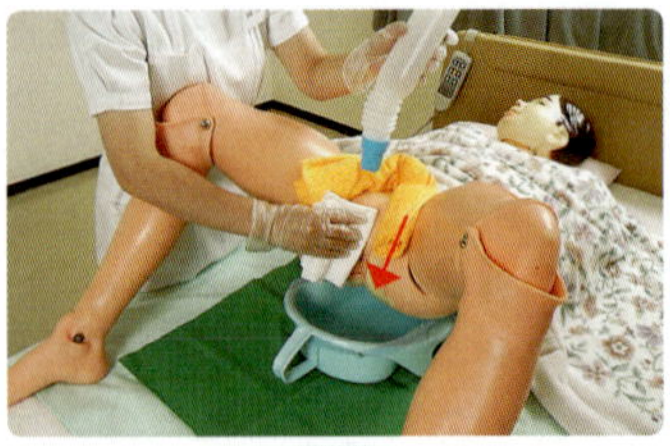

❶排便終了を確認(男性の場合、ワゴン車の下段などに尿器を片づける)し、陰部洗浄する。

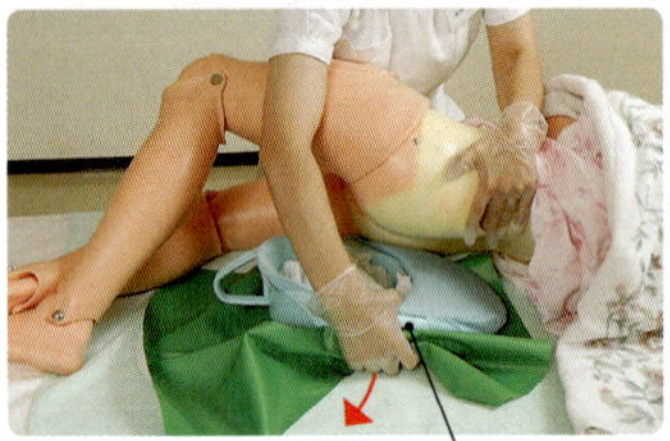

押さえる

❷便器を押さえながら患者さんを側臥位にする。防水布ごと引き抜いてはずす。殿部の汚れをきれいに拭き取り、乾燥させる。看護師は手袋をはずす。

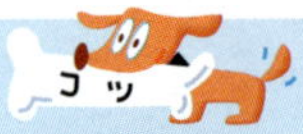

●陰部は、湿潤や汚染により、発赤や炎症が起こりやすい部位です。排泄後は、清潔にするのはもちろん、十分に乾燥させましょう。

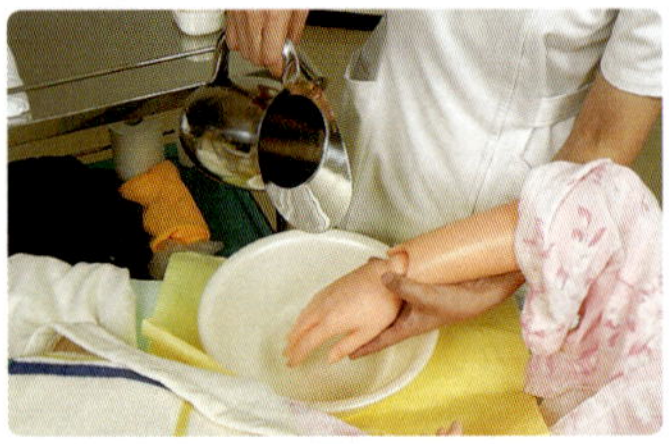

❸下着、寝衣を着せ、仰臥位にもどして上掛けを整える。ベッドに手洗い用防水布と洗面器を置き、患者さんの手を石けんで洗った後、手拭き用タオルで拭く。

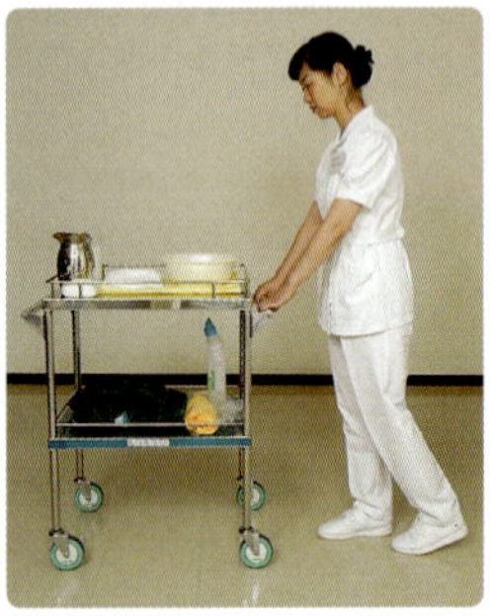

❹換気をし、後始末をする。

患者さんへの声かけ

排泄は羞恥心を伴う行為です。そのため看護師は、状況に応じて患者さんに声を掛け、羞恥心や遠慮を抱かせないようにすることが大切になります。手順に沿った、適切な声かけをし患者さんを誘導ましょう。

<例として>

「これから準備をしましょう」
「終わりましたらお呼びください」
「少し横を向きましょう」
「お疲れさまでした。すっきりされましたか?」
「また遠慮なく、いつでもお呼びください」

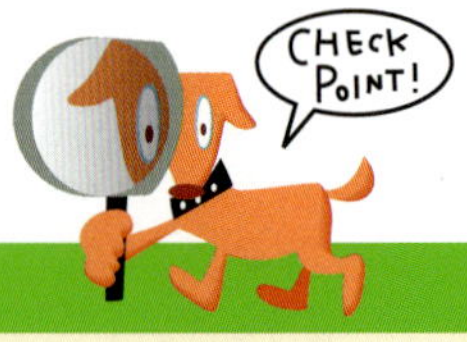

指導者はココを見ている!

準備に手間取っていないか?

■排泄は羞恥心を伴う行為であるため、患者さんはなかなか言い出せず、ギリギリまで我慢して介助を依頼することも多いです。準備は手際よくすみやかに行いましょう。

■便意を感じたら、すぐに排泄することが重要です。排泄のタイミングを逸《いっ》することで便秘をきたすこともあるので、注意しましょう。

■排泄の介助を依頼されたら、最低限必要なものを準備(便器、便器カバー、防水布、ディスポーザブル手袋、トイレットペーパーなど)して、すぐに患者さんのところへ行きましょう。排泄後に必要となるものは、後から準備してもかまいません。

使用後の便尿器を床に直接置いてはいないか?

■ベッドは患者さんの生活空間で、食事をしたり休息の場となります。そのベッド上で使用する便尿器をたとえ排泄後であっても、床は汚染された場所なので、直接床に置くことは避けましょう。ワゴンの下段など、所定の位置に置くようにしましょう。

女性用尿器の扱い方は適切か?

■女性用尿器は固定の部位や方法に熟練を要し、わずかな隙間で失敗するおそれがあります。p.87のイラストのように正しい位置にしっかり固定できるよう練習しておきましょう。

排泄終了後は、換気をしているか?

■排泄終了後の臭気でも、患者さんは羞恥心を抱いてしまいます。また、多床室の場合だと、同室の患者さんたちの手前、特に臭いを気にされます。排泄終了後は必ず換気し、室内に臭気がこもらないようにしましょう。

指導者はココを見ている!

患者さんが不快感を伴わず安心で安楽な排泄ができる

おむつ交換 テープ式を使用／排尿・排便をしている場合

大吉三千代

おむつ交換の意義

●排泄《はいせつ》は生命を維持《いじ》する上で欠くことのできない行為であり、体調の良否《りょうひ》のバロメーターとなる重要な生活習慣の一部である。しかし、排泄の感覚が鈍くなったり失われて失禁《しっきん》するようになると、おむつが必要になる。

●排泄での失敗は、患者さんにとって大きなショックであり、そのことを理解してケアすることが大切である。

●おむつを使い始めるときは、特に患者さんのプライドを傷つけないような配慮が必要である。

●おむつには、いろいろな種類があり、患者さんの状態にあったものを上手に使い分けることが必要である。

おむつ交換の目的

●排泄物を除去《じょきょ》し、汚れを落として清潔で健康な皮膚を保つ(汚染と湿潤《しつじゅん》は褥瘡《じょくそう》の原因となったり、細菌が繁殖《はんしょく》しやすくなる)。

●排泄物の観察をする。

●患者さんの気分を爽快《そうかい》にし、患者・看護師の人間関係をよくする。

おむつ交換の注意事項

●少しの尿失禁だけですぐおむつを使用するようなことはせず、ほかのいろいろな方法を考えてみる。おむつをするのは最終手段である。

●プライバシーを守る。

●羞恥心《しゅうちしん》を伴《ともな》う行為なので手早く行う。

●必要物品は使いやすい位置に置き、トイレットペーパーを使用するときはあらかじめ必要な長さに切っておく。

●尿とりパッドをおむつと併用し、排尿便が少量のときはパッドだけ交換するとよい。

●おむつは尿漏《にょうも》れしないように、鼠径部《そけいぶ》に沿ってきちんと留める。腹部側《ふくぶがわ》はゆったりでよい。

●終了後は窓を開けて、部屋の換気をする。

1 必要物品の準備

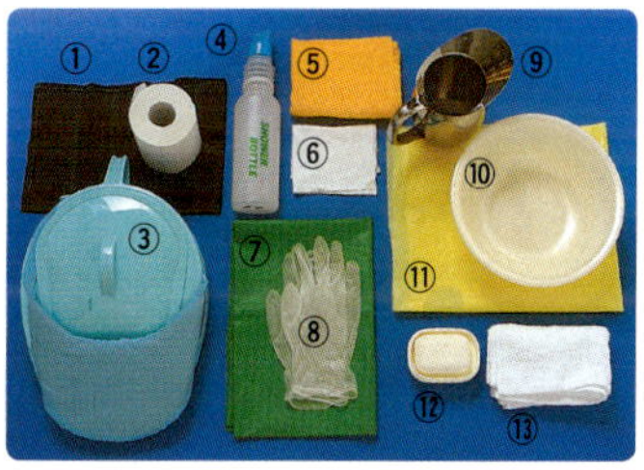

①便器カバー
②トイレットペーパー
③便器
④シャワーボトル
⑤洗浄用タオル
⑥洗浄用布
⑦防水布
⑧ディスポーザブル手袋
⑨小ピッチャー
⑩洗面器
⑪手洗い用防水布
⑫石けん
⑬手拭《ふ》き用タオル
⑭おむつ(図1参照)
必要に応じて、
　タオル ケット(綿毛布)

図1
よく使われる紙おむつ

それぞれの紙おむつの特徴を把握し、
患者さんの状態に合わせて使用しましょう。

テープ式

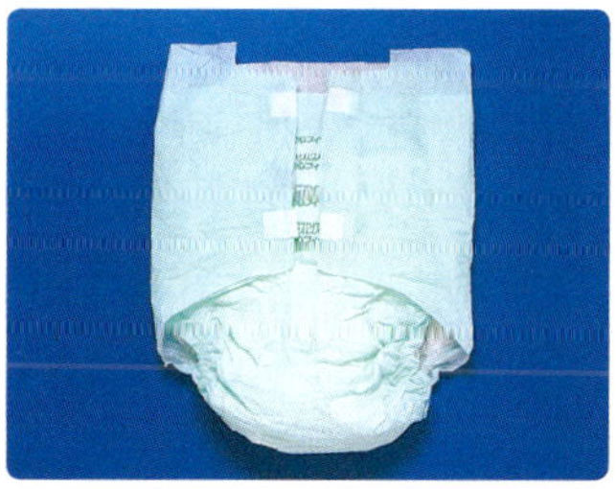

●一般的に多く使われているタイプ。おむつカバーがいらない。
●吸収量が多く種類も多い。
●尿とりパッドと併用して使用し、尿量が少ないときはパッドのみ交換する。
●ほぼ寝たきり状態の患者さんに使用する。やせている人は鼠径部から横漏れすることがある。

フラットタイプ(おむつカバーといっしょに使用する)

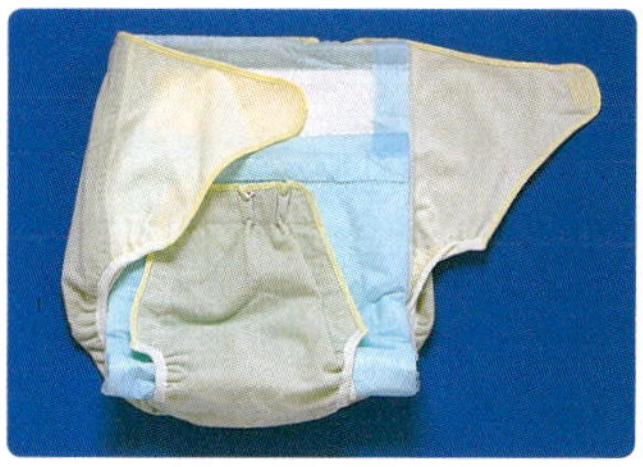

●平らな紙おむつとおむつカバーを一緒に使用する。
●フラットのおむつの端を鼠径部に沿うように合わせると横漏れしない。
●吸収量が少ないので、排尿量が多い場合には不適当である。

パンツタイプ

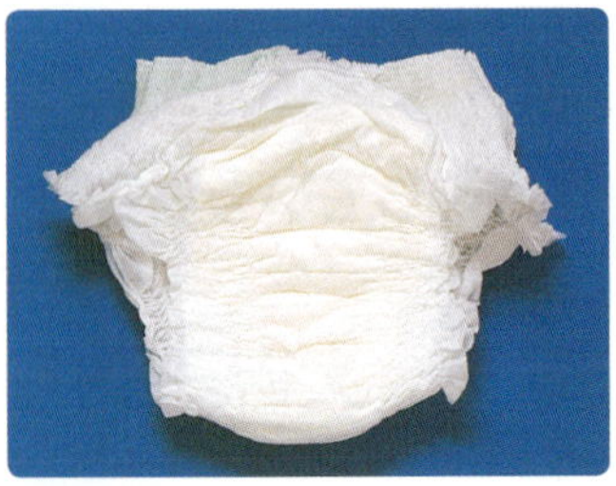

- リハビリパンツとも呼ばれる。
- 普通のパンツと同じようにはくことができる。自分で装着ができ動ける人に適している。
- 横漏れするので寝たきりの人には禁忌。
- 横の縫い目が簡単に破け、排便時はパンツを下ろさずに破いてはずすことができる。

尿とりパッド

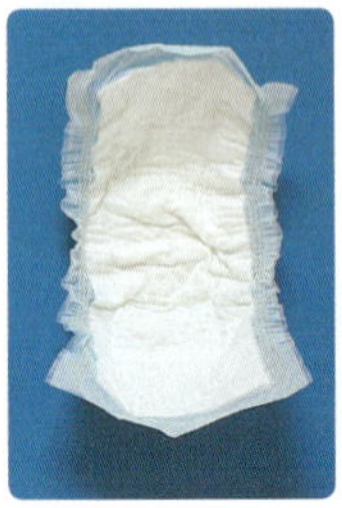

- 男性用、女性用、男女兼用パッドがあり形状が異なる。フラット型、ひょうたん型、ギャザー型、ポケット状になったものなどがあり、吸収量は5～120mLである。
- 軽度の尿失禁の場合にパンツ類と一緒に用いる(専用パンツ有)。
- おむつと併用して尿量が少ないときはパッドのみの交換もできる。

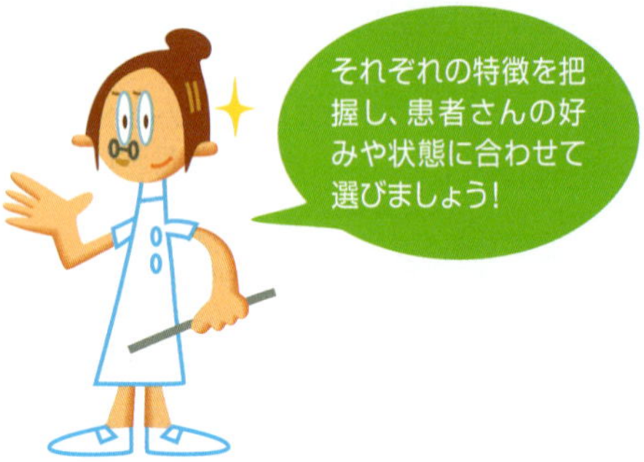
それぞれの特徴を把握し、患者さんの好みや状態に合わせて選びましょう!

2 おむつをはずす

援助を始める前に「おむつを替えましょう」と患者さんに声をかける。

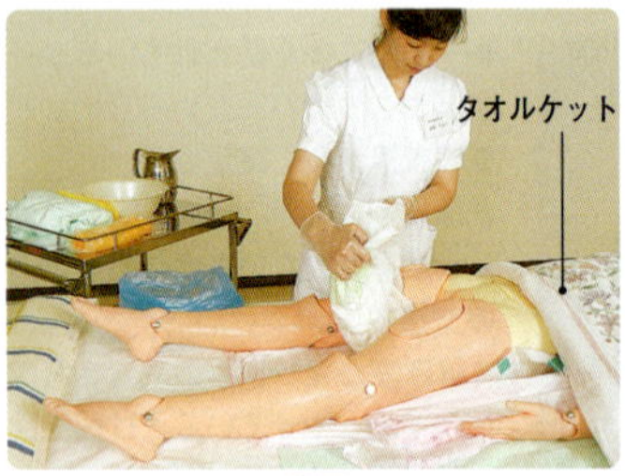
タオルケット

❶「失礼します」と声をかけ、カーテンを引き、他の人の目に触れないようにする。上掛けをはずし、タオルケットをかける。患者さんの膝《ひざ》を立て寝衣を開く。看護師は手袋をして排泄物の性状や量を確認しながらおむつを広げる。

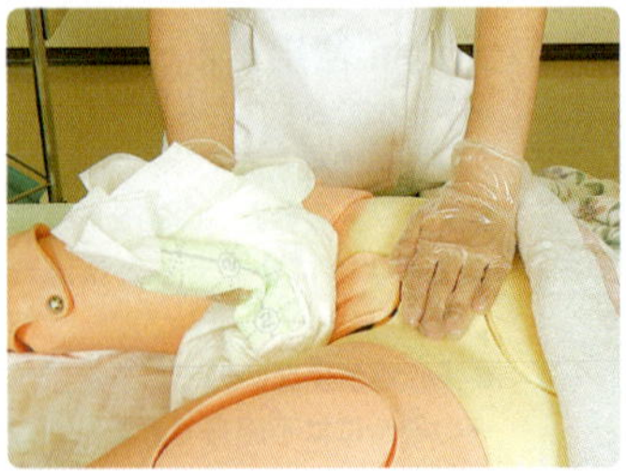

❷腹部を圧迫して、残尿を出す。

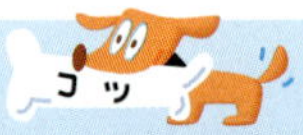
コツ

- このとき、患者さんには、事前に「おなかを少し押します」と断ってから押しましょう。

3 陰部・殿部をきれいにする

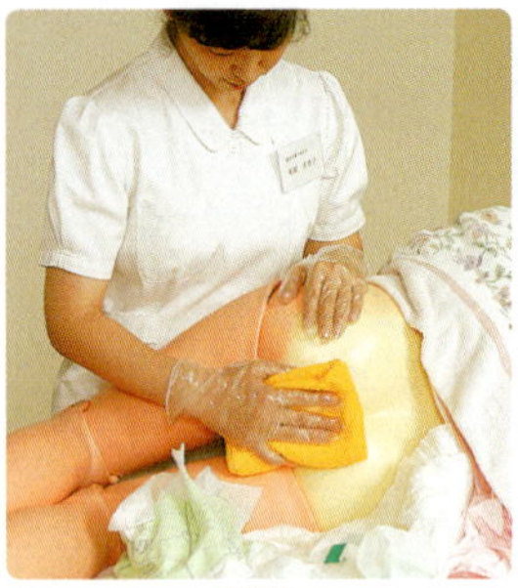

❶陰部を拭いた後、患者さんに「身体を横向きにします」と声をかけてから、側臥位《そくがい》にして殿部《でんぶ》を拭く。

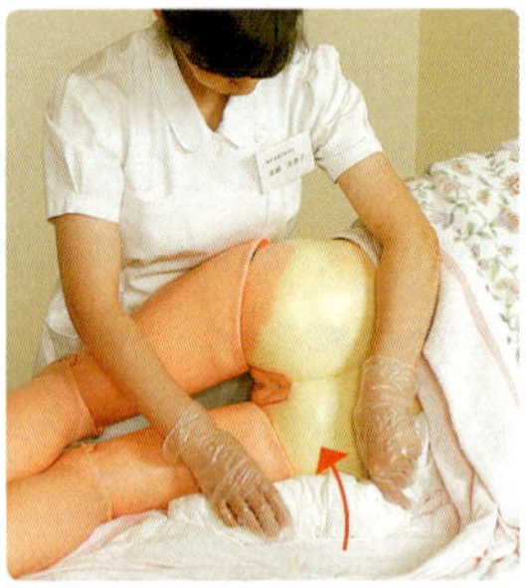

❷汚れたおむつを内側に包み込みながら端のほうから手前に丸める。

陰部清浄をする場合

下記のような場合は、新しいおむつを当てる前に陰部清浄をしましょう。

- 排便がある場合。　●汚染がひどい場合。
- 皮膚障害などのため、皮膚の清潔保持が必要な場合、など。

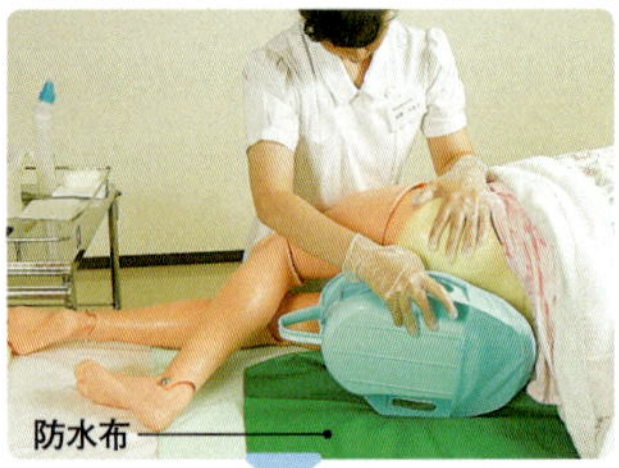
防水布

❶防水布を敷き便器を当てる。

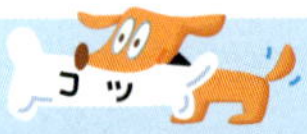
コツ

- 排便がなくても、1日1回は必ず陰部洗浄しましょう。

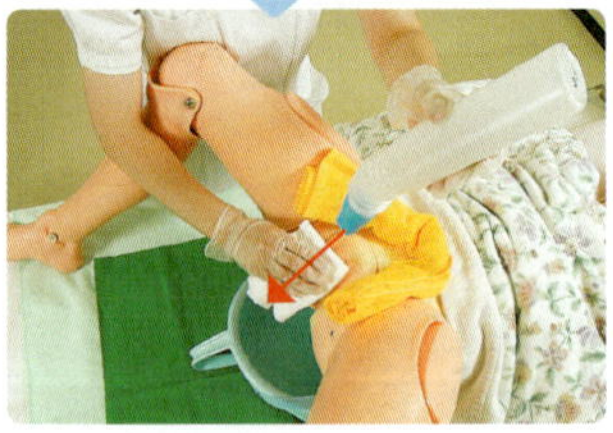

❷仰臥位にして陰部洗浄を行う。このとき微温湯が熱くないか、確かめてから前から後ろ(矢印方向)に洗い流す。その後タオルで拭き取る。

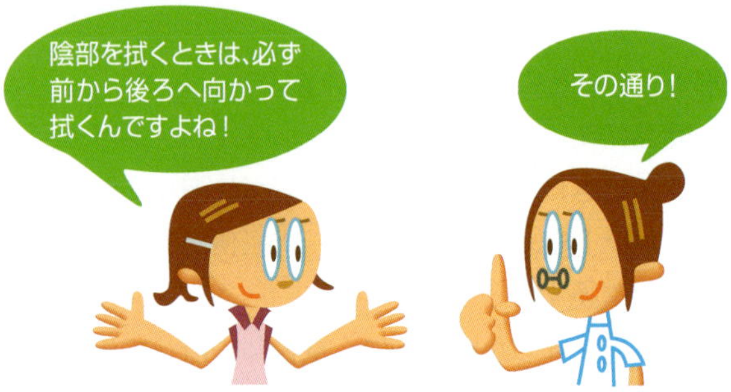
陰部を拭くときは、必ず前から後ろへ向かって拭くんですよね!
その通り!

4 新しいおむつを入れる

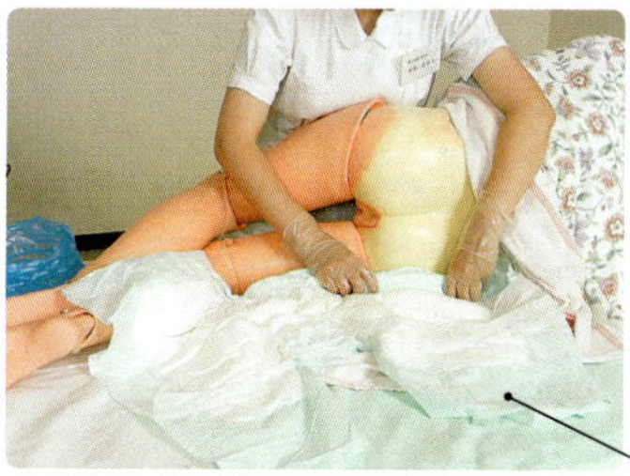

新しいおむつ

❶新しいおむつを入れる。おむつは半分内側に丸め込んで身体の下に敷き込むようにする。

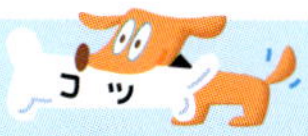

●尿とりパッドを使用する場合は、新しいおむつに重ねて入れます。

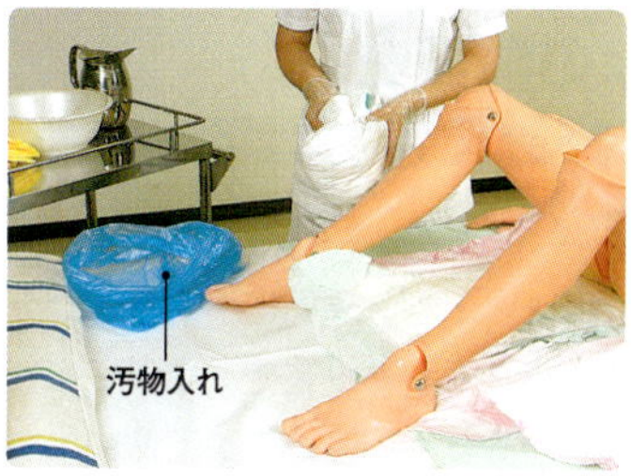

❷新しいおむつ、寝衣を身体に当てて仰臥位にもどす。手前側の殿部を持ち上げながら、汚れたおむつは手前に引き出し、次に敷きこんだ新しいおむつを引き出してしわがないように広げる。汚れたおむつは、丸めて汚物入れへ入れる。

おむつの当て方

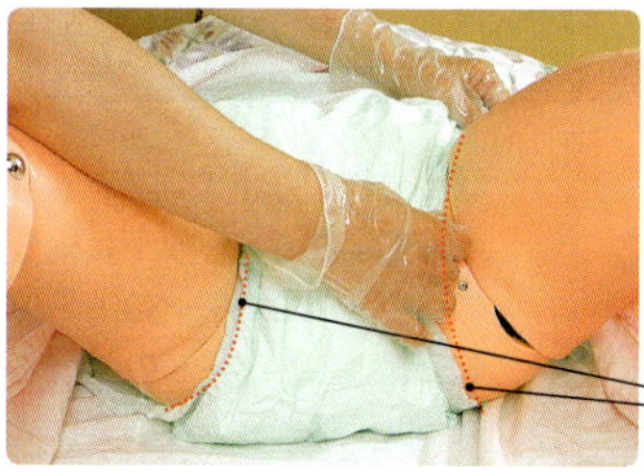

鼠径部

股関節《こかんせつ》の動きを妨げないようにするためと尿漏れを防ぐために、おむつを鼠径部に沿うように合わせてきっちり留める。腹部のほうはゆったりでよい。

男性の尿とりパッドの当て方

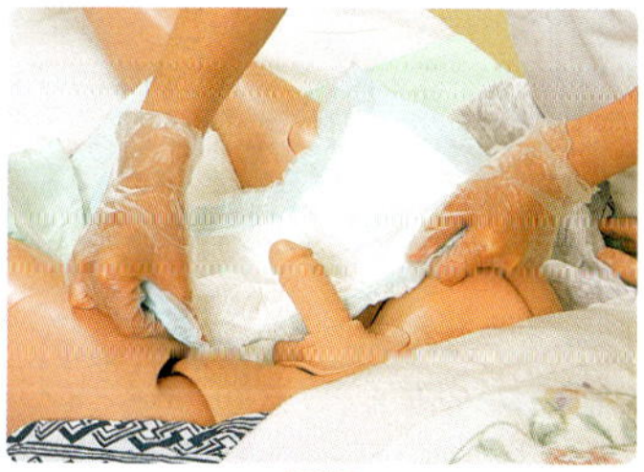

❶尿とりパッドの上に陰茎を置く。

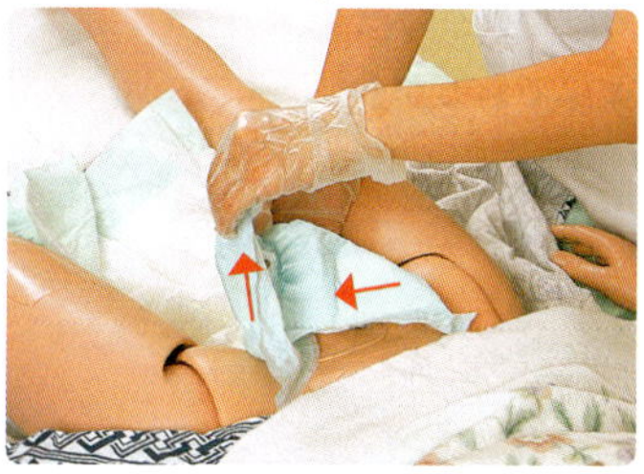

❷陰茎をくるむように斜《なな》めに折り込む。

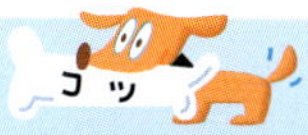

●陰茎をくるむように巻くと、尿が飛び散らず、効果的に尿を吸収できます。

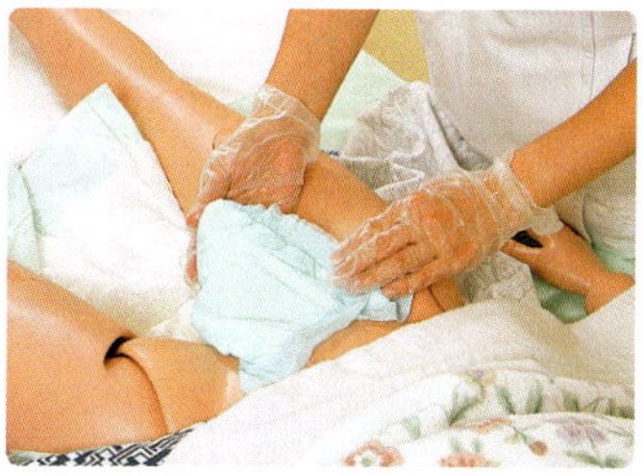

❸できあがり。

※男性の場合には、陰茎をくるむ尿とりパッドのほかに、ポケット状になったものもある。

5 寝衣を整える

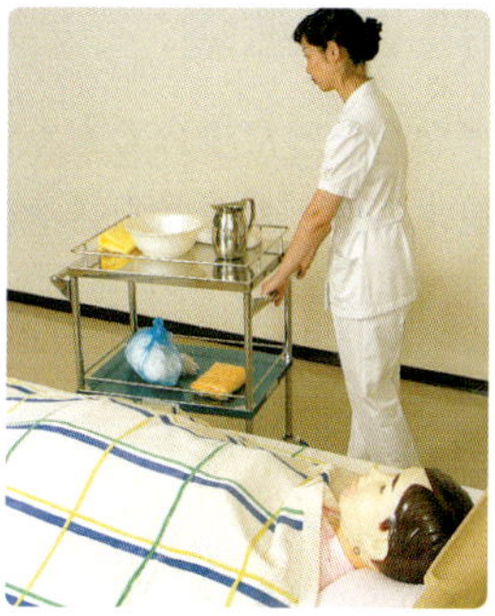

❶寝衣、寝具を整え、後かたづけをして退室する。

指導者はココを見ている!

必要物品の確認はしたか?

おむつ交換を始める前に、必要物品の確認をしましょう。おむつを広げたままベッドから離れることがないようにしましょう。

おむつ交換に時間がかかり過ぎていないか?

おむつ交換に時間がかかると、患者さんに心理的負担をかけることになります。できるだけ素早く正確に行い、患者さんに負担をかけないようにしましょう。

おむつの留め方や位置は適切か?

おむつをきつく留めすぎると窮屈《きゅうくつ》で体動を制限することになってしまいます。逆にゆるすぎると便や尿が漏れ、寝衣・寝具を汚してしまいます。また、左右バランスよく当てることも便尿の漏れを防ぐポイントです。さらに鼠径部は、身体にぴったり沿うように当てましょう。

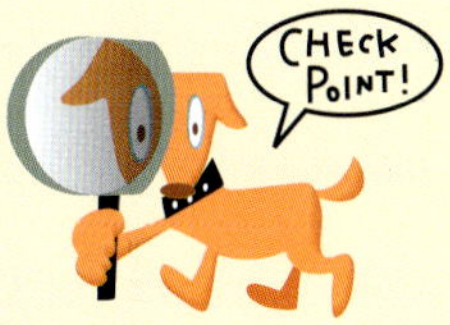

指導者はココを見ている!

患者さんが不快感を伴わず安心で安楽な排泄ができる

ポータブルトイレでの排泄

大吉三千代

ポータブルトイレでの排泄の意義

体力が低下してトイレに行けなくなった場合でも、できるだけ健康時に近い体位で排泄することが正常な排泄機能を保つ上で重要である。

ポータブルトイレでの排泄の目的

●ポータブルトイレは、尿意や便意はあるがトイレまで歩行が困難な場合や、トイレまでがまんできずに漏《も》らしてしまう場合に使用する。

●尿回数の多い場合やトイレまでの往復の歩行で体力を消《しょう》耗《もう》してしまうときに使用する、寒い季節に夜間だけ使用するという方法もある。

ポータブルトイレでの排泄の注意事項

●プライバシーを守る。

●ポータブルトイレが滑《すべ》って動いたりしないように、必要に応じて下にゴムマットなどを敷く。

●ポータブルトイレとベッドの高さを同じようにすると使用しやすい。

●体力が低下している患者さんや、麻痺《まひ》や下肢《かし》の筋力低下がある患者さんの場合は、身体を支えるためにポータブルトイレの周囲に柵《さく》や手すりを取り付けるとよい。

●使用後に清掃しやすいように、使用前にポータブルトイレの底に紙を敷くか少量の水を入れておく。

●ポータブルトイレの中に消臭剤を一緒に入れると、排泄後の臭いが気にならない。

●終了後は窓を開けて部屋の換気をする。

ポータブルトイレの種類を、患者さんの状態、好みに合わせて使い分けているか？

ポータブルトイレはスタンダード型、周囲に手すりがついたもの、木製の家具調のものなどがあります。患者さんの状態や部屋の状況、また、患者さんの好みなどで使い分けましょう。

1 環境の整備

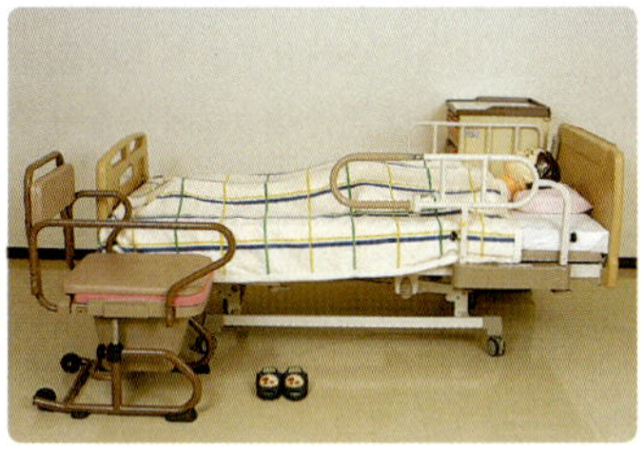

❶ポータブルトイレをベッドサイドに置き、ベッドに対して平行または20～30°の位置に置く（患者さんの状態による）。カーテンを引き、人の目に触れないようプライバシーを守る。

指導者に聞かれる根拠はココ！

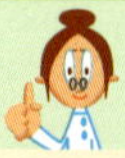

ポータブルトイレをベッドと平行または20～30°の位置に置く理由は？

この位置に置くと、身体の回転する距離が短くてすむので、患者さんの負担が少なくてすみます。また、手すりのついたポータブルトイレであれば、手すりにつかまり移乗する場合もこの角度だと楽にできるからです。

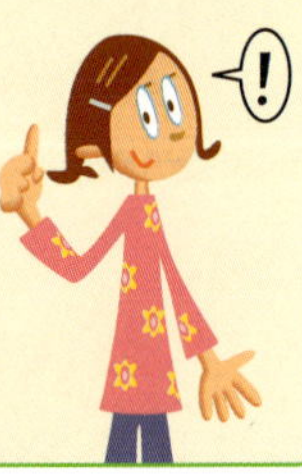

2 患者さんをポータブルトイレへ誘導する

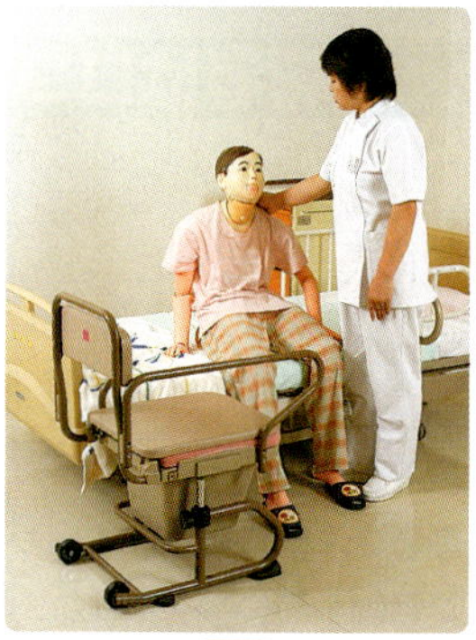

❶患者さんをベッドの端に座らせる。

コツ

●このとき、ベッドのマットレスの高さとポータブルトイレの座面の高さを合わせておくと、安楽で安全な移乗ができます。

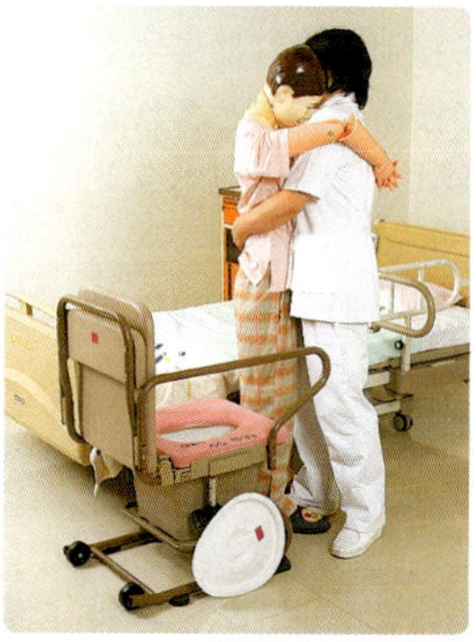

❷患者さんの足の間に看護師の足を入れ、患者さんの腰をもち、支えながら立たせる。

コツ

●機能障害のある患者さんの場合、その残存機能を生かしてポータブルトイレへ移乗できるかを確認します。なるべく自分で移乗できるよう、健側《けんそく》に柵や手すりをつけるなど工夫しましょう。このことは、患者さんの自信にもつながります。

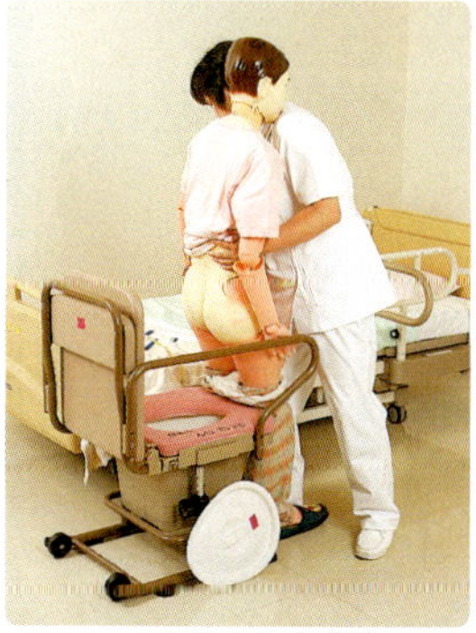

❸患者さんをポータブルトイレに座るように向きを変え、下着を下ろす。

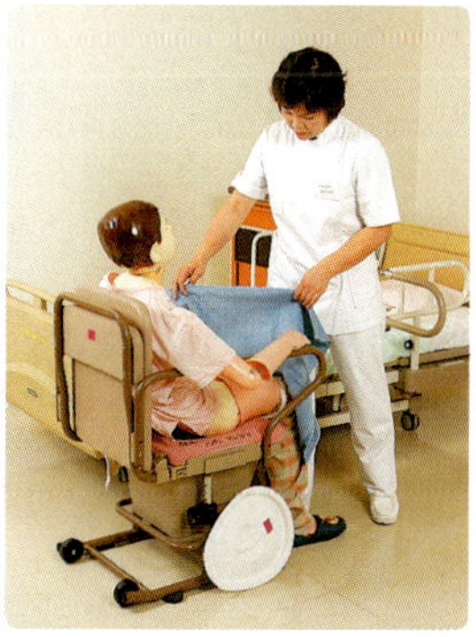

❹患者さんをポータブルトイレに座らせ、綿毛布やバスタオルをかける。「終わりましたらお呼びください」と声をかけ、ナースコールを手元に置いて退室する。

注意!

●坐位が安定しない患者さんの場合は、そばを離れず、終了まで見守る。

端《たん》坐《ざ》位《い》から立《りつ》位《い》への体位変換

端坐位から立位への体位変換を行う場合、自然な立ち上がり動作をイメージして行うことが大切です。

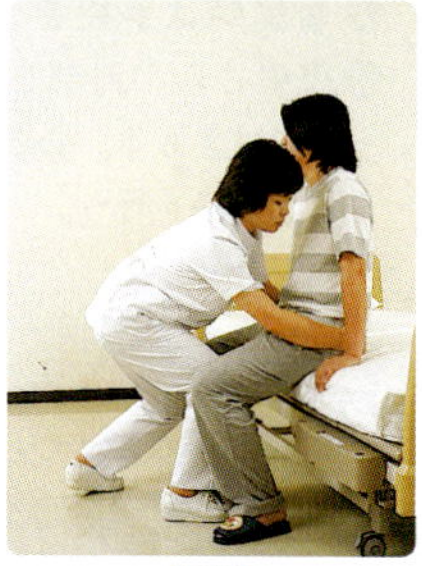

❶患者さんの足を開き、看護師の膝《ひざ》を入れる。看護師は膝を十分曲げて腰を低くし、両腕を患者さんの骨盤にまわす。患者さんが深く腰かけている場合は、骨盤部を手前に引き寄せ、浅く腰かけさせる。

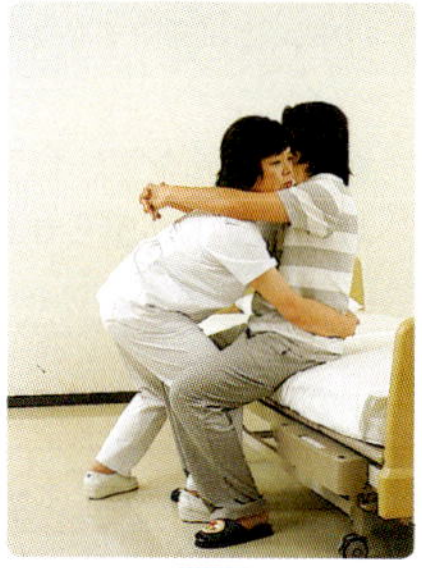

❷患者さんの両腕を看護師の肩にまわす。看護師は患者さんの腰部で手を組む。

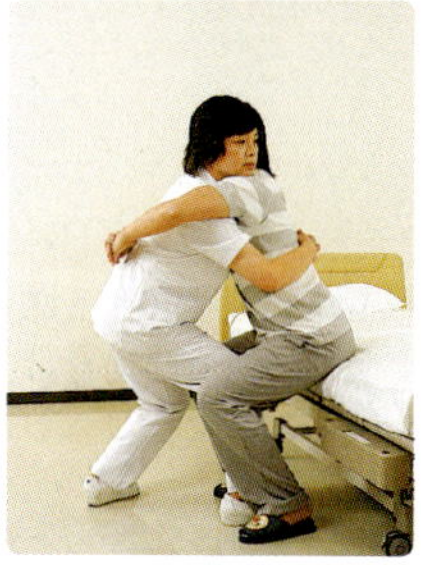

❸患者さんを前傾させ、自分に近づけるようにして立ち上がらせる。

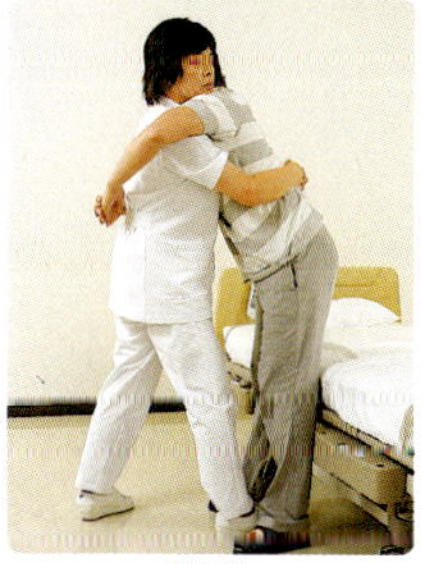

❹患者さんの膝が伸びて立ち上がっていることを確認する。

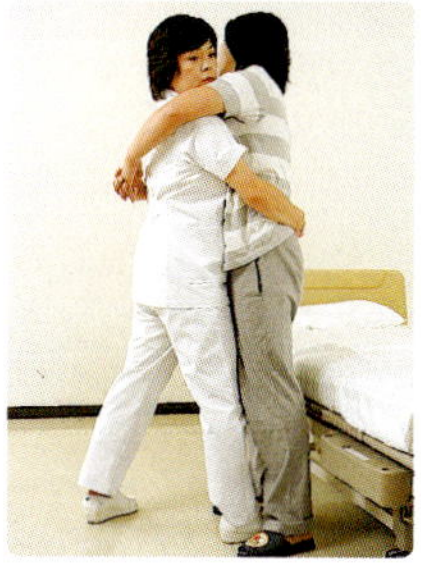

❺看護師の組んだ手で患者さんの腰部を押してきちんと立たせる。

3 排泄後の介助

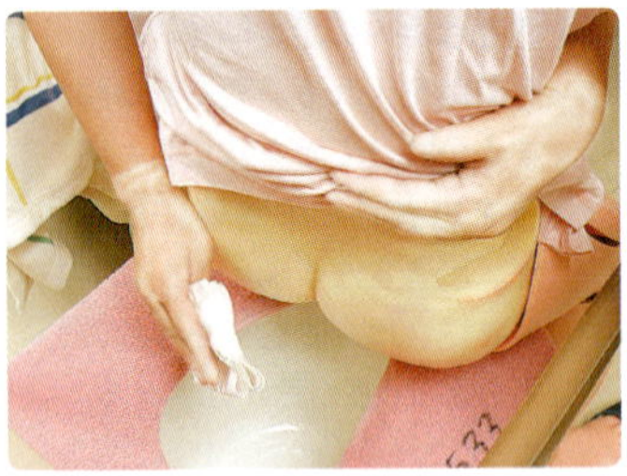

❶看護師は手袋をつける。
❷患者さんの殿《でん》部《ぶ》を前にずらして拭《ふ》き取る。必要に応じて陰部清浄を行う。

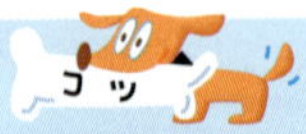

コツ

●このとき、拭きづらい場合は、患者さんの上半身を前傾にして看護師が上半身を支えるようにした体位で拭くと拭きやすくなります。

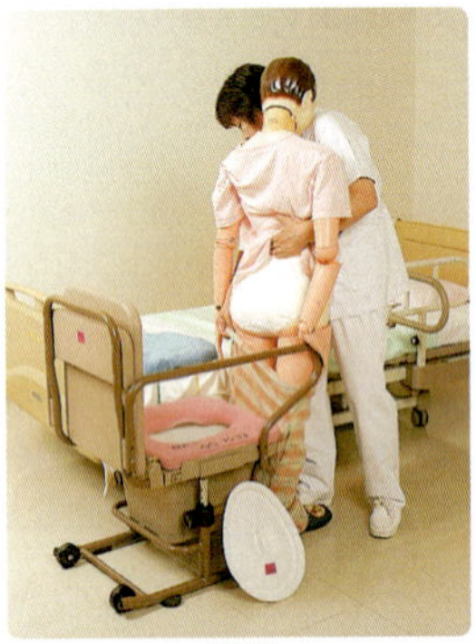

❸患者さんを立たせ、下衣を上げ、ベッドに座らせる。

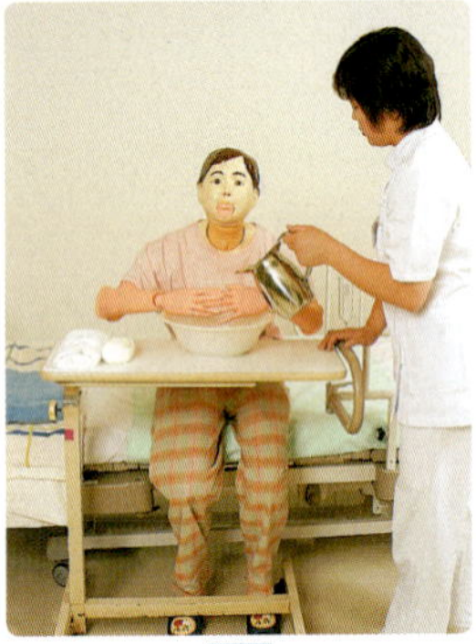

❹患者さんの手を洗う。手洗いができない場合は、タオルで手を拭く。

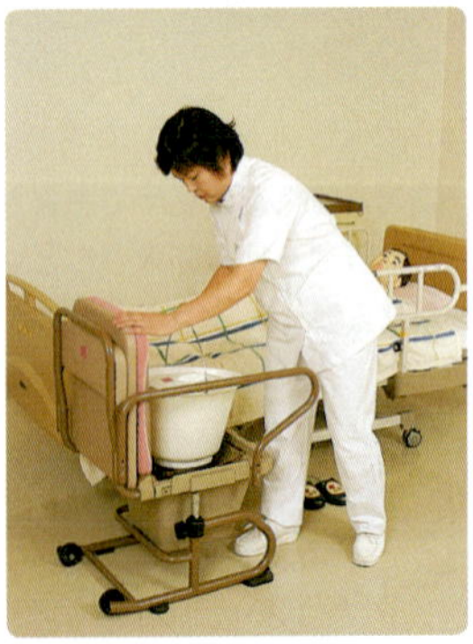

❺患者さんを仰《ぎょう》臥《が》位《い》にして寝具を整えてから、ポータブルトイレの後始末をする。

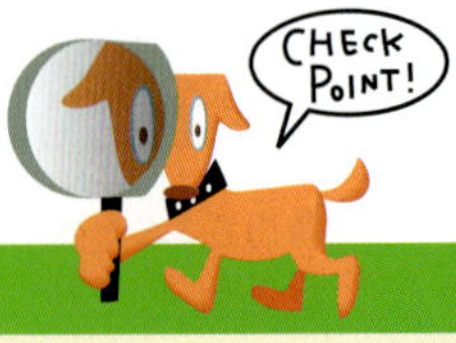

CHECK POINT!

指導者はココを見ている!

安全に留意して援助しているか？

以下の点に留意して、ポータブルトイレでの排泄の援助を行いましょう。

❶ポータブルトイレの位置をあらかじめ確認しておきましょう。また、患者さんが移乗しやすい距離と角度に置くことが転倒予防につながります。

❷ポータブルトイレでの排泄介助には素早く安全な移動および移乗の技術が必要とされます。日ごろから手順を確認し、練習しておきましょう。

❸ポータブルトイレに座らせ退室する前に次の点を確認しましょう。

・坐位が保持できるか。
・ナースコールやトイレットペーパーが手元にあるか。

❹ベッドあるいはポータブルトイレから立ち上がらせるときには、患者さんを安定した姿勢にして立たせましょう。中腰のままの移乗は、不安定で転倒の危険性があります。

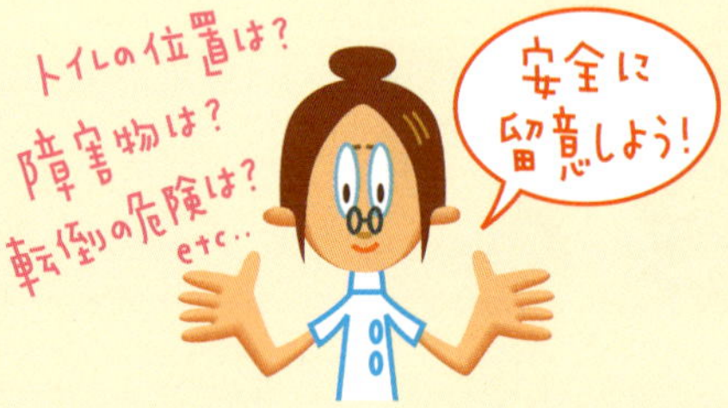

トイレの位置は?
障害物は?
転倒の危険は?
etc..
安全に留意しよう!

指導者はココを見ている!

Ⅱ 診療援助のための技術

手洗い、無菌操作
滅菌手袋の装着、ガウンテクニック
与薬
採血
注射法［皮下注射、筋肉注射、皮内注射、静脈注射］
点滴静脈内注射
経管栄養法［経鼻胃管、胃瘻］
一時的導尿
持続的導尿
浣腸
罨法［温罨法、冷罨法］
口腔・鼻腔吸引
包帯法［巻軸帯、三角巾、ネット包帯］
救急法［心肺蘇生法］
死後のケア

正しい手順・操作で、感染を予防する
手洗い、無菌操作

鈴木美和

手洗い、無菌操作の意義

感染予防においては、病原体《びょうげんたい》の人体への侵入を防ぐことが基本であり、患者さん・看護師を感染から守り、また感染が他へ拡大することを防ぐことが重要である。

そのために、援助を行う看護師の手指が清潔であること、使用物品・部位を無菌状態に保ちながら行う無菌操作を確実に行うことが必要となる。

手洗い、無菌操作の目的

＜手洗い＞

●手指に付着した汚れ、および一過性菌《いっかせいきん》を除去し、医療者の手指を介した交差感染《こうさかんせん》を予防する。

●手洗い方法は大きく分けて以下の3つがあり、目的により使い分ける必要がある。

①日常的手洗い：汚れを落とすため、石けんと流水で行う一般的な手洗い。通常の看護業務の際に行う。

②衛生学的手洗い：汚れ、および一過性菌を除去・殺菌するため、石けん・消毒液を用い時間をかけ、洗い残しのないような手技を用いた手洗い。清潔を要する看護処置・感染源による手指の汚染がある場合などに行う。

③手術時手洗い：一過性菌の除去・殺菌、さらに常在菌《じょうざいきん》を減少させるため消毒薬・ブラシを用い十分時間をかける手洗い。

＜無菌操作＞

●滅菌された物品を用い、使用部位を無菌状態に保ちながら操作を行うことで、人体への病原体の侵入を防ぐ。

手洗い、無菌操作の注意事項

＜手洗い＞

●手に付いている石けんは、流水で確実に洗い落とす。

●手洗い後、ペーパータオルで手を十分に乾燥させる。手が濡《ぬ》れていると感染の原因となる。

●センサー式やペダル式でない場合は、水道の蛇口《じゃぐち》には直接手を触れず、ペーパータオルを使って締《し》める。

●爪は常に短く切っておく。

●時計・指輪などは手洗い前にはずしておく。

●洗い残しが生じやすい部位は、特に注意して洗う。

●手洗い後は、顔や髪に手を触れず、清潔を保つようにする。

＜無菌操作＞

●滅菌物は素手《すで》で触れないようにする。もしくは、素手で触れてもよい範囲を遵守《じゅんしゅ》する。

●滅菌物を取り出したら、再度もどさないようにする。

●無菌操作前は、必ず衛生学的手洗いを実施する。

●滅菌物と汚染物との接触は避ける。

●使用する際は必ず有効期限と破損の有無を確認する。

●滅菌物の上で操作を行わない。特に不潔な操作は避ける。

●汚染された物品は、不潔物とわかるように処理をする。

●滅菌物が濡れたり、汚染の疑いがあるような場合は不潔物とみなす。

手洗い

1 必要物品の準備

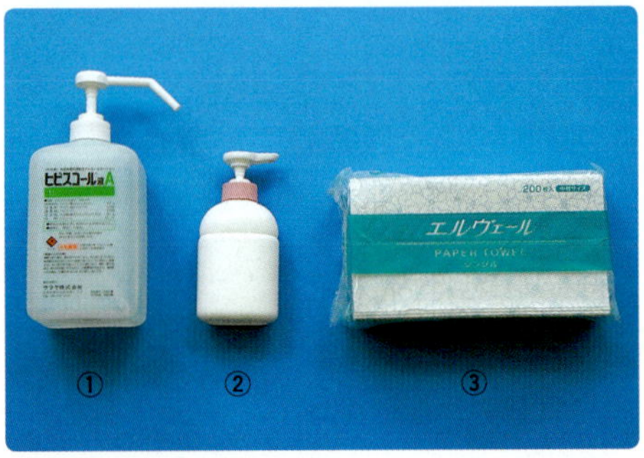

①速乾性手指消毒剤
②液体石けん
③ペーパータオル

2 手洗いを実施する

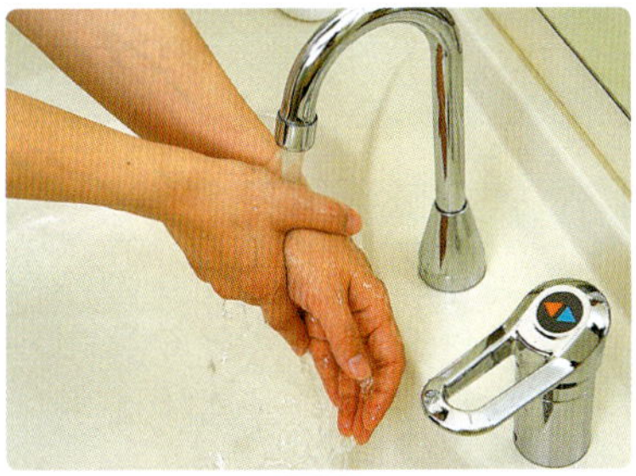

❶爪を短く整え、指輪、時計をはずし、前腕が十分に露出《ろしゅつ》するように、袖《そで》をまくる。手・手首の5cmほど上まで摩擦《まさつ》しながら流水で手を濡らす。

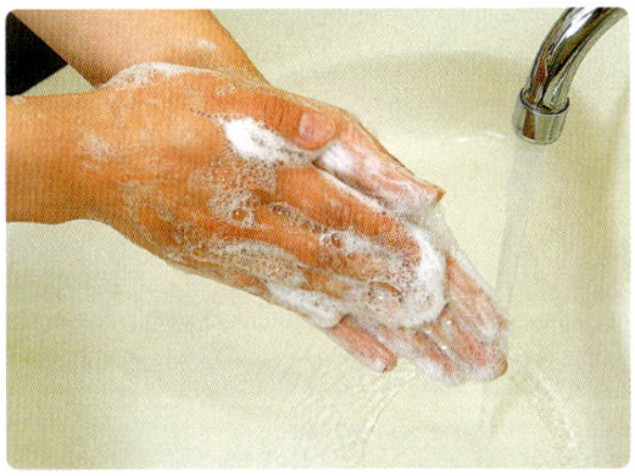

❷液体石けんを手に取り、よく泡立《あわだ》てる。

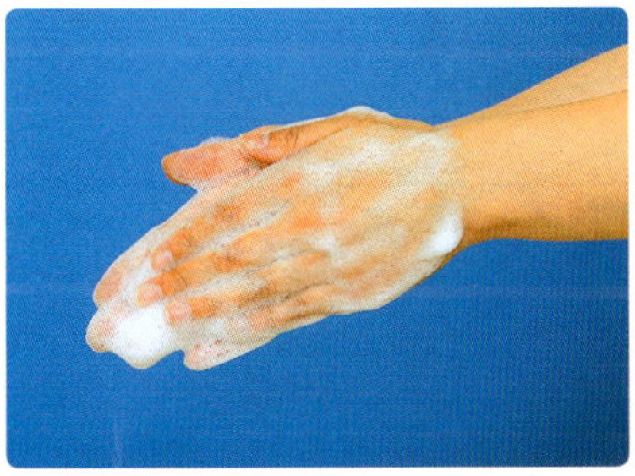

❸手のひらをこすり合わせる。

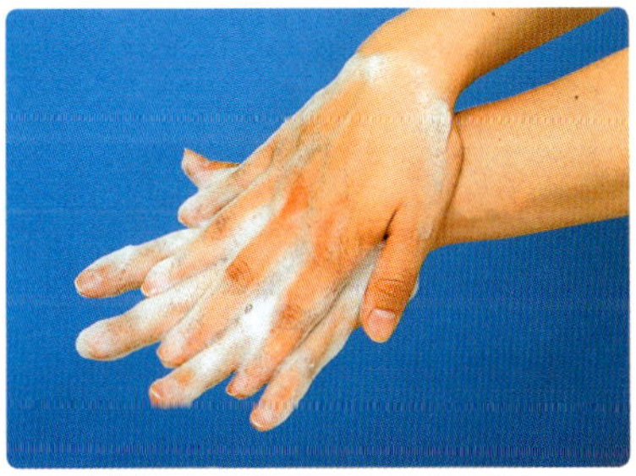

❹右の手掌《しゅしょう》で左手の甲を包むようにしてこすり、反対の手も同様に洗う。

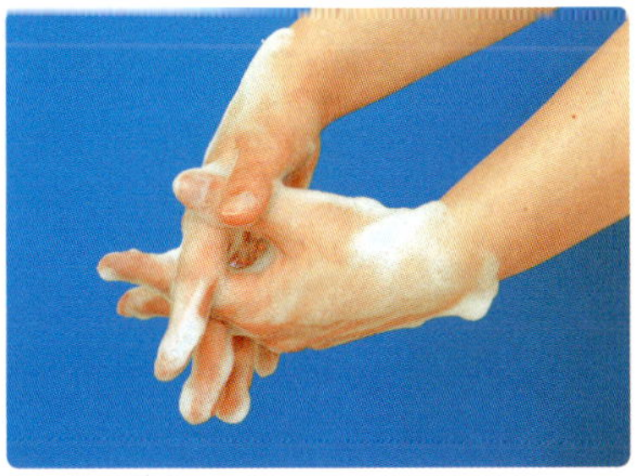

❺両手掌を合わせ、手指を交差させ、指の間をよくこする。

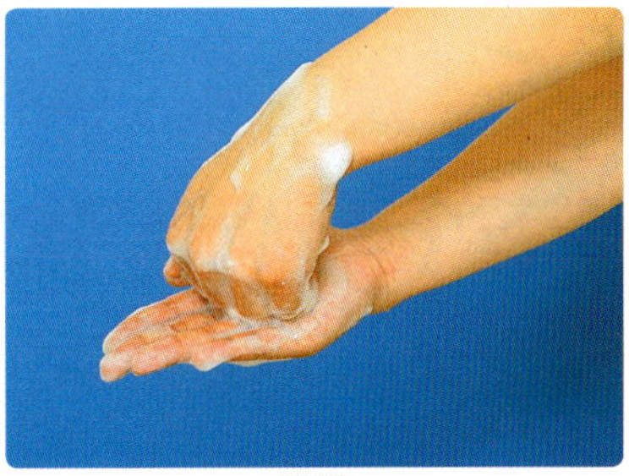

❻左手の指を屈曲《くっきょく》させて右手掌でよくこする。反対の手も同様に洗う。

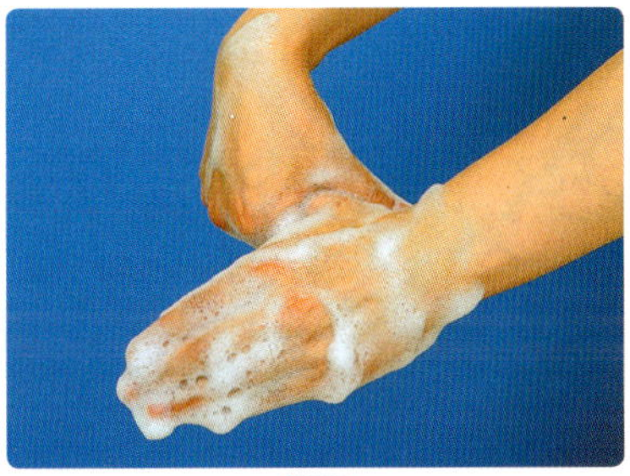

❼親指の周囲を反対の手で包み込むようにしてよくこする（左右とも）。

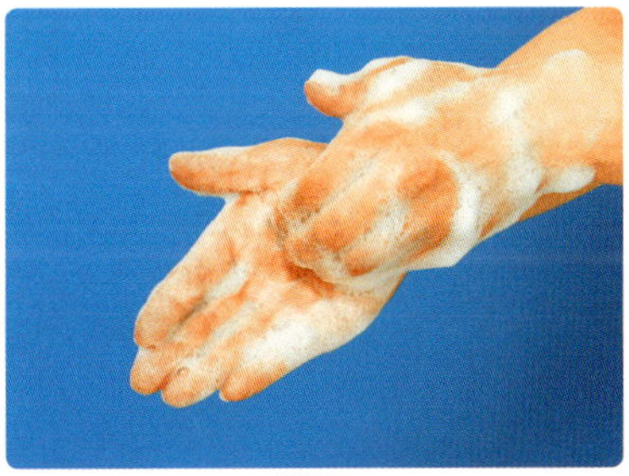

❽指先と爪を手のひらでこする（左右とも）。

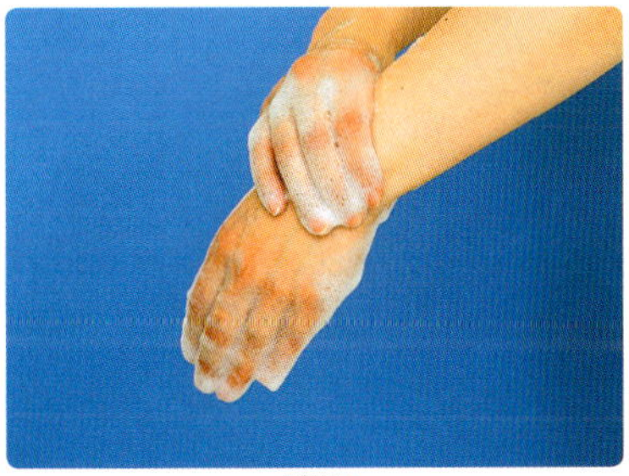

❾手首を洗う（左右とも）。

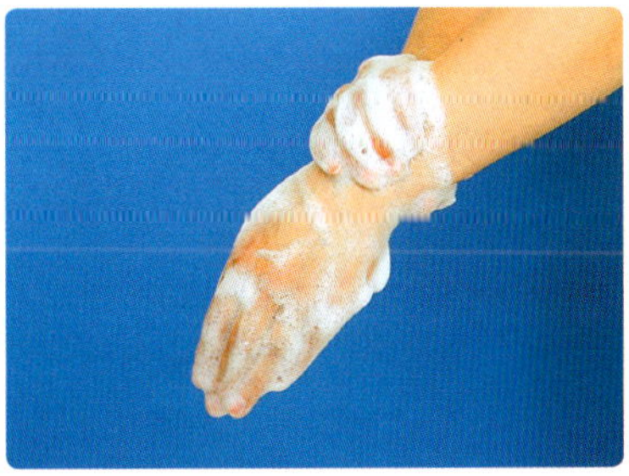

❿手首は回すようにして洗う（左右とも）。手首の5cmほど上まで洗う。

●洗い残しは、目で見ることができません。洗い癖による洗い残しをなくすため、手洗い訓練用の機会などを活用し、日ごろより確実な手洗いを身につけましょう。

3 洗い流す

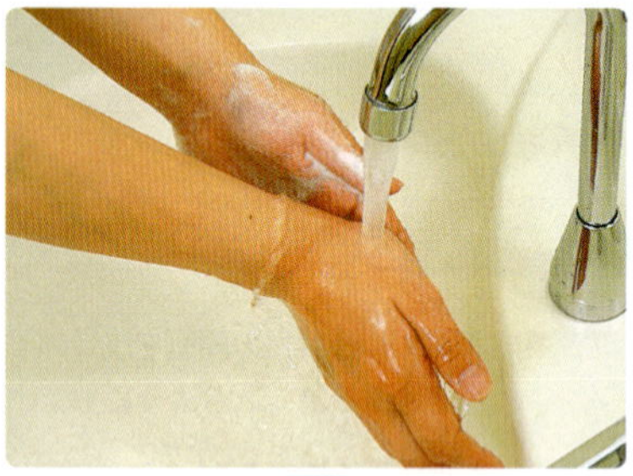

❶洗った部分に水が流れ戻らないように、流水でよく洗い流す。

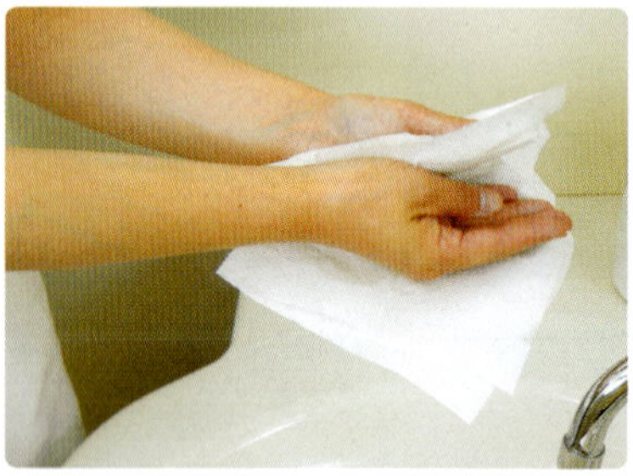

❷ペーパータオルで手を拭き、完全に乾燥させる。

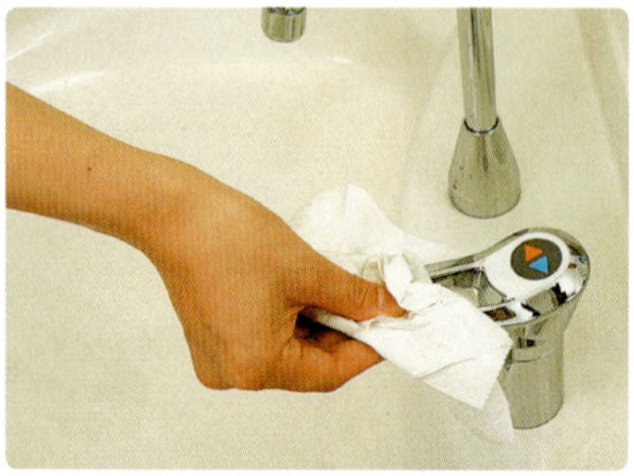

❸使ったペーパータオルで蛇口《じゃぐち》を締め、ペーパータオルをゴミ箱に捨てる。

参考 速乾性手指消毒剤の使い方

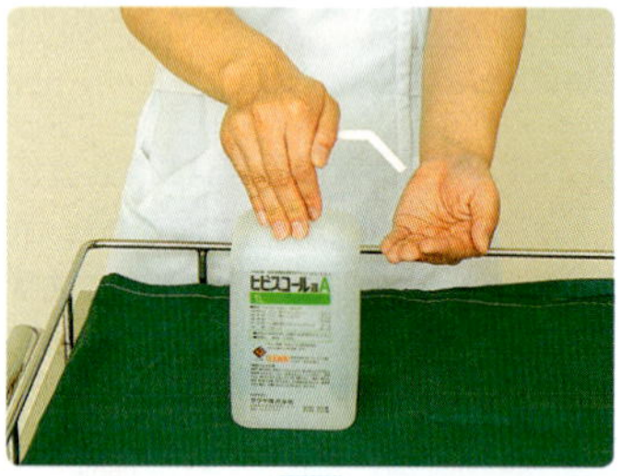

❶十分な量の消毒剤を手に取る。

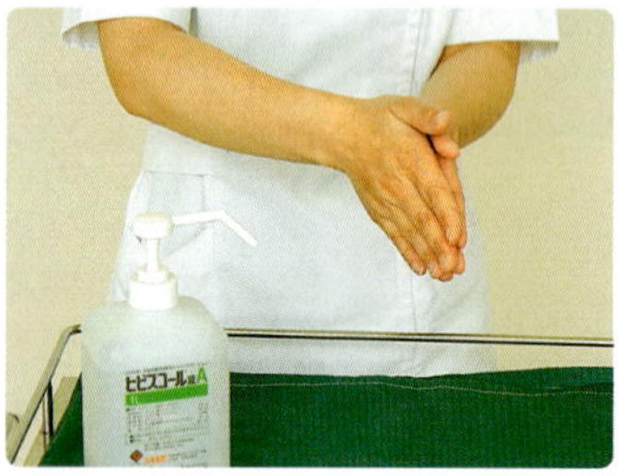

❷消毒剤が乾くまで、手全体に消毒剤をよくすり込む。

無菌操作

1 必要物品の準備

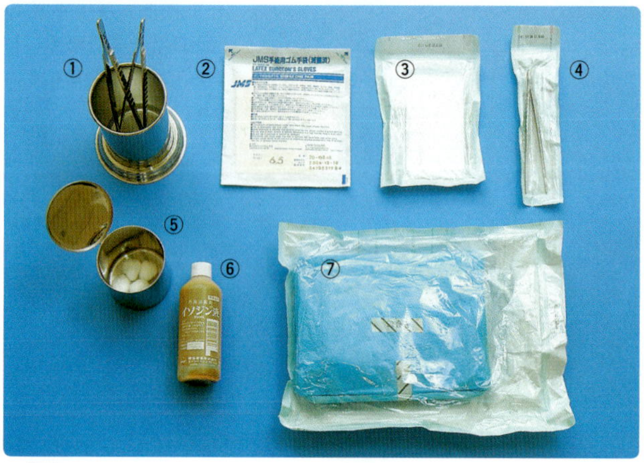

①鑷子《せっし》立て、鑷子
②滅菌手袋
③滅菌パックされたガーゼ
④滅菌パックされた鑷子
⑤消毒綿球入れ
⑥消毒液
⑦滅菌包《めっきんほう》

滅菌パックの開き方

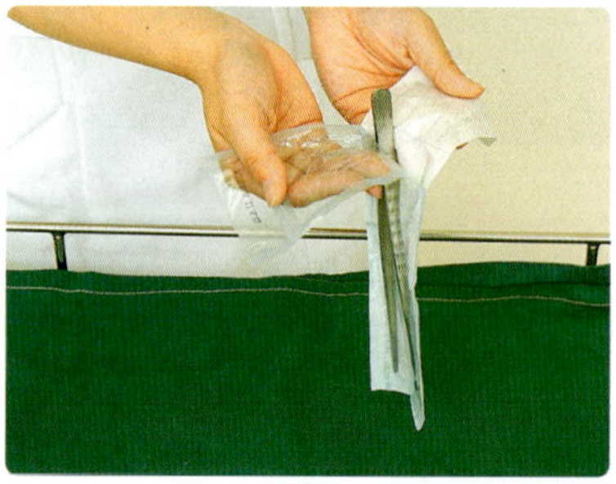

❶包装されているパックを外側にめくるようにして開ける。注射器や鑷子などの素手で取り扱う物品の場合は、持つ側を先に開封する。

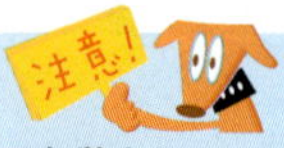

●包装されているパックを開封するときは、はさみなどで開封せず、必ず手で慎重に開封しましょう。

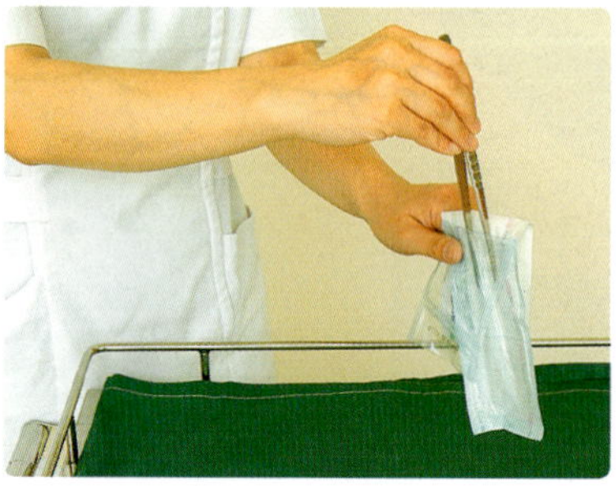

❷滅菌物を取り出す。

滅菌包の開き方

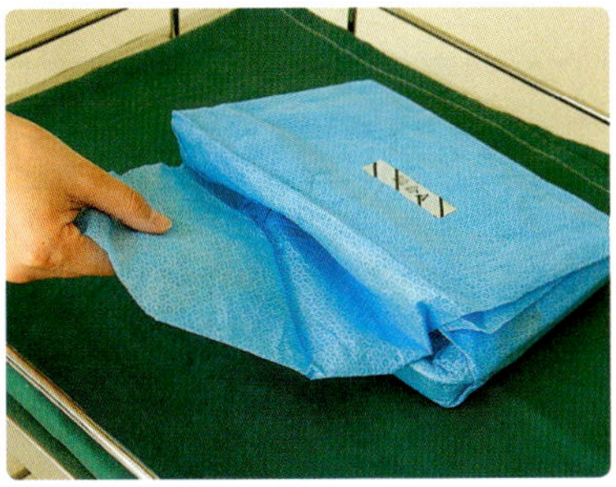

❶十分に広げられるスペースに滅菌包を置き、使用期限を確認し、一番外側の包みを開く。

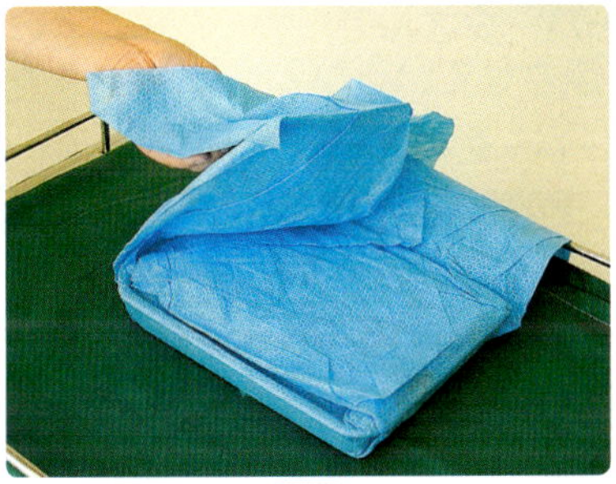

❷外側の布の端《はし》を、包みの内側に触れないようにして、つまみながら開く。

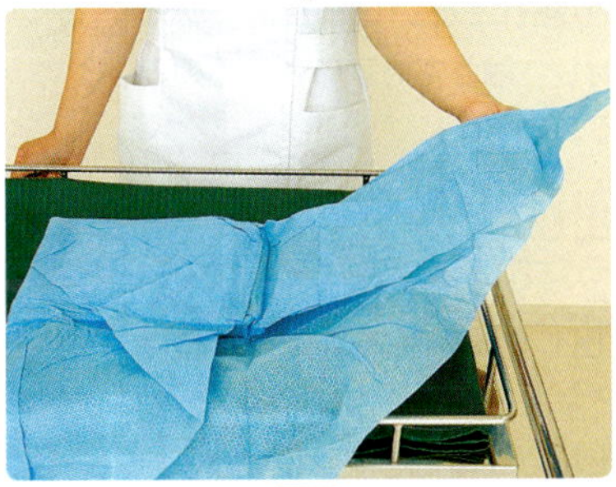

❸順序よく外側の布をつまんで開く。開いた滅菌包の内側には触れず、清潔を保つ。

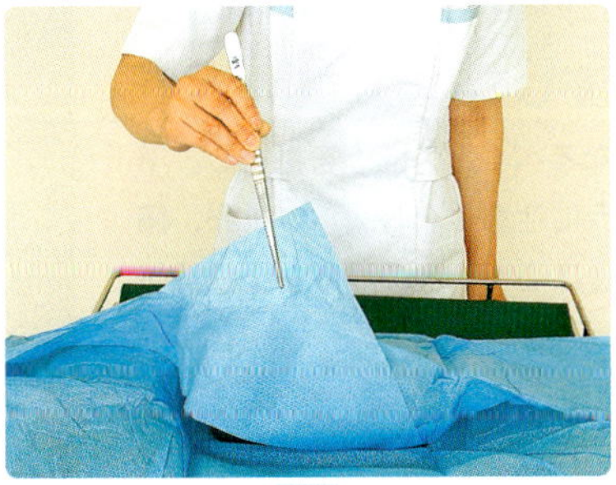

❹内側の布の端は、清潔な鑷子を使用して開く。

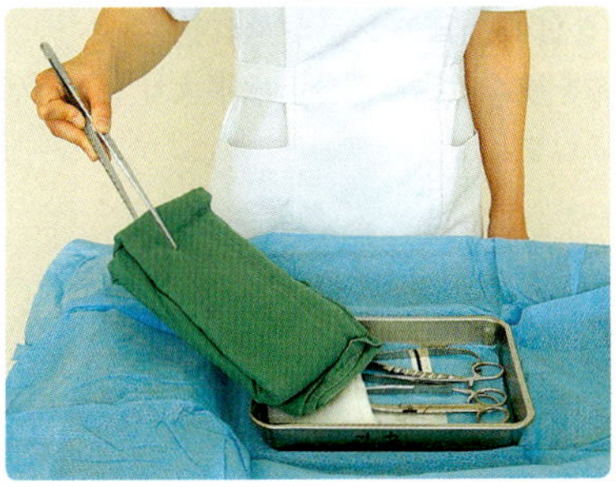

❺中の物品はすべて清潔な鑷子で取り扱う。

2 滅菌物の受け渡し 鑷子を取り出す

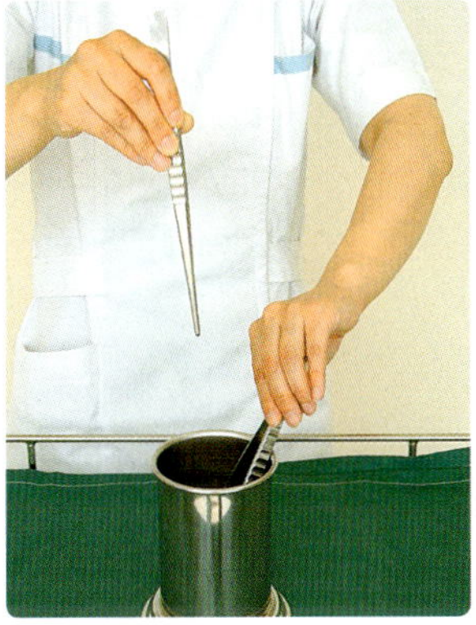

❶鑷子の上部を握り、先端を閉じ、垂直に取り出す。他の鑷子は反対の手で鑷子立ての反対側に寄せる。取り出した鑷子は先端が常に下向きになるように保持する。

鑷子を取り出すときの悪い例

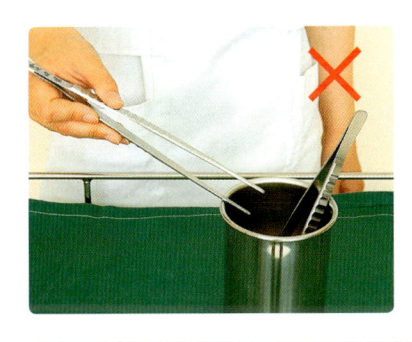

鑷子の先端を閉じず、斜《なな》めにして取り出し、鑷子立てや他の鑷子に触れてしまう。反対の手で他の鑷子を押さえていない。

指導者に聞かれる根拠はココ！

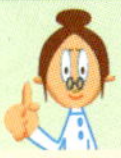

取り出した鑷子は、先端が常に下向きになるように保持するのはなぜ？

特に取り扱うものが液状である場合、付着した消毒液などが清潔部と不潔部を往来《おうらい》することで汚染が生じる可能性があるからです。

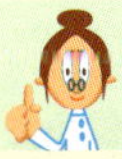

鑷子を垂直に取り出さなくてはならないのはなぜ？

基本的に鑷子上方1/3は不潔、鑷子立ての縁は境界域と考えます。鑷子を取り出す際、それらに接触した場合は不潔となるので、先端を閉じ接触を避け、垂直に取り出すようにします。

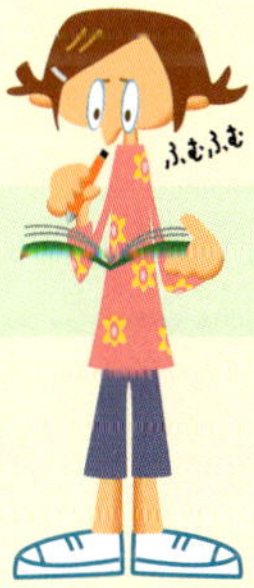

触れてよいところと、いけないところを、きちんと理解しておきましょう。

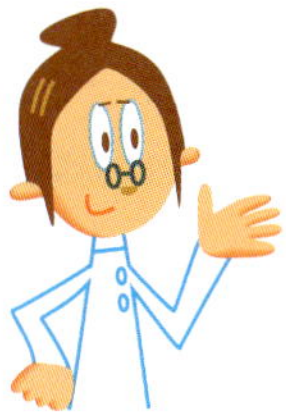

3 滅菌物の受け渡し
滅菌・消毒物品を取り出し、渡す

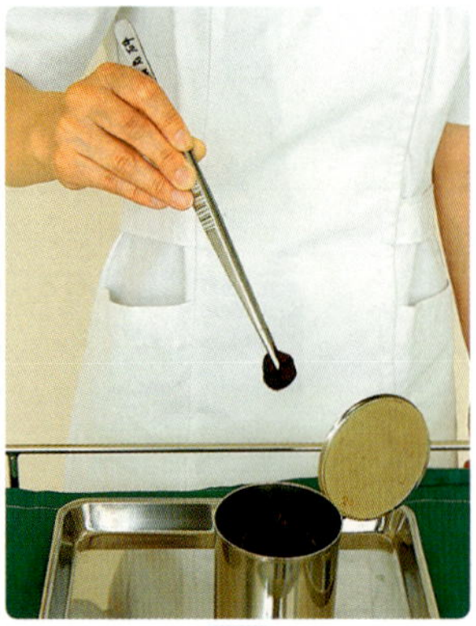

❶鉗子または鑷子で物品を取り出す。鉗子または鑷子は上半分を持ち、先端が水平より上にならないように保持する。

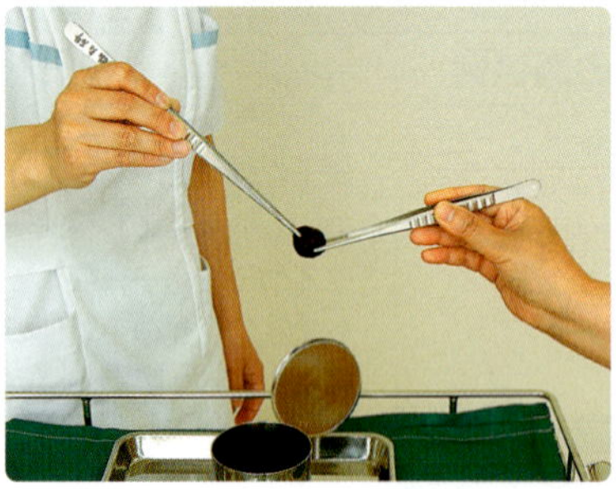

❷鉗子または鑷子で物品を渡す。このとき、先端が相手の鉗子または鑷子に触れないようにする。また、相手の鉗子または鑷子の先端が物品の下になるように渡す。

鑷子の持ち方の悪い例

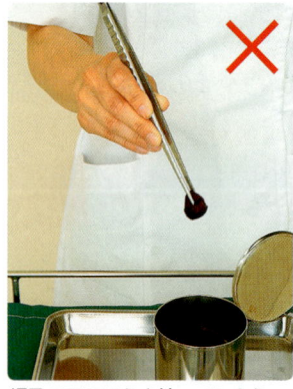

鑷子の下のほうを持ってしまう。

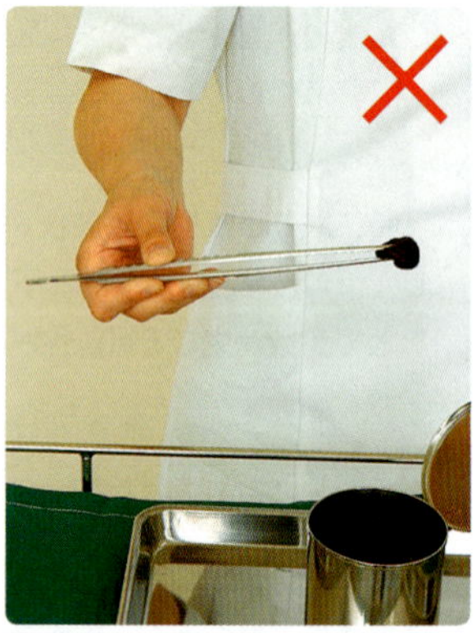

綿球を上にして持ってしまう。

指導者に聞かれる根拠はココ！

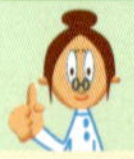

相手の鉗子または鑷子の先端が物品の下になるように渡すのはなぜ？

処置している相手の鑷子はすでに不潔と考えるので、綿球などを渡す場合は消毒薬の逆流による汚染の可能性もあります。また、滅菌物の上で不潔な操作をしないという原則に従い、清潔な鑷子が常に上に位置するよう操作をします。

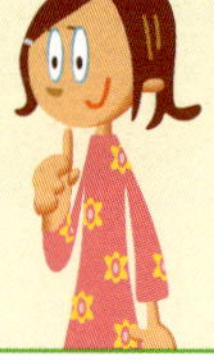

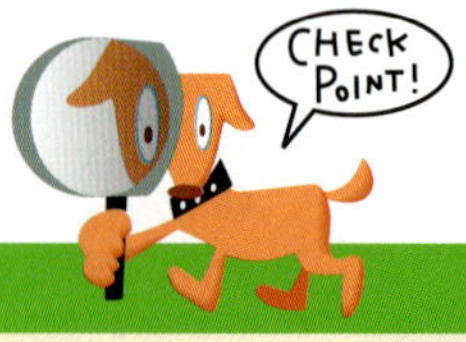

指導者はココを見ている！

手に付いている石けんは、確実に洗い落としているか？

□手に付いている石けんは、確実に洗い落としましょう。手に石けん分が残っていると、感染の原因となります。

手洗い後、ペーパータオルで手を十分に乾燥させているか？

□手洗い後、ペーパータオルで手を十分に乾燥させましょう。手が濡れていると感染の原因となります。

注射器や鑷子などの素手で取り扱う滅菌物の場合は、持つ側を先に開封しているか？

□滅菌物を素手で触れてはいけません。必ず持つ側を先に開封し、触れてもよいところのみを把持《はじ》しましょう。

滅菌物を取り出して、再度もどすようなことをしていないか？

□一度でも取り出した滅菌物を、使用しないからといってもどすようなことはしてはいけません。一度取り出した滅菌物を使用しないときは、もどさずに不潔物として処理しましょう。

鑷子や鉗子を正しく把持しているか？

□鑷子や鉗子はなるべく上のほうを把持し、不潔にならないように注意しましょう。また、鑷子や鉗子での操作は必ず自分の腰から上で行いましょう。

綿球を渡すときに、綿球側を上向きにするようなことはないか？

□綿球を渡すときは、消毒液などが垂《た》れ落ちないように、綿球を挟んでいる部分を水平より上にしないようにしましょう。

指導者はココを見ている！

正しい手順・操作で病原体の人体への侵入を防ぐ

滅菌手袋の装着、ガウンテクニック

鈴木美和

滅菌手袋、ガウンテクニックの意義

感染予防においては、病原体《びょうげんたい》の人体への侵入を防ぐことが基本となる。患者さんのみならず、看護師自身を感染から守り、また他への感染を防ぐための手技の一つとして、滅菌手袋の使用やガウンテクニックが行われる。

無菌状態に保つべき部位・場所に病原体を侵入させないために、その侵入経路を遮断《しゃだん》することが必要である。そのためには、清潔・不潔の区別を厳重に守り、それぞれの手順を間違いなく、確実に実行することが重要となる。

滅菌手袋、ガウンテクニックの目的

＜滅菌手袋＞

●滅菌物を取り扱う際、その無菌状態を保持する必要がある場合に滅菌手袋を着用する。

●滅菌手袋の着用は、患者さんへの感染を防ぐとともに、処置の際などには看護師自身を感染から守る役割を果たす。

＜ガウンテクニック＞

●隔離《かくり》を必要とする病棟や病室内(汚染区域、または清潔区域)で、患者さんと看護師、患者間の交差感染《こうさかんせん》を防ぐためにガウンを着用する。その際のガウンの着脱の方法をガウンテクニックという。

●正しいガウンの着脱により、隔離対象との直接の接触を避けることができ、感染の拡散《かくさん》を予防することができる。

滅菌手袋、ガウンテクニックの注意事項

＜滅菌手袋＞

●有効期限や滅菌済みの印、破損の有無を確認し、自分の手の大きさに合ったサイズの滅菌手袋を選択する。

●滅菌手袋を使用する場合でも、必ず手洗いをしてから手袋をはめる。

●滅菌手袋の表面には素手で触れないようにする。

●素手《すで》で触れてもよい部分と、そうでない部分をきちんと把握しておく。

●手袋をしてから、周囲の物に触れない。

●滅菌手袋装着後に待機する場合は、前腕を下げず、肘《ひじ》の高さで両指を組み合わせるようにする。

●使用中に穴があいたり、破けて破損した場合は、ただちに新しいものに取り替える。

＜ガウンテクニック＞

●ガウンは、看護衣を十分覆《おお》える大きさのものを用意する。

●ガウンを着る前には、石けんでよく手洗いをする。

●ガウンを使用する区域が清潔区域[*1]か、汚染区域[*2]かによって、ガウンを清潔に保つ部位が異なるので、その違いを把握しておく。

●ガウンの内側、襟《えり》ひも、襟まわりの10〜15cmくらいの範囲は、汚染区域で使用する場合は清潔部位、清潔区域で使用する場合は汚染部位として取り扱う。

●ガウンの外側は、素手で触れないようにする。

●ガウンが濡れた場合は、ただちに新しいものに取り替える。

●ガウンを脱いだ後は感染経路を遮断《しゃだん》するために必ず手洗いし、汚染区域から出る。

●脱いだガウン、マスク、帽子は、他の廃棄物とは区別し、専用の容器に廃棄する。

＊1【清潔区域】感染しやすい手術後の患者さんや化学療法後の患者さんなど、より高い清潔度が求められる病室などのことをいう。
＊2【汚染区域】伝染病に罹患《りかん》している患者さんを隔離した病室などのことをいう。

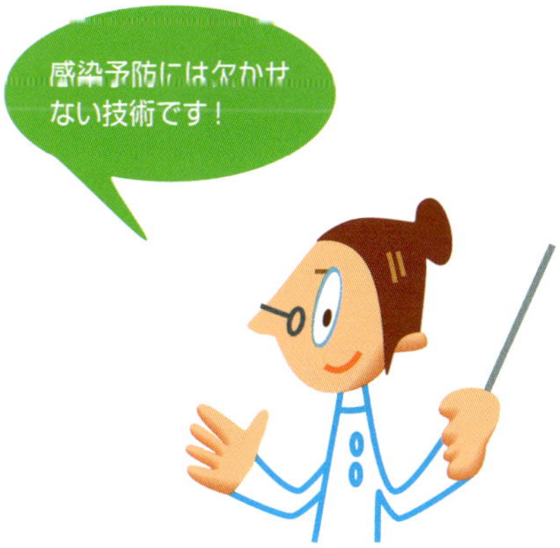

滅菌手袋

1 滅菌手袋を装着する

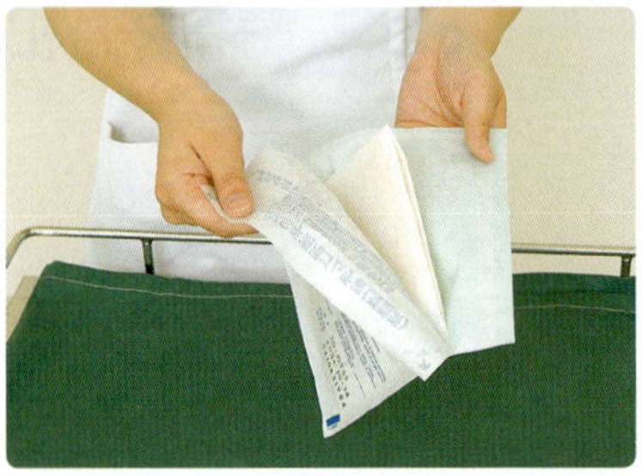

❶外装を開いて内装を取り出し、向きを確認する。

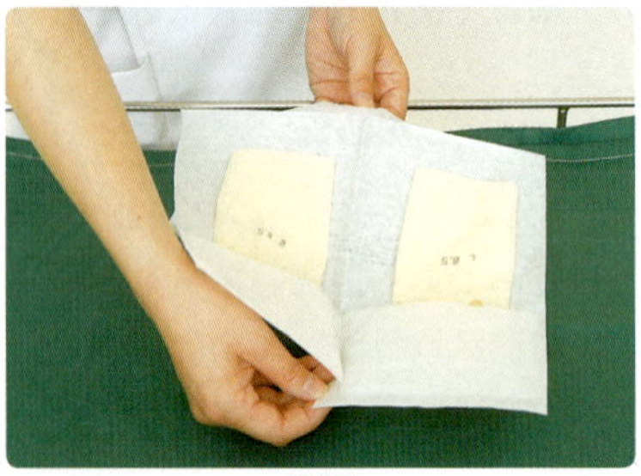

❷内装のへりを両手で持って左右に広げる。同様にへりを持って上下に広げる。

●素手が滅菌手袋に触れないように注意しましょう！

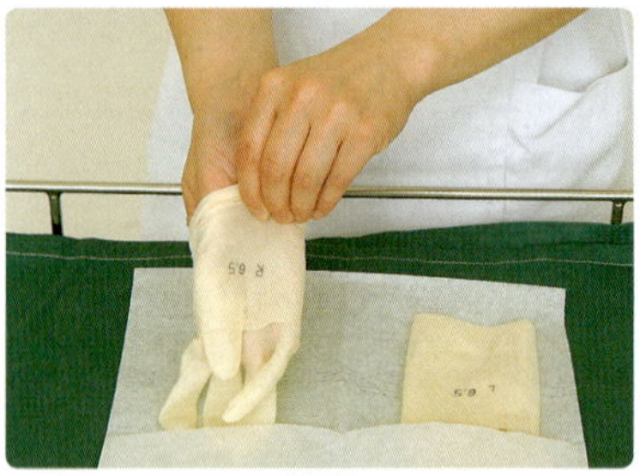

❸右手用手袋の端の折り返し部分を左手で持って右手に入れる。

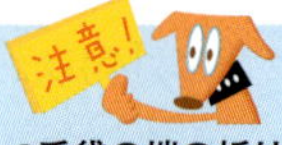

●手袋の端の折り返し部分は素手で触れてもよい部分です。

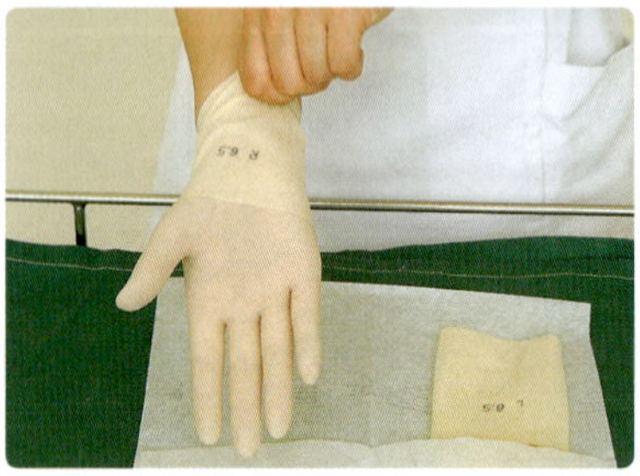

❹折り返し部分をつかんでいる左手で手袋を引っ張り、上にあげる。

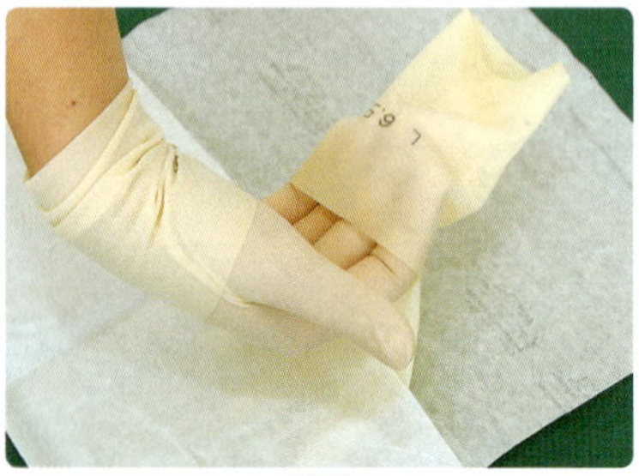

❺手袋をはめた右手を、左手用の手袋の折り返し部分の内側に入れ、持ち上げる。

●手袋の折り返し部分の内側は清潔部位です!

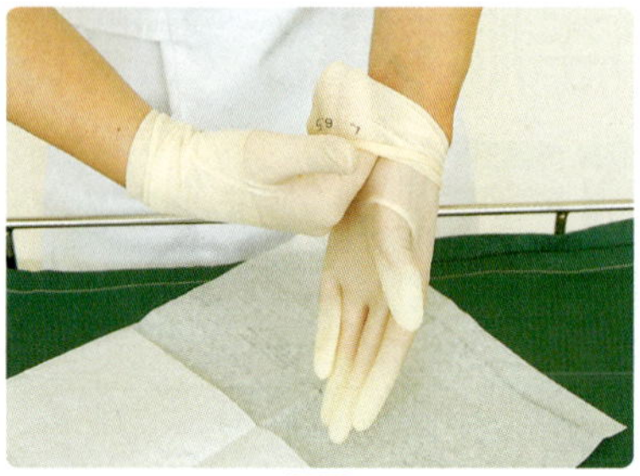

❻持ち上げた手袋に左手を入れ、折り返し部分まで伸ばす。

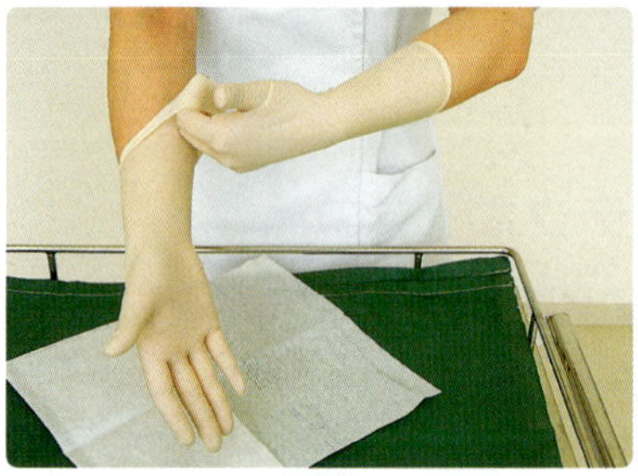

❼右手の折り返し部分の内側に左手を入れて伸ばす。

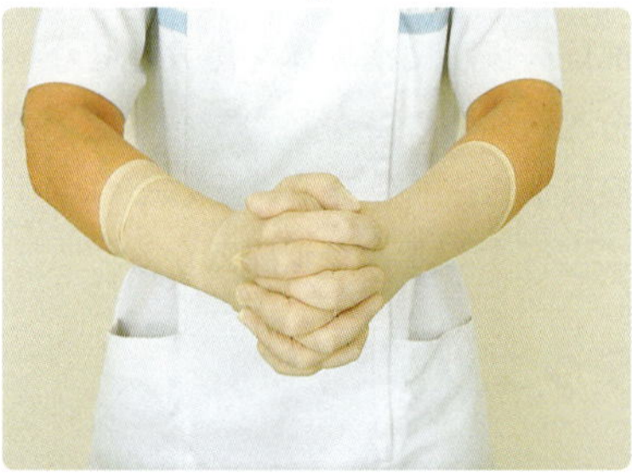

❽手を組み、手袋をフィットさせる。

2 滅菌手袋をはずす

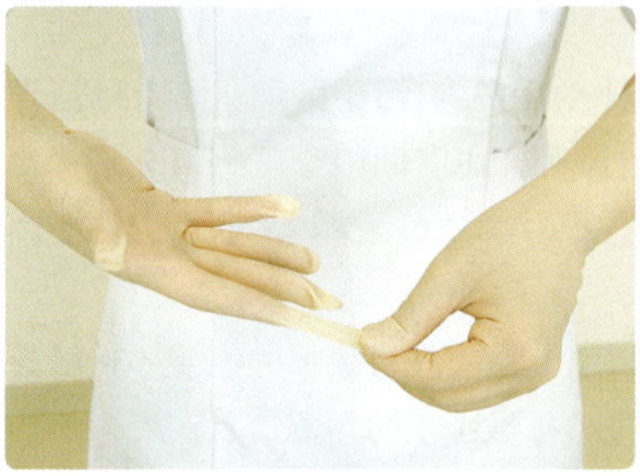

❶右手の手袋の指先部分を引っ張り、ゆるめる。

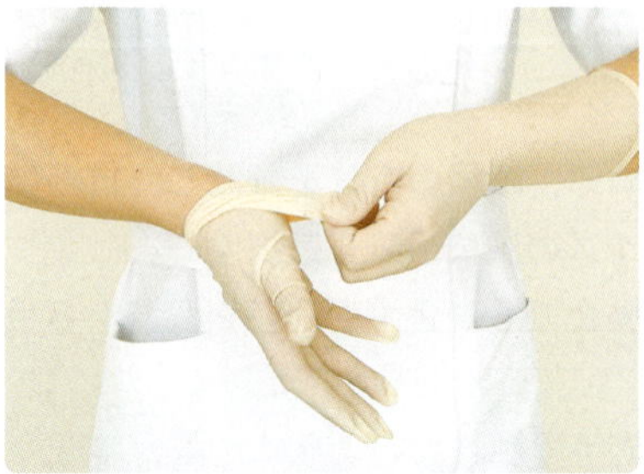

❷左手で右手首の外側部分を持ち、右手の手袋を裏返すようにしながら引っ張って、はずす。

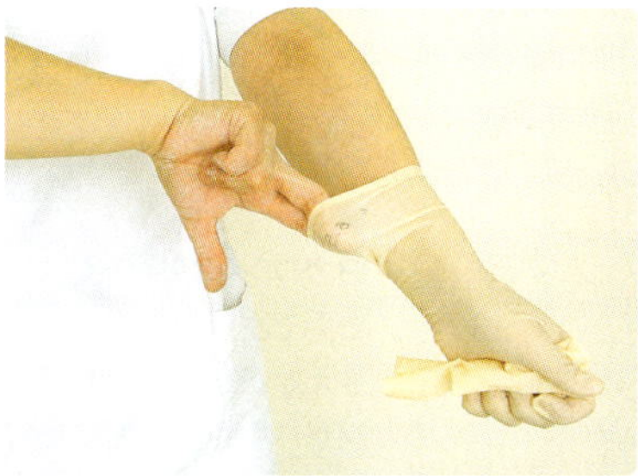

❸外した手袋を握ったまま、右手の示指《じし》、中指を左手の手袋の中に入れる。

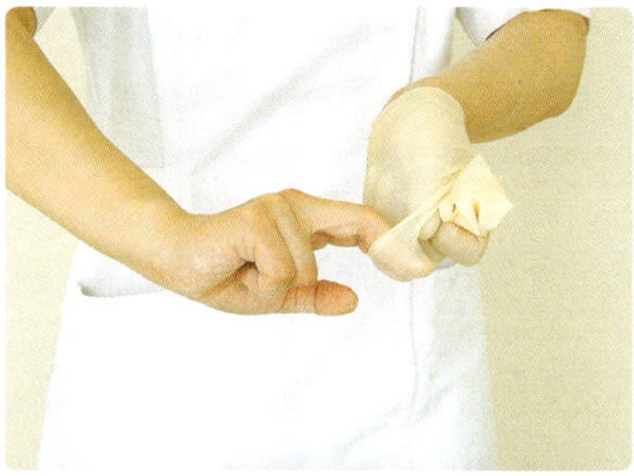

❹左手に持っている右手袋をその中に包み込むようにしながら、手袋をはずす。

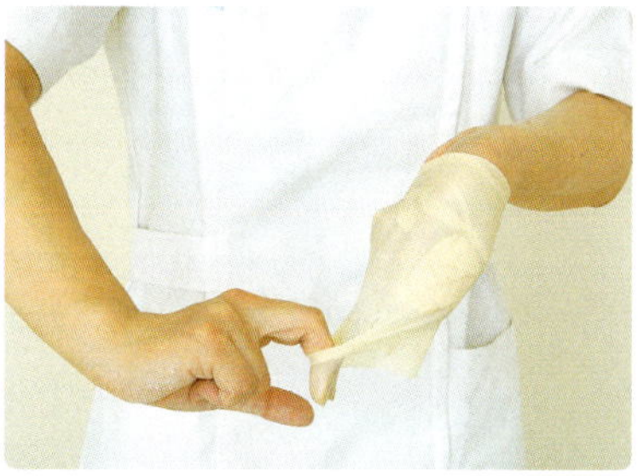

❺右手袋を左手袋で包み込んではずしたら、そのまま所定の場所に廃棄する。

指導者に聞かれる根拠はココ！

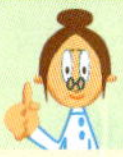

手袋をはずすときに、右手袋を左手袋で包み込むのはなぜ？

使用後の手袋は、外側は汚染されており内側は汚染されていない区域と考えます。汚染されていない内側が表になるようにはずすことで、病原体が接触することによる感染の拡散を予防することができるからです。

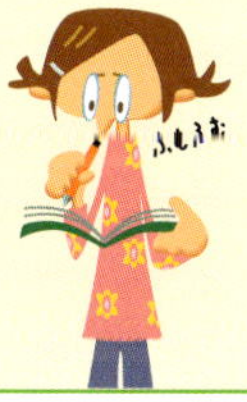

汚染区域と清潔区域をきちんと把握しましょう!

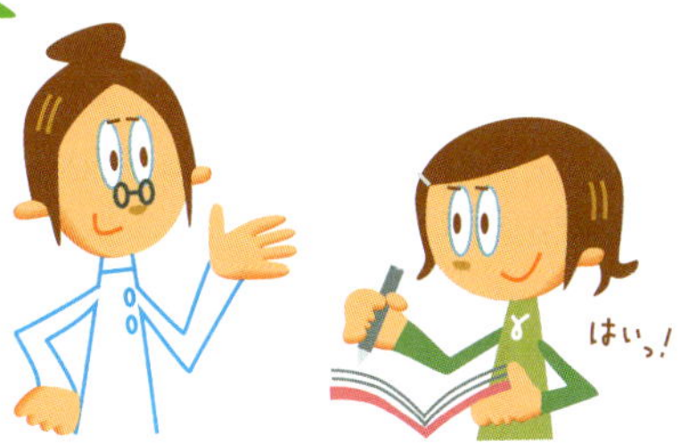

ガウンテクニック

1 必要物品の準備

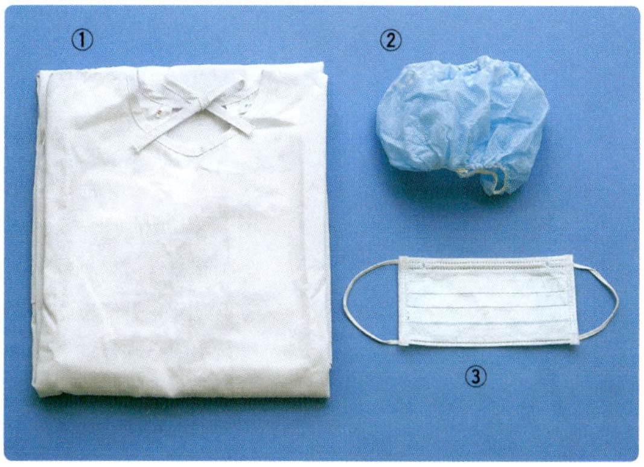

①ガウン　②帽子　③マスク

2 ガウンを着る

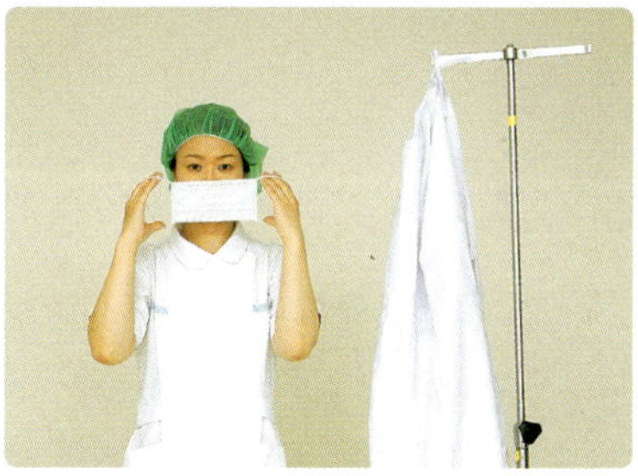

❶帽子とマスクをつける。頭髪は帽子内にしっかり納める。

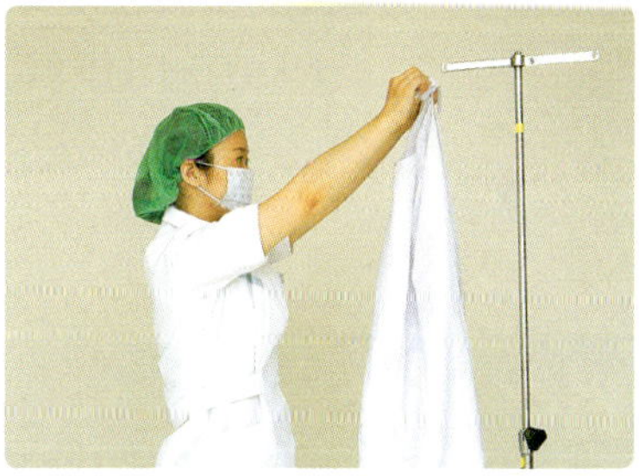

❷襟《えり》ひもを持ち、ガウン掛けからガウンをはずし、襟ひもを解く。

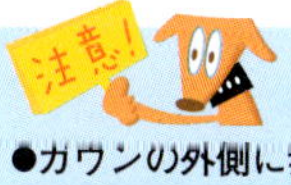

●ガウンの外側に素手や看護衣が触れないように注意しましょう。

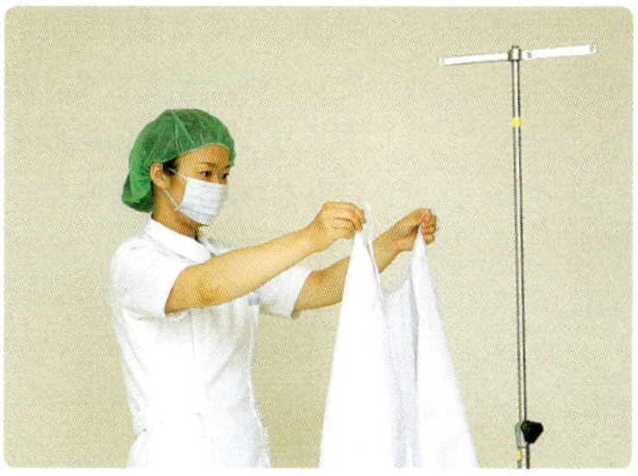

❸ガウンを広げる。

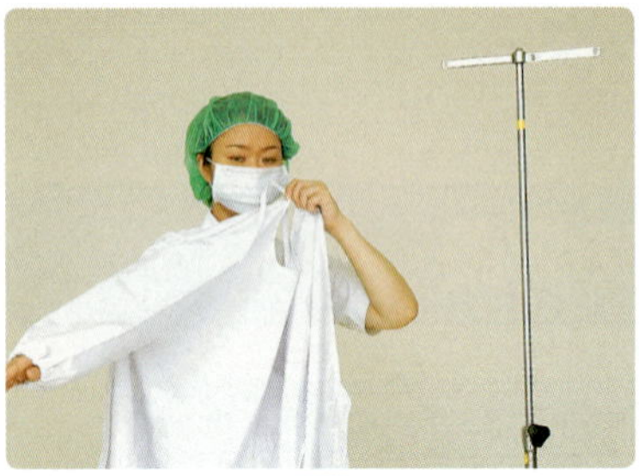

❹ガウンの襟ひもを持ってから、ガウンの内側だけに触れるようにする。袖山《そでやま》を滑《すべ》らすようにのばし、片方ずつ袖を通す。

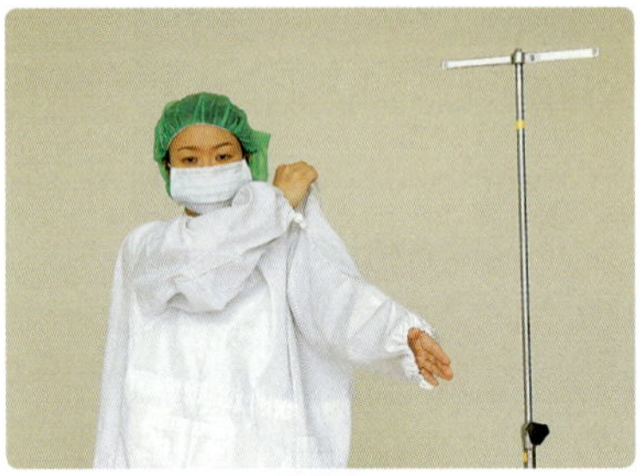

❺手を袖から出す。手が出にくい場合は、ガウンの内側から反対の袖を引き上げる。外に出た手で襟元を引っ張り、もう片方の手を出す。

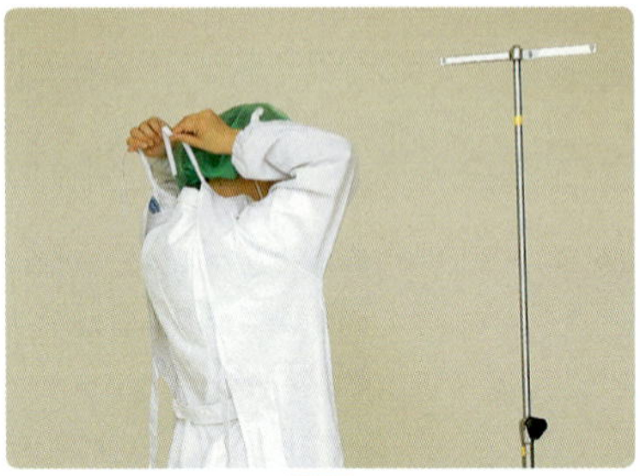

❻襟ひもを結ぶ。

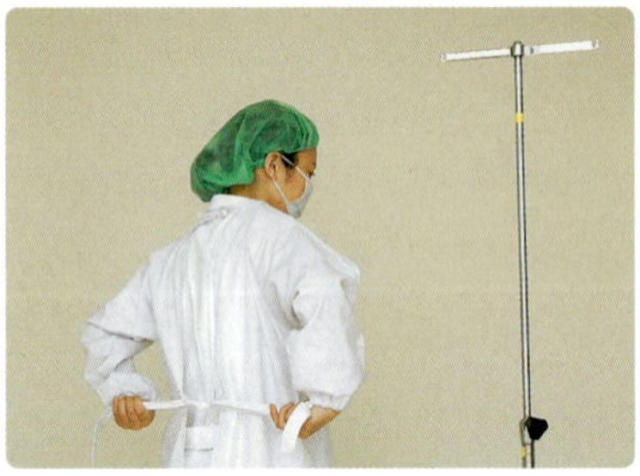

❼腰ひもを後ろにまわして前で結ぶ。

注意！

●袖口がひもの場合は、腰ひもの後に結びましょう。

3 ガウンを脱ぐ

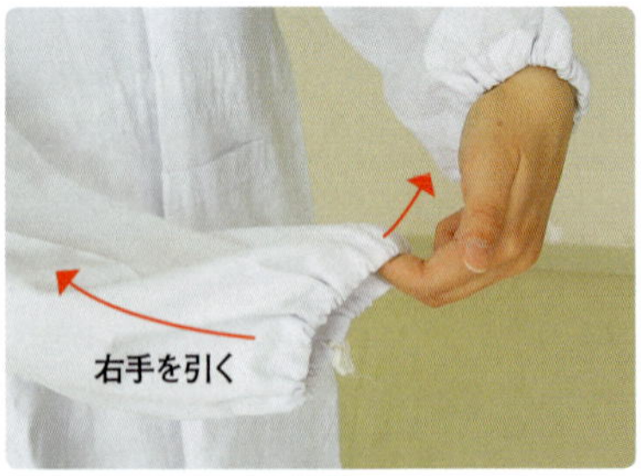
右手を引く

❶腰ひもをとき、手洗いをし、襟ひもをとく。左手でガウンの袖の内側を持ちながら右手を引く。

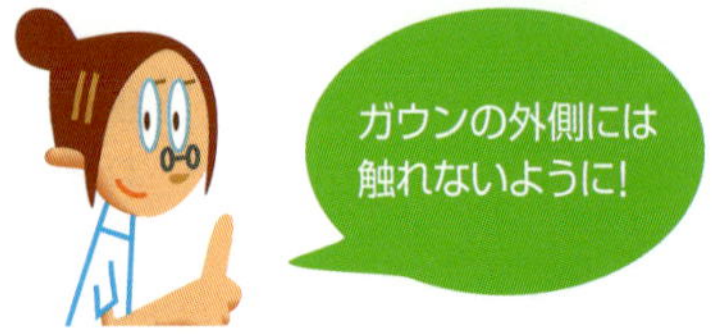
ガウンの外側には触れないように!

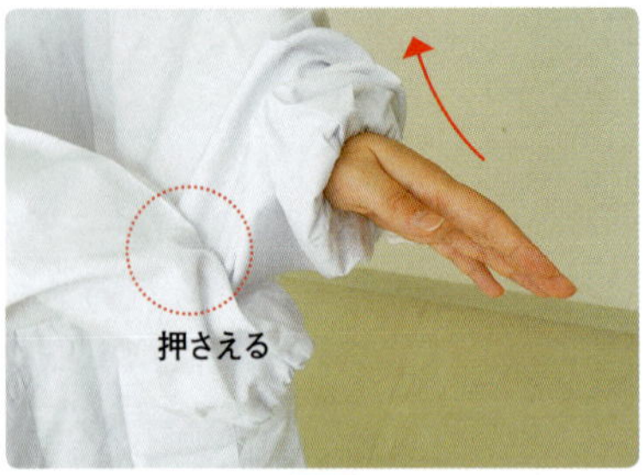
押さえる

❷ガウンの内側に入れた右手で左手のガウンを押さえながら、左手をガウンから引く。左右交互に内側から反対のガウンを押さえながら袖を抜く。

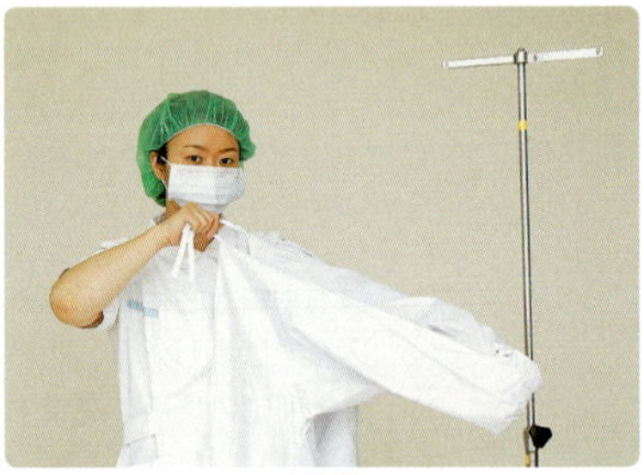

❸ガウンが身体に触れないように離れて襟ひもを持ち、襟元を合わせる。

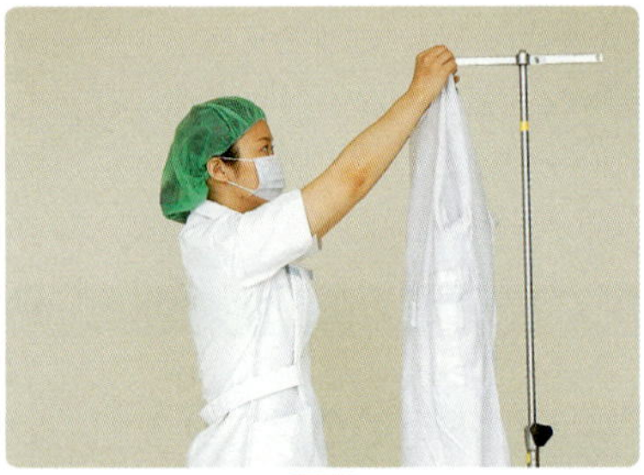

❹襟ひもを結び、内側が外になるようにしてガウン掛けにかける。

注意！

●隔離区域内にガウンをかける場合は、外表にしてかけましょう。

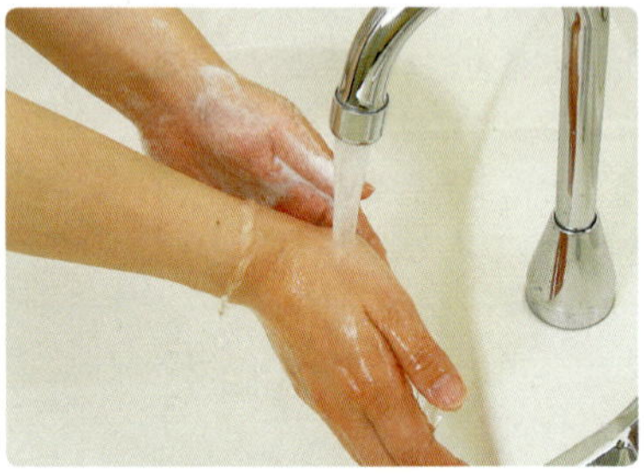

❺マスクと帽子をはずし、流水で衛生学的手洗いをする。

指導者に聞かれる根拠はココ！

ガウンの袖を脱ぐときは、一方の手で袖の内側を持ち、それを上に引き、もう一方の袖の中から引き抜くのはなぜ？

ガウンの外側には素手で触れないという原則があります。また目に見えなくても、使用後のガウンの外側表面は汚染されていると考えます。その外側に触れないように脱ぐため、このような方法で袖を抜きます。

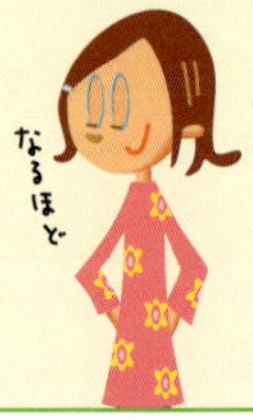
なるほど

指導者に聞かれる根拠はココ!

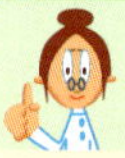

ガウンの内側が外になるようにして ガウン掛けにかけるのはなぜ?

汚染を広げないという目的に基づき、ガウンを保管する場所によりその方法が異なります。隔離区域外に保管する場合は手順のように内側が外になるように、区域内の場合は外側が外になるように保管し、清潔・汚染区域の区別を保持します。

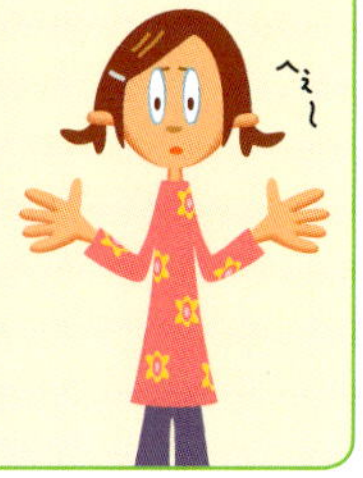

参考

院内感染対応策の基本「スタンダードプリコーション」を知っておこう!

“スタンダードプリコーション(standard precaution)”とは「標準予防策」といい、「すべての患者の血液、汗を除く体液、排泄物、分泌物、粘膜、損傷した皮膚を対象とした感染に対する予防策」のことです。**表1**にスタンダードプリコーションのポイントを、**表2**には感染経路別予防策の概要を示しました。しっかり覚えておきましょう!

表1 スタンダードプリコーションのポイント

❶	感染防止のための隔離対象を以下のようにする。 血液、体液・分泌物、傷のある皮膚・粘膜。これらの対象に接するときは、手袋、ガウン、マスク、アイプロテクターなどのバリアを使う。
❷	感染防止対策の基本は「手洗い」である。衛生学的手洗いを基本として「一行為一手洗い」とする。
❸	疫学的に重要な病原体が感染・定着した患者に対しては、感染経路別予防策が適応される。感染経路別予防策は空気感染予防策、飛沫感染予防策、接触感染予防策。

表2 感染経路別予防策の概要

空気感染予防策

[概略]粒径5μm以下の小粒子に付着した微生物の感染を予防する

[適用病原体]水痘・帯状疱疹ウイルス、麻疹ウイルス、結核

[対応策]空調設備は不可欠。陰圧、全外気方式。N95マスク着用

飛沫感染予防策

[概略]粒径5μm以上の大粒子に付着した微生物の感染を予防する。咳、くしゃみ、会話や気管吸引および気管支鏡検査を行っているときに生じる飛沫によって起こる

[適用病原体]インフルエンザウイルス、ムンプスウイルス、風疹ウイルス、ジフテリア菌、マイコプラズマ、溶血性レンサ球菌

[対応策]個室隔離か集団隔離。患者の1m以内に近づくときは、サージカルマスク着用

接触感染予防策

[概略]直接・間接的接触感染に対する予防策

[適用病原体]MRSA、VREなどの多剤耐性菌、緑膿菌、アデノウイルス、単純ヘルペスウイルス、腸管出血性大腸菌、ロタウイルス、エボラウイルスなど

[対応策]個室隔離が望ましい。手袋・ガウンの着用、消毒薬による手洗いなど

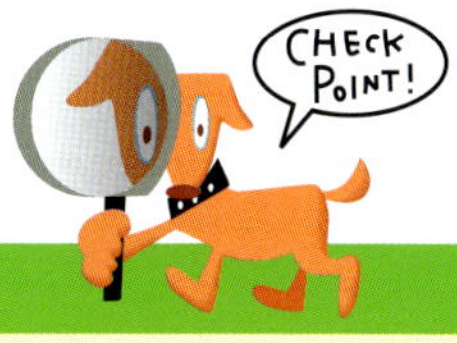

指導者はココを見ている!

滅菌手袋

必ず手洗いをしてから手袋を装着しているか?

□滅菌手袋を装着するからといって、事前の手洗いを省略してはいけません。きちんと衛生学的手洗いをしてから滅菌手袋を装着しましょう。

滅菌手袋の手で触れてもよい部分と、そうでない部分をきちんと把握しているか?

□滅菌手袋の外側(表側)は、素手で触ってはいけません。外側に触れてしまうと滅菌されていた部分が不潔になってしまいます。もし触れてしまった場合は、必ず新しい手袋に取り替えましょう。

ガウンテクニック

ガウンを着る前には、石けんでよく手洗いをし、素手でガウンの外側を触らないようしているか?

□ガウンを着る前には、必ず手洗いをしましょう。また、ガウンの清潔範囲と不潔範囲をしっかり把握し、ガウンの外側には素手で触れないようにしましょう。

ガウンを使用する区域の違いを把握しているか?

□清潔区域か汚染区域かによってガウンの清潔を保つ部位は異なります。ガウンの内側、襟ヒモ、襟まわりの10〜15cmくらいの範囲は、汚染区域で使用する場合は清潔部位、清潔区域で使用する場合は汚染部位として取り扱います。

ガウンを脱いだ後は感染経路を遮断するために必ず手洗いしてから、隔離区域を出ているか?

□隔離区域からは、感染の原因となるような可能性をなくしてから出ましょう。ガウンを脱いだ後にも、必ず手洗いをしましょう。

指導者はココを見ている!

苦痛を最小限度に抑え、安全・安楽に行う

与薬

東郷美香子

与薬の意義

医師は患者さんを診察し、その結果、有効な薬を処方《しょほう》する。薬剤師がその処方に基づいて薬を調剤する。調剤された薬を、看護師が正しい方法で患者さんに与薬する。

薬剤が効果を発揮するためには、適切な薬剤が、適切な時間に、適切な量、適切な方法で与薬されなければならない。看護師は、投与する薬剤の効果や副作用を知り、それに基づいて観察することが重要である。これらのことがうまく連携できて、はじめて薬の効果が最大に発揮される。

薬を処方して治療することそのものは医師の役割の範囲であるが、直接患者さんに与薬したり観察を行うことは、看護師の役割である。

表1　薬剤の種類と特徴

薬剤	特徴
錠剤	医薬品を一定の形状に圧縮したもので、服用しやすい、1錠中の成分含量が正確、有効成分の安定性が高いなどの利点がある。
カプセル剤	液状・懸濁状《けんだくじょう》・のり状・粉末状・顆粒状《かりゅうじょう》などの形でカプセルに充填《じゅうてん》またはカプセル基剤で被包《ひほう》・成型したもので、苦味や臭い、刺激性の強い医薬品を服用しやすくする利点がある。
口中錠	かみ砕いたり、飲み込んだりせず、口腔内《こうくうない》に含み、唾液《だえき》で徐々に融解《ゆうかい》させ、口腔粘膜から吸収させるもので、有効成分を長く保てる利点がある。
舌下錠	舌の下に挿入し、口腔粘膜から血液中にすみやかに吸収させ、効果を発現させるもので、効果がはやい、初回通過効果が避けられるなどの利点がある。
トローチ錠	薬物を長時間にわたって耳鼻粘膜・口腔粘膜に作用させるもので、長時間にわたって作用が続くなどの利点がある。
散剤・顆粒剤	医薬品そのまま、もしくは賦形剤《ふけいざい》・結合剤・崩壊剤・そのほかの適当な添加剤を加えた医薬品を、粉末または微粒状にしたものを散剤、粒状にしたものを顆粒剤という。
軟膏剤	適当な硬さの全質均等な半固形状のもので、軟膏《なんこう》やクリーム、ローションなどがある。
点眼薬	結膜嚢《けつまくのう》に適用する無菌製剤で、液体状のものや粉末状（初回使用時に付属の液体で溶解・懸濁して使用）のものがある。
坐剤	医薬品を基剤によって一定の形状に成型した固形の外用剤で、肛門または腟《ちつ》に適用される。胃腸障害が回避できたり、経口投与と比べ、薬物の分解または薬物代謝を回避できるなどの利点がある。

与薬の目的

与薬は、治療を目的に行われる。または、検査などの前処置として行われるものがある。

与薬時の注意事項

●薬を取り扱う前には、必ず手洗いをする。

●必ず、患者さんに説明してから行う。

●指示通りに与薬する。

●薬の種類、量、方法、時間を間違いのないようにする。指示された処方に疑問があれば必ず確認をすること。あいまいなまま与薬しない。また、間違いを避けるために口頭で指示を受けることは、緊急時以外避ける。

●処方された薬は薬局で調剤《ちょうざい》されるが、これらの管理をするのは、看護師の責任である。薬の保管は冷蔵庫、冷所、遮光《しゃこう》、室温など、その薬剤に適した方法で行う。

●患者さんが薬剤に対してアレルギーがないか、確認しておく。

●与薬後の観察を行う。与薬の効果、副作用の有無などを観察し、報告する。

●同じ種類の薬でも、1錠中の含有量《がんゆうりょう》が異なる場合がある。mgと数の両方を確認する。また、薬の種類によっては、舌下《ぜっか》で作用させたり、トローチのように口中で溶かすものもある。錠剤だからすべて飲みこむというわけではないので、与薬方法をきちんと確認してから行う。

図1 薬剤の体内での吸収から排泄まで

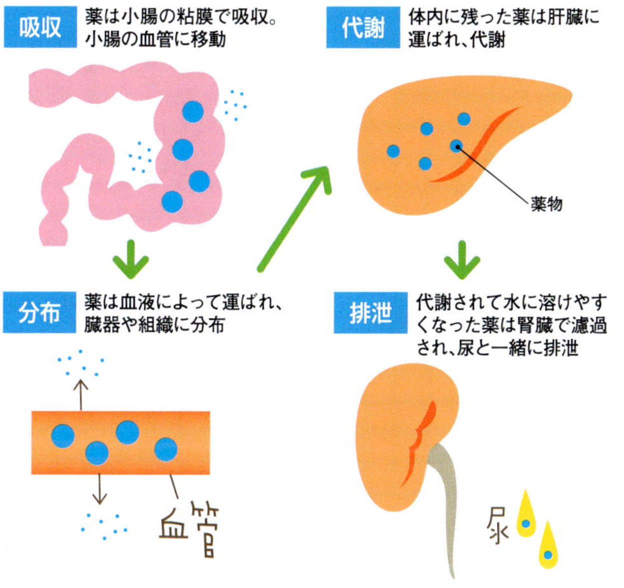
吸収
薬は小腸の粘膜で吸収。小腸の血管に移動
代謝
体内に残った薬は肝臓に運ばれ、代謝
薬物
分布
薬は血液によって運ばれ、臓器や組織に分布
血管
排泄
代謝されて水に溶けやすくなった薬は腎臓で濾過され、尿と一緒に排泄
尿

図2 薬剤の吸収速度

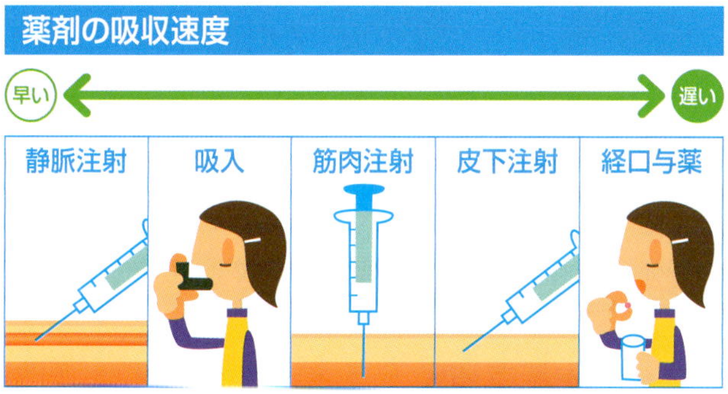
薬剤の吸収速度
早い
遅い
静脈注射
吸入
筋肉注射
皮下注射
経口与薬

●単に与薬するだけでなく、その後の一般状態を観察することは、薬の効果を知ることや副作用の早期発見に重要である。

●苦味のある薬はオブラートに包んで飲ませたり、油剤（ヒマシ油など）は冷たいレモン水に落として飲ませるなどの工夫をする。点眼《てんがん》や坐薬《ざやく》挿入時、咽頭塗布《いんとうとふ》などは、それぞれ適した楽な体位で行う。

●嚥下《えんげ》が困難な患者さんに与薬する場合は、白湯《さゆ》にとろみをつけたり、ゼリー（薬の飲用に適したものが市販されている）で飲用するとよい。

●薬を作用させるだけでなく、薬剤の効果や副作用などを観察し、報告する。そのためには、与薬する薬の効果やその発現時間、副作用は何か、注意事項や禁忌《きんき》はあるのかといった、薬理作用について十分な知識をもつことが必要である。

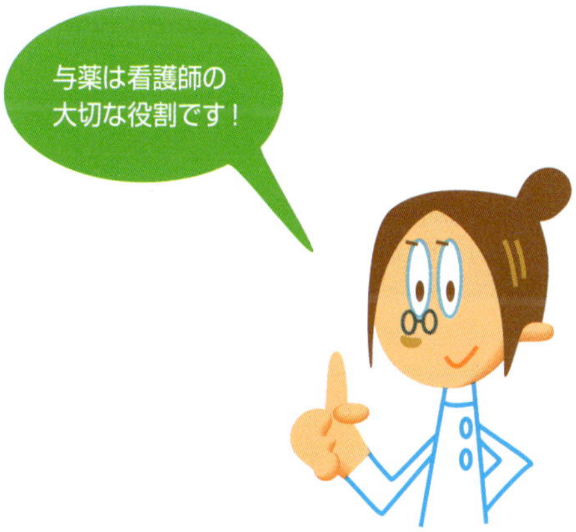
与薬は看護師の
大切な役割です！

図3 与薬時の6つのR

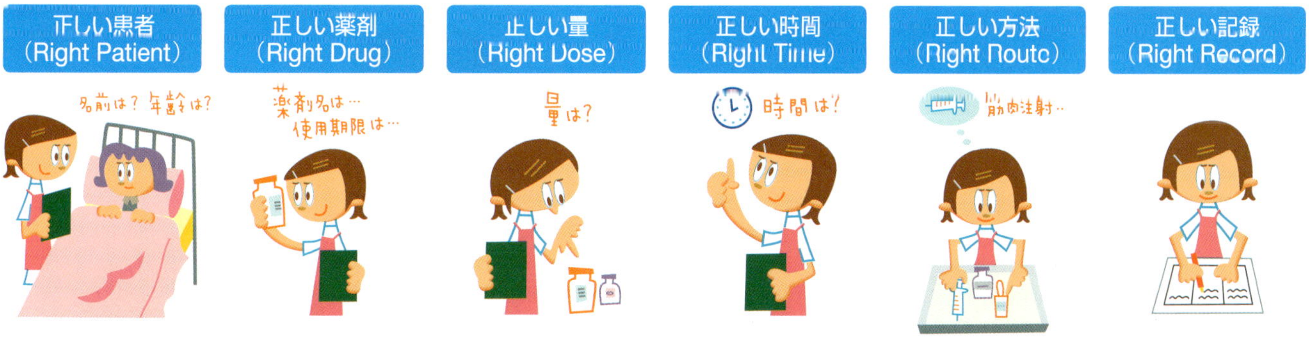
正しい患者（Right Patient）
名前は？ 年齢は？
正しい薬剤（Right Drug）
薬剤名は…
使用期限は…
正しい量（Right Dose）
量は？
正しい時間（Right Time）
時間は？
正しい方法（Right Route）
筋肉注射…
正しい記録（Right Record）

経口与薬

1 必要物品の準備

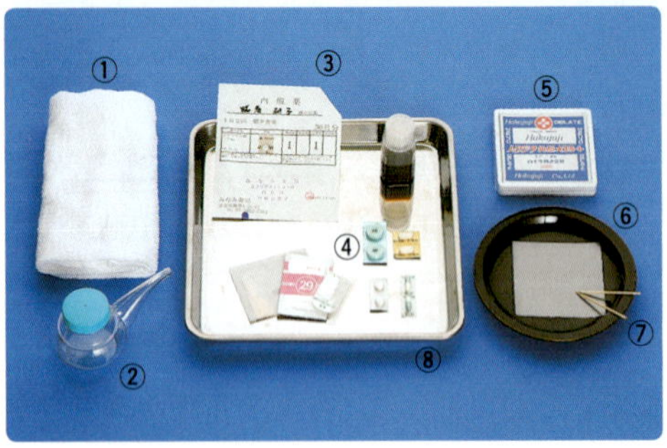
①
②
③
④
⑤
⑥
⑦
⑧

①タオル
②吸い飲み（または湯呑み）
③薬袋（処方された薬が入った袋）
④薬（薬袋の中身：錠剤、散剤、カプセル、トローチ、水薬など）
⑤オブラート（必要に応じて）
⑥平皿（必要に応じて）
⑦ようじ（必要に応じて）
⑧与薬トレイ

2 手洗い

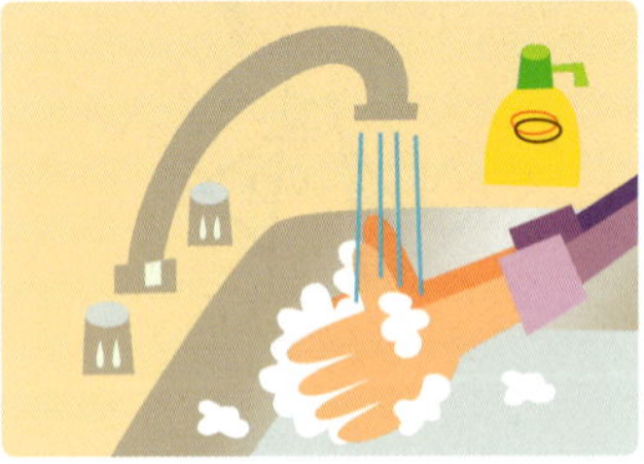

❶石けんを用いて、流水下で十分に手洗いする。

3 経口与薬の介助

錠剤・カプセル・散剤・顆粒の場合

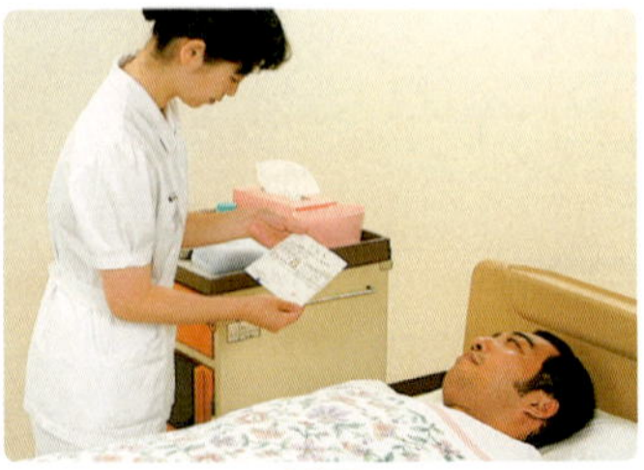

❶必要物品を床頭台《しょうとうだい》の上に用意する。

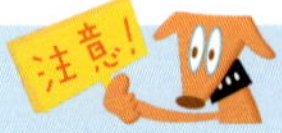
注意！

●薬剤と患者さんが正しく一致しているか確認する。

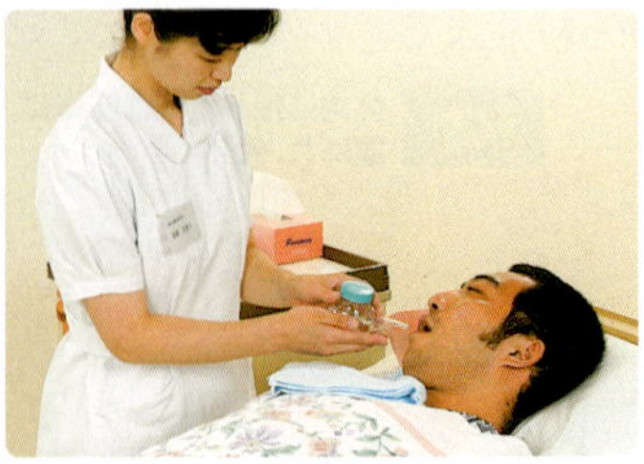

❷ベッドを挙上（患者さんの状態に応じて約30°以上）し、患者さんの顔を看護師のほうに向ける。このとき顎の下にタオルを当て、患者さんの口に水（またはぬるま湯）を含ませ、口をゆすぐ。

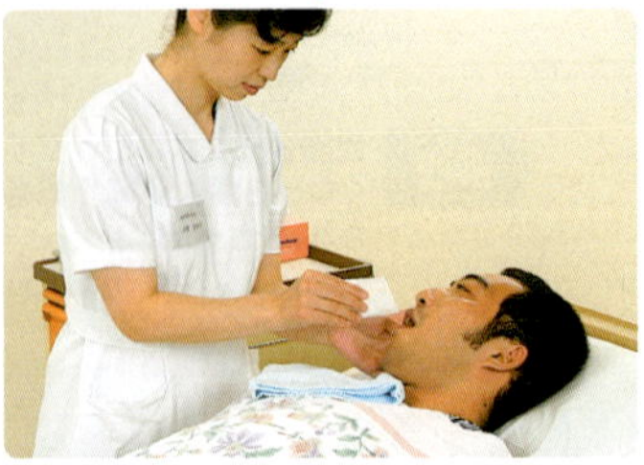

❸薬剤の袋は斜めに切る。患者さんの口に水（またはぬるま湯）を含ませ、薬を舌の中央からやや奥のほうへ入れる。必要に応じて水またはぬるま湯を飲ませる。

オブラートの使用例

オブラートは、粉薬だとむせてしまう患者さんや、苦味のある薬剤が苦手な患者さんに対して使用します。

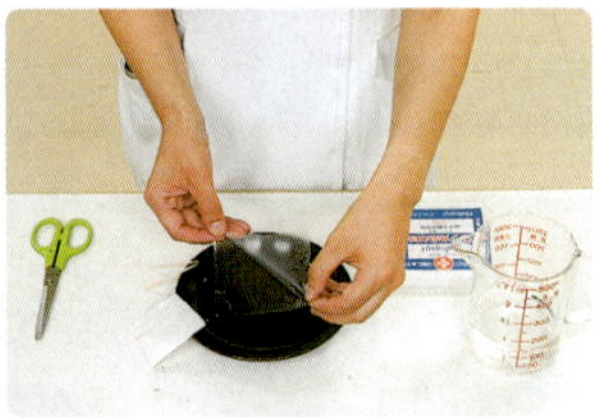

❶オブラートより一回り大きめの平皿を用意し、皿に水を入れ、その上にオブラートを浮かばせる。

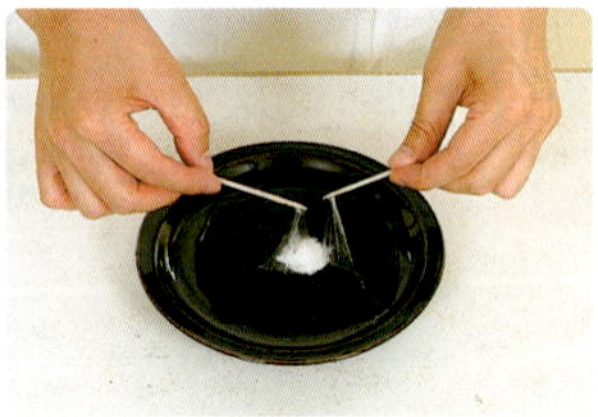

❷オブラートの中央に薬剤を載せ、ようじを用いてオブラートで散剤を完全に包み込む。

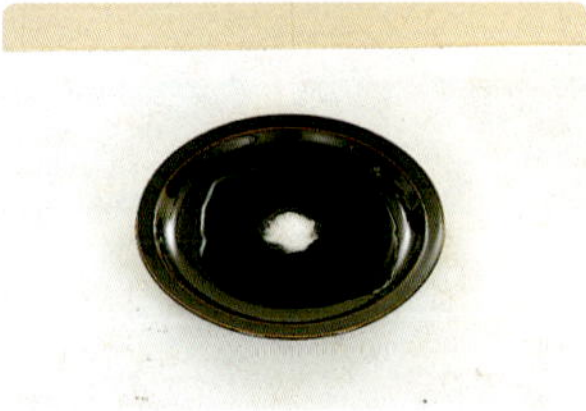

❸患者さんには、平皿から直接、水とともにオブラートに包まれた散剤を飲み込んでもらう。

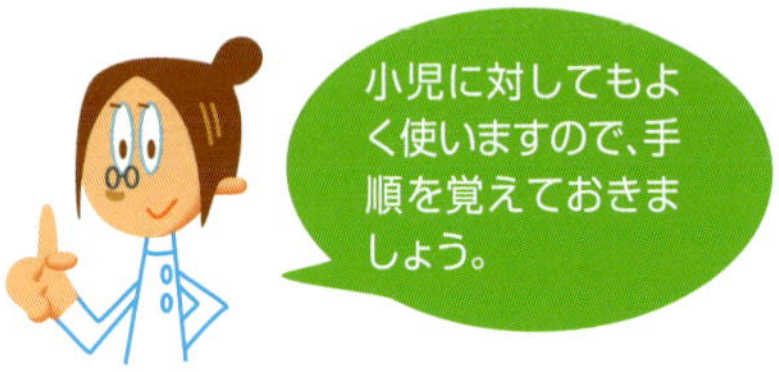
小児に対してもよく使いますので、手順を覚えておきましょう。

水薬の与薬の場合

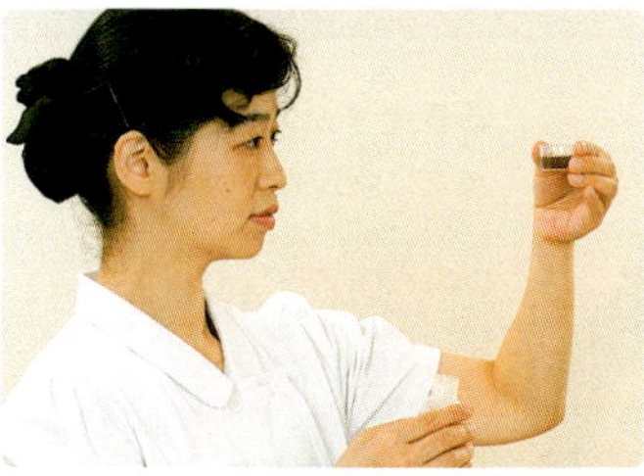

❶水薬は、薬ビンをよく振って中身が均一になるようにする。

●薬剤と患者さんが正しく一致しているか確認します。

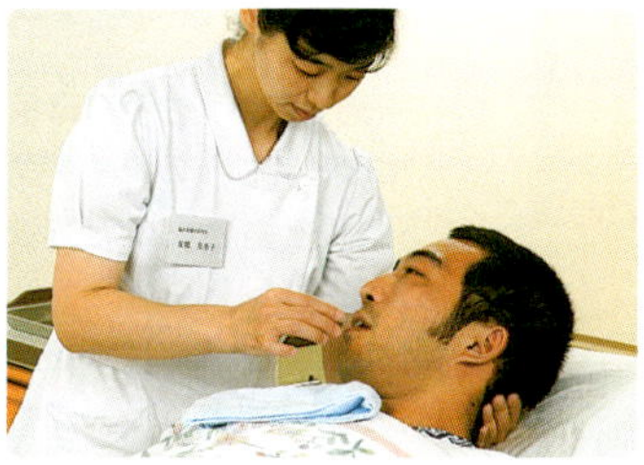

❷指示された量の薬液を、薬《やく》杯《はい》に計りとる。このとき薬液量の確認は、目の高さで行う。

❸薬杯から直接、患者さんに水薬を飲ませる。このとき必要に応じて水またはぬるま湯を飲ませる。

指導者に聞かれる根拠はココ！

薬液量の確認を自分の目の高さで行うのはなぜ?

水薬は指示量を正確に計りとる必要があります。看護師の目の高さで目盛りと水薬の液面が一致するように計ることで、誤差が生じにくくなります。

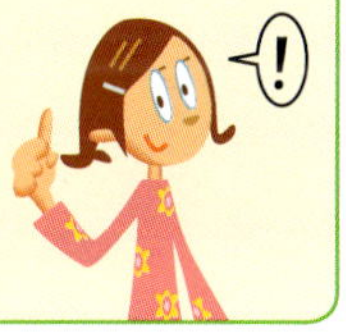

舌下錠の与薬の場合

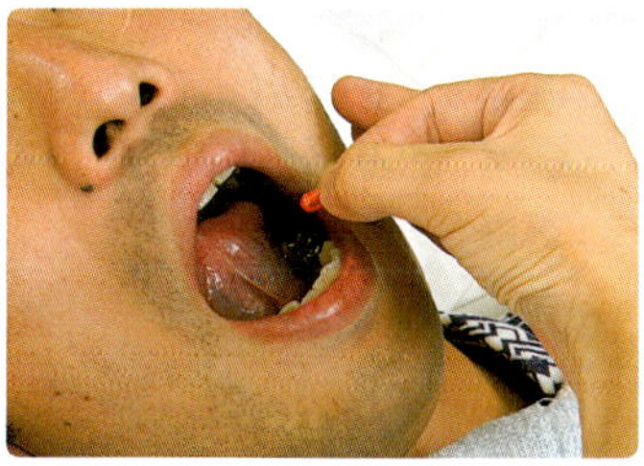

❶舌下錠の場合は、舌下中央部に入れ、飲み込まずに吸収されるのを待つ。

指導者に聞かれる根拠はココ！

薬を水または白湯できちんと服用させるのはなぜ?

錠剤やカプセル剤は、唾液だけで服用すると、薬が食道にくっついて潰瘍《かいよう》を作ることがあります。また、薬と一緒に飲む飲み物の成分によって、薬剤の作用を増強させたり低下させたりするものもあるので、薬は水または白湯で飲んでもらいましょう。

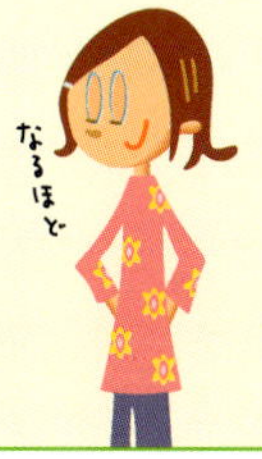

咽頭塗布

1 必要物品の準備

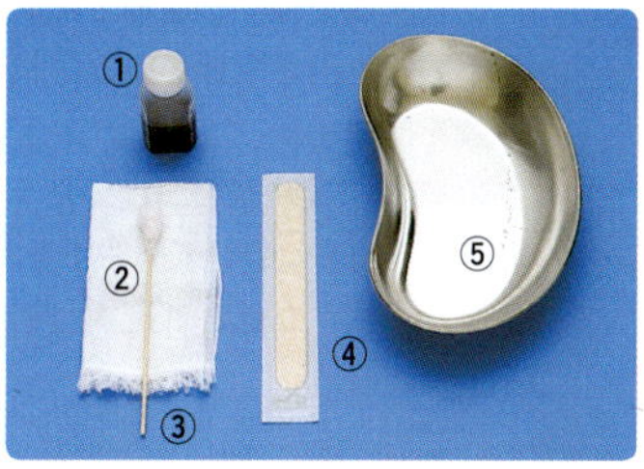

①薬液
②ガーゼ
③綿棒
④舌圧子《ぜつあつし》
⑤膿盆《のうぼん》

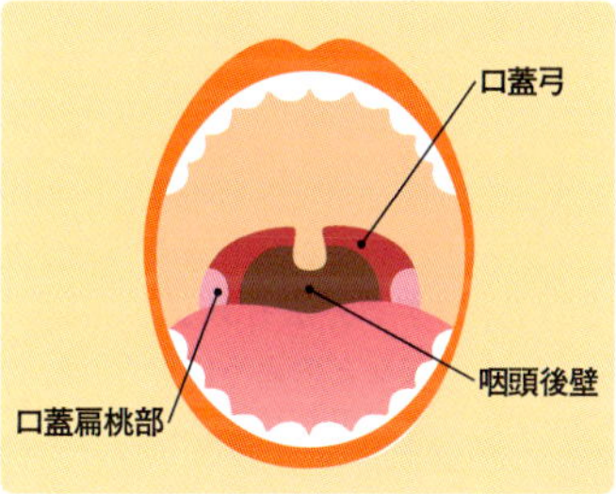

塗布部位

薬液を塗布する部位は、左右の口蓋弓《こうがいきゅう》、口蓋扁桃部《こうがいへんとうぶ》、咽頭《いんとう》後壁《こうへき》

2 咽頭に薬剤を塗布する

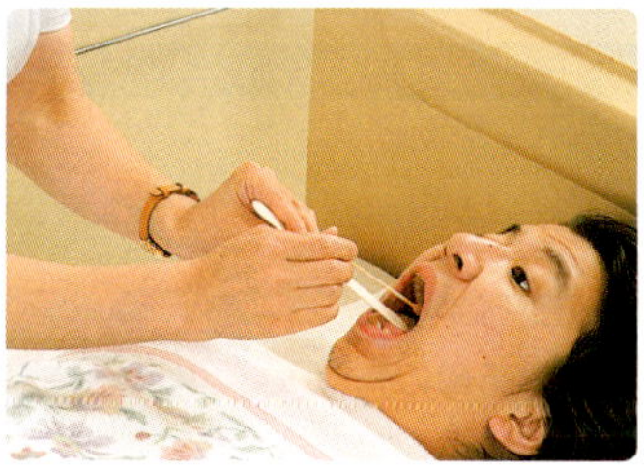

❶患者さんの体位は、患者さんの状態に応じて30°以上ベッドを挙上する。次に綿棒に薬液を十分に浸《ひた》してから、大きく口を開いてもらい、舌圧子で軽く舌を押さえて薬液を塗布する。

眼軟膏塗布

1 必要物品の準備

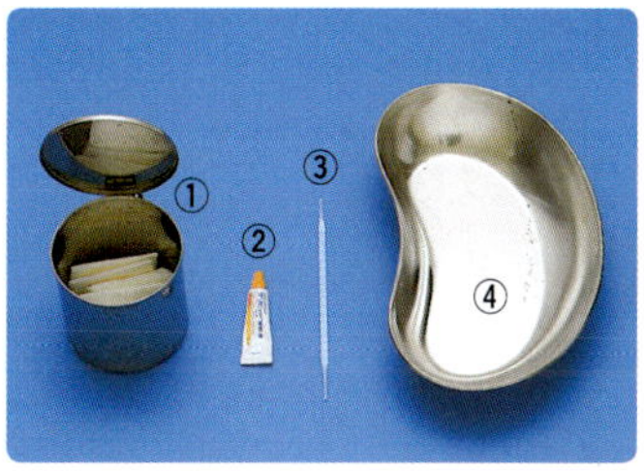

①拭《ふ》き綿
②眼軟膏《がんなんこう》
③滅菌済みガラス棒
④膿盆

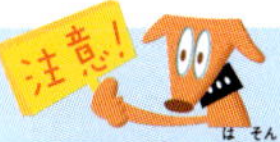

●ガラス棒に破損《はそん》のないことを確認しておきましょう！

2 眼軟膏を塗布する

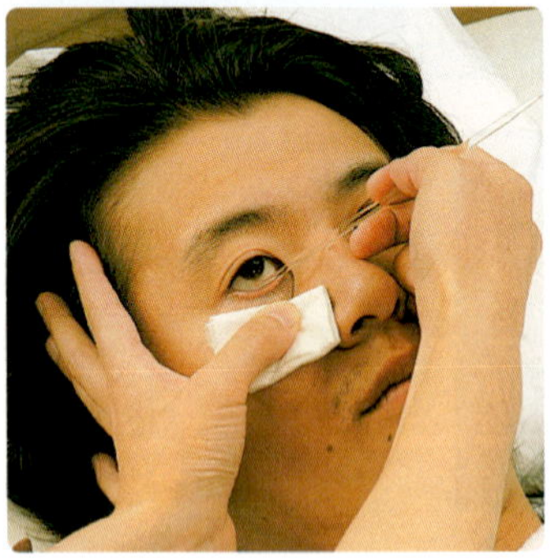

❶ガラス棒の両端に眼軟膏をつける。
❷拭き綿を使い、患者さんの下眼瞼《かがんけん》を引き下げて下眼瞼結膜を出す。
❸結膜に眼軟膏をつけてガラス棒を水平に引いて塗布する。また、指示があれば反対側も同様に行う。

直接塗布する方法

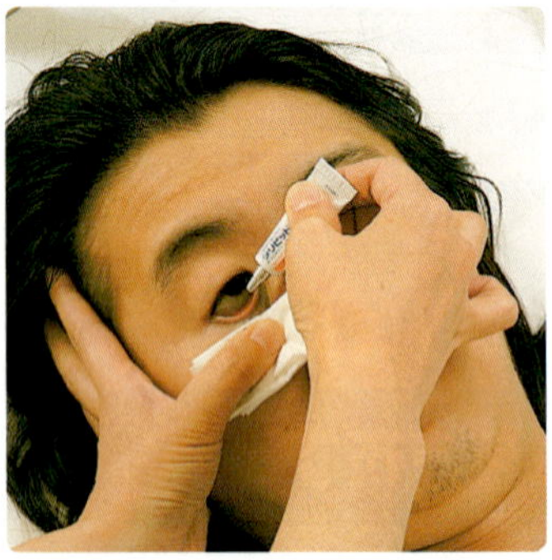

❶ガラス棒は使用せず、直接チューブから下眼瞼結膜へ塗布する方法もある。ただし、外来などのように複数の患者さんが1本の薬剤を使用する場合は、この方法を用いてはならない。

指導者に聞かれる根拠はココ！

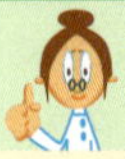

ガラス棒を水平に引いて塗布するのはなぜ？

眼瞼を傷つけず、安全に薬を塗布するためです。水平に引くことで、ガラス棒の先端で目や眼瞼を突いたり、引っかけることを回避できます。

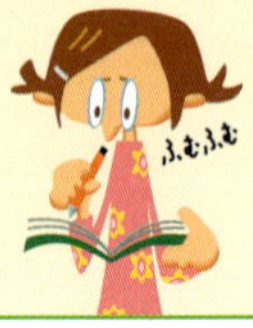

点眼法

1 必要物品の準備

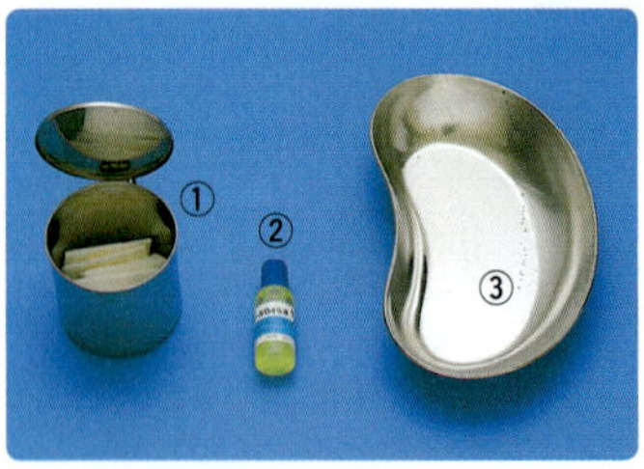

①拭き綿
②点眼薬《てんがんやく》
③膿盆《のうぼん》

2 点眼する

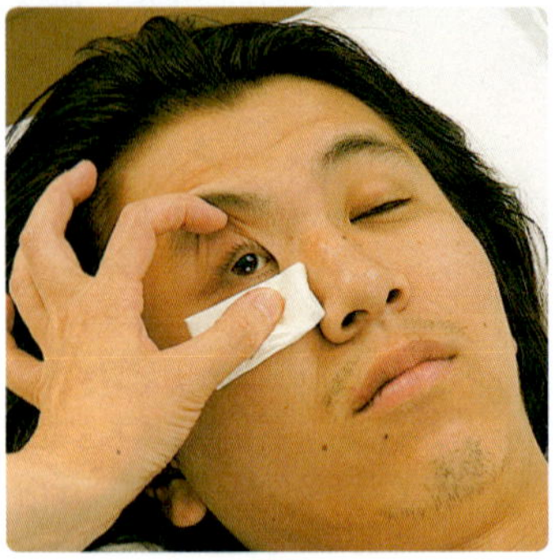

❶患者さんの体位は、仰臥位《ぎょうがい》または坐位《ざい》にする。

コツ

●坐位で点眼するときには、頭をやや後ろに反らしてもらいましょう。

❷拭き綿を使い、左手の母指《ぼし》と示指《じし》で患者さんの眼瞼を開く（下眼瞼を引き下げる方法でもよい）。
❸眼瞼結膜の中央に薬液を滴下し、指示があれば反対側も同様に行う。

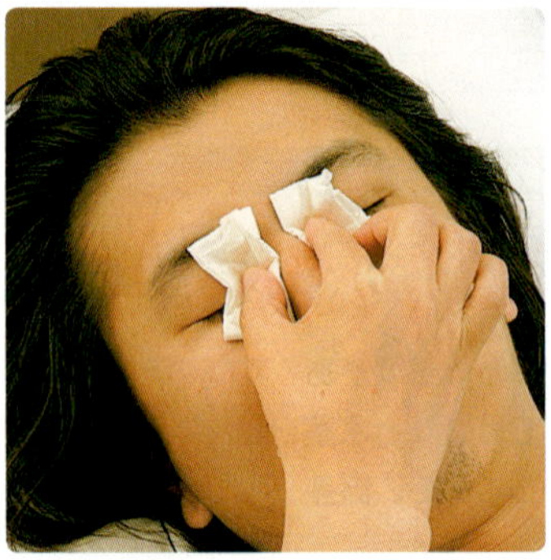

❹点眼後、目を閉じてもらい、拭き綿を当てて鼻涙管《びるいかん》を1～2分間、軽く押さえる。

注意！

●眼球を圧迫しないようにしましょう！

指導者に聞かれる根拠はココ！

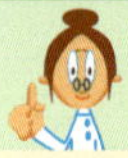

複数の点眼薬を同時に使用するときは5分間以上、間隔をあけるのはなぜ？

眼瞼に入る薬液の量は1滴分です。これ以上の量の薬液が点眼されても眼瞼からあふれてしまい、効果がありません。最初の点眼薬が吸収される5分間程度、間隔をあけて、次の点眼薬を使用します。

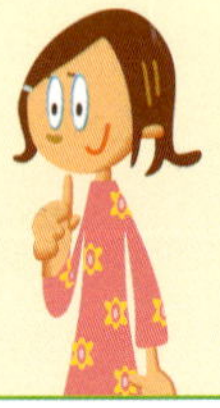

軟膏塗布・塗擦

●必要に応じてディスポーザブルの手袋を着用する。

1 軟膏を手に取る

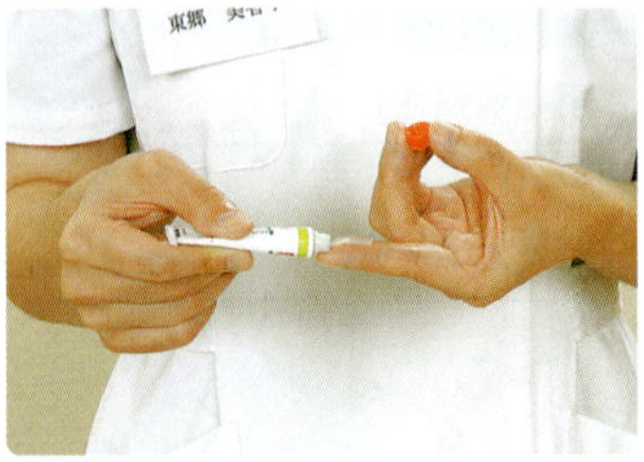

❶軟膏《なんこう》を塗《ぬ》る部分をあらかじめ清潔にし、軟膏を手に取る。

注意！

●不必要な露出《ろしゅつ》は避けるようにしましょう。

2 軟膏を塗る

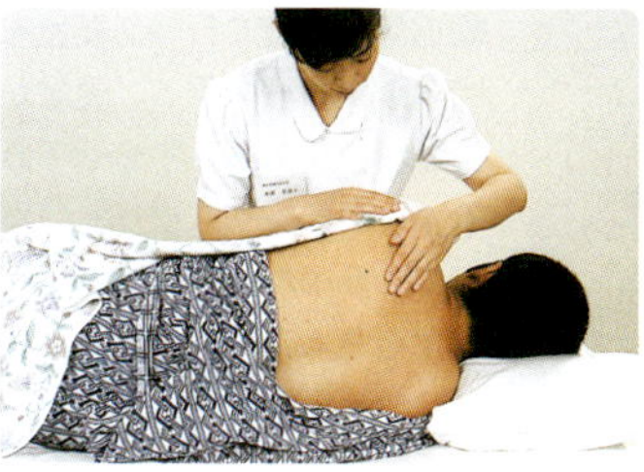

❶指の腹で塗布《とふ》または円を描きながらすり込む。広範囲の場合は手掌《しゅしょう》で擦り込む。薬剤使用の部位や状態によって、滅菌綿棒《めっきんめんぼう》や綿球を用いたり、滅菌ガーゼに軟膏を搾《しぼ》り出し、患部に塗布する方法もある。

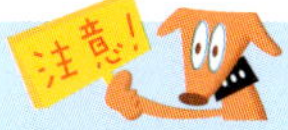
注意!

●不均等に力を入れたり、強くすり込みすぎたり、爪を立てたりしないようにしましょう。

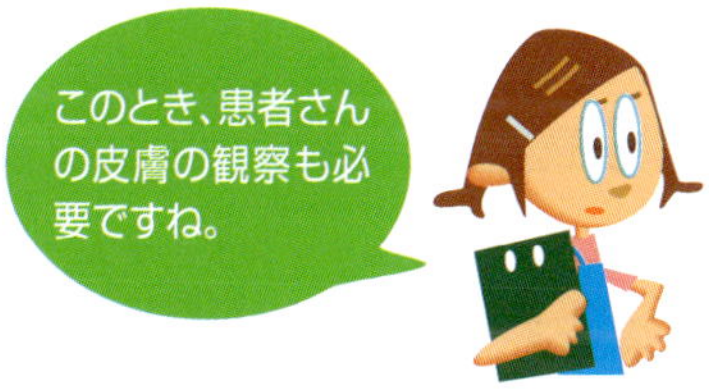
このとき、患者さんの皮膚の観察も必要ですね。

貼付剤与薬

1 貼付剤を貼る

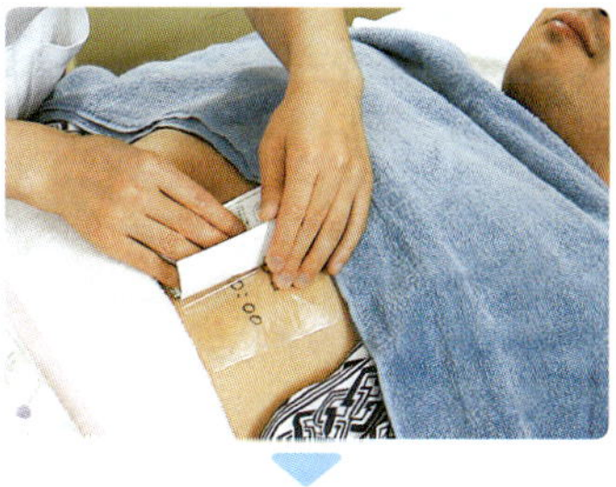

❶テープを貼る部位(胸・腹・背中など)をあらかじめ清潔にする。しわにならないようテープを貼り、皮膚に密着させる。

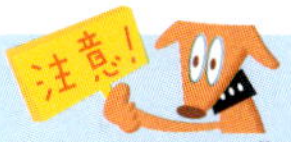
注意!

●患部の観察(発赤《ほっせき》やかぶれ、瘙痒感《そうようかん》がないか)をしましょう。

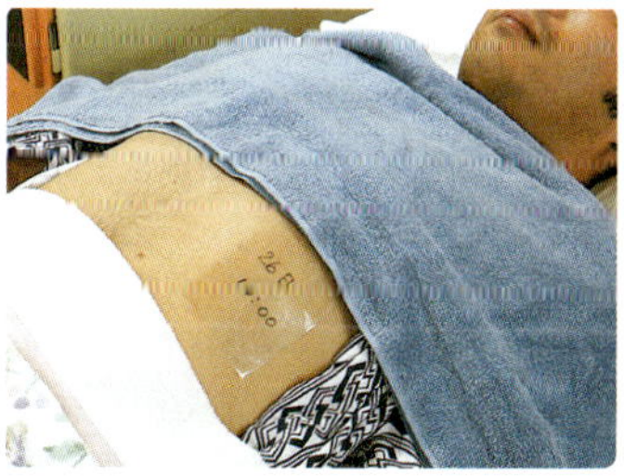

❷事前にテープの表面に、貼付した日時を書いておくと、テープを貼り替える時間を間違えない。

指導者に聞かれる根拠はココ!

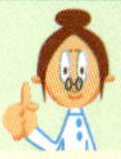

貼付剤を同じ場所に貼ってはいけないのはなぜ?

同じ場所に貼ると、発赤、かゆみ、かぶれの原因になることがあるので、場所を変えて貼ります。

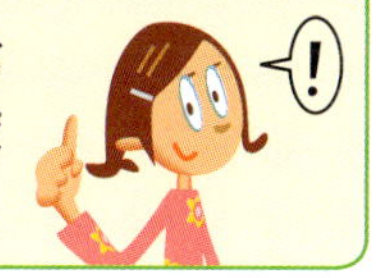
!

薬液噴霧

1 必要物品の準備

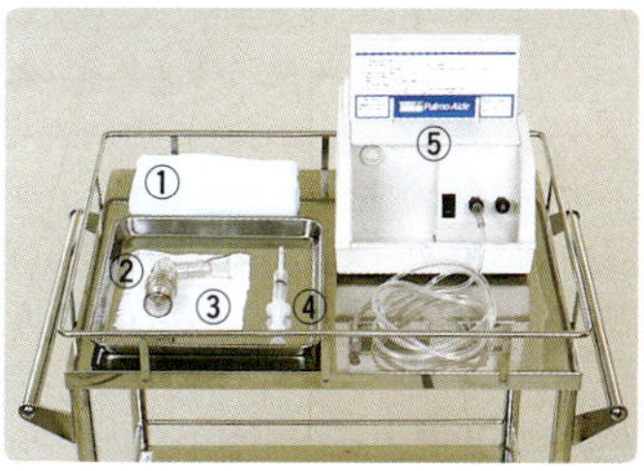
①
②
③
④
⑤

①タオル
②ネブライザー
③ガーゼ
④薬液(注射器)
⑤コンプレッサー

2 薬液をネブライザーに入れる

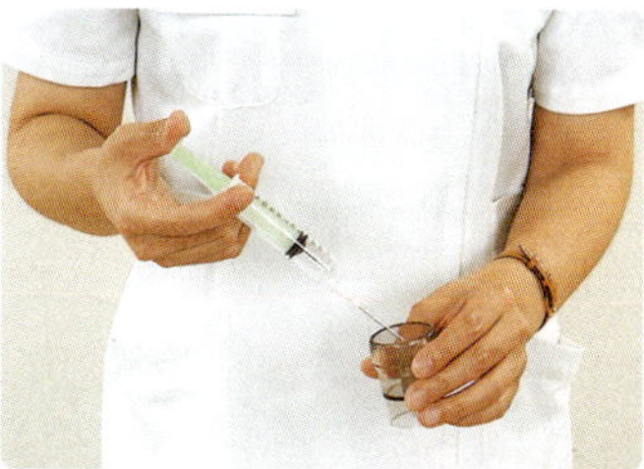

❶コンプレッサーが正しく作動することを確認する。注射器で、指示された内容・量の薬液を計りとり、ネブライザーに入れる。

※注射器は内筒の色で注射用と注射以外に使用するものを区別している。注射用は用いないことが安全につながる。

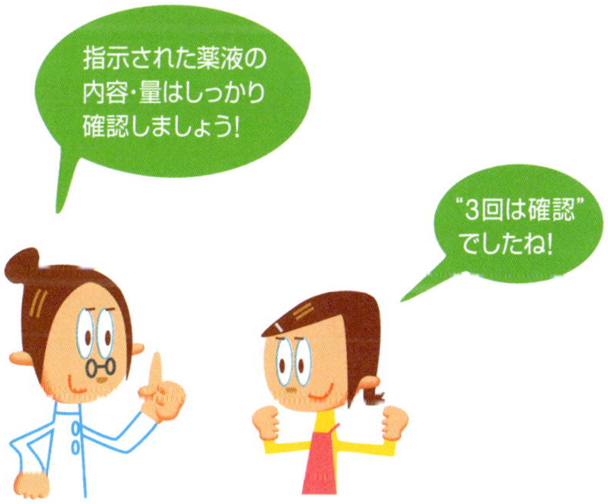
指示された薬液の内容・量はしっかり確認しましょう!
"3回は確認"でしたね!

3 体位を整える

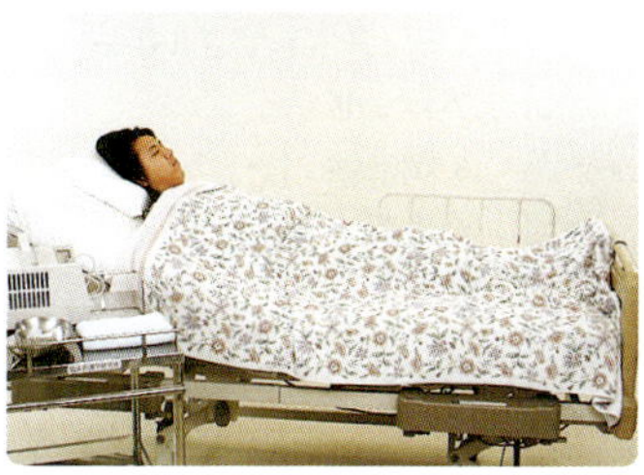

❶患者さんの体位を坐位またはセミファウラー位にする。

4 薬液を噴霧する

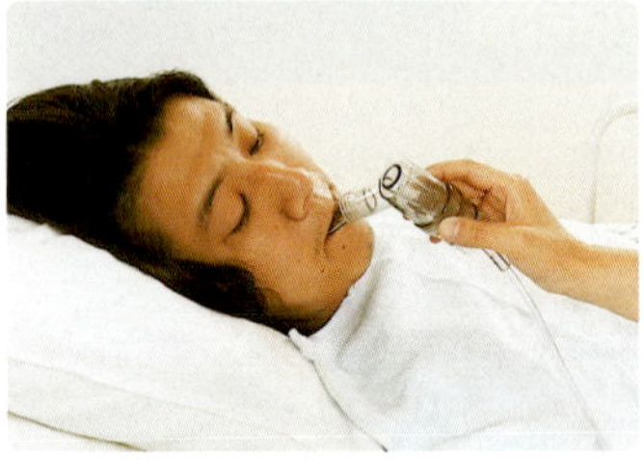

❶ネブライザーとコンプレッサーを接続する。開口部を軽く口にくわえさせ、コンプレッサーのスイッチを入れる。患者さんに、口で息を深く吸い、鼻から吐《は》くよう指導する。

❷薬液がなくなったらコンプレッサーのスイッチを切り、ネブライザーを口からはずして、患者さんの口の周りをガーゼで拭く。

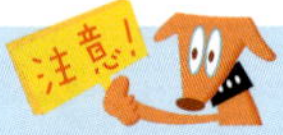
注意!

●口にたまった薬液は飲み込まないように、膿盆などに出してもらいましょう。薬液を飲み込んでしまうと、全身に薬の作用が現れることがあります。

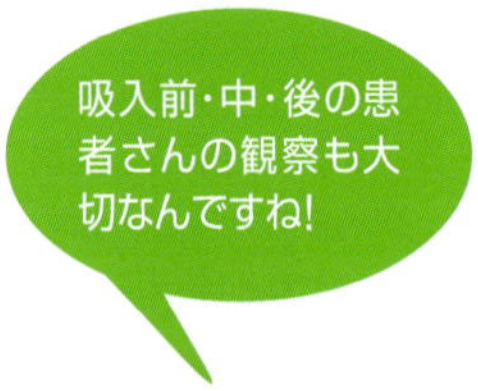
吸入前・中・後の患者さんの観察も大切なんですね!

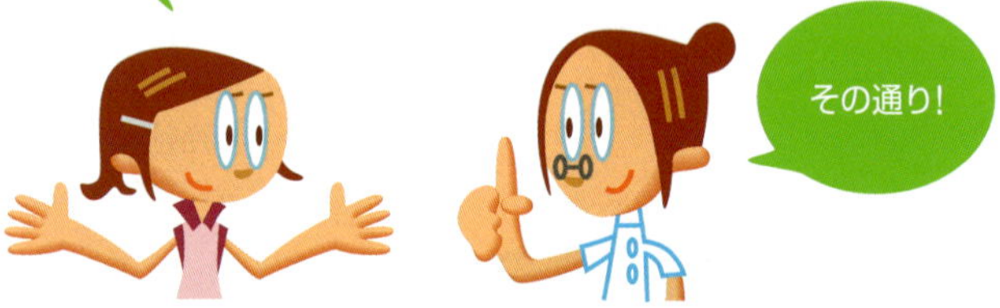
その通り!

指導者に聞かれる根拠はココ!

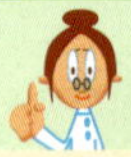

薬液の噴霧は坐位、またはセミファウラー位で行うのはなぜ?

坐位やセミファウラー位では、胸郭《きょうかく》が開かれて横隔膜《おうかくまく》が下がります。そのため呼吸運動(深呼吸)がしやすくなり、効果的に吸入ができるからです。

ふむふむ

直腸内与薬

1 必要物品の準備

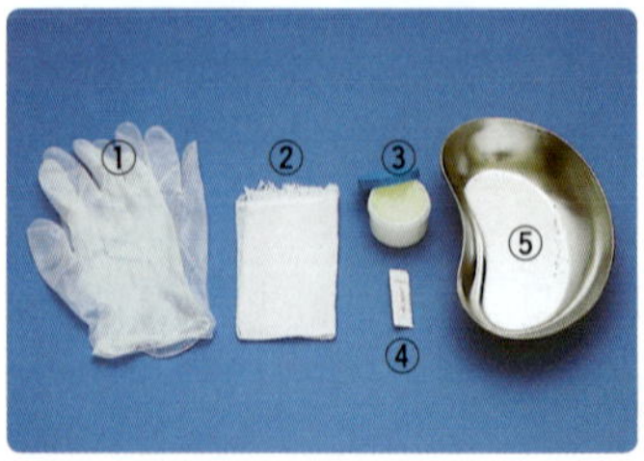
①
②
③
④
⑤

①ディスポーザブル手袋
②ガーゼ
③潤滑油
④坐薬
⑤膿盆

2 説明し、体位を整える

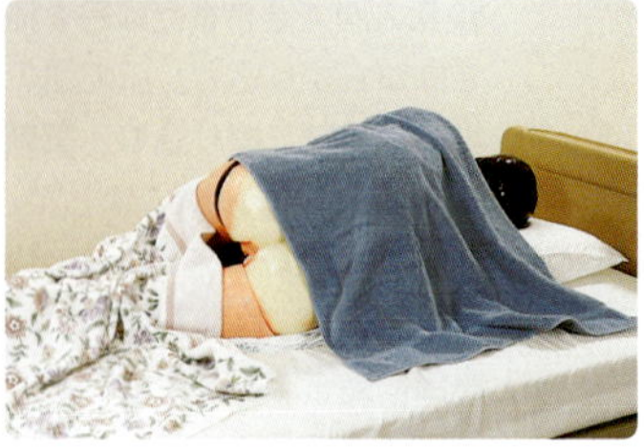

❶直腸内与薬を行う必要性を説明し、同意を得る。便意がある場合は排便をすませておく。カーテンやスクリーンなどでプライバシーを守る。

❷患者さんを側臥位またはシムス位にし、肛門部を露出させる。寝具やバスタオルなどで露出を最小限に抑える。

3 手袋を着用する

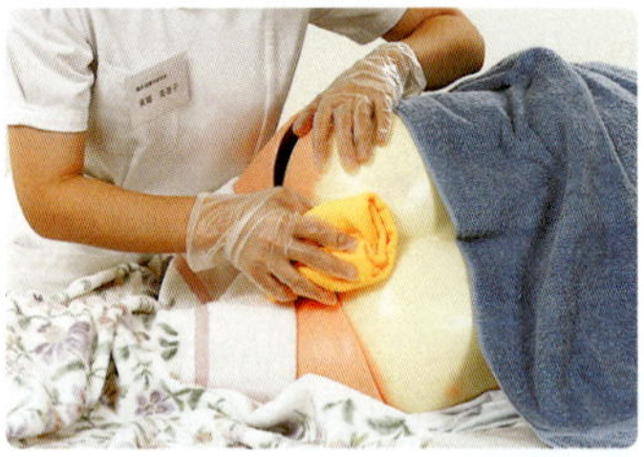

❶看護師はディスポーザブル手袋を着用する。肛門部に汚染がある場合は清拭《せいしき》する。

4 坐薬を挿入する

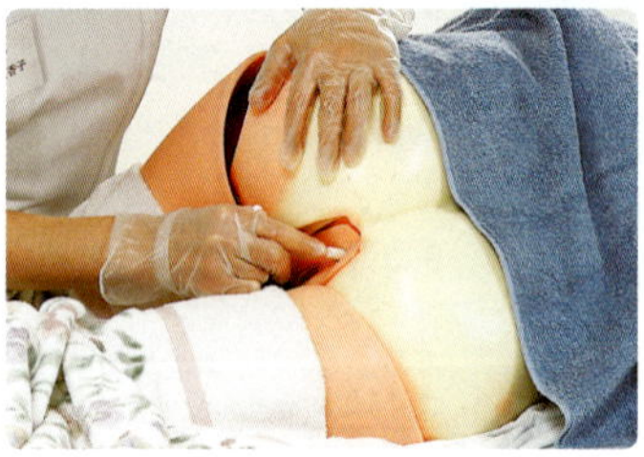

❶ガーゼに潤滑油を垂《た》らし、坐薬の先端に塗布する。

❷口で楽に呼吸するよう説明し、肛門が見えるよう殿部を持ち上げ、ゆっくり坐薬を挿入する(軟膏の場合は、キャップをはずしてチューブの先を肛門内に挿入し、軟膏を搾り出すように患部に塗布する)。

❸挿入の深さは指の第2関節(約3～4cm)までを目安に行う。

❹挿入後、ガーゼまたはティッシュペーパーで肛門を押さえる。必要時、肛門を拭く。

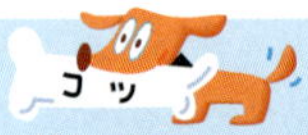
コツ

●浅い挿入は、坐薬が押し出されて排出される可能性があるので、第2関節までを目安にしっかり入れるのがコツ!

指導者に聞かれる根拠はココ!

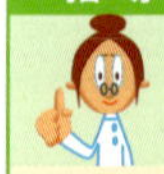

直腸内与薬をする際に、患者さんに口で呼吸をしてもらうのはなぜ?

患者さんに口を開けてもらい、ゆっくり深呼吸させながら坐薬を挿入すると、腹圧《ふくあつ》がかかりにくく、肛門括約筋《こうもんかつやくきん》を弛緩《しかん》させやすくなります。

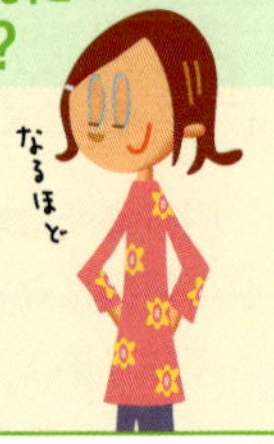
なるほど

5 状態を観察する

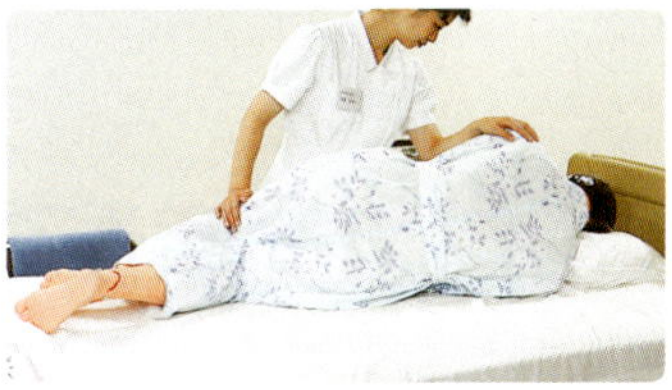

❶患者さんの体位をもとに戻し、衣類・寝具を整え、状態を観察する。

注意事項

①排便を目的として与薬する場合以外は、使用前に排便を促しておきましょう。
②坐薬は、とがっているほうから挿入しましょう。
③坐薬は直腸内に入れると体温で溶けて作用します。冷蔵庫で保管して、素手《すで》で持たないようにしましょう。

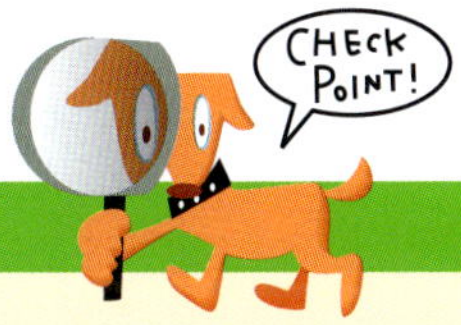

指導者はココを見ている!

薬を間違えないように、処方箋《しょほうせん》と薬袋、ラベル、薬剤を、3回確認しているか?

□患者さんに与薬する薬が、本当にその患者さんに与薬する薬なのか、必ず3回は確認しましょう。これを怠《おこた》ると、重大な事故にもつながりかねません。

患者さんの体位は適切か?

□坐位または仰臥位で顎を出すように顔を上に向けて、口を大きく開けてもらいましょう。

□飲みこむときには、あごを引いて飲みこんでもらいましょう。

水や白湯以外のもので薬を飲ませていないか?

□薬によっては、水や白湯以外のもので飲むと薬の作用が変化し、適切な薬効が得られないことがあるので注意が必要です。

咽頭塗布の仕方は適切か?

□咽頭粘膜の表面は傷つきやすいので、こすらないで軽くたたくように塗布します。

ガラス棒に破損がないか確認しているか?

□ガラス棒に破損や傷があると、患者さんの眼を傷つけてしまうことがあります。必ずガラス棒が破損していたり傷があったりしないか確認してから使用しましょう。

両眼とも同じガラス棒を使用して軟膏を塗布していないか?

□眼患者が反対側の眼に感染する可能性を考慮に入れて、ガラス棒は片眼ごとに左右両端を変えて使用しましょう。拭き綿も同様に左右別々にしましょう。

患者さんにしっかり説明をしているか?

□眼軟膏塗布後は、しばらくものがぼんやり見えることがあります。患者さんに不安を感じさせないよう、前もって説明しておきましょう。

軟膏塗布時や直腸内与薬時に、患者さんの不必要な露出は避けているか?

□特に直腸内与薬は、患者さんが羞恥心《しゅうちしん》をもつので、不必要な露出は避けるようにしましょう。また、保温にも注意を払いましょう。

貼付剤を貼るときに、患部の観察をしっかり行っているか?

□貼付する部分に、発赤やかぶれなどがないか、必ず貼る前に観察しましょう。観察しないまま、発赤部分やかぶれている部分に貼ってしまうと、悪化させてしまう可能性があります。

ネブライザーを使用する前に、きちんと機器が正常に作動するか点検したか?

□使用前には、すべての機器が正常に作動するかきちんと点検しましょう。点検することで、未然に事故を防ぐことができます。

薬液噴霧の際に、患者さんの体位を坐位またはセミファウラー位にしているか?

□薬液を深く吸入するために、胸郭を広げ、呼吸運動が楽に行えるように援助します。可能な範囲で坐位に近い体位に整えましょう。

坐薬を挿入する深さは適切か?

□約3～4cm、坐薬を挿入することによって、不《ふ》随意筋《ずいいきん》である内肛門括約筋よりも深く入るため、坐薬が自然に排出することを防ぎます。

指導者はココを見ている!

確かな技術で安全に血液を採取できる

採血

東郷美香子

採血の意義

血液から得られるデータは膨大であり、医療現場では採血は頻繁に行われる処置の一つである。針を刺すという浸襲的な処置であるため、確かな技術をもって安全に１回で採血できることが理想である。

また、血液曝露による感染のリスクが高いため、器具の安全な取り扱いや感染予防についても合わせて獲得できるように学習しておくことが望まれる。

採血の目的

●検査用の検体として血液を採取する。
●輸血用として血液を採取する。

1 必要物品の準備

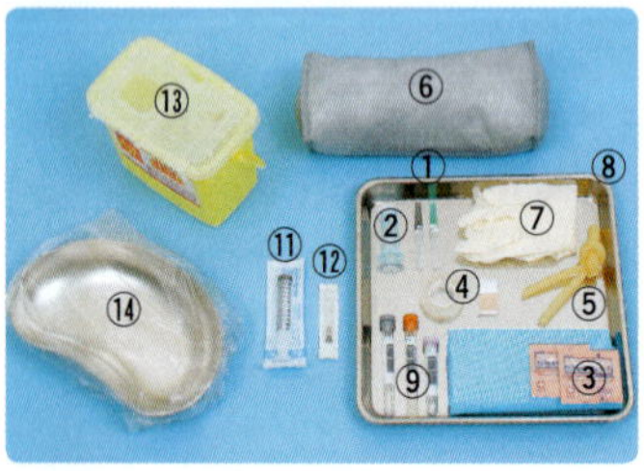

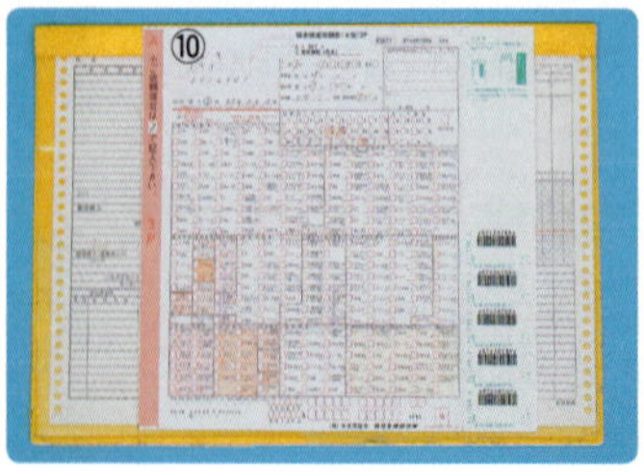

①採血針（21G、22G）
②ホルダー
③アルコール綿
④テープ
⑤駆血帯《くけつたい》
⑥肘枕《ひじまくら》
⑦手袋
⑧トレイ
⑨スピッツ
⑩伝票
⑪注射器
⑫注射針
⑬針棄て容器
⑭膿盆《のうぼん》
必要に応じ、温めるためのタオルなど

2 採血の準備をする

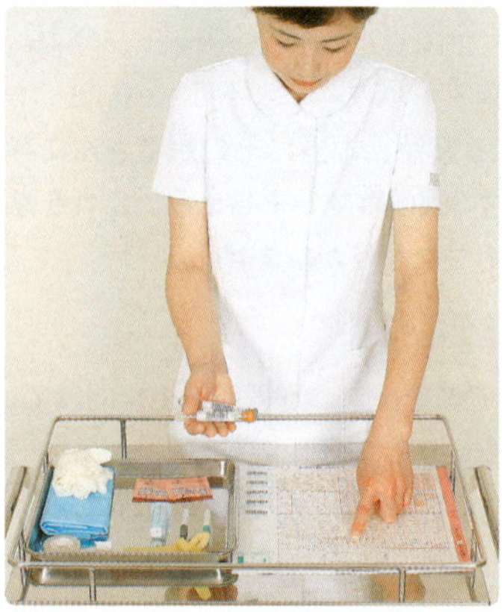

❶指示の検査項目に合わせ、伝票をチェックする。

❷指示の検査項目に合わせてスピッツを準備し、患者さんの氏名が記されたシールを貼付する。

※注射器で採血する場合は、採血量を計算し、量に合った注射器を準備する。

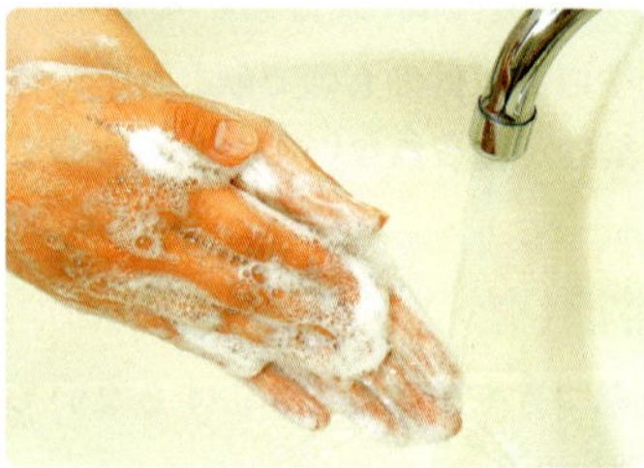

❸看護師は手洗いをする。

3 患者さんの準備をする

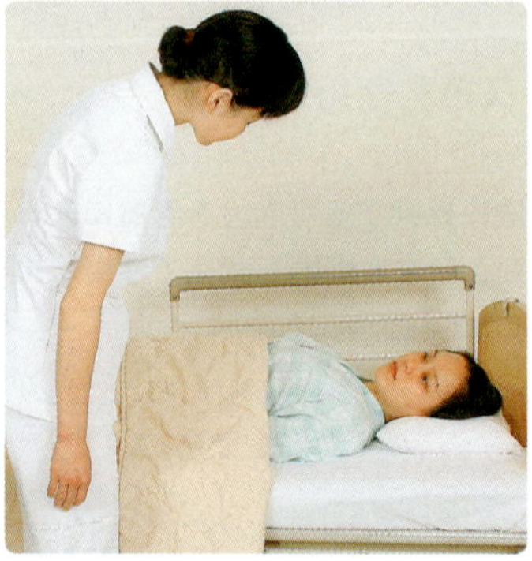

❶採血について医師から説明がされていることを確認し、同意を得る。
❷誤りがないように患者さんの照合をする。

※患者さんに名のっていただく。例「間違いを防ぐために協力をお願いします。お名前をおっしゃってください」

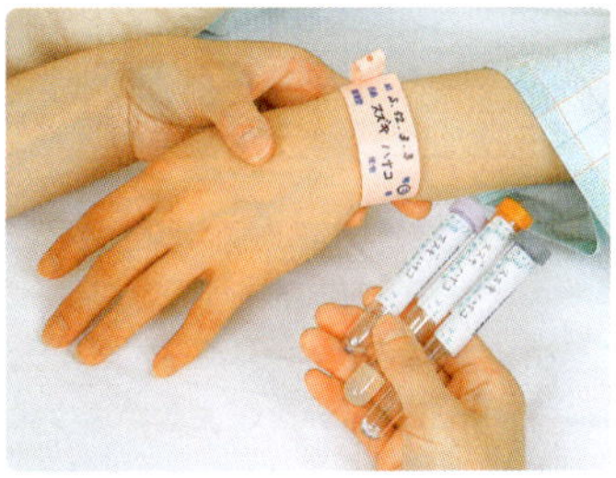

※リストバンドとスピッツの氏名を確認する。
※バーコードで確認する（電子カルテの場合）

4 穿刺部の確認をする

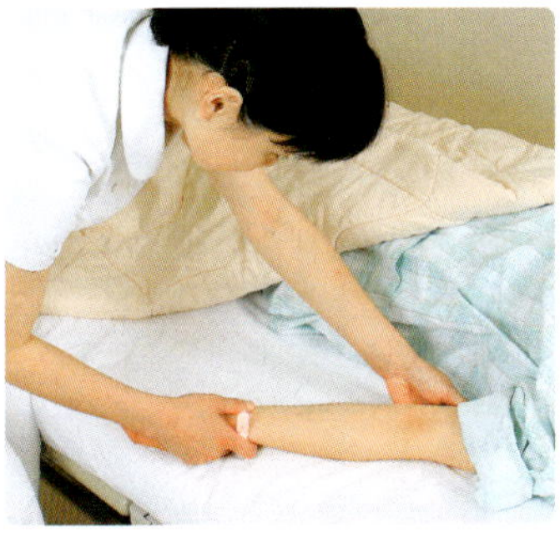

❶採血者は手袋をつける。
※針刺し事故が万が一起こったときの感染リスクを減らすため。
❷採血する静脈を確認する。
※腕の血管の走行を確認し、採血する静脈を確認する（血管の走行がわかりにくい場合は駆血して確認する。腕を温める場合もある）。
❸患者の姿勢を安定するように整える。

5 真空採血管（注射器）の準備をする

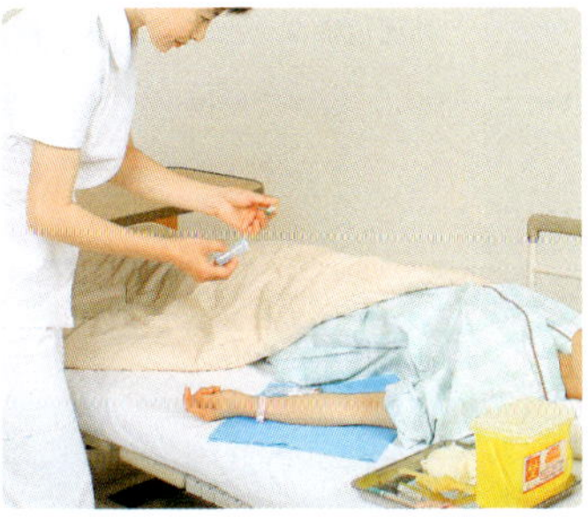

❶採血針をホルダーにセットする（注射器の場合は、注射器に針をセットする）。

指導者に聞かれる根拠はココ！

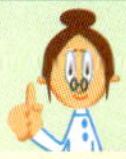

なぜ患者さんに名のっていただいたり、リストバンドで照合するの？

患者誤認（患者さんを取り違えること）は、決して起こしてはいけない医療事故の一つです。以前は、看護師が「○○さんですね」と名前を呼んで確認する方法が一般的でした。しかし、難聴や思い込みなど、さまざまな理由で、違う名前を呼ばれても「はい」と答える人が意外に多いことがわかりました。より確実に患者さんの照合をするための方策として、このような方法がとられるようになりました。

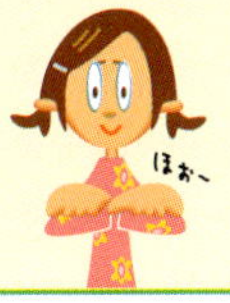

真空採血管を使用する場合

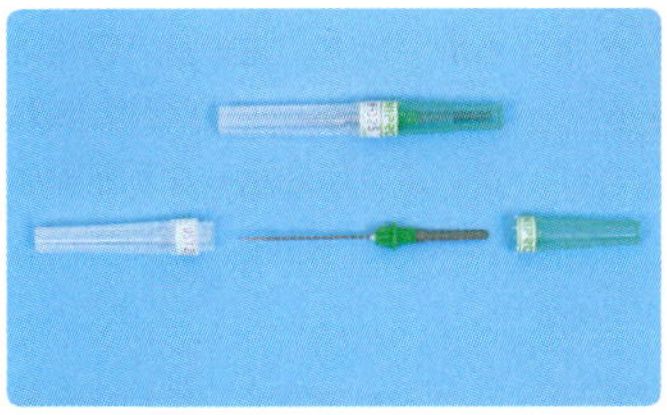

採血針の構造

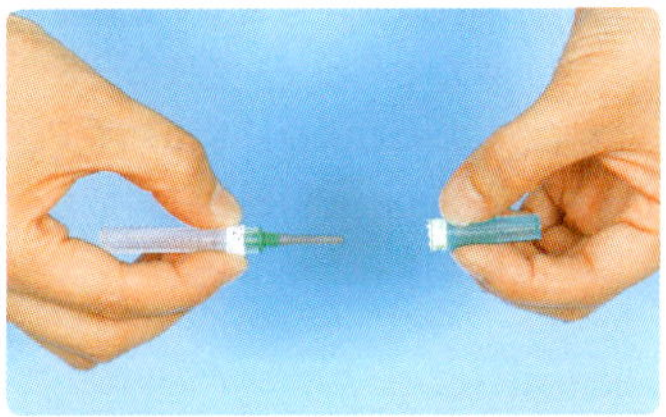

❶採血針上部のキャップをはずす。

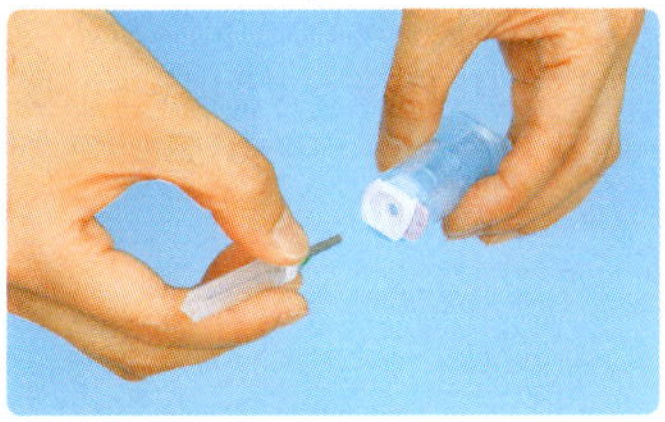

❷ホルダーの穴に採血針（上部側）を差し込む。

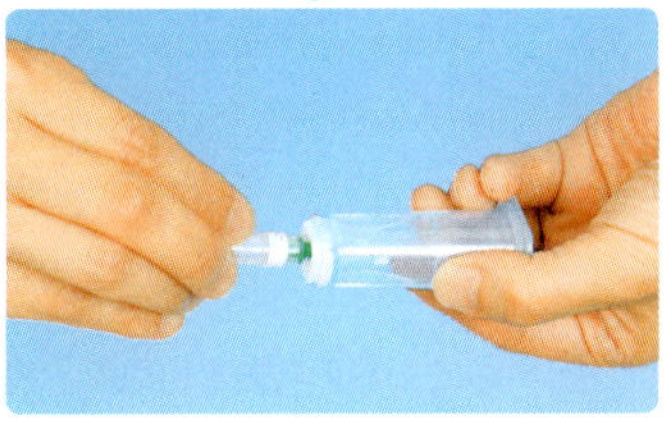

❸採血針をホルダーにしっかり固定させる（ねじ込み式のホルダーとバネ式で押さえるタイプのホルダーがある）。

注射器を使用する場合

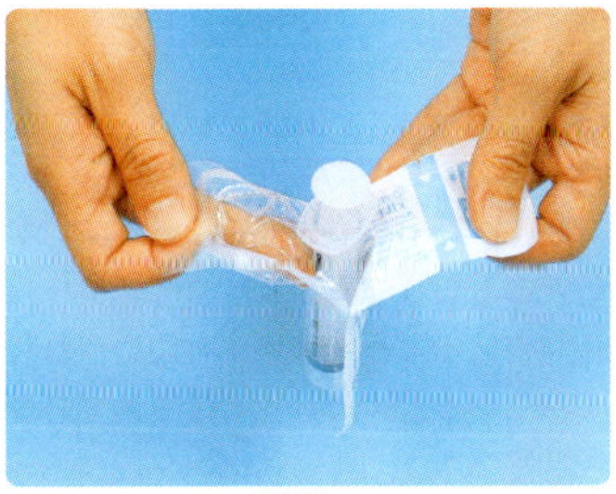

❶まず注射器を袋から取り出す。注射器のピストン側から袋を開ける。

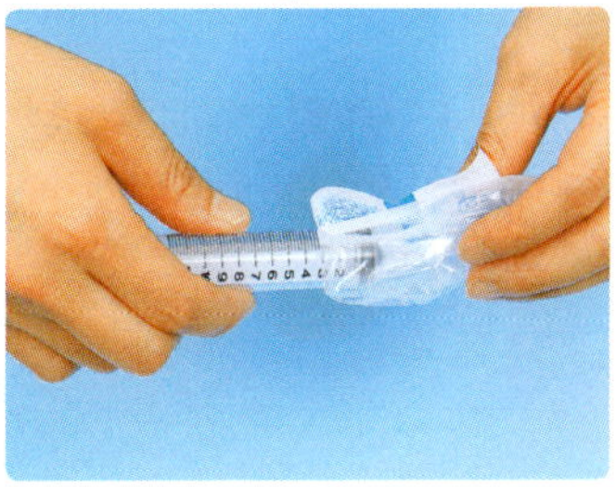

❷袋を手でまとめ、針との接続部が不潔にならないよう注意しながら注射器を取り出す。

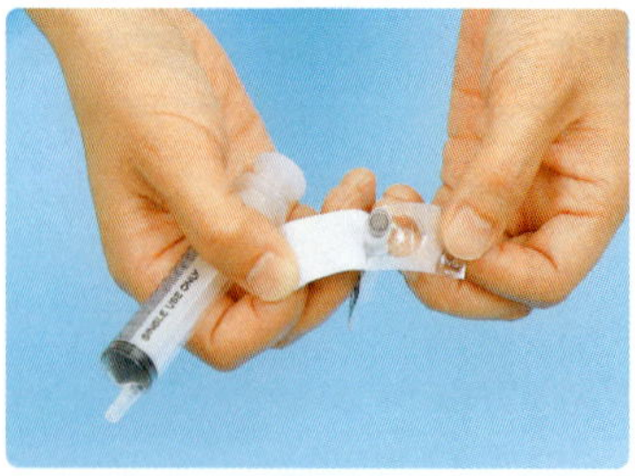

❸注射器を針との接続部が不潔にならないように片手で把持しながら、注射針を包装から取り出す。注射針の包装は接続部側から、注射針に触れないように注意しながら開ける。

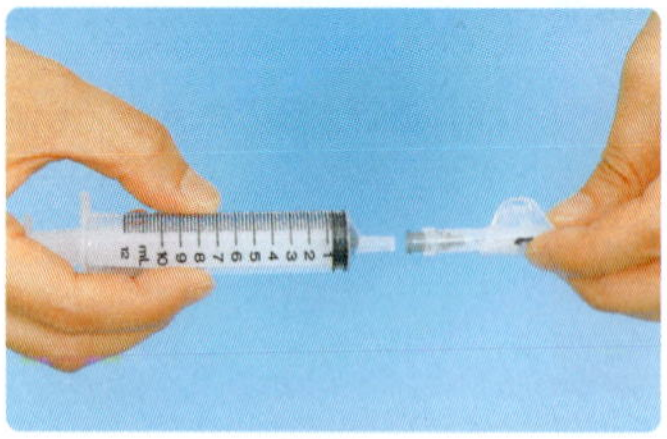

❹注射針は完全に包装から取り出さず、包装の半分ほど開けたところで、包装部分を折りたたむようにして片手でまとめる。注射器と注射針を接続する。

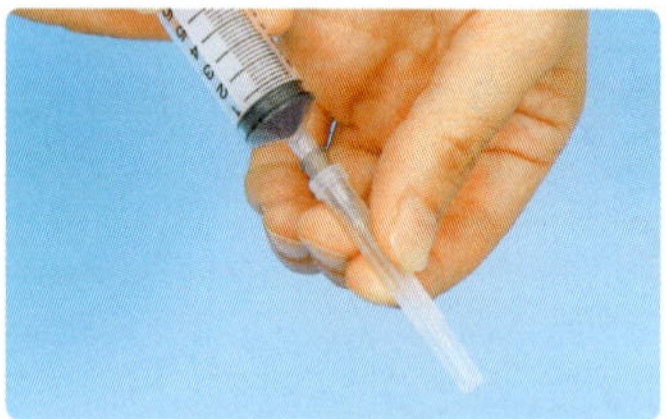

❺注射器の目盛りが表示されている側と注射針の先端の切り口が合うようにセットし、接続部をしっかり固定する。

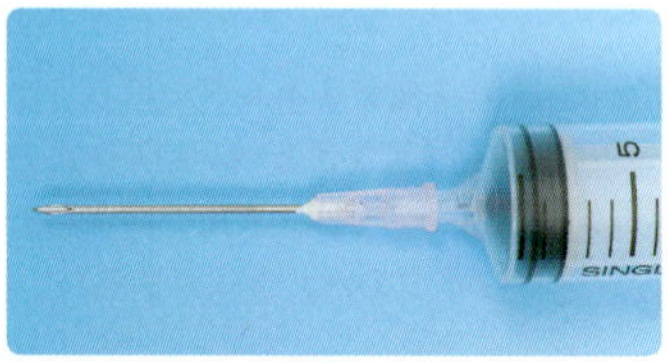

目盛りと針先の切り口がそろえばよい。

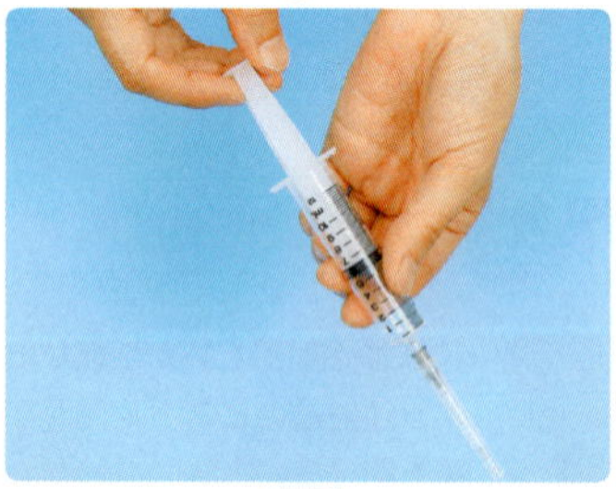

❻注射器の内筒を引いて、破損の有無やスムーズに動くことを確認する。

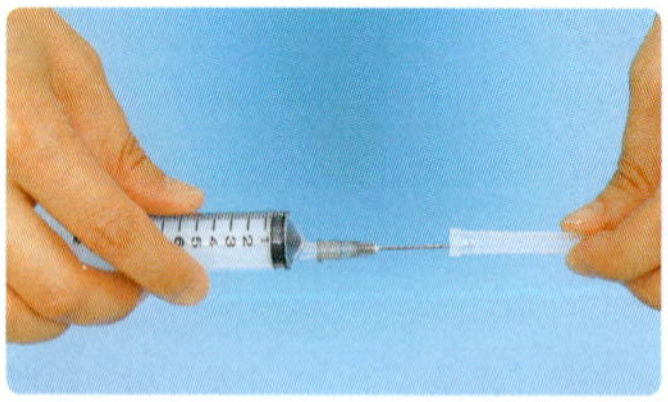

❼針のキャップをはずす。ねじらずに、まっすぐに引っ張るようにはずすとよい（ねじると注射針ごとはずれてしまう）。

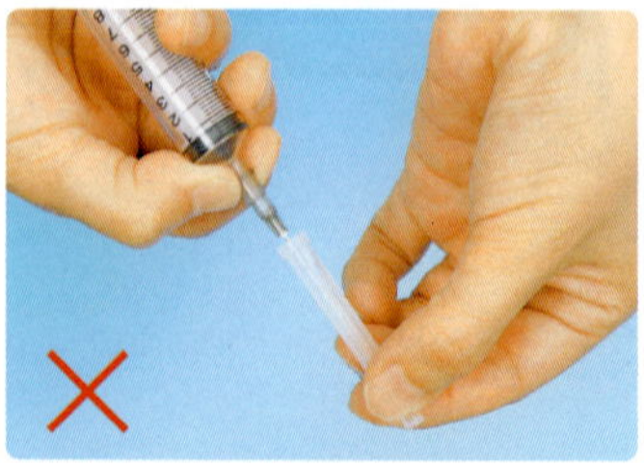

よくない例：接続部に指をかけてキャップをはずす。

6 駆血帯を巻く

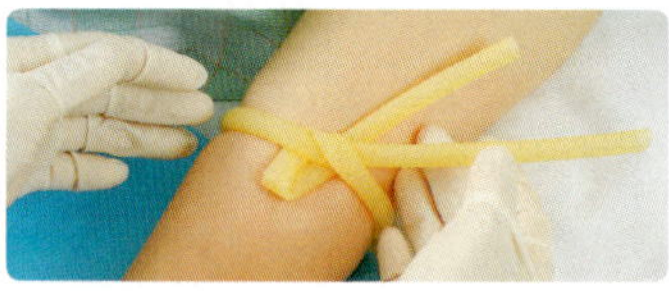

❶肘枕に採血側の腕を載せてもらい駆血帯を巻く。
※このとき手は握ってもらう。駆血は1分を超えないように注意する。

駆血帯の巻き方

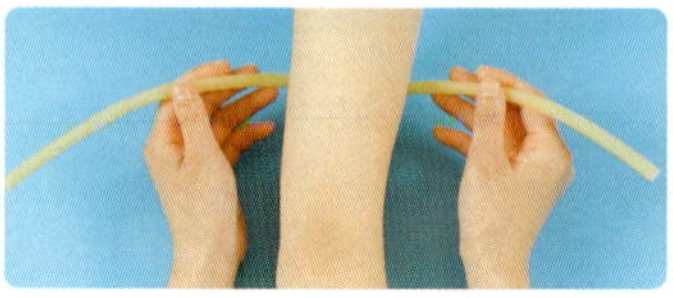

❶注射針の穿刺時にじゃまにならないよう穿刺部より中枢側に駆血帯を当てる。

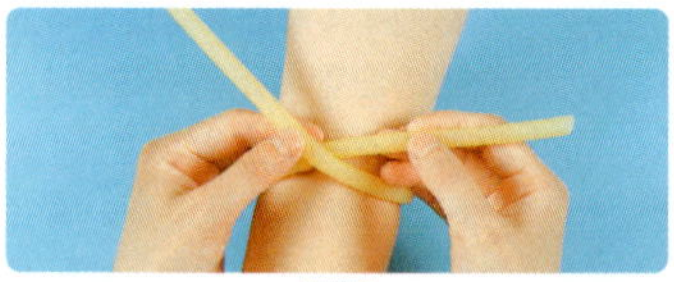

❷駆血帯を左右に引きながら腕に巻きつけるようにして交差させる。

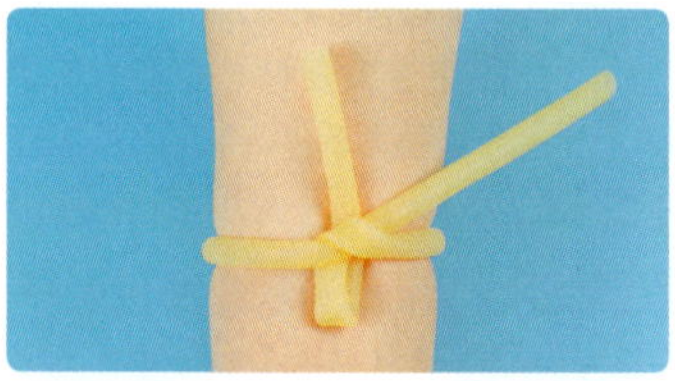

❸交差させた駆血帯の上側の部分を、もう一方の駆血帯に入れ込むようにして固定する。このとき、駆血帯がゆるまないよう交差部分をつまむように保持するとよい。

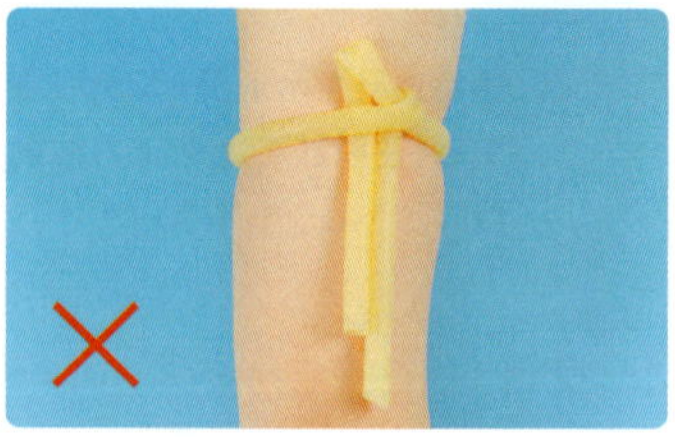

よくない例：逆に入れると穿刺部位にかかってしまう。

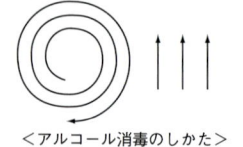

7 採血を施行する

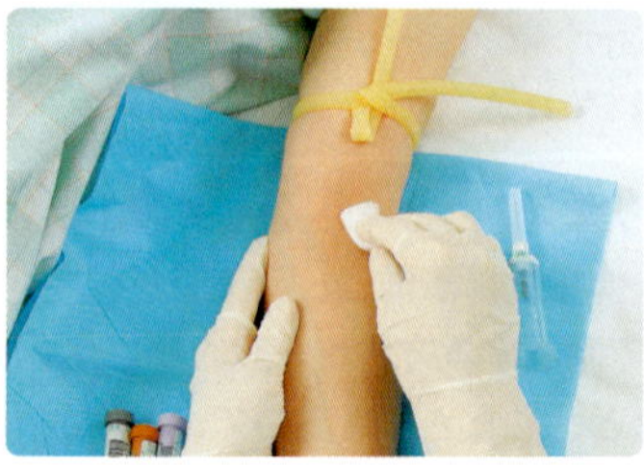

❶採血部位をアルコール綿で拭き消毒する。
※内から外へ円を描くように、もしくは下から上にアルコール綿で拭《ふ》く。
※採血針はアルコールが乾いてから刺入する。
※針を刺入する長さと血管の走行を考えながら刺入部を決める。
※針を刺すことを患者に伝え、終わるまで動かないように協力を得る。

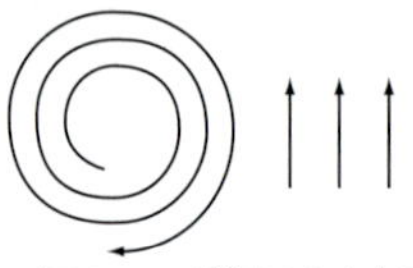

<アルコール消毒のしかた>

真空採血管を用いた採血の手順

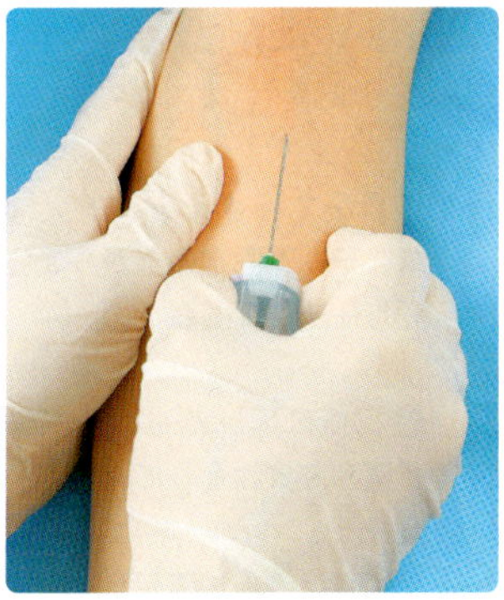

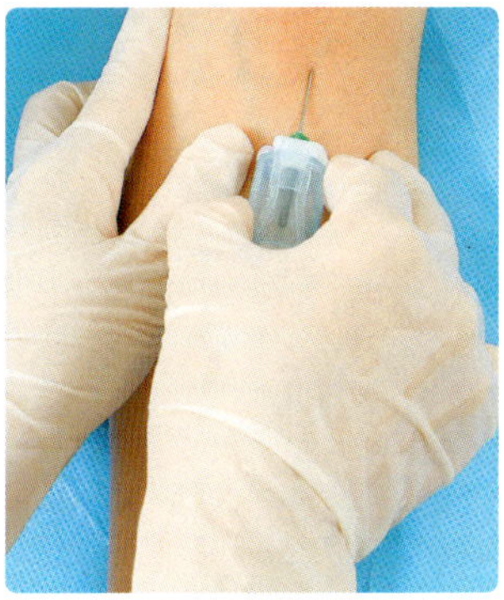

❶採血針のキャップを取り、採血針を刺入する。
※ホルダーを持たない手で、腕を保持しながら皮膚《ひふ》を伸展させる。
※皮膚と針の角度が 15 ～ 30°程度になるようにして針の切り口を上に向け穿刺する。
※血管を穿刺した感触があったら針を皮膚側に寝かせ、血管の走行に沿って、さらに少し進める。

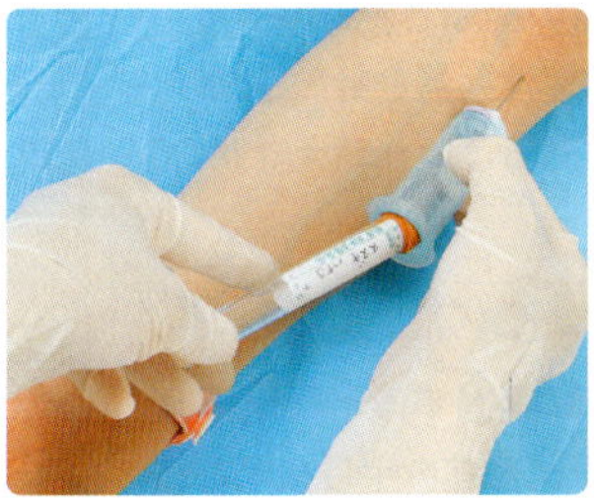

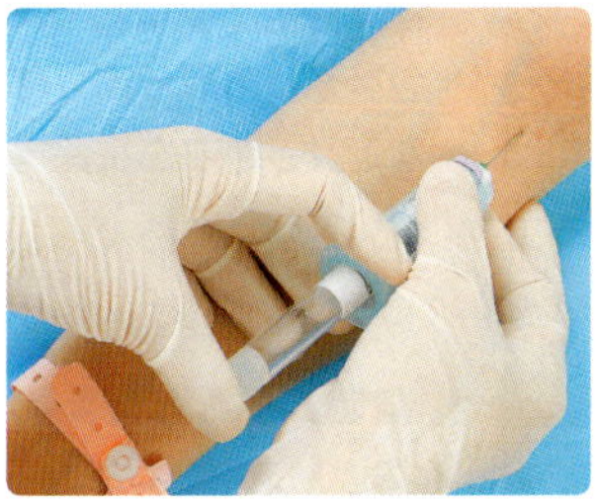

❷血管への刺入が確認され、しびれなどの異常がみられないことを確認したら、針先がぶれないようにホルダーをしっかり固定する。スピッツをホルダーの奥までまっすぐ挿入すると、必要量の血液がスピッツ内に採血される。

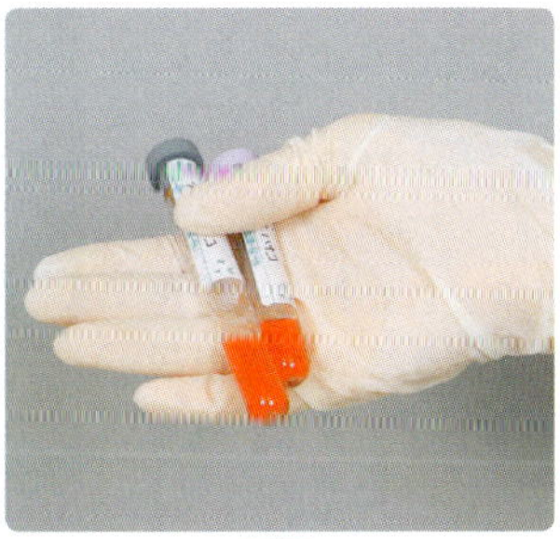

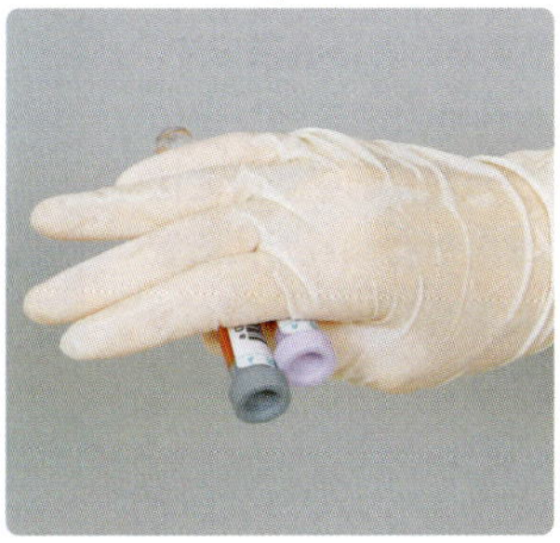

❸ホルダーの位置を保持したまま、1本目のスピッツを抜き、同様に必要な本数の採血をする。
※抗凝固剤などの入ったスピッツは片手で2～3回上下に転倒し混和する。
※必要な採血が終了したことを確認したら、握ってもらった手は開いて楽にしてもらう。

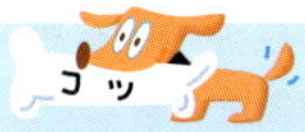

●あわてずに、じっくり血管選びをしましょう。できるだけ太く、弾力のある、まっすぐな血管を探し、その血管に対して正面からアプローチするとよいでしょう。

注射器の場合

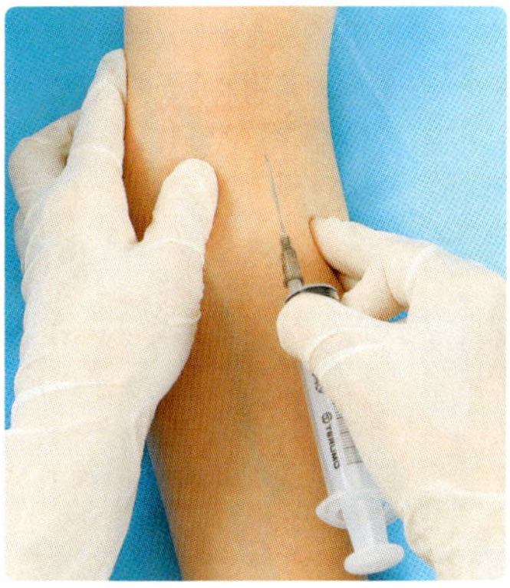

❶注射針のキャップをとり、注射針を刺入する。
※注射器を持たない手で、腕を保持しながら皮膚を伸展させる。
※皮膚と針の角度が 15 ～ 30°程度になるようにして針の切り口を上に向け穿刺する。
※血管を穿刺した感触があったら針を皮膚側に寝かせ、血管の走行に沿って、さらに少し進める。

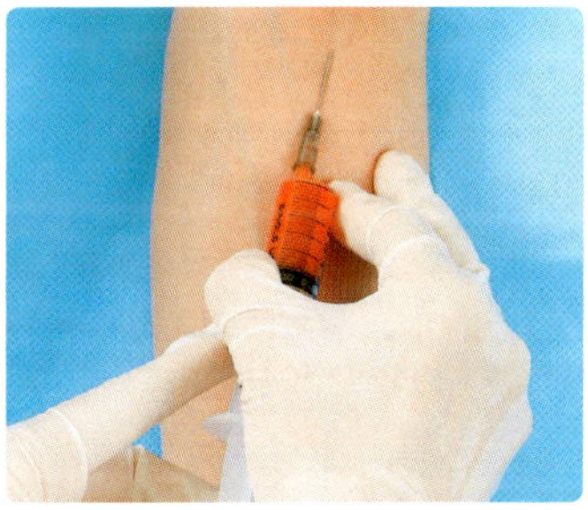

❷注射器の接続部に血液の逆流があることを確認し、注射器を持った手を皮膚に固定させる。
※針先がぶれないように、しっかり固定しながら内筒を引いて、ゆっくり必要量の血液を採取する。

8 採血を終了する

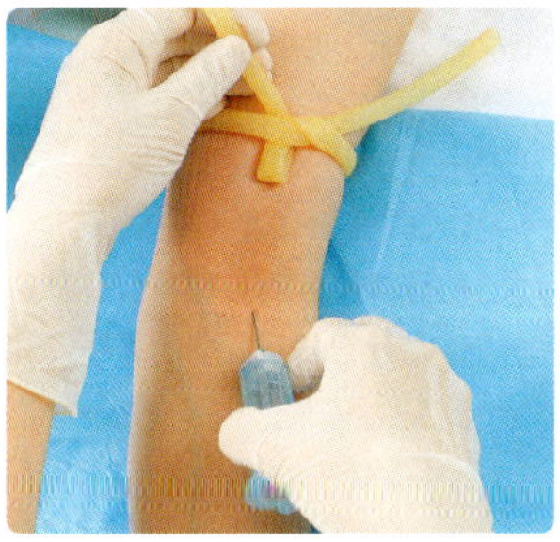

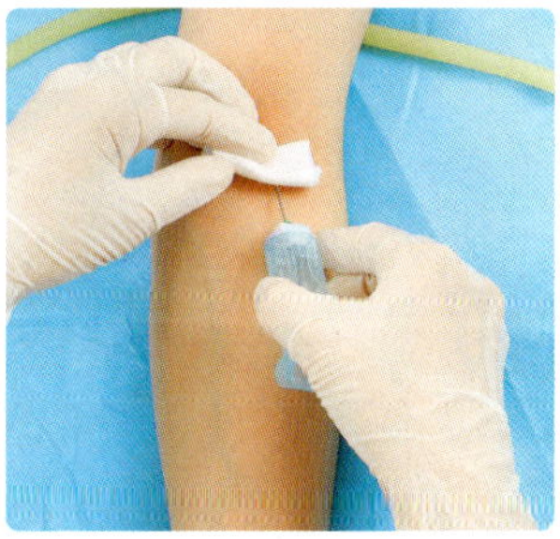

❶採血が終了したらスピッツをホルダーから抜き、駆血帯をはずす。

指導者に聞かれる根拠はココ！

なぜ針を刺したときに、しびれやその他の異常の有無を確認するの？

患者さんに針を刺すときに、最も注意しなければならないのは神経を損傷してしまうことです。わたしたちは、解剖学的に血管の走行だけでなく神経の走行についても学習しますが、個人差もあるため絶対に安全ということは決してないのです。しびれや極度の痛みは、神経に針先が触れたことを示すサインです。そのような症状があったときは、すぐに針を抜いて、医師の診察を受けてもらう必要があります。

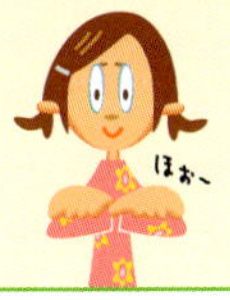

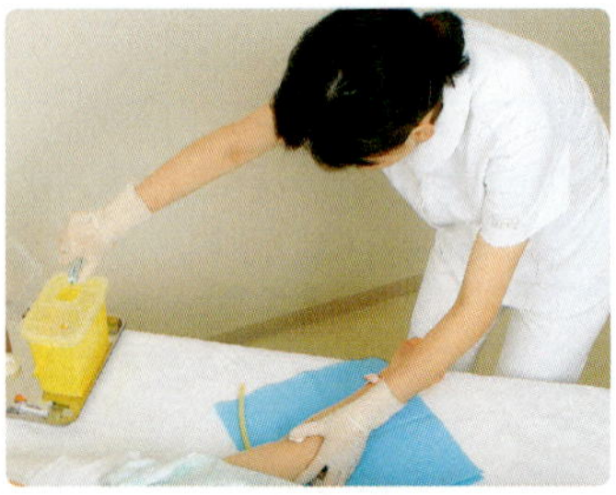

❷穿刺部位はアルコール綿を当て、そのまま採血針を抜く。
※穿刺部位をアルコール綿で圧迫しながら、片手で採血針を専用の容器にすみやかに廃棄し、針刺し事故を予防する。

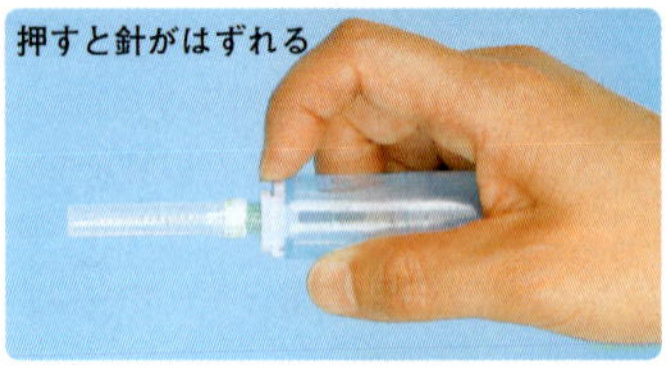
押すと針がはずれる

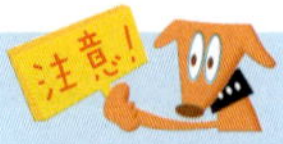
注意!

●必ずスピッツをホルダーから抜いて駆血帯をはずします。逆の手順で行うと血液の逆流の危険が指摘されています。

注射器の場合

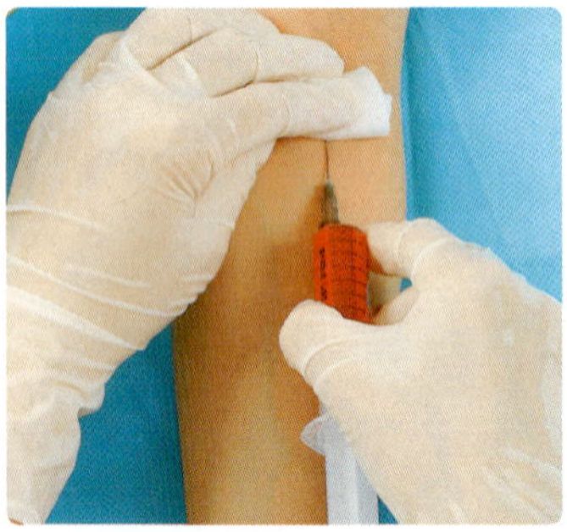

※注射器の場合は駆血帯をはずし、穿刺部位にアルコール綿を当て注射器を抜く。

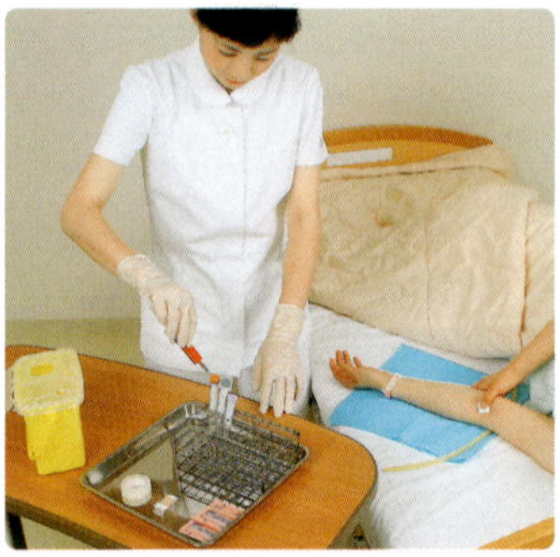

❸スピッツに必要量の血液を注入する。
※スピッツの壁を伝わるようにして静かに注入する。
※針の抜き刺し時、自分自身への針刺しをしないように注意する。

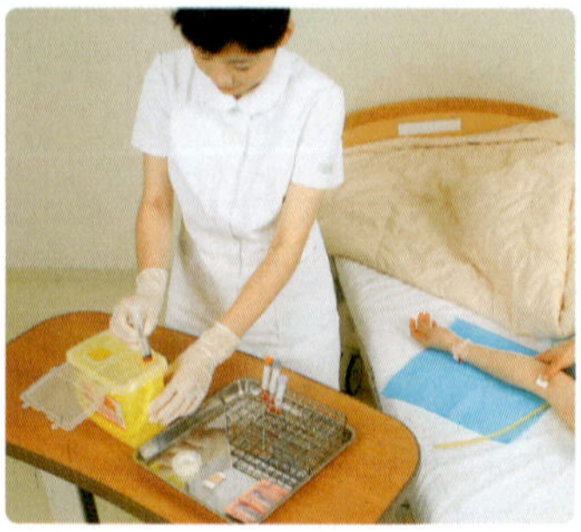

❹スピッツ注入後はリキャップはせずに注射針を破棄する。抗凝固剤の入ったスピッツは、すみやかに転倒混和する。

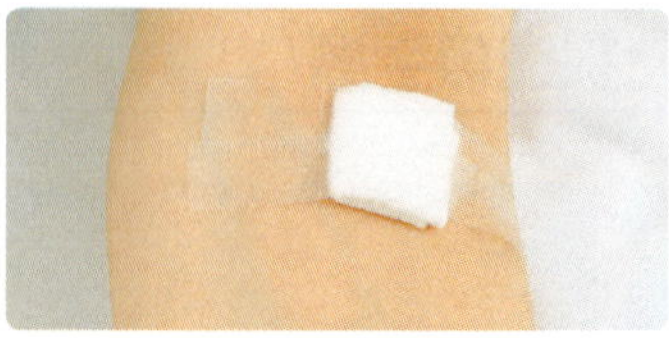

❺穿刺部位のアルコール綿をテープでとめる。
※注射部位をもまないで圧迫するように注意する。

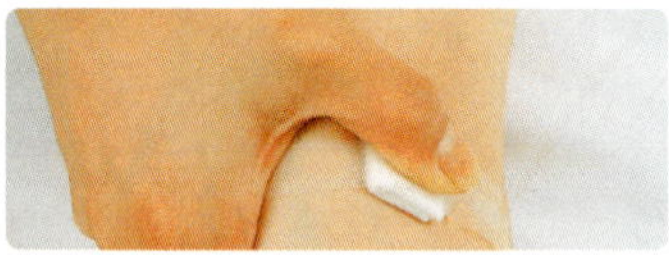

※自分で押さえられる人には、テープ固定の上から3分程度圧迫してもらう。

❻採血に用いたものを感染性医療廃棄物として適切に処理する。
※特に血液の付着したものに注意する。

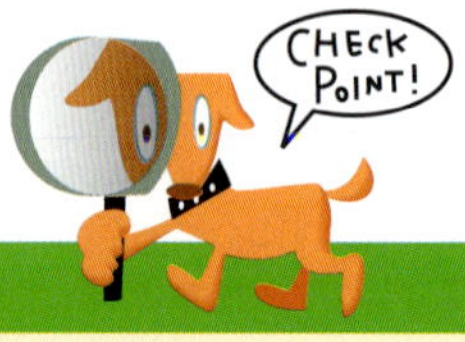
CHECK POINT!

指導者はココを見ている!

注射器や注射針を清潔に取り扱っているか?

□注射器や針には、清潔に保たなければいけない範囲と、手で持ってよい範囲とがあります。包装からの取り出し時や、注射器と針の接続時などは、どこを抗保持したらよいか考えながら行いましょう。

駆血帯をはずすタイミングは適切か?

□駆血されたまま長時間経過すると循環不全により末梢がしびれるなど苦痛を生じます。また、検査時に測定値に影響するというデータもあるため、長時間駆血し続けないようにします。
□緊張して、なかなか針を刺入できないときは、一旦駆血を解除して、仕切りなおしましょう。採血が終了したら、そこで安心せずに、すみやかに駆血帯をはずすことも忘れずに。

採血後、針刺しを起こさないで安全に処理ができているか?

□患者さんの血液で汚染された針を、看護師自らに刺してしまうという事故が医療現場では大変大きな問題となっています。感染のリスクが大きいためです。そのために、リキャップの禁止や針捨てボックスを持参して、すみやかに針を処理することは必須です。
□注射器を用いて採血を行うと、スピッツに血液を移しかえる作業を行う際に、手を針で傷つける恐れが高くなります。針に触れずに済むように、スピッツを置く位置を工夫し、落ち着いて操作することが重要です。

指導者はココを見ている!

薬効と副作用を理解し医師の指示で行う

注射法［皮下注射、筋肉注射、皮内注射、静脈注射］

平松則子

注射の意義

注射は薬剤を、皮下、筋肉、血管などを通して、組織に直接作用させる方法である。薬効が早く期待できる反面、副作用も強く危険を伴う行為であることを十分理解しておく必要がある。

注射の目的

注射は、次の場合に選択され行われる。

①薬剤をすみやかに作用させたい場合。

②経口投与ができない場合（意識障害がある、消化管粘膜から吸収されない薬剤、消化液によって薬剤の作用が無効となるものなど）。

③内服では効果が期待できない場合（吸収されにくい、肝臓を通るときに破壊される薬剤など）。

注射の注意事項

＜全体的な注意＞

●注射はすべて医師の指示によって行うものである。注射の実施は、原則として看護師も行うことができるが、薬剤の種類（化学療法薬、麻酔薬、心臓治療薬など）によっては安全面で厳重な管理が必要であるため、医師が直接行うなどの取り決めをしておく必要がある。

●近年、静脈注射も看護師が実施してよいことになったが、注射の実施に際しては、薬剤の薬理作用、注射方法、患者確認法、急変時の対処法などを、あらかじめ熟知した看護師でなければならない。

●注射方法によって作用時間が異なることを知っておく。

●吸収速度は、静脈注射＞筋肉注射＞皮下注射の順に速い。

●薬剤の副作用はすぐに発現する場合、時間が経過した後に出現する場合もあるので、施行後の観察を十分に行う。

●薬剤を取り扱う前後には必ず手洗いをする。

●必ず患者さんに説明をしてから行う。

●指示通りに与薬する。薬剤の種類、量、方法、時間を必ず確認する。

●あいまいなまま実施してはいけない。また、間違いを避けるためにも口頭指示を受けることは緊急時以外避ける。

●処方された薬剤は薬局で調剤されるが、これらの薬剤の管理は看護師の責任下で行われる。薬剤の保管は、冷蔵庫、冷所、遮光《しゃこう》、室温などその薬剤に適した方法を守る。

●実施する患者さんに対して薬剤アレルギーがないか確認する。

＜注射に関する注意＞

●注射はすべて無菌的操作で行う。

・注射器や針は無菌的に扱う

・注射部位の消毒を確実に行う。

・注射液を注射器に吸い上げるとき、不潔にならないように注意する。

●適切な部位に注射する。これは、神経や血管を傷つけないように、よりリスクの低い部位が選択される。

●一般的に次の部位が選択される。

①皮下注射

・上腕三角筋の肩峰３横指下。

・上腕後側（伸展）正中線の下１／３。

・患者さん自身が行うインスリン自己注射では、腹部、大腿部などが選択される。

②筋肉注射

・中殿筋の上方外側。

・上腕三角筋の肩峰先端から３横指下。

・大腿外側広筋の中央部。

③皮内注射

・前腕内側。

④静脈内注射

・前腕部：尺側《しゃくそく》皮静脈、正中前腕尺側皮静脈、橈側《とうそく》皮静脈、正中前腕橈側皮静脈。

・手背の表在静脈：尺骨皮静脈、橈側皮静脈、中手骨間静脈。

●注射器と注射針は適切なものを選ぶ。

・注射器は指示された量によって決められるが、皮内注射は0.5mLまたは1mL、皮下・筋肉注射は2～5mL、静脈注射は20～50mLが使用されることが多い。

・注射針は、一般的に次の太さが選択される。

皮下注射：23～25G　　筋肉注射：22～23G

皮内注射：26～27G　　静脈注射：21～23G

●プライバシーに配慮する。特に殿部に行う場合は、タオルケットや毛布などで覆い、不必要な露出を避ける。またはスクリーンを使用する。

皮下注射

●皮下注射は、血管・神経分布が少ない皮下組織（結合組織・脂肪組織）に薬液を注入する方法である。

1 必要物品の準備

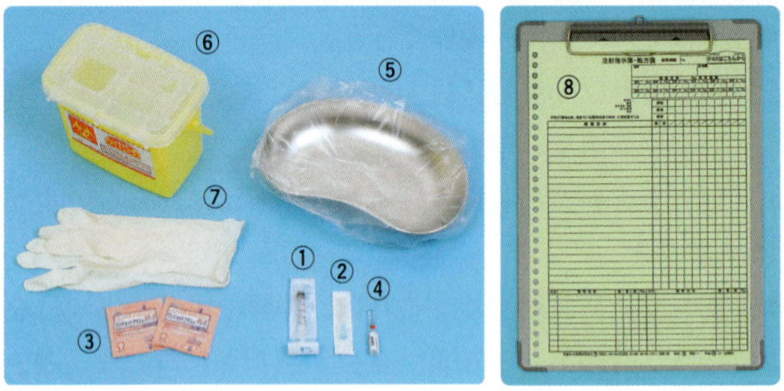

①注射器　④注射液　⑦ディスポーザブル手袋

②注射針（23G）　⑤膿盆　⑧指示伝票

③アルコール綿　⑥針捨て容器

2 注射の確認をする

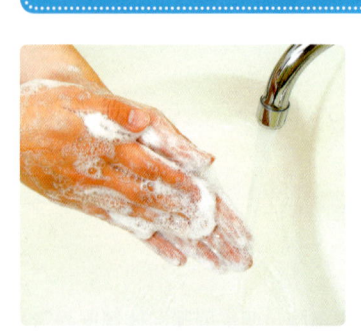

❶手を石けんでよく洗う。

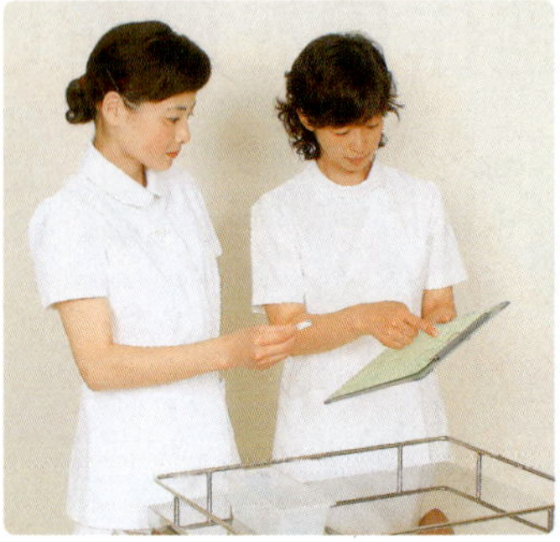

❷薬札または伝票の指示どおりの薬液であるかを確認する。

注意!

●ダブルチェックを行いましょう。薬剤は必ず2人の目で確認する必要があります。その際には、復唱、指差しなどを取り入れて行うとよいでしょう。

3 注射器を用意する

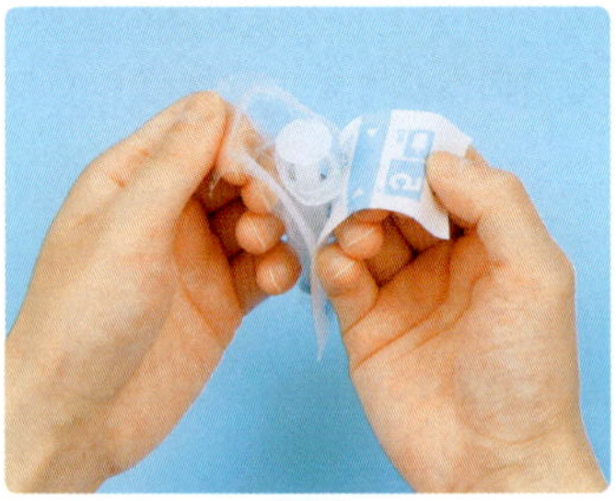

❶注射器と注射針を無菌的操作で取り出す。注射器の包装パックの開く端部分をつかみ両開きする。注射器の下部を持って取り出す。

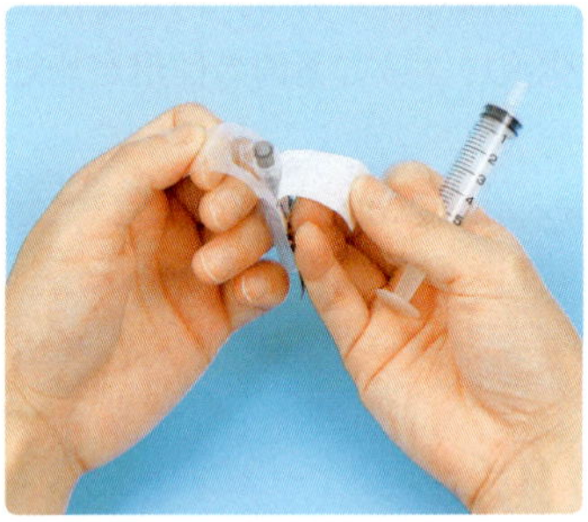

❷注射針の包装を同様に開く。

注意!

●ここでの無菌的操作とは、注射器と注射針の接続部を決して触れないで、包装パックから取り出し、接続することをいいます。

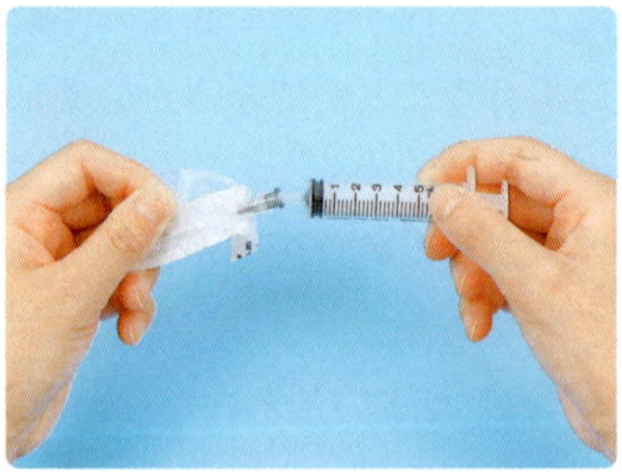

❸注射針と注射器を接続する。

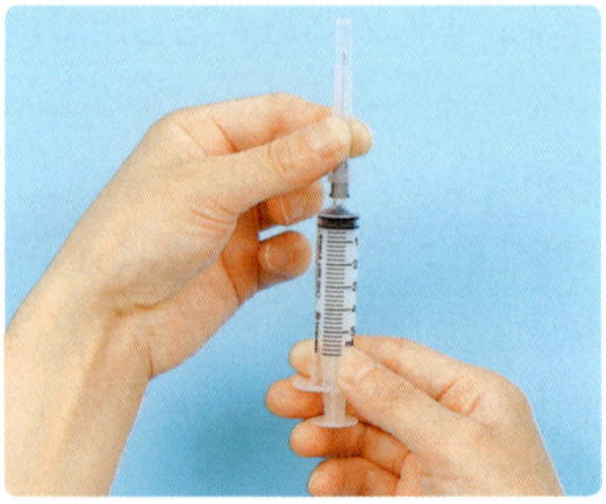

❹針の切り口と注封器の目盛りが同一側になるように位置をあわせ、しっかりと接続する。

4 注射器に薬液を注入する

●薬剤の容器は、アンプルとバイアルがあるので、それぞれに解説する。

アンプルの場合

❶アンプルの頭部に残っている薬液をアンプル体部に落とす。

頭部を指先ではじく方法

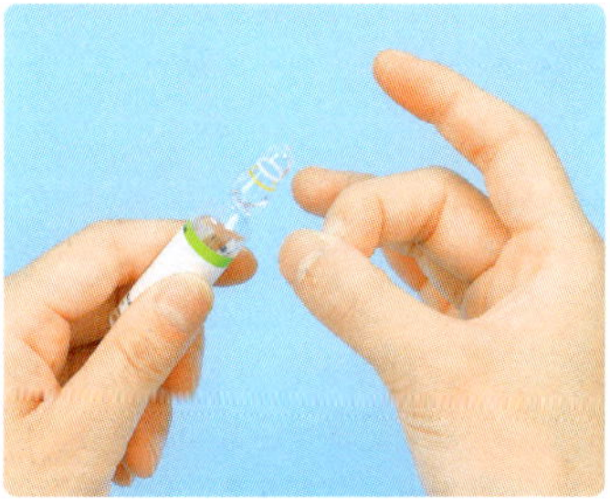

アンプルの頭部を持って振る方法

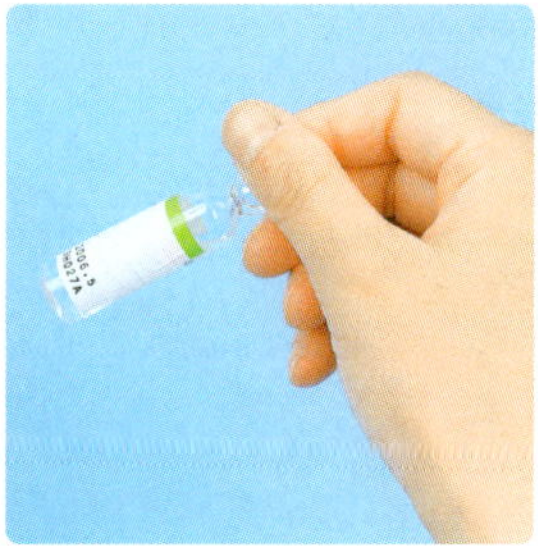

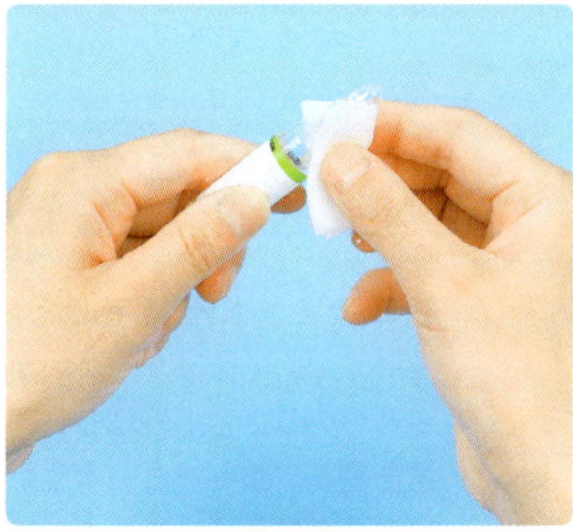

❷アンプル頸部のくびれ（カット部分）をアルコール綿で拭く。

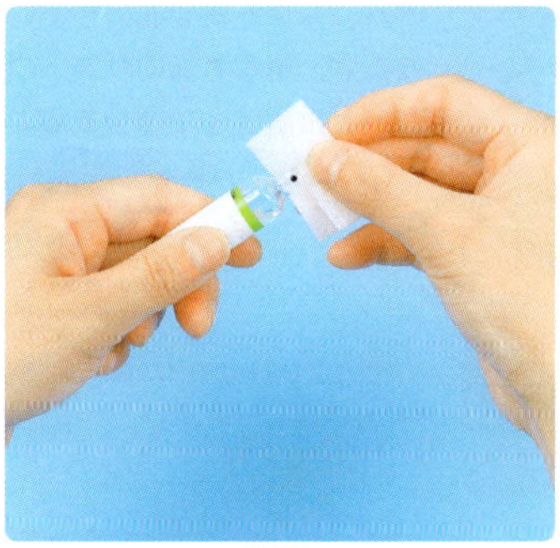

❸アンプルカット付近に付いているマーク（印）を手前に位置させアルコール綿で押さえながら、アンプルをカットする。

コツ

●アンプルをうまくカットするには、アンプルの頭部を上方から下方へ弧を描いてすばやく倒すように折ります。慣れないとアンプル自体に力が入り、握りつぶしてしまうことがあるので気をつけましょう。

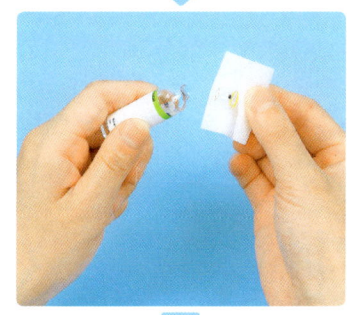

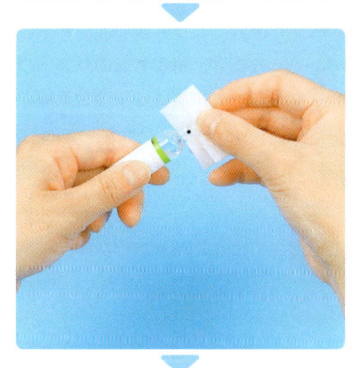

指導者に聞かれる根拠はココ！

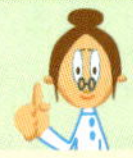

アンプルをカットする際になぜアルコール綿を添えて持つのでしょうか？

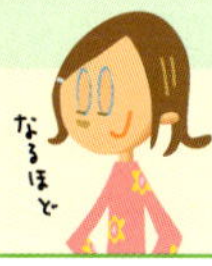

万一、アンプルのガラスが破損した場合に、手指の損傷を防いでくれるからです。

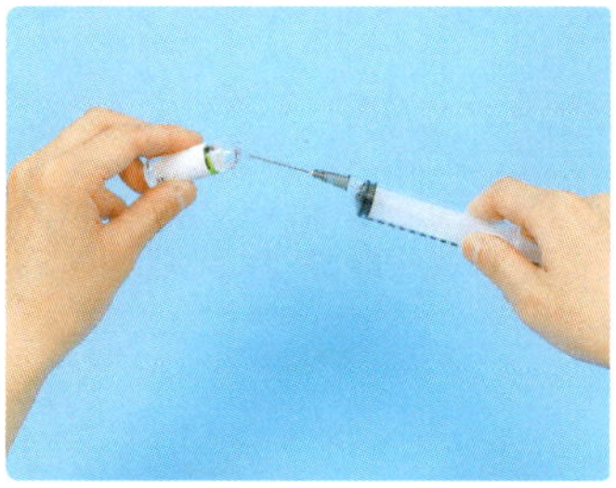

❹カット口と注射針が触れないようにして、アンプルの中に針を入れる。

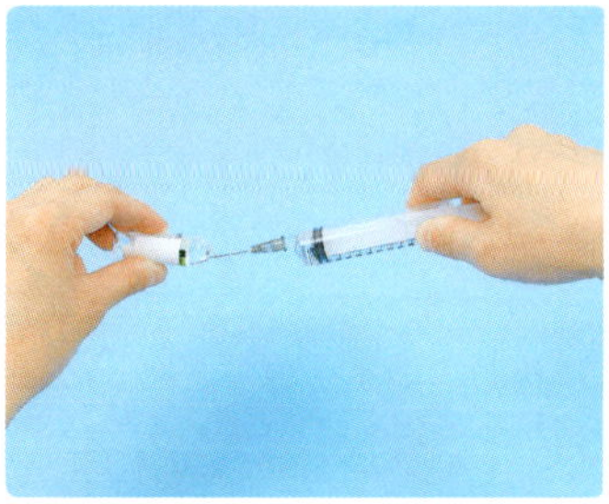

❺注射器の内筒に触れないように注意しながら、薬液を吸い上げる。

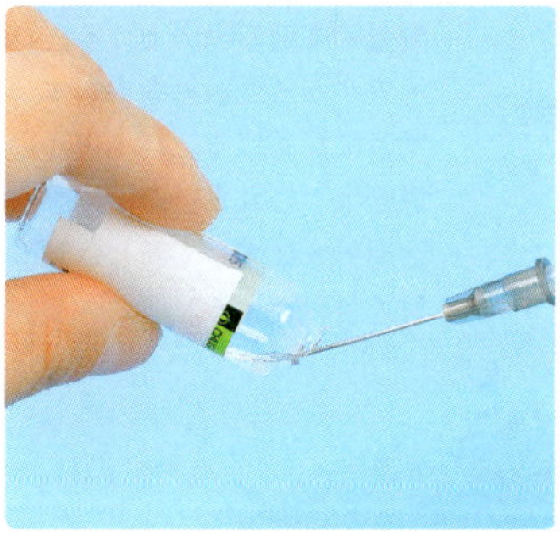

❻アンプルを少しずつ傾けて液を最後まで吸い上げる。

コツ

●薬液を吸い上げることに集中してしまうと、アンプルの切り口に針を触れてしまいがちになります。そうならないようにするには、針先はアンプルの内壁に軽く固定しておき、アンプルを少しずつ傾けていくといいでしょう。

バイアルの場合

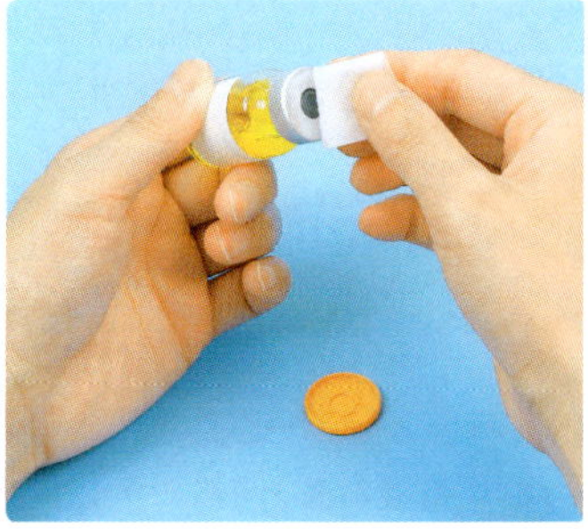

❶バイアルの蓋を取り、ゴムの部分をアルコール綿で消毒する。バイアルの場合は、薬液を吸い上げるときに太い注射針（18G）を使用する。

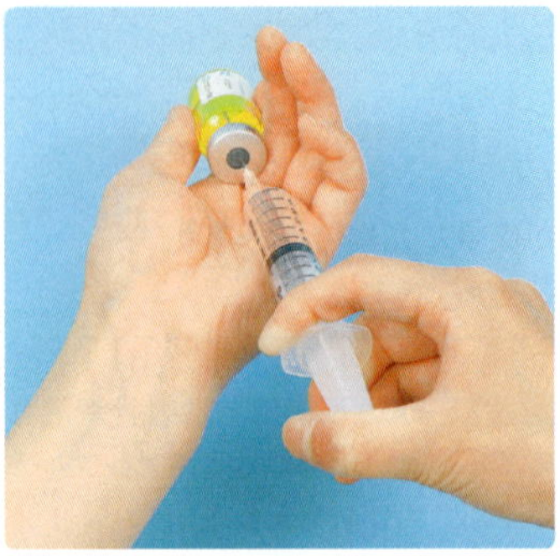

❷バイアルの薬剤が液体の場合は、バイアル内に同量の空気を注入する。薬剤が散剤で溶解液によって溶解する場合は、注射器に溶解液を吸い上げ、バイアルに注入後、バイアルを振って薬液を十分溶解させる。

注意!

●注射針はバイアルのゴム口中央部に垂直に刺入します。

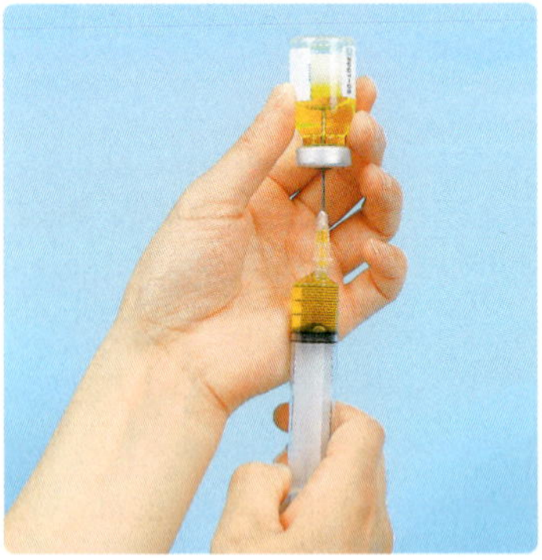

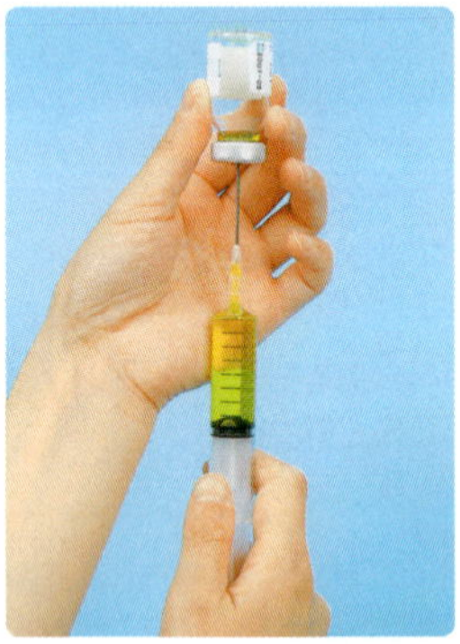

❸バイアルを逆さにして必要量の薬液を吸い上げる。バイアルから注射針を少しずつ垂直に抜き取る。バイアルの場合は、これまでに使用した注射針をはずして新しい注射針を付け替える。

コツ

●薬液を吸い上げるときには、針先は液面下にあることを確認しながら、針を少しずつ抜いていきます。

注意!

●薬液を吸い上げるとき、内筒に手が触れないように注意しましょう。

5 空気を抜きリキャップする

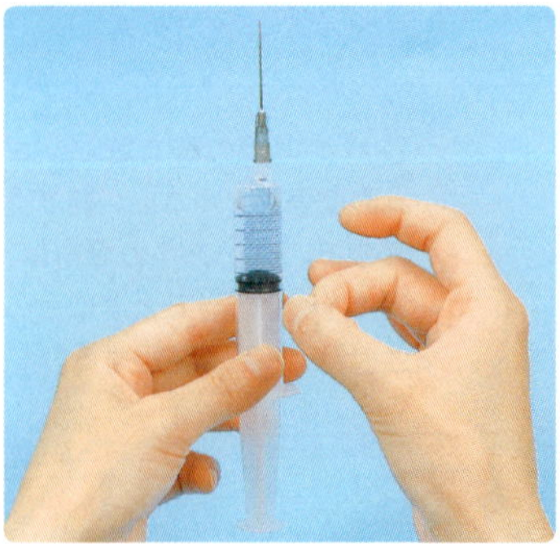

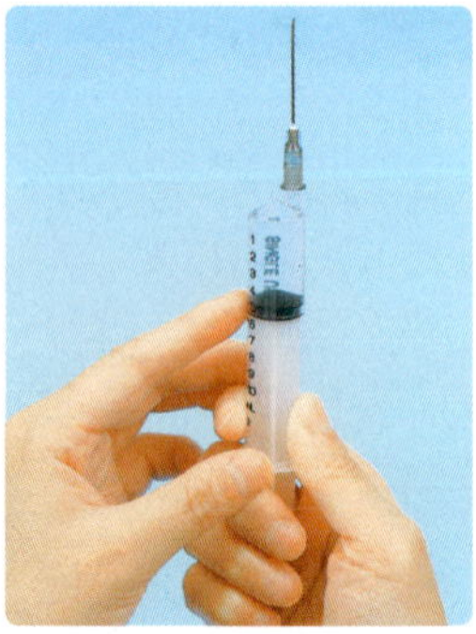

❶注射器を垂直に立て、中の空気を抜く。

指導者に聞かれる根拠はココ!

どうやって注射器の空気を抜くの?

下に残っている空気は水より比重が軽いため、指で注射器を軽くはじくのを、くり返すと次第に浮き上がっていきます。

なるほど

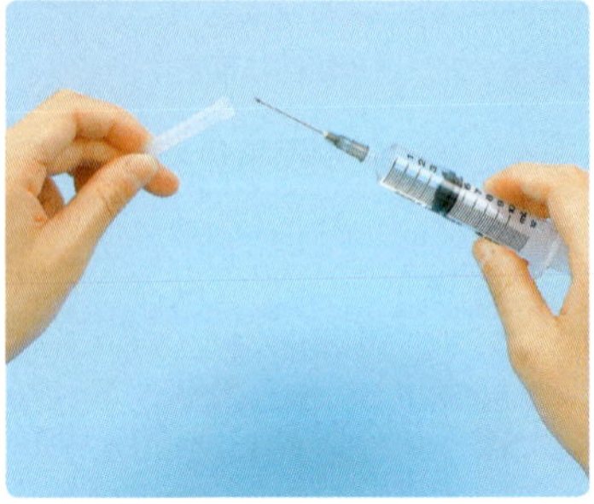

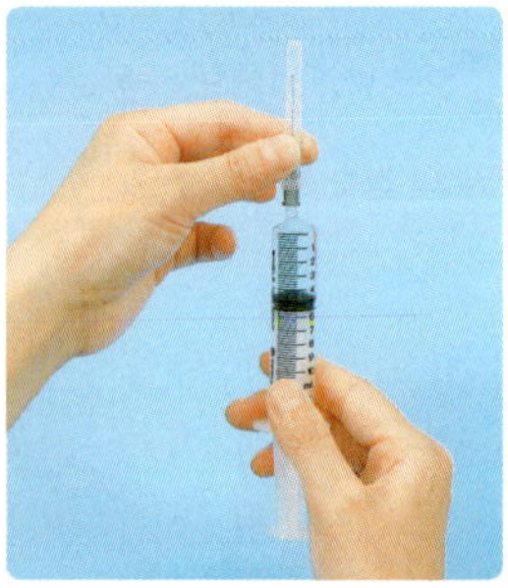

❷針先がキャップの口に触れないよう注意しながら、リキャップをする。V字形の角度であわせるとよい。

6 患者さんに注射の確認をする

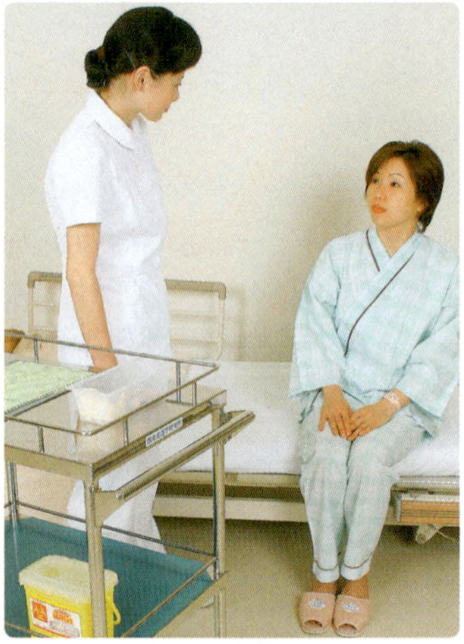

❶患者さんに確認をとる。注射について医師から説明がされていることを確認し、同意を得る。誤りがないように患者照合を行う。患者さんに直接フルネームを名のっていただき、患者さんのリストバンドと指示箋とで照合する。

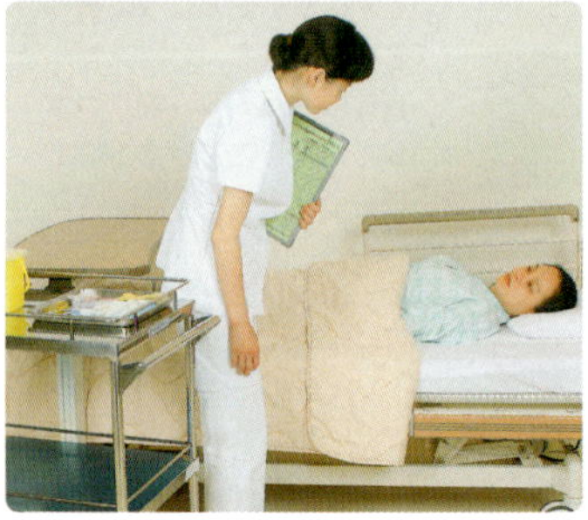

指導者に聞かれる根拠はココ！

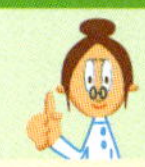

患者さんを確認するのに、直接名のっていただくのはなぜ？

これまで患者さんを確認する場合に、看護師が「○○さんですね」とたずねて確認しても間違いが起きました。患者さんが難聴であったり、思わず「はい」と返答してしまうことがあるからです。

患者さん自身からまずフルネームで名のっていただくことが確実な方法です。患者さんと意思疎通ができない場合には、リストバンド、ベッドネームなどで確認します。

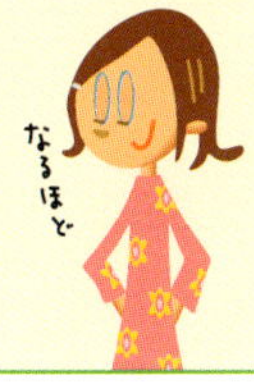

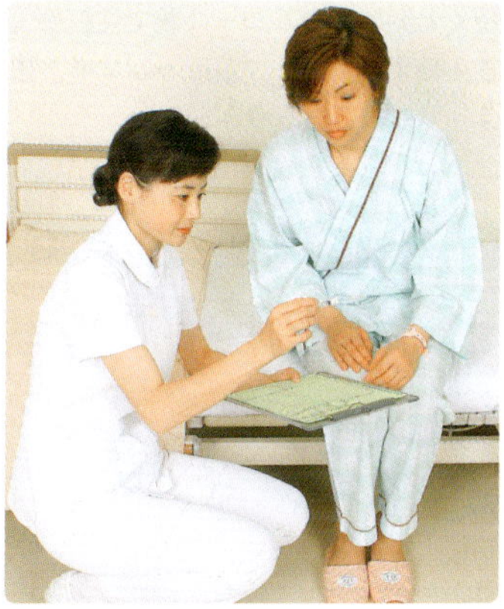

❷患者さんとともに注射の内容を確認する。

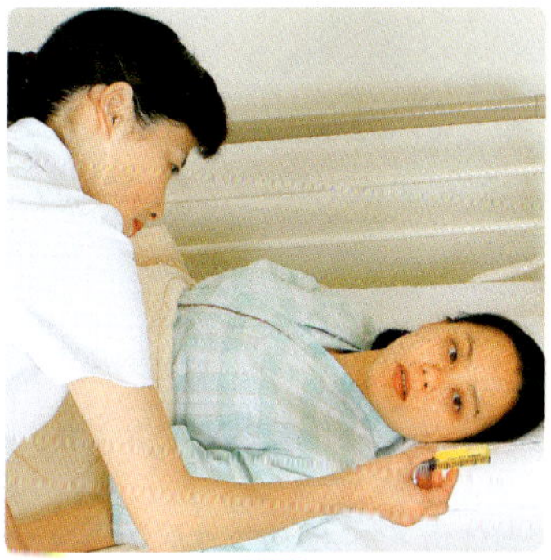

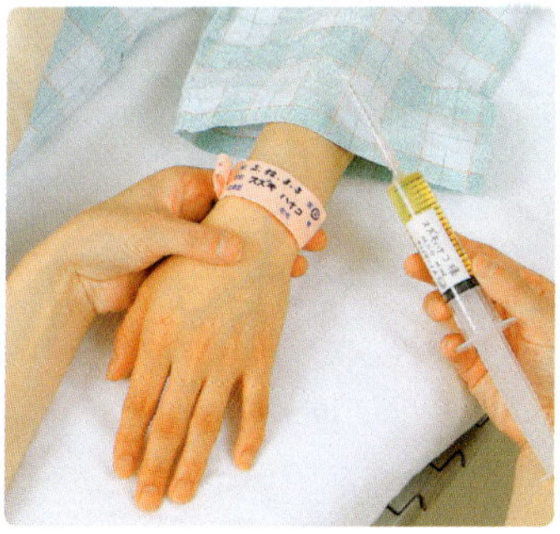

❸リストバンド(バーコード)で確認する。

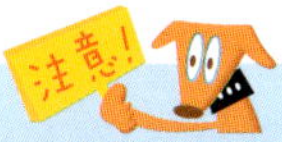

●実施する直前にもう一度確認しましょう。

【与薬を安全に実施するための6原則】
①それは正しい薬剤であるか
②それは正しい量であるか
③それは正しい方法であるか
④それは正しい時間であるか
⑤それは正しい患者であるか
⑥それは正しい記録であるか

7 皮下注射をする

❶患者さんに注射部位と姿勢のとりかたを説明し、腕を広く露出する。腕は写真のように保持すると安定しやすい。

腕の保持のしかた

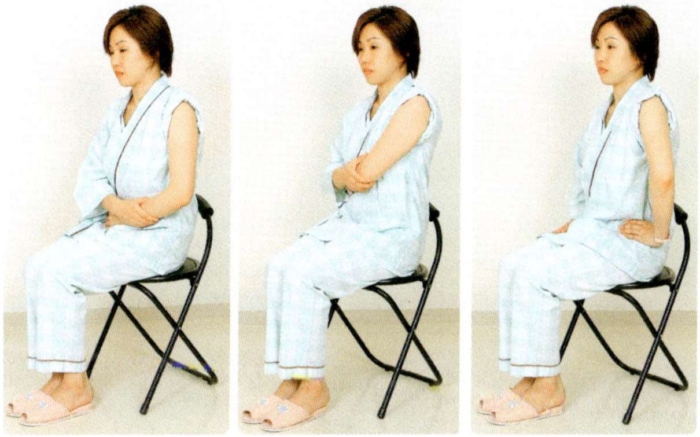

腕を直角に曲げて片方の手で保持する。あるいは、腰に手を当てて腕を安定させる。

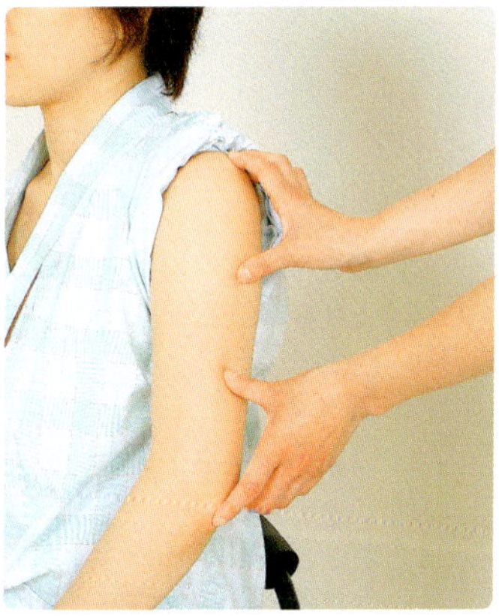

❷注射部位を選択する。上腕では、上腕後側正中線1/3上の注射部位を見つける。肩峰と肘頭を結んだ上腕後面正中線の下1/3の点を確認する。

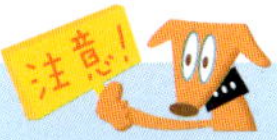

●注射部位をつまんでみて、皮下脂肪が極端に少ない場合は他の部位を選ぶ。むしろ三角筋部も選択肢の1つである。

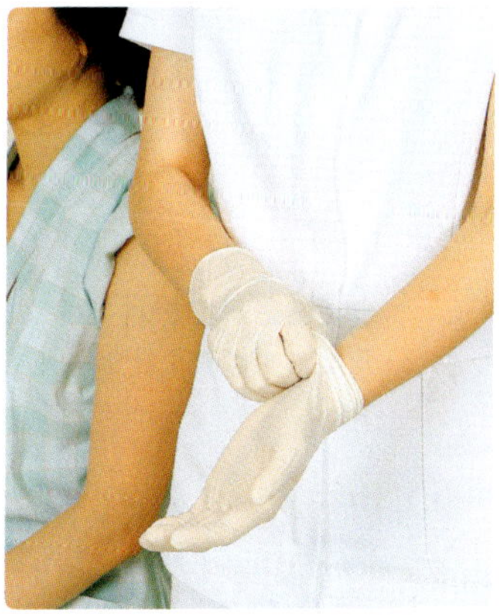

❸手袋を着ける。

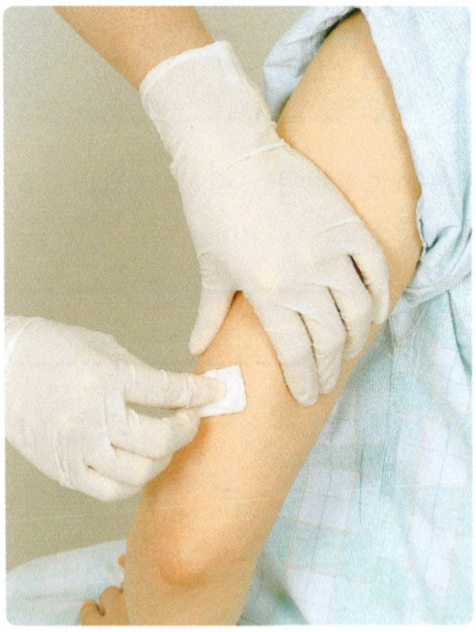

❹注射部位をアルコール綿で消毒する。中心部から外側へ円を描くように拭き取る。アルコール分が蒸発するのを待つ。

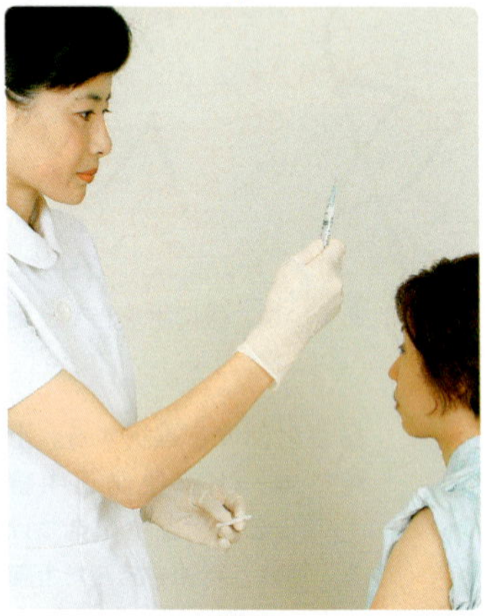

❺注射針のキャップを取り除く。注射器を垂直に立て、中の空気を抜く。

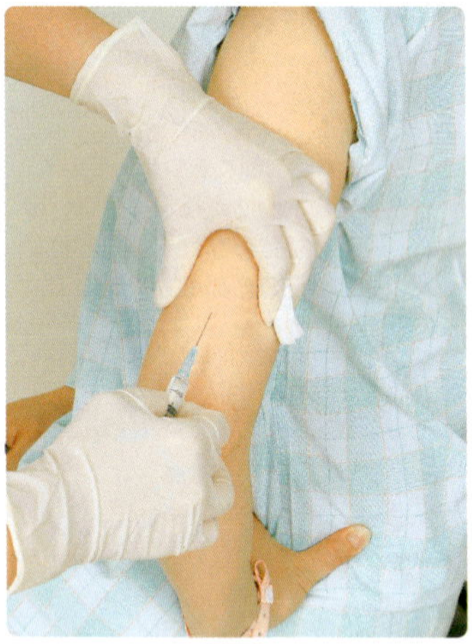

❻左手で注射部位をつまみ上げる。

コツ

●皮下脂肪部分は可動性があるため、つまみ上げることによって厚みがおよそ推測できます。どのくらいの深さまで刺入したらよいか、ここで確認しておきましょう。

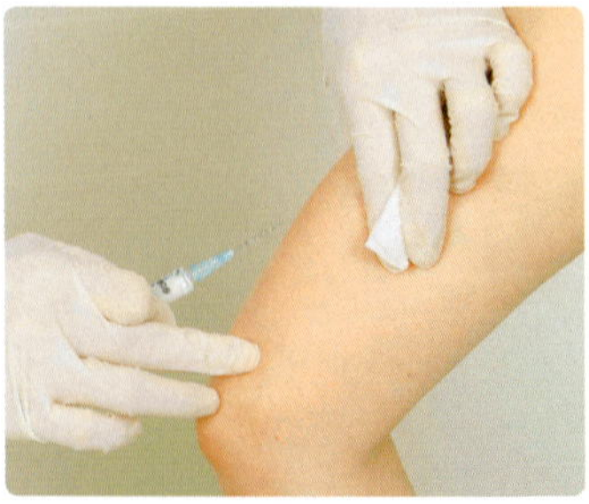

❼皮膚に対して10〜30゜の角度ですばやく針を刺入する。

注意!

●注射を刺す角度は、皮下組織の厚さ、選択した注射部位によって変える必要があります。

※注射器を持つ手の一部を患者さんの皮膚に当てておくと、安定して刺入しやすい。

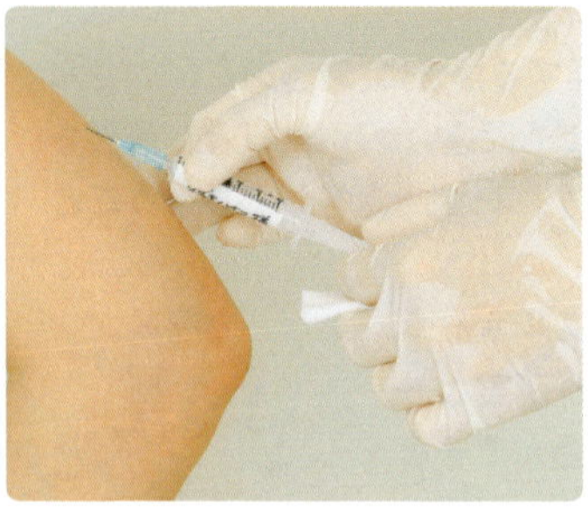

❽患者さんに刺入部位の激痛、しびれがないかを確認する。内筒を少し引き、血液の逆流のないことを確認する。注射液をゆっくり注入する。

注意!

●もし刺入時に痛みやしびれがあった場合、また血液が逆流した場合には、すぐに抜いて中止します。

❾アルコール綿を用意し、針を抜くと同時にアルコール綿で注射部位を押さえる。アルコール綿で押さえたまま、軽くマッサージする。患者さんが自分でできる場合は、自分でもんでもらう。

指導者に聞かれる根拠はココ！

注射部位をなぜマッサージするの？

注入した薬剤がその組織の毛細血管を通して吸収されるのを促進させるためにマッサージをします。

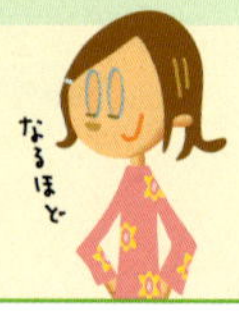

注意!

●注射部位をマッサージしてよいかどうかは、薬剤の種類によっても異なるので、薬剤の添付文書（注意事項）で確認しておきましょう。
●インスリンやホルモン剤など、薬剤の持続効果を期待する場合はマッサージをしません。

刺入角度

注射針は、皮下注射、皮内注射、筋肉注射、静脈注射で刺入角度が変わる。
皮内注射はほぼ水平、皮下注射は10〜30゜、筋肉注射は45〜90゜、静脈注射は10〜20゜で施行する。

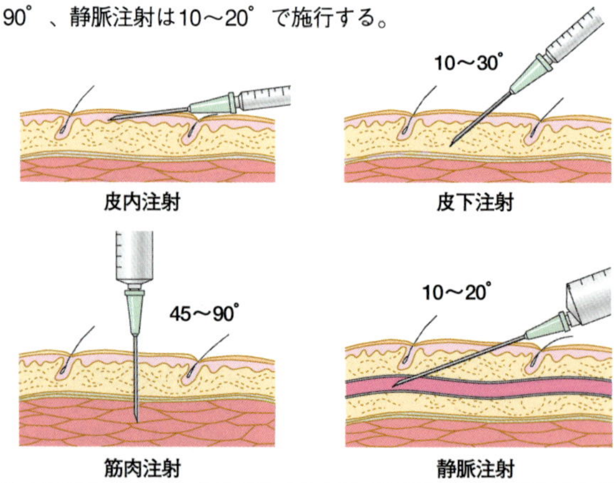

8 後始末

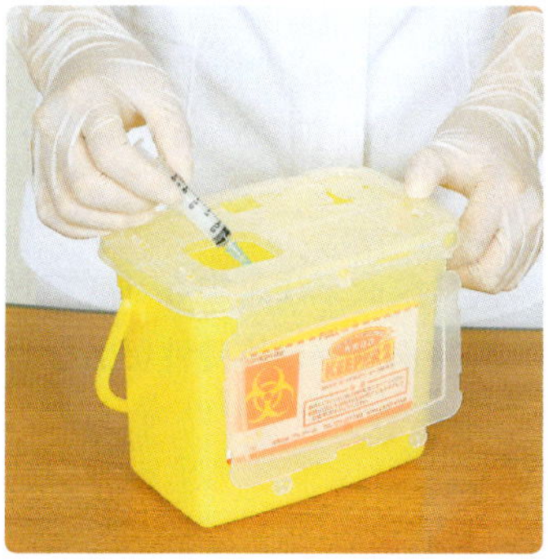

❶注射針はリキャップせず、そのまま、すみやかに針捨て容器に廃棄する。

筋肉注射

●筋肉注射は、筋層内に薬液を注入する方法である。筋肉組織は、皮下組織よりも血管や神経が豊富に存在しているために一層注意が必要である。

1 必要物品の準備

●皮下注射に準じる。

2 注射の確認をする ～ 6 患者さんに注射の確認をする

までは皮下注射に準じる。

7 筋肉注射をする

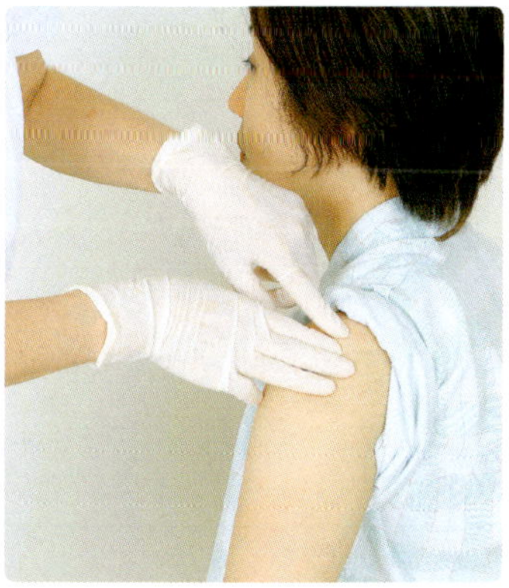

❶手袋を着ける。

❷注射部位を選択する。三角筋部では、三角筋中央部を確認する。まず肩峰をみつける。そこから3横指(約4cm)下の部分を確認する。皮膚をつまんで、皮下脂肪の厚さを推測する。また、筋肉の発達具合を確認する。

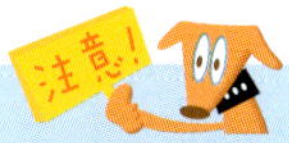
注意!

●三角筋の後部は、腋窩神経が深部に走行しているため避けたほうがよい。

筋肉の構造と筋肉注射部位

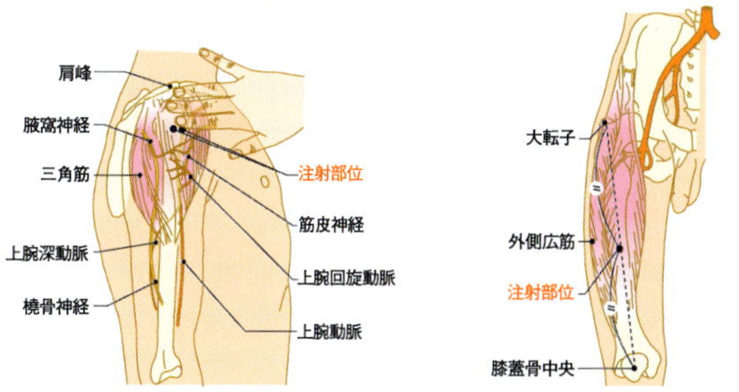
肩峰
腋窩神経
三角筋
上腕深動脈
橈骨神経
注射部位
筋皮神経
上腕回旋動脈
上腕動脈
大転子
外側広筋
注射部位
膝蓋骨中央

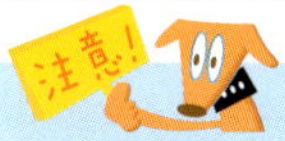
注意!

●筋肉注射部位の選択は、注射部位は筋層が厚く、大血管や神経の少ない部位を選びます。通常は、殿部(中殿筋)が選ばれます。
●上腕外側の三角筋部は露出しやすいのですが、橈骨神経が接近しているため注意が必要です。少量の薬液の場合に限ります。
●小児の場合は、筋肉が発達していないため一層危険が大きくなります。いずれにしても、筋肉注射の方法でなければならない薬剤に限ったほうが望ましい。

中殿筋を選択する場合

●中殿筋に筋肉注射する場合は、クラークの点が望ましい。
●クラークの点は、上後腸骨棘と上前腸骨棘を結ぶ線の外側1／3の部位である。
●その部位を特定するには、患者に腹臥位をとらせて、まず上後腸骨棘（くぼみがある部分）を見つける。次に腸骨稜に沿って腹部側にたどって上前腸骨棘を確認する。
●従来の4分3分法による部位は、坐骨神経を損傷する危険が大きいため避けたほうがよい。

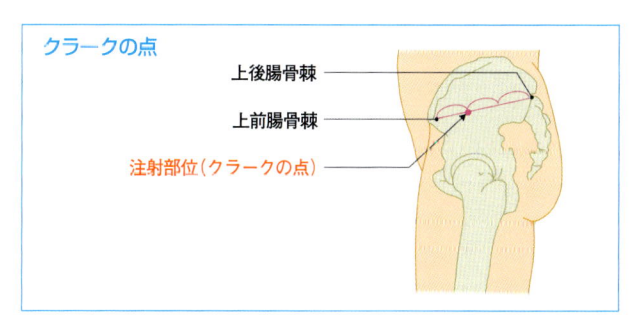

クラークの点

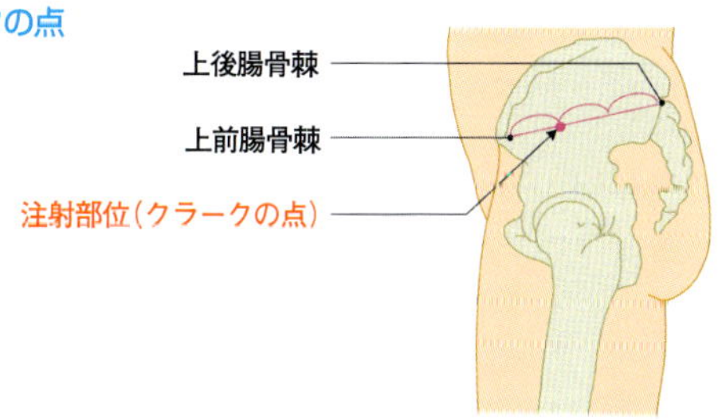
上後腸骨棘
上前腸骨棘
注射部位(クラークの点)

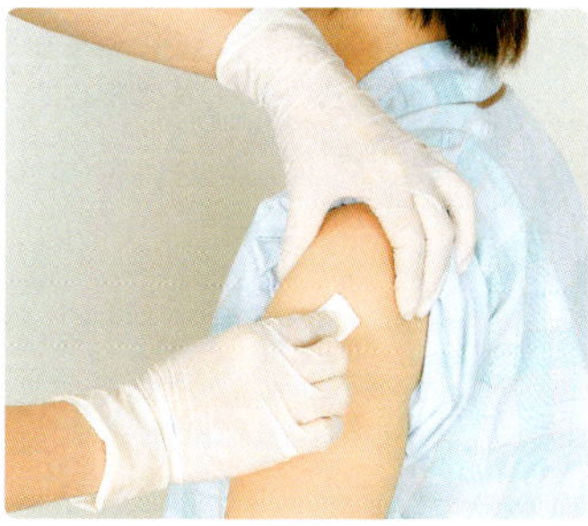

❶注射部位をアルコール綿で消毒する。中心部から外側へ円を描くように拭き取る。アルコール分が蒸発するのを待つ。

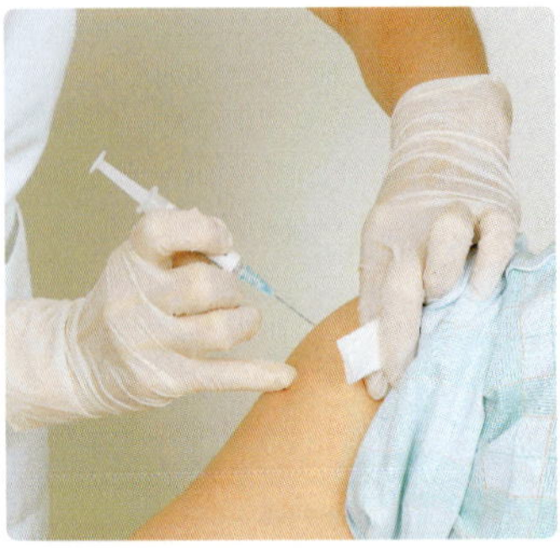

❷左手(利き手でない)で注射部位をつまみ上げる。右手(利き手)で注射器をペンのように持つ。針を皮膚に対して90゜の角度ですばやく刺入する。

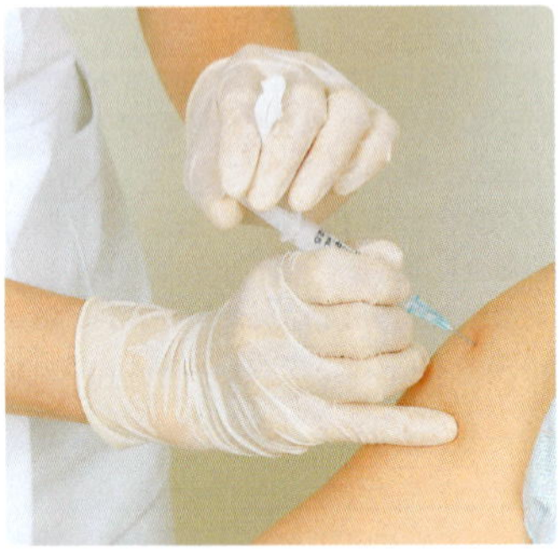

❸内筒を引き、血液の逆流やしびれがないことを確認する。

コツ

●刺入時の針を固定しておくために、注射器を把持している手が小指を中心にストッパーの役目を果たしています。

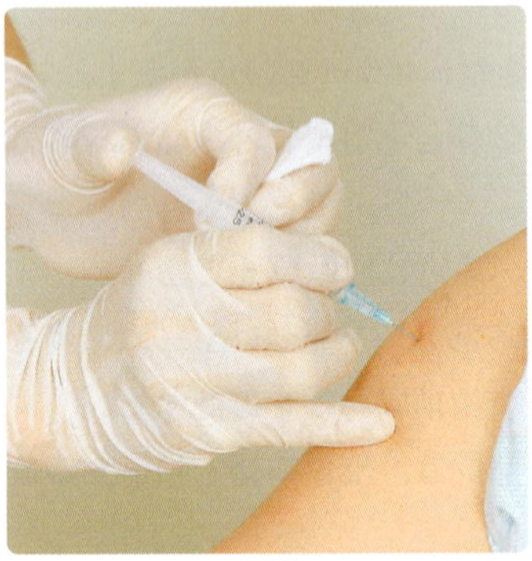

❹薬液を注入する。

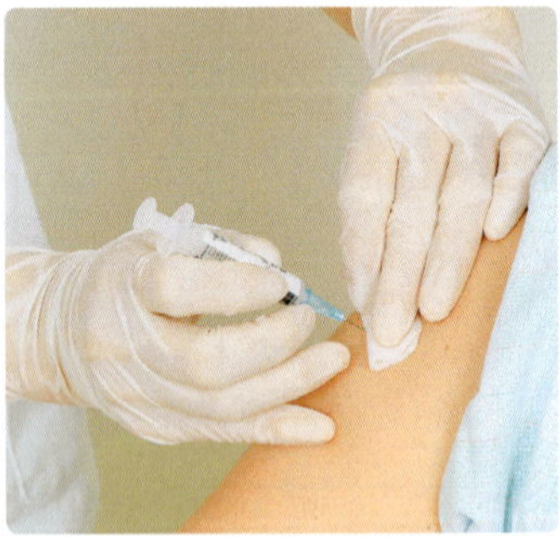

❺アルコール綿を用意し、針を抜くと同時にアルコール綿で注射部位を押さえる。
❻軽くマッサージして薬液の吸収を促がす。注射部分に異常がないかどうか確認する。

注意!

●薬剤によってマッサージしてはいけないものもあるので、あらかじめ確認しておきましょう。

8 後始末

●皮下注射に準じる。

皮内注射

●皮内注射は、表皮と真皮の間に薬液を注入する方法である。ツベルクリン反応などの免疫あるいは感受性反応を明らかにするために行う。

1 必要物品の準備

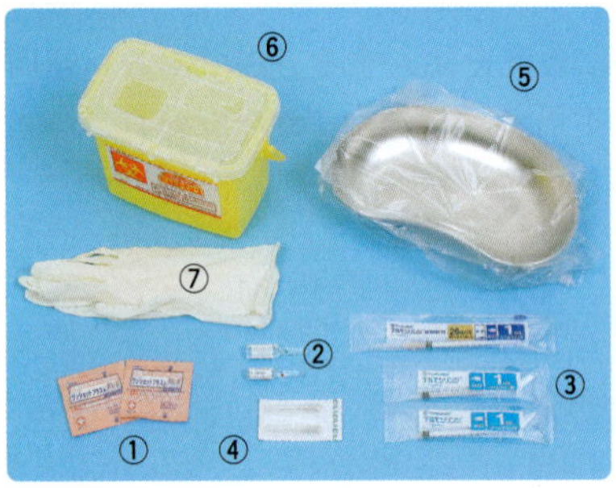

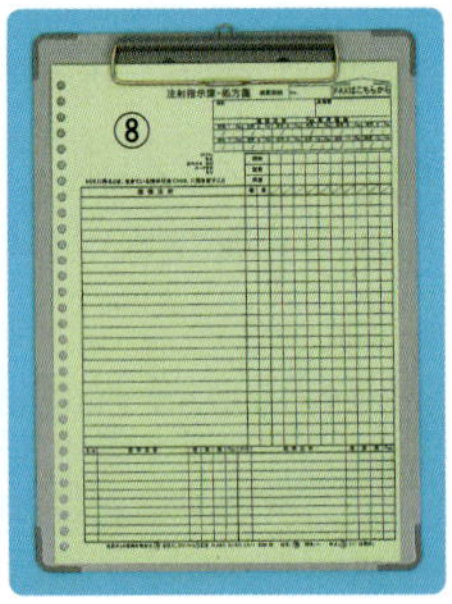

①アルコール綿　④注射針(26～27G)　⑦ディスポーザブル手袋
②薬液　⑤膿盆　⑧指示伝票
③注射器　⑥針捨て容器

2 注射の確認をする ～ 6 患者さんに注射の確認をする

までは皮下注射に準じる。

皮内注射の注射器の持ちかた

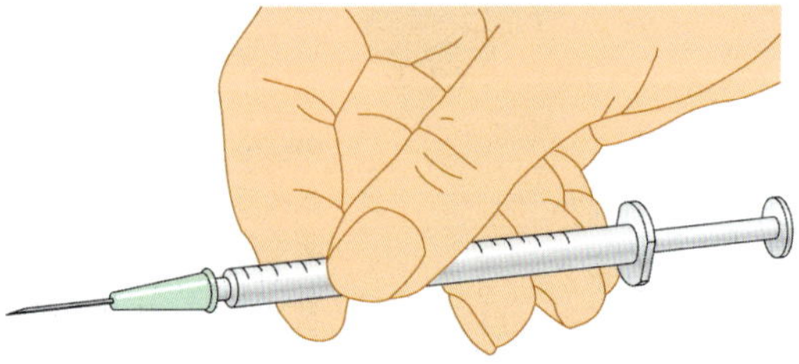

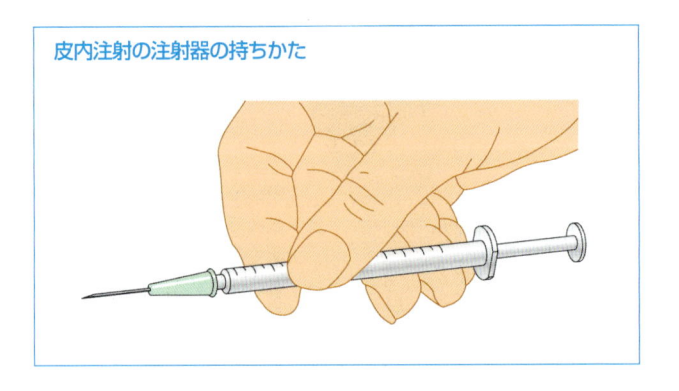

7 皮内注射をする

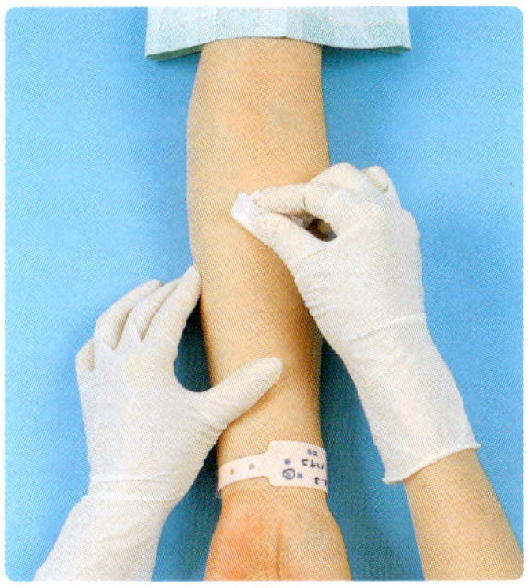

❶手袋を着ける。
❷アルコール綿にアレルギー（発赤）がないことを確認する。
❸注射部位を選択し、アルコール綿で消毒する。中心部から外側へ円を描くように拭き取る。アルコール分が蒸発するのを待つ。

注意!

●皮内注射の部位は、皮膚反応を確認やすい前腕内側が選択されます。

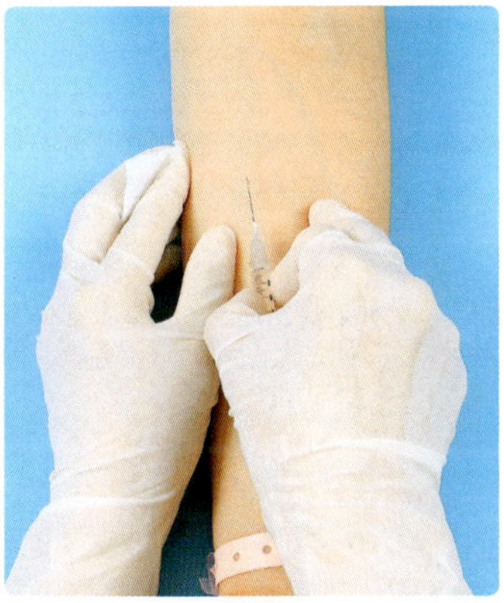

❹片方の手で注射部位の皮膚を伸展させる。針の刃断面が上に向いていることを確認し、皮膚に沿わせるように平行に刺入する。

コツ

●表皮は0.06～0.20mm程度と非常に薄いため、表皮を突き刺した針先は肉眼でも、うっすらと透けて見えます。2～3mm程度の目安で刺入するとよいでしょう。

注意!

●刺入したとき、あわてないで針刃断面が完全に刺入されていることを確認しましょう。そうでないと少量の薬液が正確に注入されなくなります。

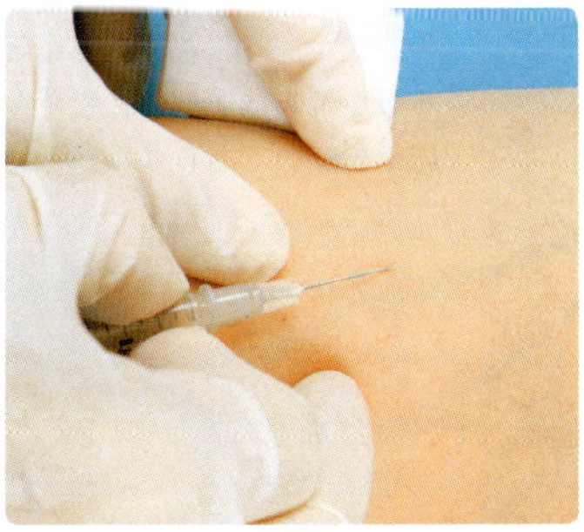

❺注射器の持ち手でそのまま針先が動かないように保持し、もう片方の手で薬液を注入する。

コツ

●皮内にうまく刺入できた場合は、写真のように薬液を注入したときに白く膨《ぼう》疹《しん》ができます。

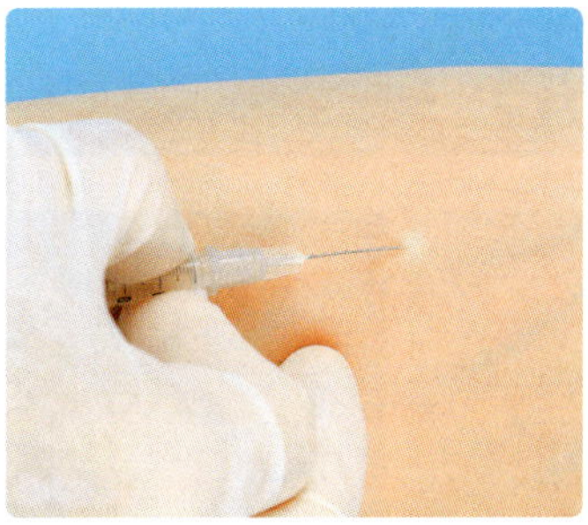

❻針を静かに抜く。注射部位はマッサージをしたり、こすったりせず、薬液が自然に吸収されるのを待つ。

抗生物質の皮内テストの場合

●抗生物質の皮内用アレルゲンテスト液と対照液（生理食塩液）を、それぞれに皮内に注入し、反応を比較する。判定は原則として医師が行う。
＊添付文書をよく読み正確に判定する。
●テスト液と対照液の注射部位は、誰もがわかるように表示し、5cm程度離しておく。

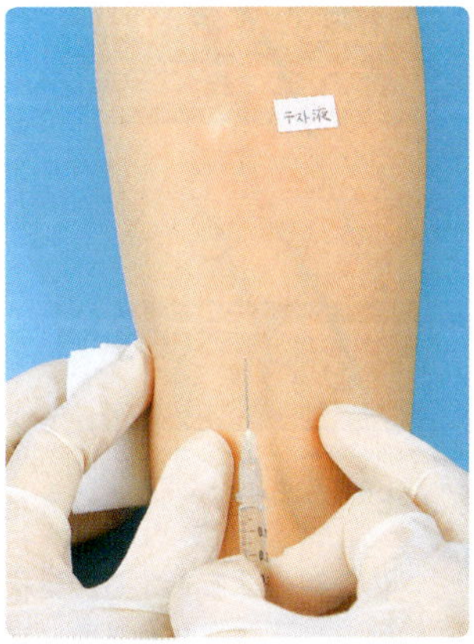

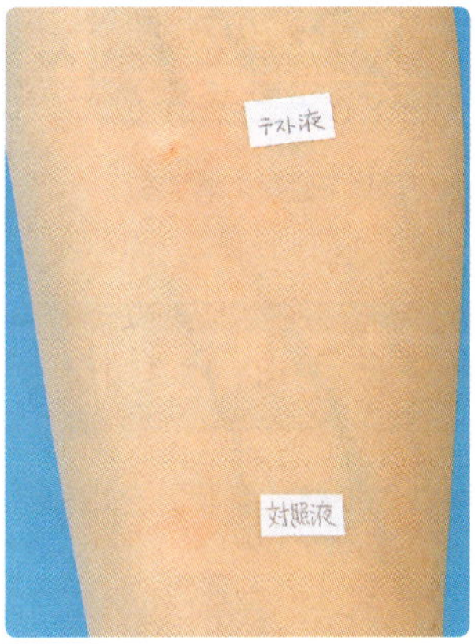

8 後始末

●皮下注射に準じる。

静脈注射

●静脈注射は、表在の静脈内に薬剤を注入する方法である。薬効がすみやかであるために間違いがあると生命に大きな危険を及ぼす。

1 必要物品の準備

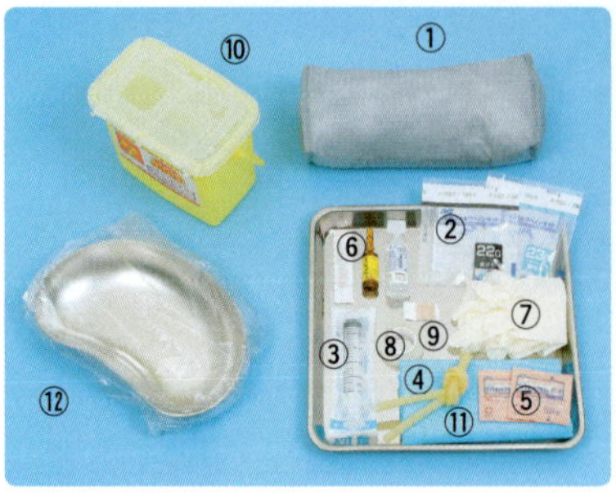

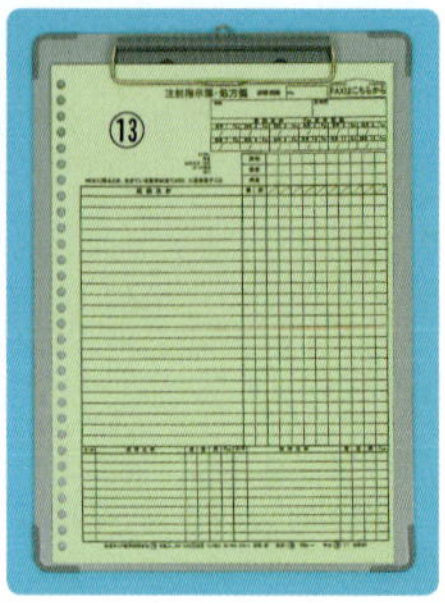

①肘枕	⑥薬液	⑪防水シート
②注射針／翼状針（各種）	⑦ディスポーザブル手袋	⑫膿盆
③注射器	⑧テープ	⑬指示伝票
④駆血帯	⑨カットバン	
⑤アルコール綿	⑩針捨て容器	

2 注射の確認をする ～ 6 患者さんに注射の確認をする

までは皮下注射に準じる。

7 静脈注射をする

●ここでは、翼状針を用いた静脈注射の手順を示す。

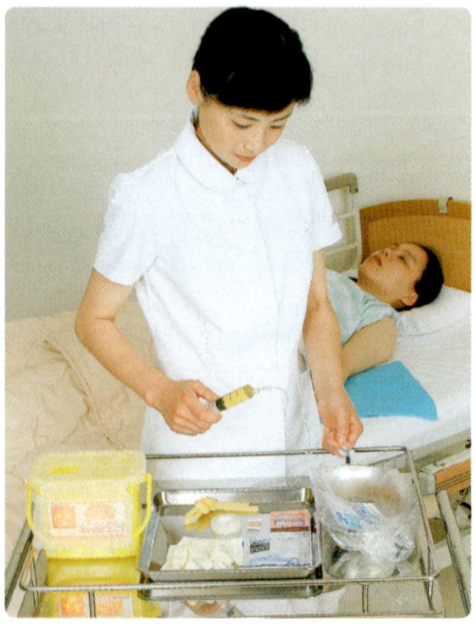

❶注射の準備をする。翼状針を包装パックから取り出し、薬液の入った注射器に接続する。注射器の先端部を上方に向けて空気を抜きながら翼状針のルート内を液で満たす。

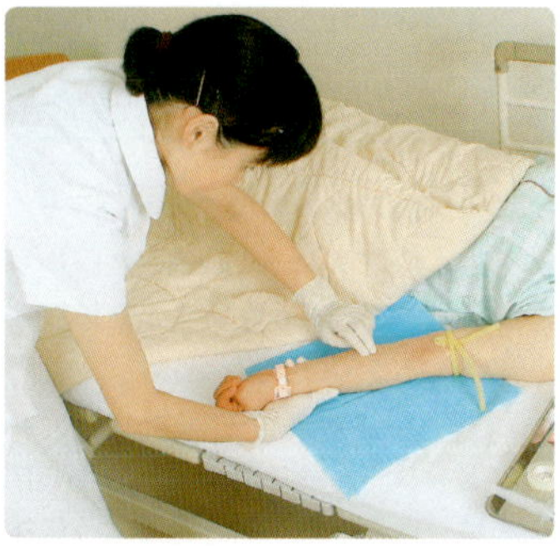

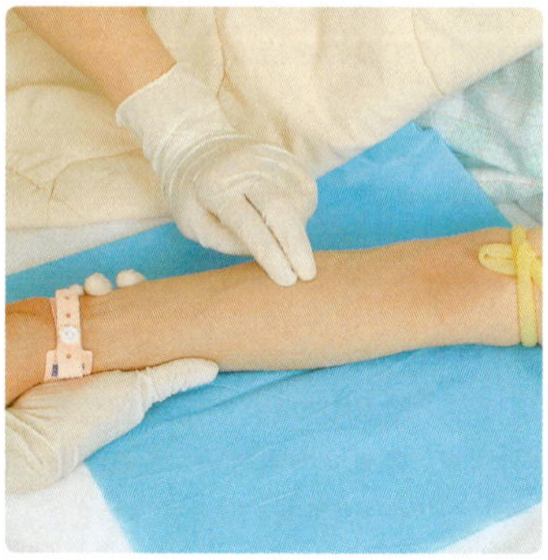

❷手袋を着用し、上腕に駆血帯を締める。患者さんに母指を中に入れて手を握ってもらう。怒《ど》張《ちょう》してくる静脈の走行を手で触れて注射部位を選ぶ。注射部位を中心部から外側に向かって円を描くようにアルコール綿で消毒する。

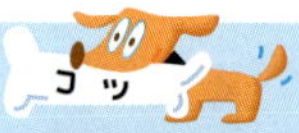

コツ

●確実に入りそうな注射部位を選ぶには必ず血管の走行を触れて確認しましょう。

●注射部位は前腕部の表在静脈から、太く、弾力があり、蛇行していない走行の静脈を、また関節から離れた静脈を第一選択として選びます。

●頻繁に刺している血管は硬いしこりになって触れます。このような血管は刺すと逃げやすいので避けた方がいいでしょう。

●血管が出にくい場合は、温罨法で温めたりするなど、工夫をしてください。

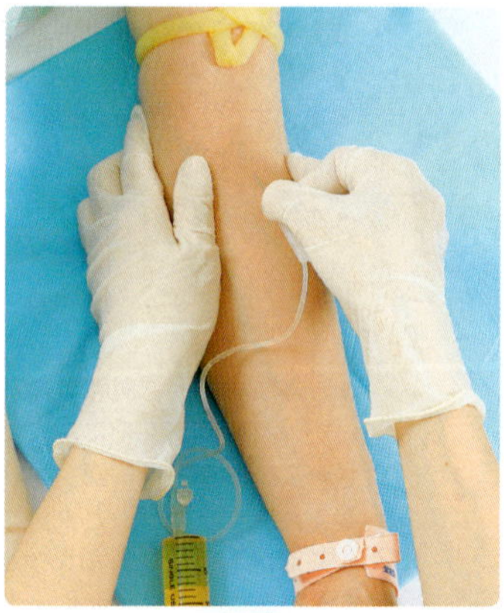

❸皮膚面を伸展させる。翼状針の針断面を上に向けて10～20°の角度で刺入する。

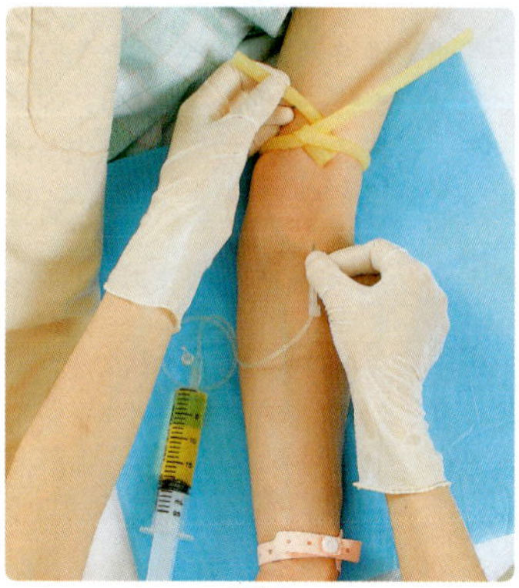

❹静脈に針を刺入し、血液の逆流があることを確認したら駆血帯をはずし、患者さんに手を開いてもらう。

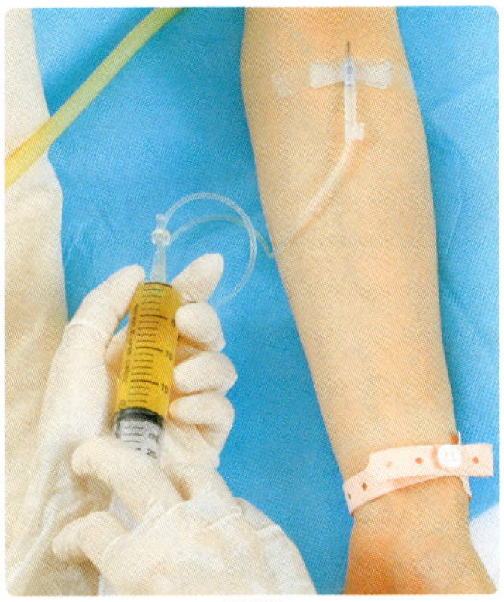

❺翼状針をテープで固定する。患者さんの具合を確認しながらゆっくり薬液を注入する。

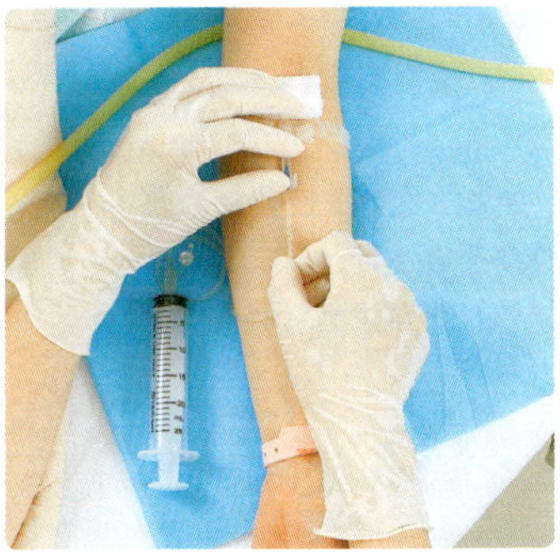

❻注入後は、注射針を抜くと同時にアルコール綿で注射部位を押さえ、上から絆創膏でとめ、止血する。
❼注射部位はもまずに止血するまで、しっかり圧迫するよう患者さんに説明する。

8 後始末

●皮下注射に準じる。

点滴時の側管注、三方活栓からの注入

●点滴ラインが留置されている場合には、ト型混注口や三方活栓など（側管注という）から薬液を注入することができる。

＜ト型混注口から注入する場合＞

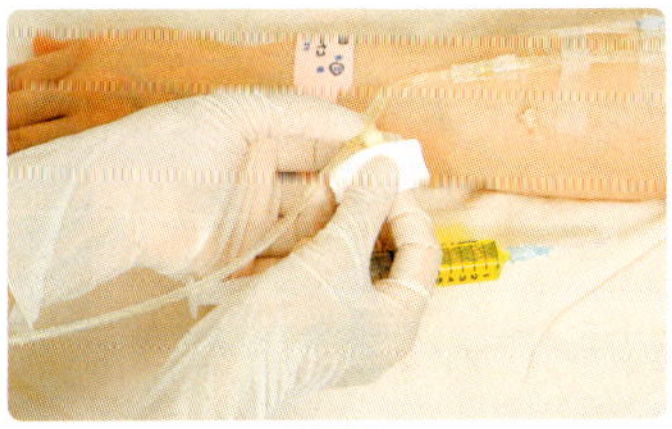

❶手袋を着用し、点滴ルートのト型混注口をアルコール綿で、ていねいに拭き取る。点滴のクレンメを閉じる。

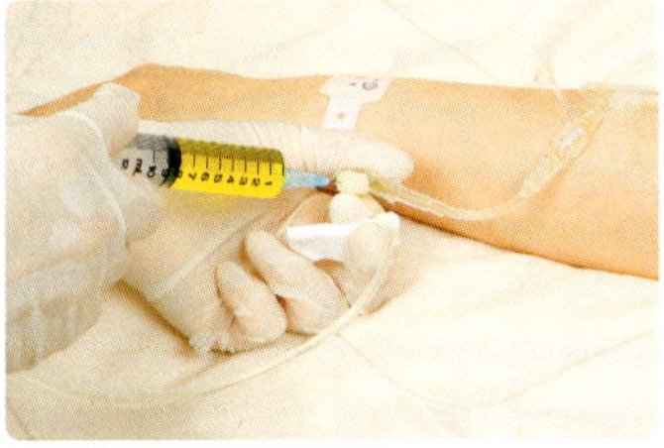

❷薬液が入った注射器には23Gの細い針を使用する。空気が入っていないことを確認して混注口に対して直角に、中心部に針を突き刺す。注入し終わったら針を抜き、アルコール綿で拭き取る。

＜三方活栓から注入する場合＞

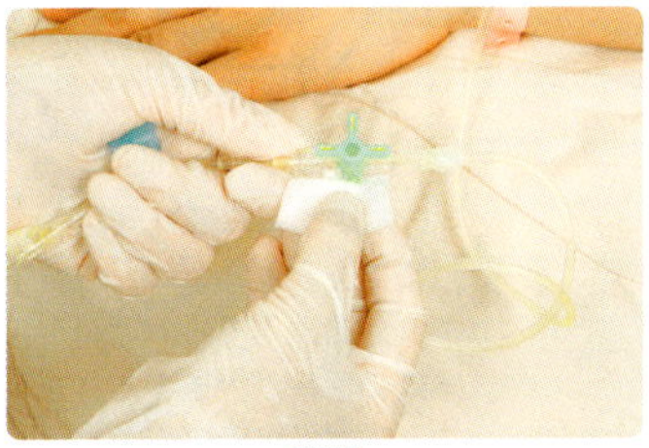

❶三方活栓の開口部からキャップをはずし、アルコール綿でていねいに拭き取る。

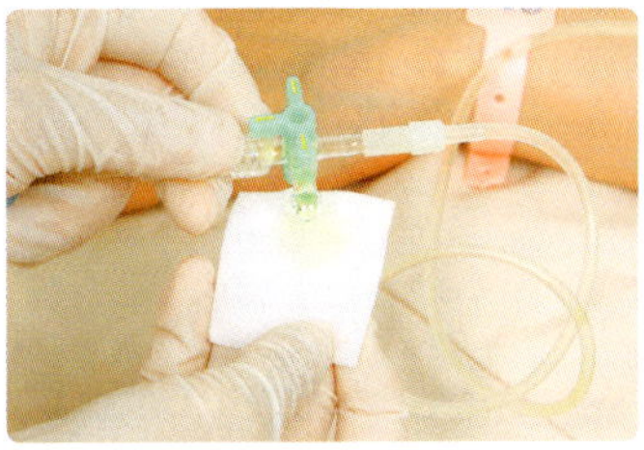

❷活栓のコックを患者側のラインを閉じるように切り替える。点滴側から液が流れてくるので開口部に溜まっている液を流す。

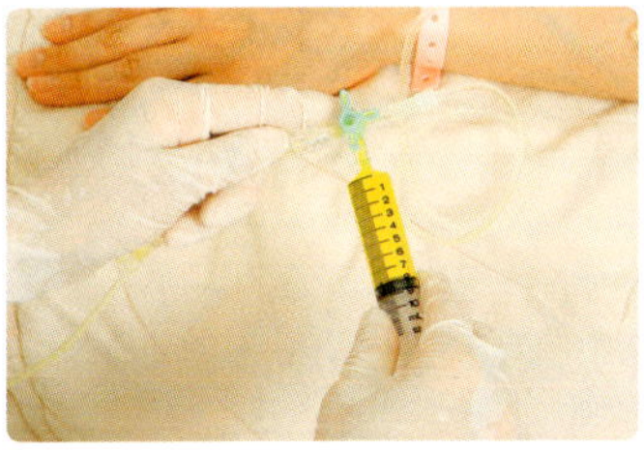

❸空気を抜いた、薬液が入った注射器を開口部にしっかりと接続する。コックは点滴側を閉じる。

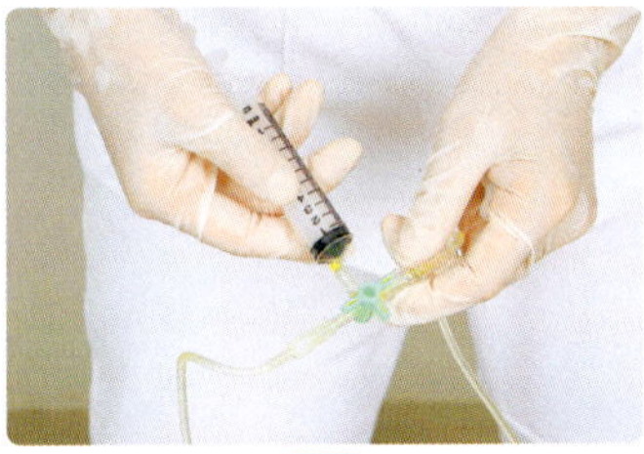

❹注入し終わったらコックを注入側に閉じて注射器をはずす。

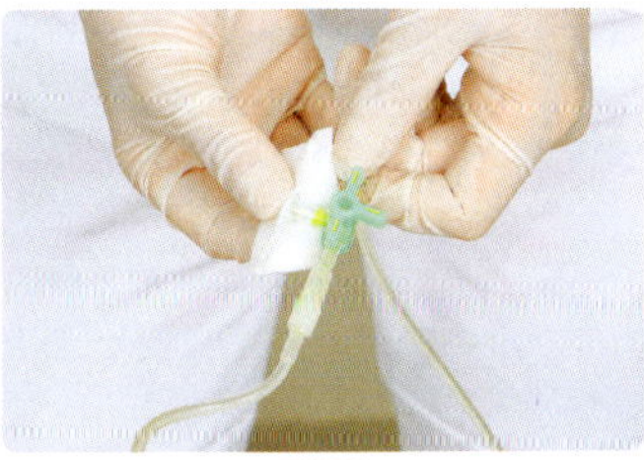

❺開口部に溜まっている液を出し、アルコール綿でていねいに拭き取る。

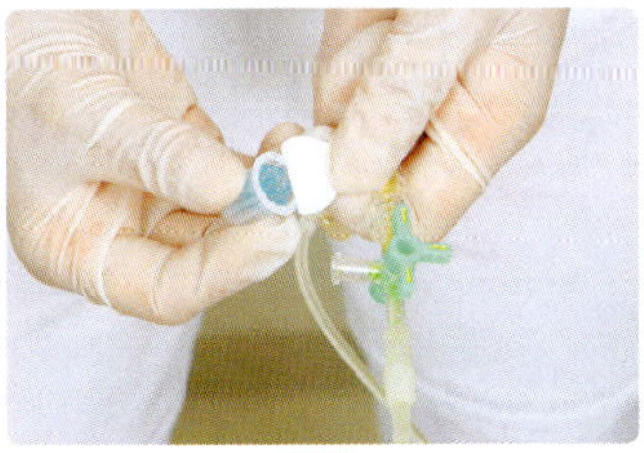

❻新しいキャップを用意する。

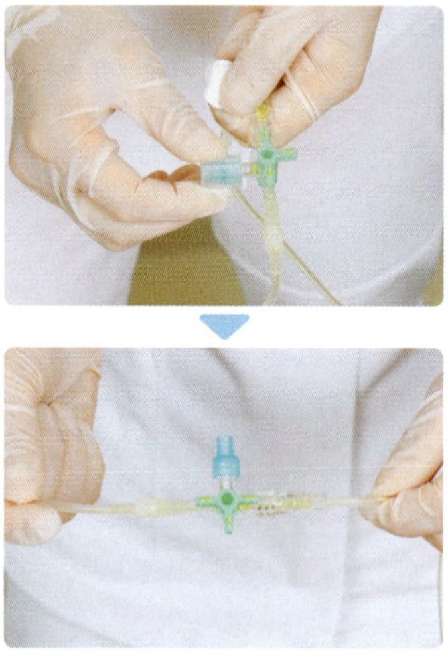

❼キャップをしっかり取り付ける。

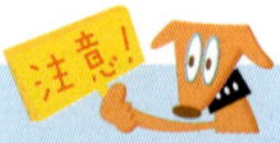

●三方活栓開口部は開閉が頻繁であればあるほど、また無菌的操作で扱わないと感染の危険が大きくなります。必要最小限の使用にとどめ、無菌的操作に熟知している必要があります。

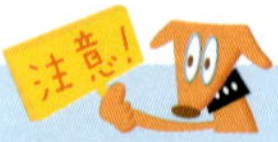

●三方活栓のコックの形態がメーカーによって異なる場合があるので注意しましょう。

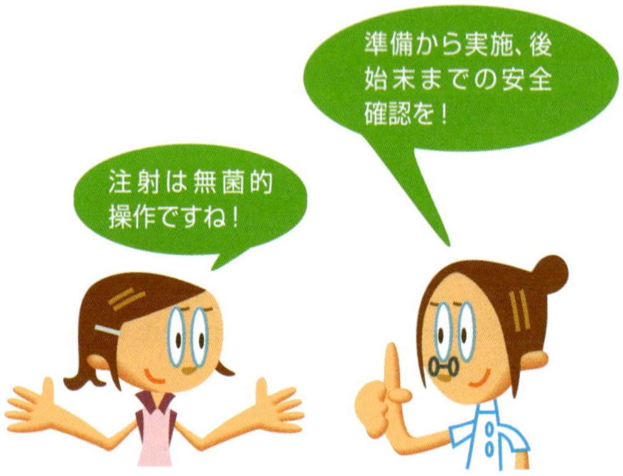
準備から実施、後始末までの安全確認を!
注射は無菌的操作ですね!

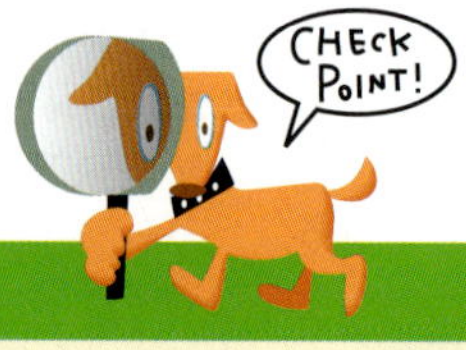

指導者はココを見ている!

注射の準備から実施するまで一貫して安全確認を行っているか?

□薬剤を準備するところから、患者さんに実施する、後始末までの工程を通して、決められた手順を省略しないで、きちんと安全確認をしているかが重要です。

無菌的操作や安全な操作が確実にできているか?

□注射は直接身体に侵襲させる手技のため感染防止上、無菌的操作ができること、また鋭利な針を安全に操作できることが求められます。

それぞれの注射法を理解し正確に実施しているか?

□それぞれの注射法を実施するにあたって、必要な知識を理解していないと正確に実施できません。

指示された薬剤の薬理作用や患者さんの薬剤アレルギー情報などを事前に知って実施しているか?

□指示された薬剤がどのような薬理作用があるのか、その患者さんに何の目的で指示されたのか、1回の投与量、投与方法などについて適切であるかなどを事前に確認しておきましょう。

患者さんを不安がらせていないか?

□注射を実施することに気をとられすぎて、沈黙したまま実施すると患者さんが不安がることがあります。時々患者さんに実施時の気分をたずねながら声かけしていきましょう。

指導者はココを見ている!

与薬ミスや感染に注意して適切な部位に実施する

点滴静脈内注射

平松則子

点滴静脈内注射の意義

点滴静脈内注射(点滴ともいう)は、大量の薬液を持続的に静脈内に注入する方法で、治療上、非常に頻度《ひんど》の多い方法である。したがって、これに関連する与薬ミスや血液による感染など、医療事故や院内感染を起こしやすい行為であることを十分に認識しておかなければならない。

点滴静脈内注射を実施するにあたって看護師は、①静脈の走行を把握し、きちんと針を刺入《しにゅう》すること、②長時間の点滴で患者さんに苦痛を与えないよう配慮すること、③適切な観察を頻繁《ひんぱん》に行い、異常を早期に発見することが大切である。

点滴静脈内注射の目的

①体液のバランスの維持・調整。

②栄養補給。

③循環血漿量《じゅんかんけっしょうりょう》の補充。

④抗生物質などの薬物投与による治療。

⑤検査に必要な造影剤などの投与。

⑥血管確保。

点滴静脈内注射の注意事項

●準備をする前に、必ず石けんと流水で手洗いをする。

●静脈内に薬剤が直接注入されるので、薬効《やっこう》は早い。したがって、指示された薬剤に間違いのないことを確認する。

●準備する処置台は消毒剤で拭《ふ》き取り、清潔にしておく。

●１人の看護師が一貫して実施する(途中で他の用事に入らないこと)。

●気がかりなところは、必ず複数の看護師でチェックを入れる。1人で判断しない。

●点滴を行っている間は、頻繁に病室に行って観察をする。

●注射部位が腫《は》れていないか、滴下数は指示通りに落ちているか、疼痛《とうつう》の有無、一般状態の観察をする。

●特に、重症の場合や、初めて点滴を行う場合は、注意が必要である。異常だと思ったら、学生はすぐ看護師に報告する。

●ナースコールを患者さんの手元に置き、いつでも看護師を呼べるようにしておく。

1 必要物品の準備

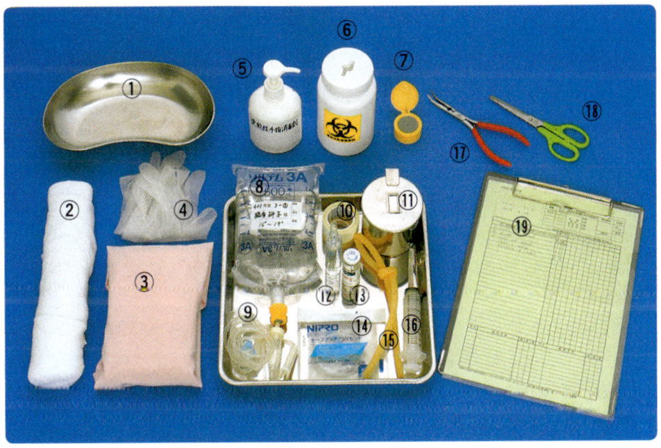

①膿盆《のうぼん》
②固定用具(シーネ)
③肘枕《ひじまくら》
④ディスポーザブル手袋
⑤手指用消毒剤
⑥針捨て容器
⑦針受け器
⑧輸液バッグ
⑨輸液セット
⑩テープ
⑪アルコール綿
⑫アンプル
⑬バイアル
⑭翼状針《よくじょうしん》
⑮駆血帯《くけつたい》
⑯注射器
⑰ペンチ
⑱ハサミ
⑲注射処方箋《ちゅうしゃしょほうせん》

2 患者さんの準備

❶患者さんに点滴の目的、点滴開始時間および終了時間を説明する。排尿を済ませてもらう。

注意!

●点滴がどのようなものであるか、どのくらいの時間がかかるかなど、前もって説明し、患者さんの不安を最小限にしましょう。

●施行前に必ず排尿を済ませておきましょう。長時間かかることや、大量の液を入れるので、事前に排尿をしていても、点滴中に尿意を催《もよお》すことがあります。

●患者さんや点滴の状況に応じて、トイレ歩行の介助やポータブルトイレへの誘導、または、尿便器を使用して援助を行います。

3 点滴の確認

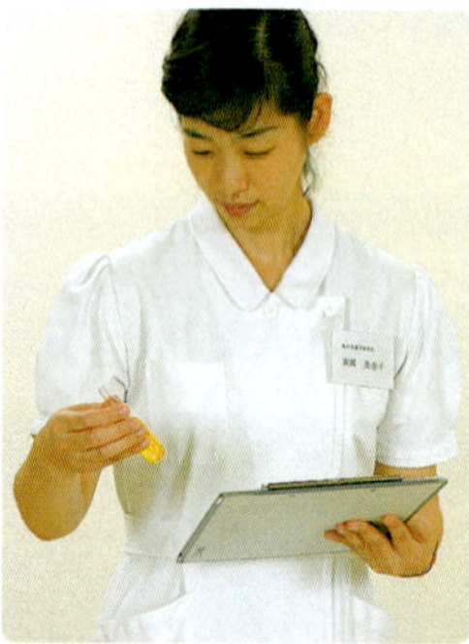

❶注射処方箋《しょほうせん》と薬剤が正しく合っているか、確認する。

❷1人の患者さんに使用する薬剤は必ず1つのトレイに用意する。

❸用意した輸液バッグにシールを貼って患者さんの氏名をフルネームで記入する。必要に応じて混入した薬剤も記入する。

注意!

●処方箋と薬剤を照合するときは、目視《もくし》だけでなく声を出して読みましょう。

●1人の患者さんごとのトレイに用意するのは、他の薬液との混入を防止するためです。

●輸液バッグに直接油性フェルトペン(マジック)で書くと、書かれた文字が見にくいことと、プラスチック製の場合、マジックによる化学成分の透過《とうか》が問題視されています。そのため、マジックで直接書かないようにしましょう。

4 手を洗う

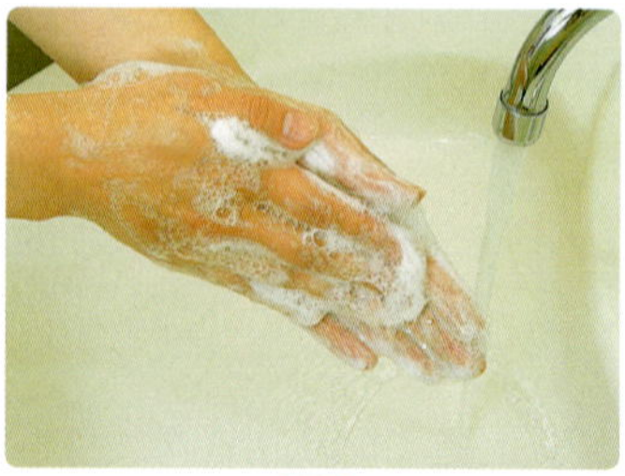

❶輸液調剤直前に、石けんと流水で手を洗う。

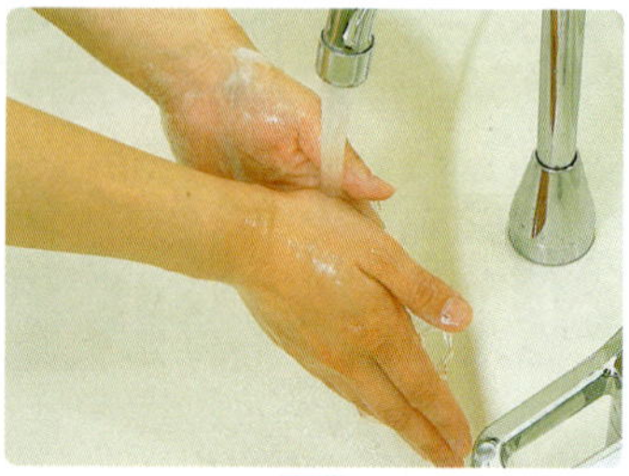

❷流水で洗い流し、ペーパータオルでよく拭《ふ》き取る。

注意!

●水周りには、とりわけ緑膿《りょくのう》菌《きん》やセラチア菌などのグラム陰性桿菌《いんせいかんきん》がいることが多いので注意しましょう。

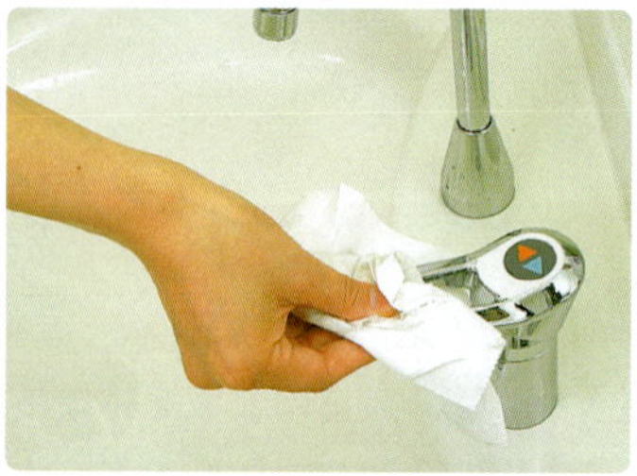

❸手を周囲に触れないようにし、水栓を閉める。

注意!

●手動の水栓の場合は、ペーパータオルをカバーにして閉めましょう。

5 点滴を準備する

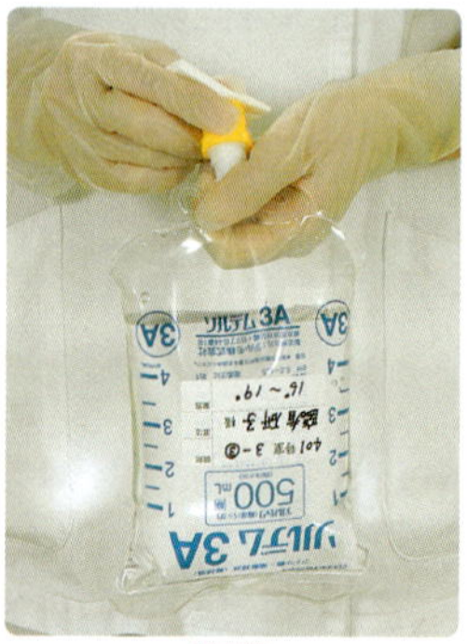

❶手袋を着用する。輸液バッグのふたを取り、ゴム栓部分をアルコール綿で消毒する。

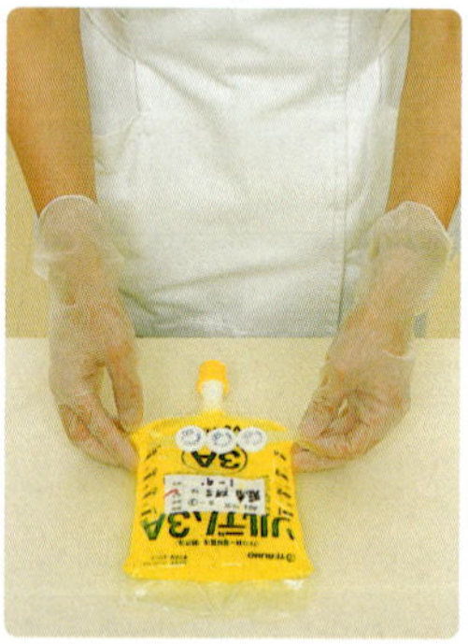

❷混入した重要な薬剤は、誰が見てもわかるようにネームシールなどに表示しておく。

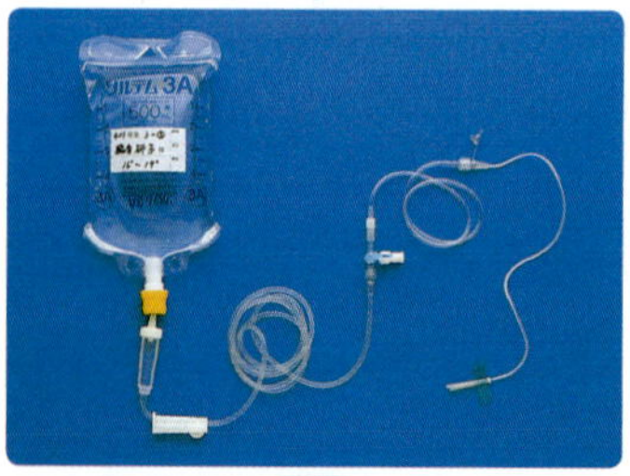

❸輸液セットを袋から取り出す(エクステンション[延長]チューブ、三方活栓を取り付けた場合)。

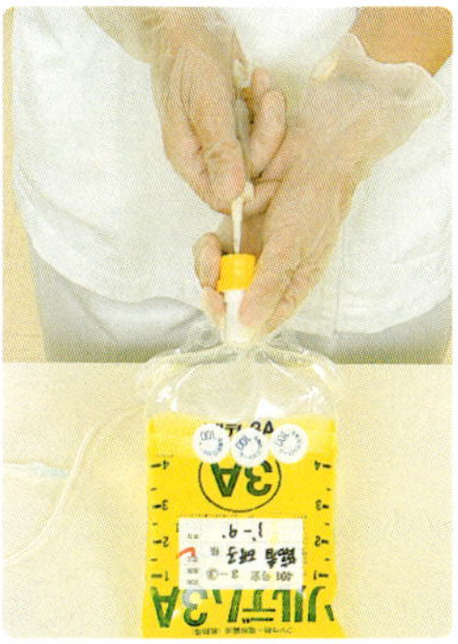

❹輸液セットのチューブについているクレンメを閉じる。輸液バッグ注入口を上にして輸液セットのびん針を直角に刺入する。

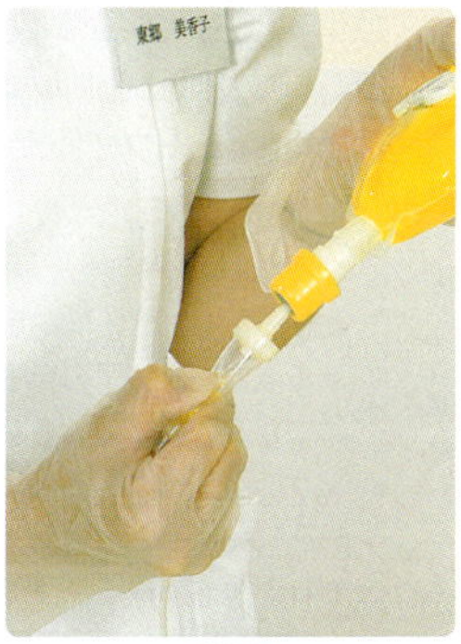

❺点滴筒の1/2～2/3の位置まで薬液を満たす。

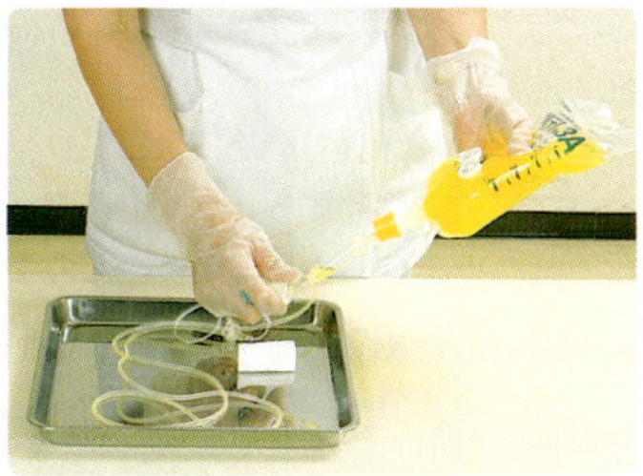

❻クレンメの開閉を加減しながら、ルート全体を液で満たす。最後に完全にクレンメを閉じる。

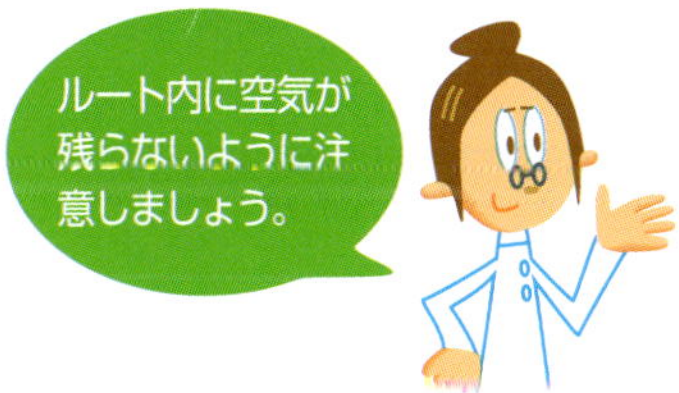
ルート内に空気が
残らないように注
意しましょう。

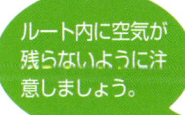

はいっ!

混入する薬液がある場合

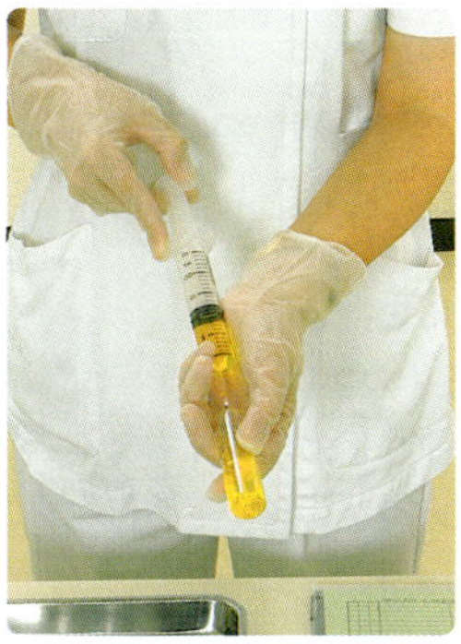

アンプル液の場合

❶注射器で、アンプル液を吸い上げる。

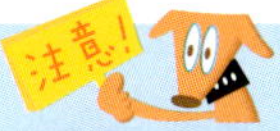
注意!

●注射器、注射針、輸液バッグの口、輸液セットの接続部分は、無菌的操作で扱います。

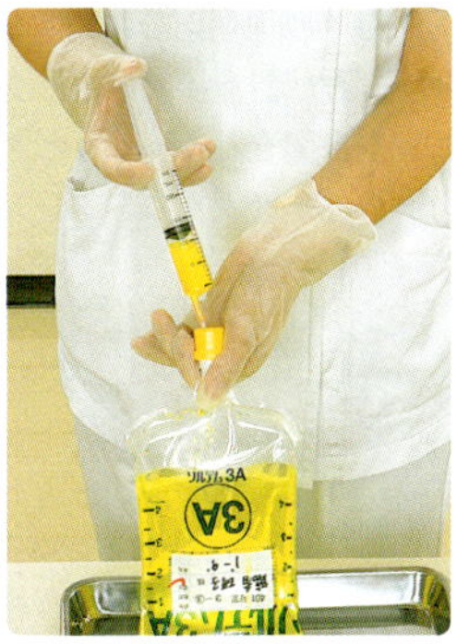

❷輸液バッグにアンプル液を注入し、ゴム栓を再びアルコール綿で消毒する。

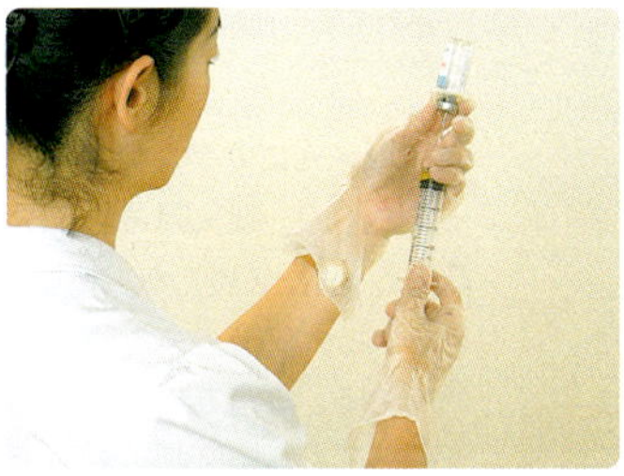

バイアル液の場合

❶注射器でバイアルから吸い出す。

❷輸液バッグにバイアル液を注入し、ゴム栓を再びアルコール綿で消毒する。

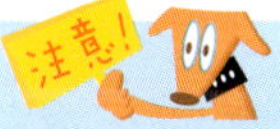
注意!

●この段階で混合した空アンプル(薬品名)を再度確認しましょう。

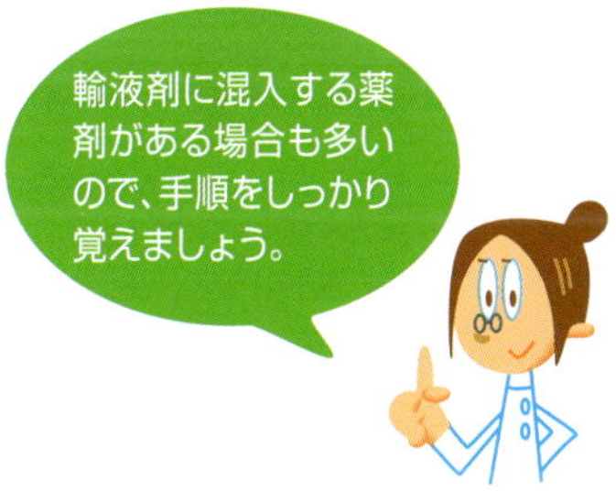
輸液剤に混入する薬
剤がある場合も多い
ので、手順をしっかり
覚えましょう。

6 点滴を施行する

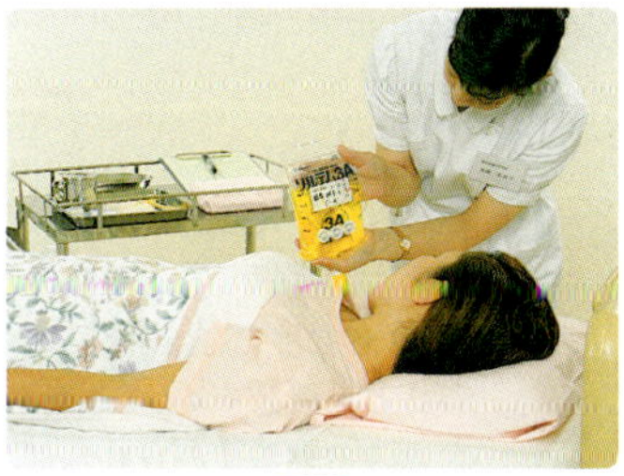

❶患者さんのところへ、注射処方箋と必要物品を準備したトレイを運ぶ。注射する側に点滴スタンドを置く。注射処方箋と薬液、患者さんが正しく合っているか確認する。

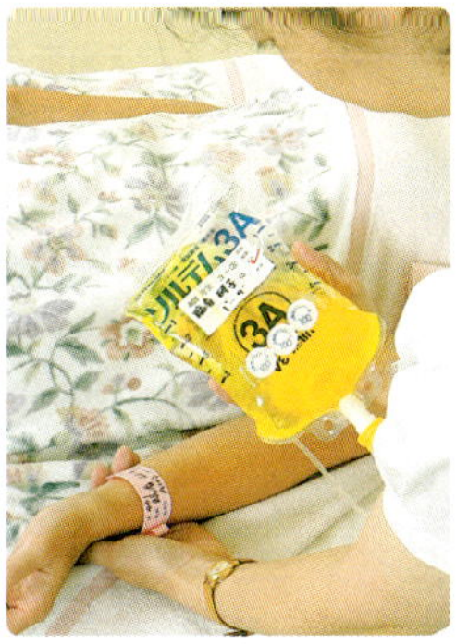

❷患者さんに自分の氏名を言ってもらう。意識がないなど、話せない場合は、リストバンド、ベッドネームなどで確認する。

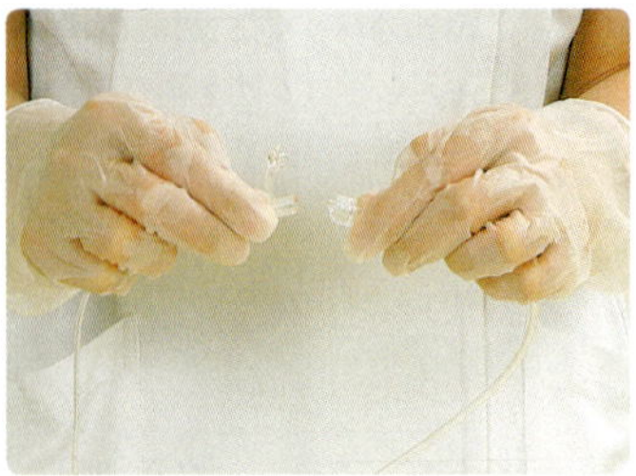

❸手袋を着用し、輸液セットに翼状針を接続する。クランプを開き、ゆっくりと液を針の先まで満たし、クレンメを閉じる。

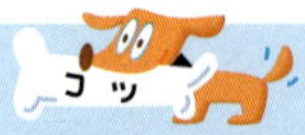

●患者さんの血管の出具合を確認してから針の太さを決めましょう。
●あらかじめサイズの異なる針を複数用意しておくと、あわてることがありません。

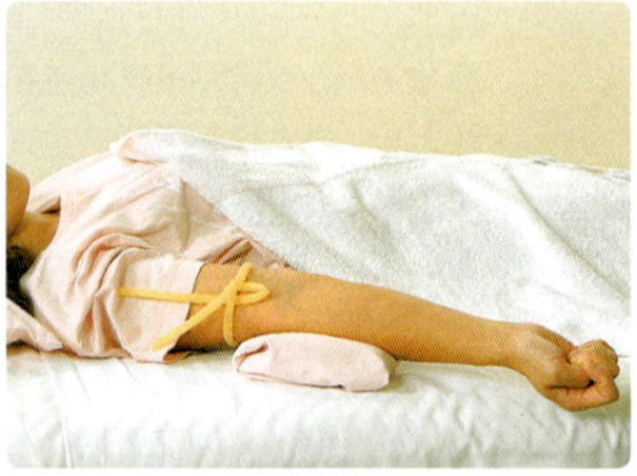

❹患者さんに安楽な体位をとってもらう。刺入部位を十分露出《ろしゅつ》し、肘枕を当てる。刺入部から10cm前後上方を駆血帯で締める。母指《ぼし》を中にして手を握ってもらい、指で触って刺入する静脈を選ぶ。

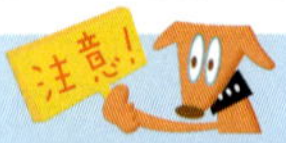

●患者さんに駆血帯の締め具合を聞いて、締めすぎによる苦痛がないかどうか確認しましょう。

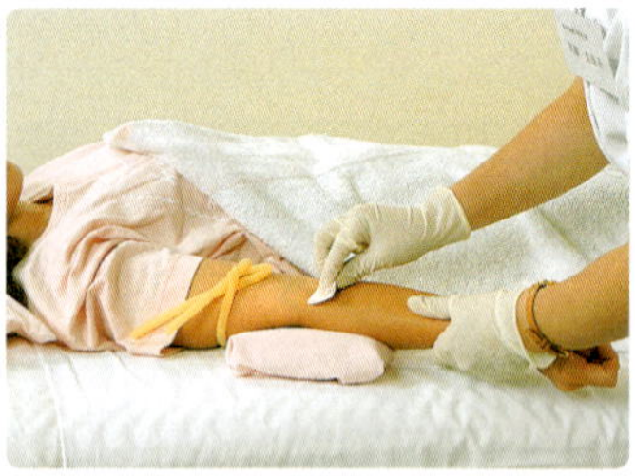

❺刺入部をアルコール綿で消毒する。中心部から外側へ円を描くように拭く。

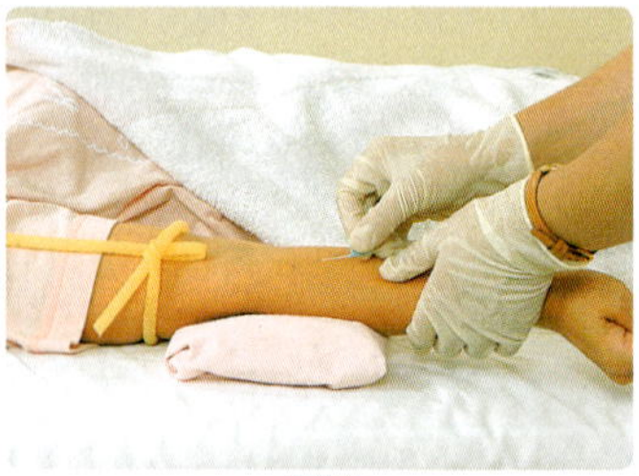

❻翼状針の翼状部を持って刃面を上向きにし刺入する(10～20°の角度で)。静脈に入ったことを確認する(ゆるやかな血液の逆流がみられれば、針は静脈に入っている)。静脈に入ったら刺入角度を下げて静脈と平行に針を進める。

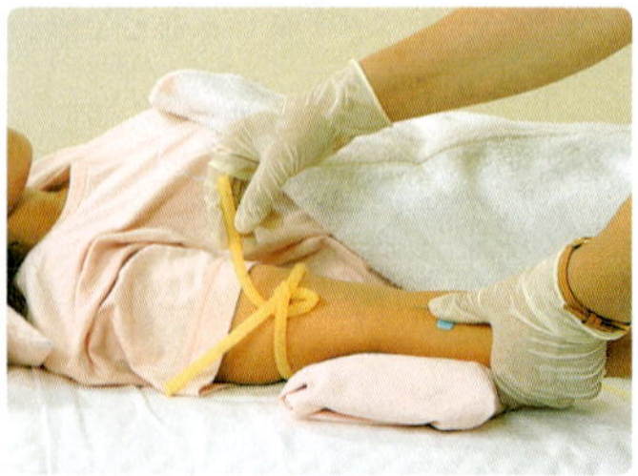

❼駆血帯をはずす。同時に患者さんの握っていた手をゆるめてもらう。

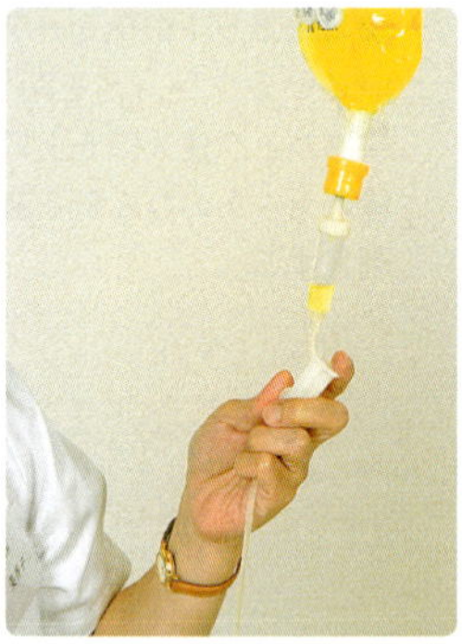

❽クレンメを適度に開け、薬液をゆっくり滴下する。

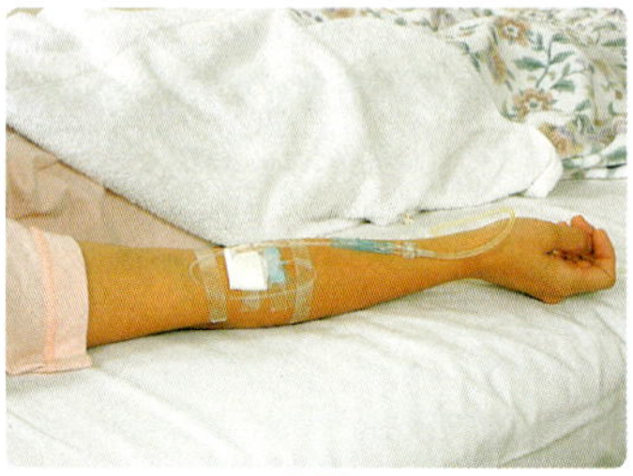

❾確実に注入していることを確認し、刺入部位をアルコール綿で覆《おお》い、テープで固定する。

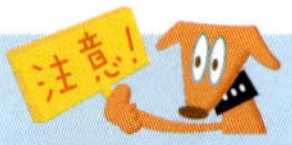

●患者さんには、何時間かかる点滴か、終了の目安はいつかを説明しておきましょう。
●刺入部の痛みが生じたり、もれて腫れたり、滴下しなくなった場合はすみやかに連絡してもらいましょう。

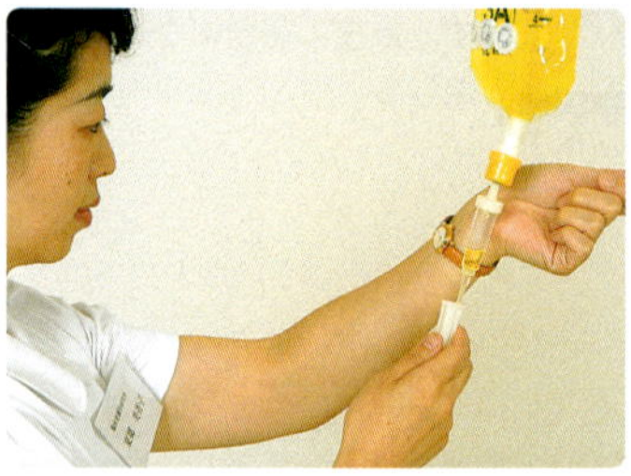

❿指示通りの滴下数にクレンメを調節する。点滴中に連絡ができるよう、患者さんの手元にナースコールを置いて退出する。

指導者に聞かれる根拠はココ!

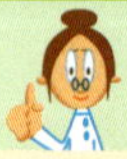

患者さんに母指を中にして手を握ってもらうのはなぜ?

母指を中にして手を握ることで指全体の力が入り、前腕部の筋肉が収縮することにより深部の静脈血を還流させます。こうすることで、深部の静脈血と交通し合う表在皮静脈を怒張させやすくするからです。

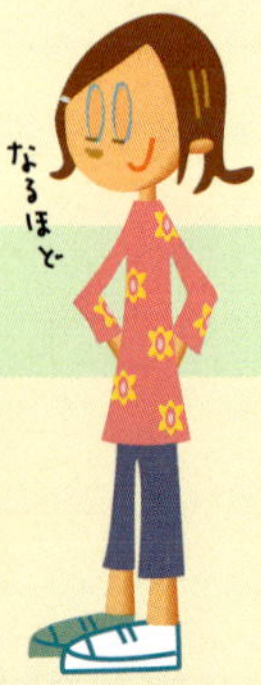

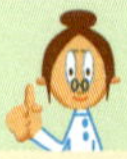

刺入角度が10～20°なのはなぜ?

刺入しやすい静脈は、前腕部に表在している皮静脈(橈側《とうそく》皮静脈、前腕正中《ぜんわんせいちゅう》皮静脈、尺側《しゃくそく》皮静脈など)です。皮膚のすぐ下の皮下組織中を走行しているため、10～20°の角度を目安に、加減しながら刺入します。

翼状針のテープでの固定方法

❶針をテープで固定する。

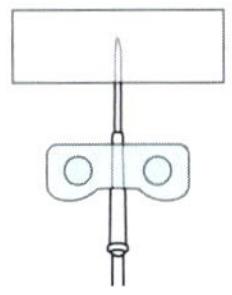

❷翼を固定するようにテープを貼る。

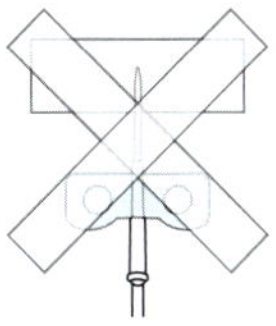

❸❷の翼の上からさらにテープを横向きに貼る。

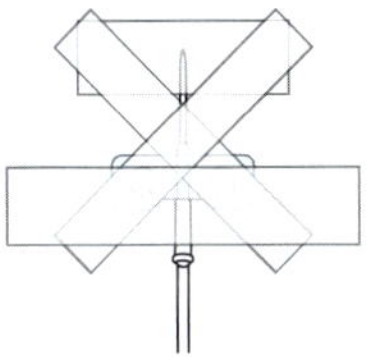

❹針が抜けにくいように、チューブでループを作り、チューブをテープで固定する。

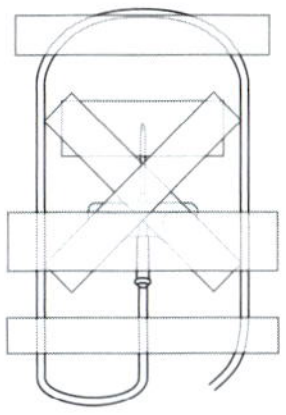

点滴滴下数、点滴所要時間の計算方法

●約20滴＝1mL、約60滴＝1mLの2種類。
（1分間の滴下数）

＜点滴滴下数／分＞

$$\text{滴下数（滴下数/分）} = \frac{\text{輸液量（mL）×1mL当たりの滴数}}{\text{点滴時間（時）×60（分）}}$$

＜点滴所要時間＞

$$\text{所要時間（分）} = \frac{\text{輸液量（mL）×点滴口1mL当たりの滴数規格}}{\text{滴下数（滴/分）}}$$

7 点滴を終了する

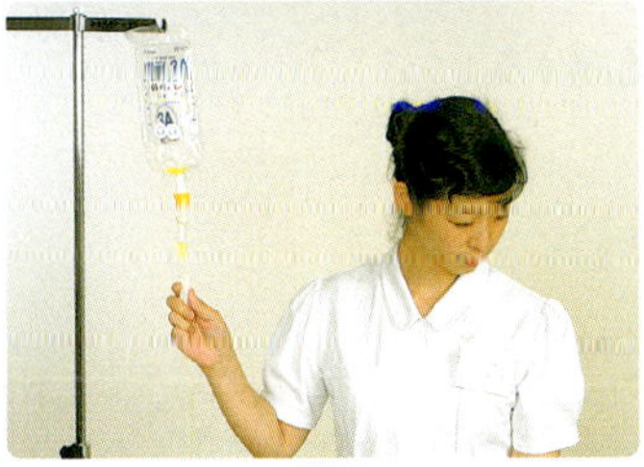

❶点滴が終了したらまずクレンメを閉じる。

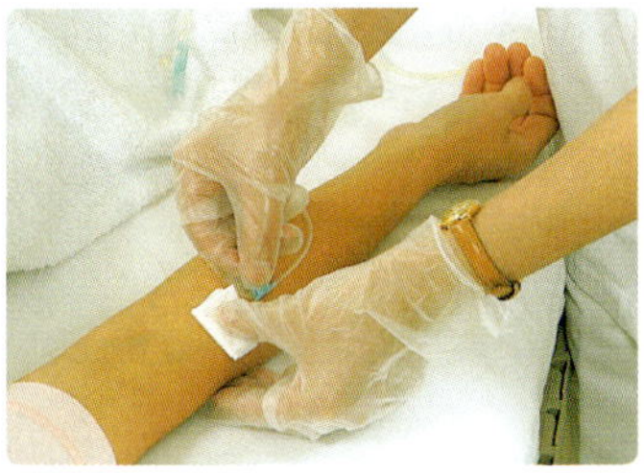

❷手袋を着け、絆創膏を静かにはがし、刺入部位にアルコール綿を当て、抜針する。アルコール綿の上から圧迫する。

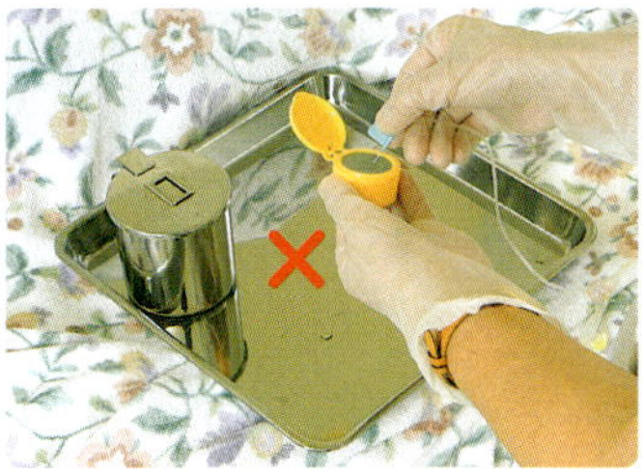

❸抜いた針は、すみやかに針受け器などに刺しておく。このあと手袋をはずす。

注意！

●この写真のように針受け器を手に持って刺すと、左手を刺してしまうおそれがあります。針受け器は手に持たず、トレイに置いた状態で針を刺しましょう。

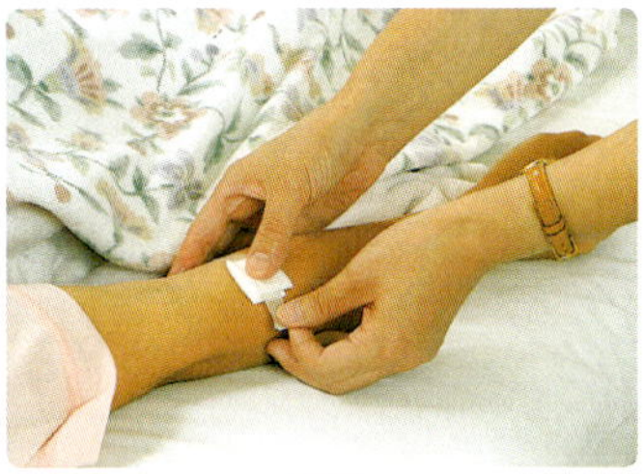

❹テープで固定し止血する。

注意！

●患者さんへ終了を告げ、労をねぎらいます。排泄の意向をたずね、必要に応じて援助しましょう。

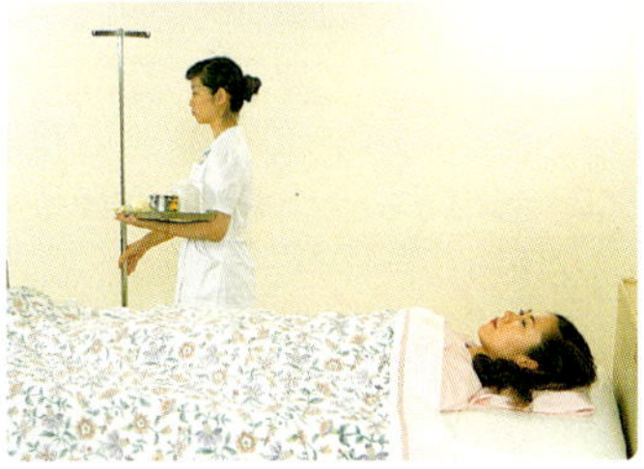

❺患者さんおよびベッド周囲を整え、物品を持って退出する。

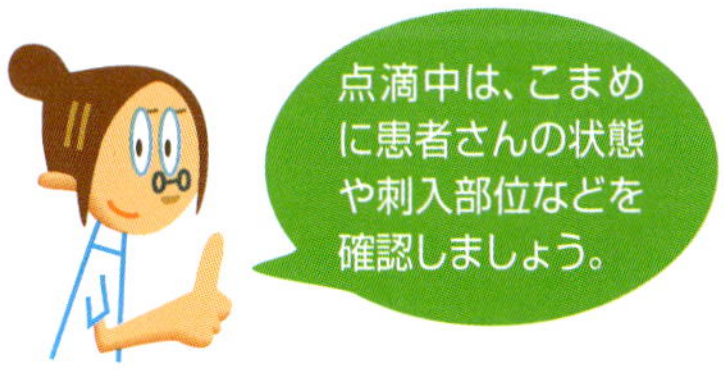
点滴中は、こまめに患者さんの状態や刺入部位などを確認しましょう。

血管が出にくい場合

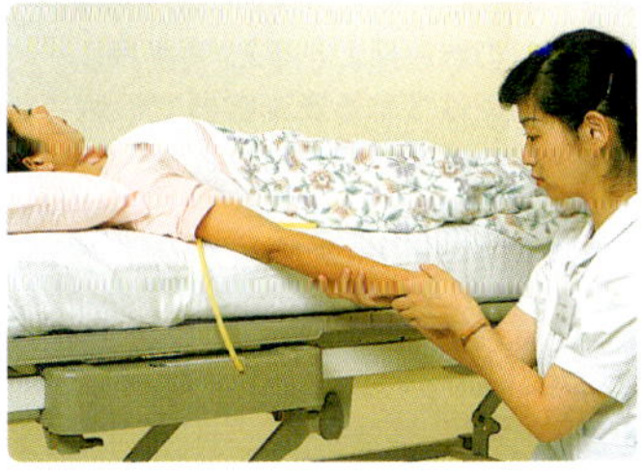

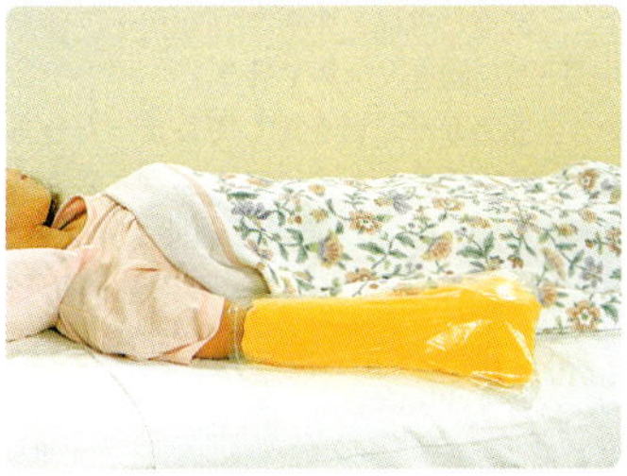

【方法❶（写真上）】
腕を心臓部位置より下に下ろす。

【方法❷（写真下）】
蒸しタオルで温める。

コツ

●静脈が出ない場合は、手を強く握りしめたりゆるめたりを、患者さんに数回繰り返してもらいます。
●血管を軽く叩いたり、蒸《む》しタオルで温めると出やすくなります。

8 後始末をする

❶使用済みの物品は、それぞれ分別して捨てる。とりわけ、針については決められた通りに安全に処理する。
❷最後に、手洗いをして終了。

使用済み針の処理方法

<針をペンチで抜き取る方法>

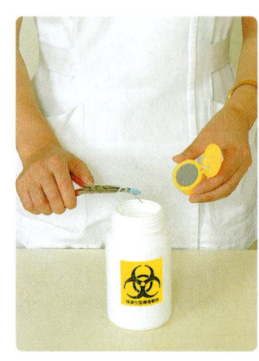

針受け器から翼状針をペンチで抜き取り針廃棄容器に捨てる。

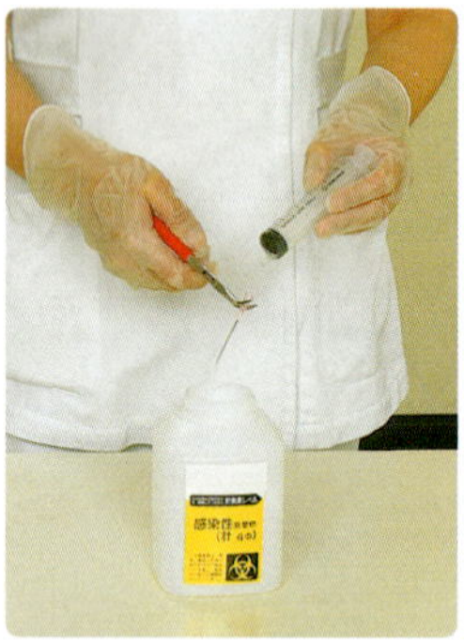

注射器から注射針をペンチではずし、針廃棄容器に捨てる。

<直接、廃棄容器を使う方法>

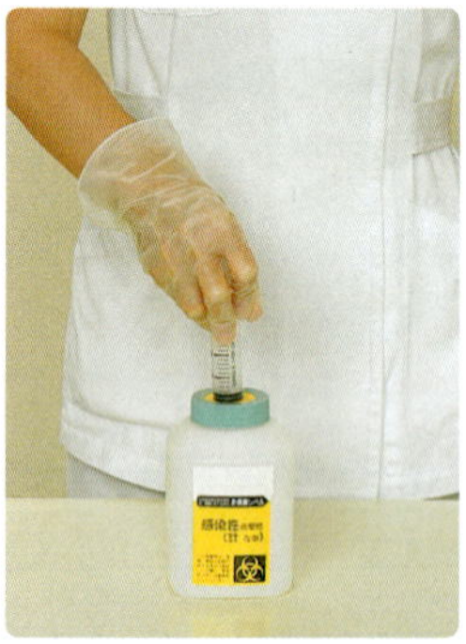

注射針をはずさないで針穴に挿入しプッシュすると、針だけがはずれる廃棄容器での処理。

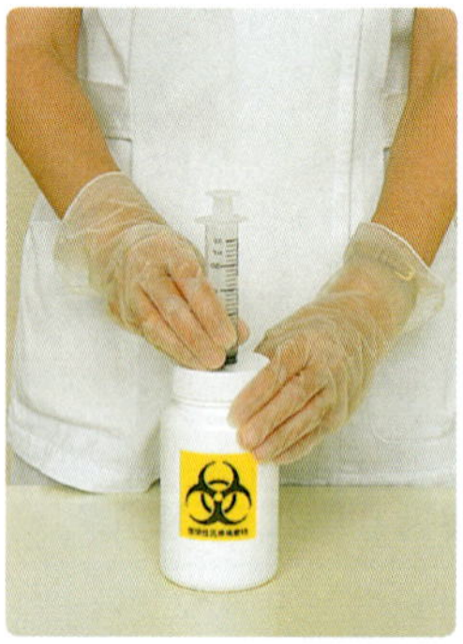

針の接続部まで挿入、カギ押し型ではずれる廃棄容器での処理。

針刺し事故を起こさないためには以下のことを遵守しましょう。

①使用済みの針は、リキャップしない。
②針を専用廃棄ボックスにすみやかに捨てる。
③後始末をするときは、針の近くに手を絶対に近づけてはいけない。手の延長となる道具(ペンチなど)で操作すること。
④どうしてもリキャップする必要があるときは、キャップをテーブルなどに置き、片手で行う。
⑤万が一、針を刺してしまったらあわてずに、すぐに刺入部からの血液を搾り出し、流水で十分洗浄する。ポビドンヨード液で創部を消毒して、指導ナース・教員に相談、マニュアルに沿った対処を行う。

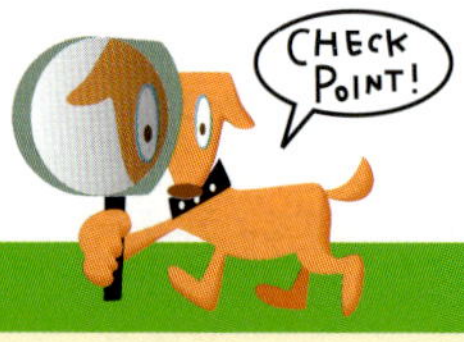

指導者はココを見ている!

滴下数の調節を間違えていないか?

□滴下数は、ちょっとした動き(手の上げ下ろし、曲げるなど)や針を刺した部位によって微妙に変わることがあるので、頻回に確認しましょう。

点滴を行うときは、準備から後始末まで十分チェックをしているか?

□薬剤の誤り、患者さんの取り違い、注入速度の誤り、薬剤の副作用など、患者さんの生命に直結するようなミスやエラーが多発していることを十分認識し、チェックしましょう。

患者さんの安楽性を考えているか?

□長時間かかるので安楽な体位にしておきましょう。
□安楽な体位であっても、長時間の同一体位は疲れます。必要に応じて体位変換を行い、バスタオルや当て枕を用いて、部分的に安楽な体位がとれるように工夫しましょう。
□寒いときは保温にも留意しましょう。点滴をしている部分が冷えないように、バスタオルや掛け物をかけましょう。このとき、点滴部位を圧迫しないように注意しましょう。圧迫を避けるために離《り》被《ひ》架《か》を用いることもあります。

刺入部位を適切に選んでいるか?

□以下のことを確認し、刺入部位を選びましょう。
- できる限り利き手を避ける。
- 関節部は避ける。
- 太い静脈を選ぶ。
- 必ず指で触診する。
- 拍動する動脈の近くは避ける。

注射部位をきちんと固定しているか?

□関節部位など、屈曲する場所を避けた部位に注射針を刺すのが原則です。体動があって、固定が不安定な場合は固定板を使い、注射針の刺入部の前後を、包帯や絆創膏で固定します。

指導者はココを見ている!

正しい操作で、安全・確実に栄養摂取ができる

経管栄養法 ［経鼻胃管、胃瘻］

東郷美香子

経管栄養法の意義

経《けい》鼻《び》胃《い》管《かん》（胃チューブ）や胃《い》瘻《ろう》などを用いて食事を胃や腸を経由して供給し、生理的な消化吸収機能を保つことは、経静脈栄養に比べ感染症合併の危険が少ないばかりでなく、栄養の摂取効率もよく、免疫機能を促進する上でも優れているといわれている。そのため、咀《そ》嚼《しゃく》・嚥《えん》下《げ》が困難でも消化吸収機能に問題がなければ、経管栄養法が栄養摂取方法として選択されることも多い。

しかし、経管栄養法では肺への誤注入などの危険な側面もあり、正しい知識と確実な技術を身につけておきたい。

経管栄養法の目的

●経口的に栄養摂取ができない、または十分でない場合に、生命維持に必要な栄養素や水分を直接胃や腸に注入する。

経管栄養法の注意事項

●経口的に食事が摂取できないことは、人生の楽しみを奪うことにつながる。食べることができない患者の心情に配慮しながら援助を行う。

●胃チューブ挿入は、違和感や苦痛を伴《ともな》う処置である。患者さんに必要性や方法を十分理解してもらい協力を得ながら行うことが、患者さんにとって安楽でスムーズな挿入につながる。

●もっとも注意しなければならないことは、安全に栄養剤などを注入することである。特に注意すべき項目は、①挿入した「チューブの先端が確実に胃内にあること」を確認する、②栄養剤などの注入前には、「接続しようとしているチューブが確実に胃チューブであること」を、チューブの根元までたどって確認する、③胃に注入した栄養剤が、食道を逆流して気管に流れ込んで起こる逆流性の誤嚥《ごえん》を防止するため、注入中・後は30～45°ベッド挙上した姿勢にする、である。

胃チューブの挿入

1 必要物品の準備

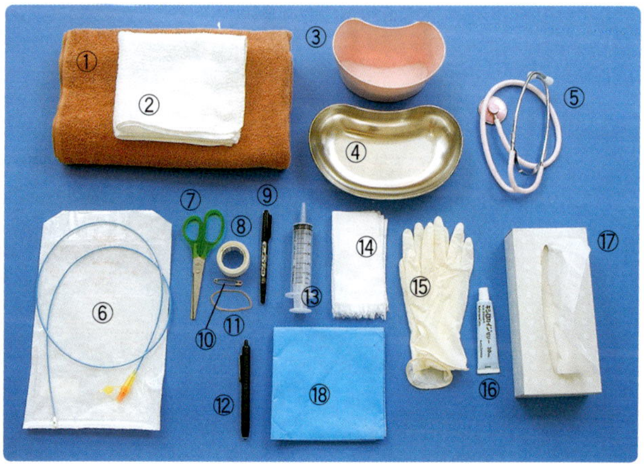

①バスタオル
②タオル
③ガーグルベースン
④膿盆《のうぼん》
⑤聴診器
⑥胃チューブ
⑦はさみ
⑧固定用テープ
⑨マジック
⑩安全ピン
⑪輪ゴム
⑫ペンライト
⑬カテーテルチップ注射器
⑭ガーゼ
⑮ディスポーザブル手袋
⑯潤滑油《じゅんかつゆ》
⑰ティッシュペーパー
⑱防水シート

2 固定用テープを切る

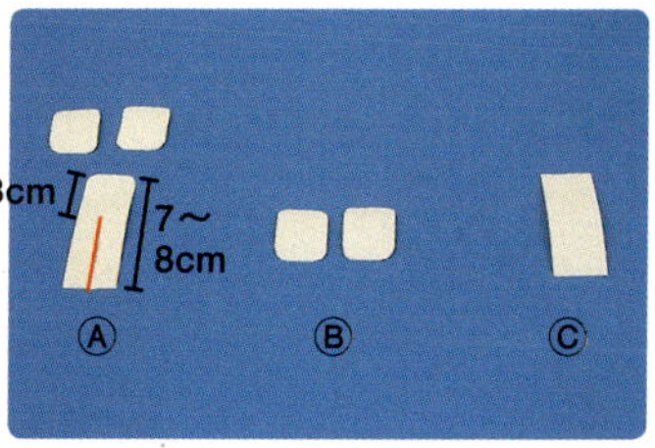

Ⓐ鼻用のもの　Ⓑ頬用《ほほよう》のもの　Ⓒ寝衣《しんい》にチューブを留めるためのもの

❶固定用テープを切っておく。

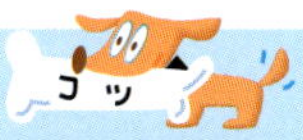

●テープの角を丸くカットしておくとはがれにくくなります。

3 説明し、同意を得る

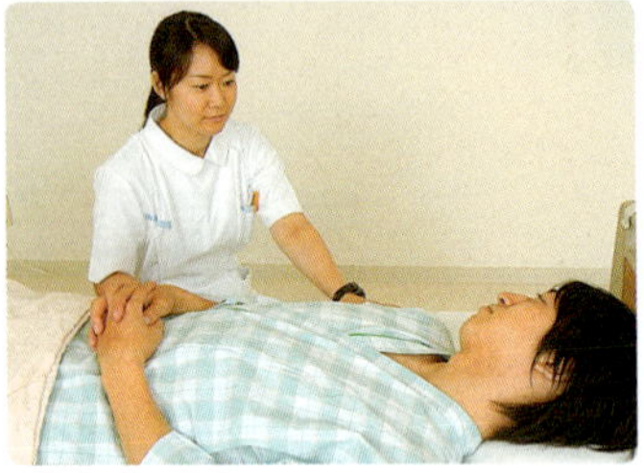

❶医師から患者さん（または家族）に説明がされ、そのことに患者さん（または家族）が同意しているか確認する。確認したら、手順や方法、所要時間などを説明し、これから実施することの了解を得る。

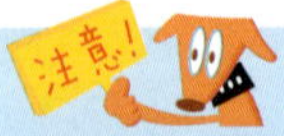

●このとき、患者さんの排泄を済ませ、はずせる義歯があればはずしておきましょう。

4 鼻に胃チューブを挿入する

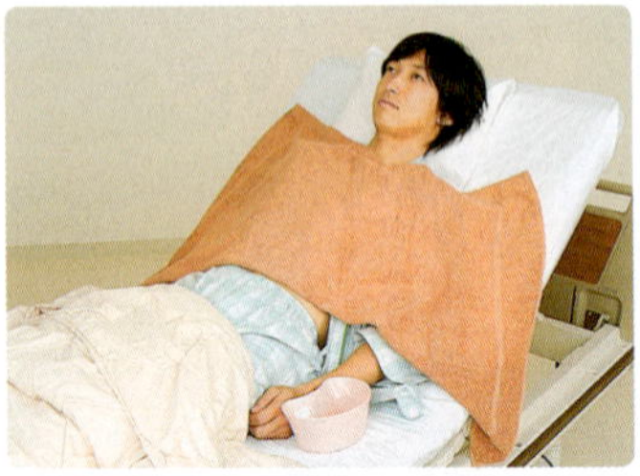

❶患者さんの上半身を30～45°挙上させた姿勢にする。寝衣の前をあけ、手の届くところにガーグルベースンを置き、襟元《えりもと》をタオルで覆《おお》う。

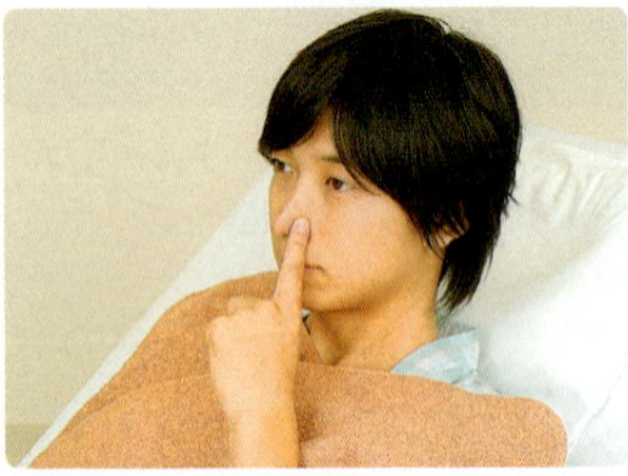

❷鼻孔《びこう》や鼻腔内《びくうない》に傷がないか確認する。胃チューブを挿入する予定の鼻腔とは反対側の鼻腔のみで呼吸できることを確認し、胃チューブを挿入する鼻腔を決定する。

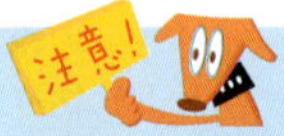

●胃チューブを挿入する鼻については、可能であれば毎回替えるようにしましょう。

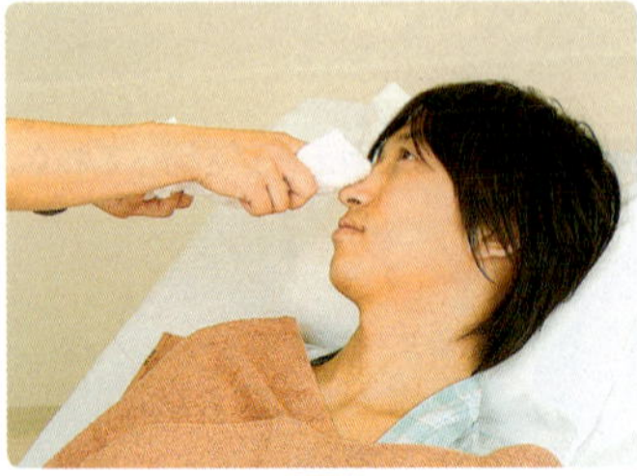

❸テープを貼《は》る部位を清拭《せいしき》し、汚れや余分な皮脂を取り除く。

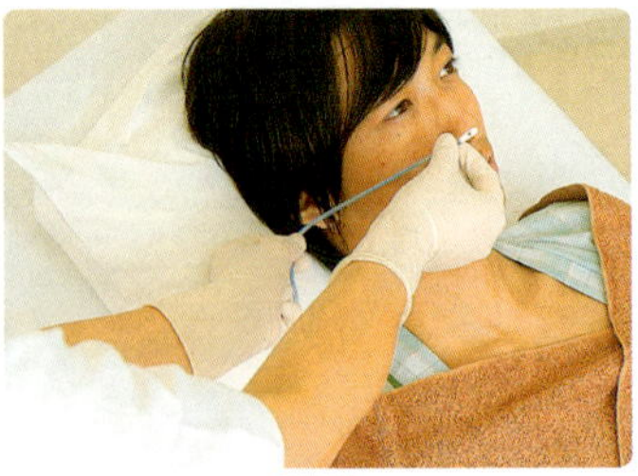

❹ディスポーザブル手袋を着け、胃チューブを袋から取り出す（滅菌《めっきん》操作でなくてもよい）。以下の方法で胃チューブ挿入の長さの目安を決める（鼻～耳たぶの長さ＋剣状突起までの長さ）。チューブ先端を患者さんの鼻の先端に当て、耳朶《じだ》までの距離を測る。

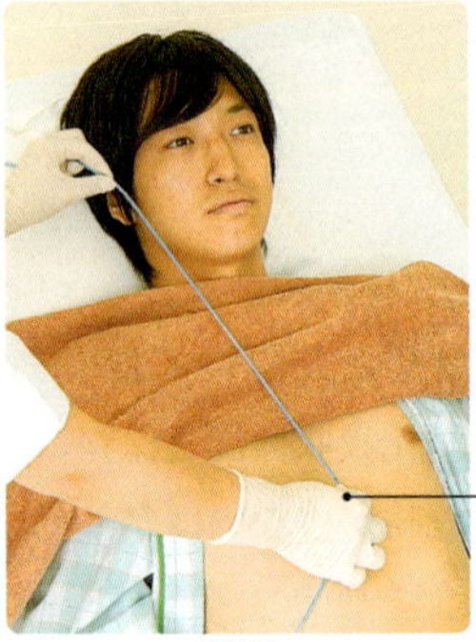

❺耳朶の位置を決めたら、耳朶側の手は動かさず、反対側の手で剣状突起《けんじょうとっき》までの長さを測り、胃チューブにマジックで目印をつけておく（成人では約45～55cm。体格により異なる）。

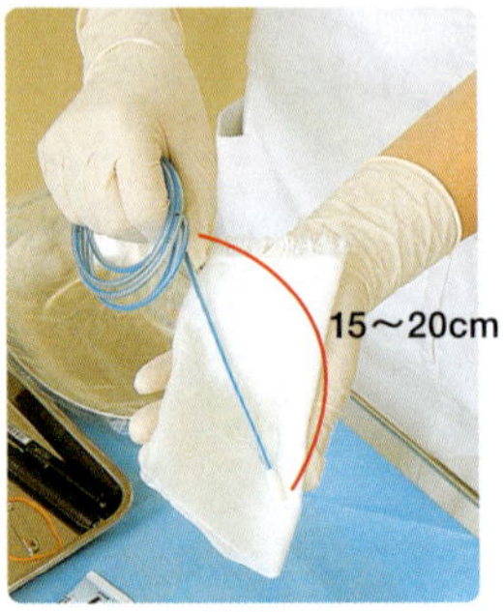

❻挿入しやすいように胃チューブをまとめて片手で持つ。ガーゼに潤滑油《じゅんかつゆ》を出し、胃チューブの先端から15～20cm程度まで潤滑油を塗る。

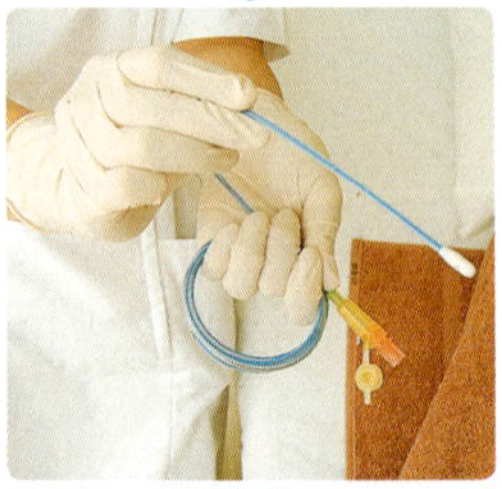

❼ペンを持つように、胃チューブを持つ。

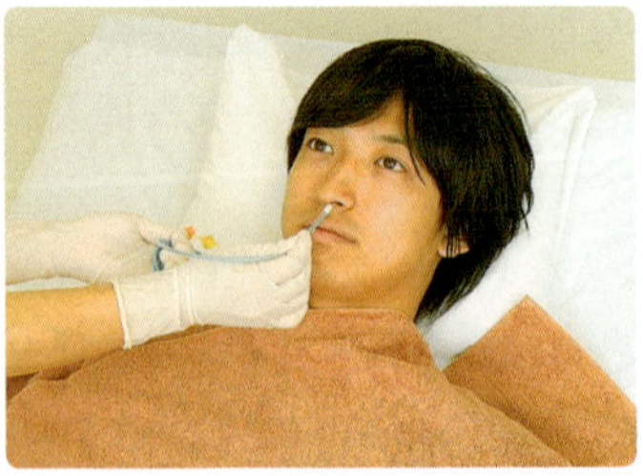

❽患者さんに力を抜いてもらい、顎《あご》を引いた姿勢で胃チューブを鼻孔から後咽頭《こういんとう》に向けてゆっくり挿入する。胃チューブが後咽頭に入ったら、患者さんに唾液《だえき》を嚥下してもらうように促し、そのタイミングに合わせてさらに胃チューブを挿入する。

※胃チューブを挿入しながら適宜《てきぎ》ペンライトで口腔内を照らし、胃チューブがループを作ったり絡んだりせずに、まっすぐ入っていることを確認する。

胃チューブ挿入の姿勢

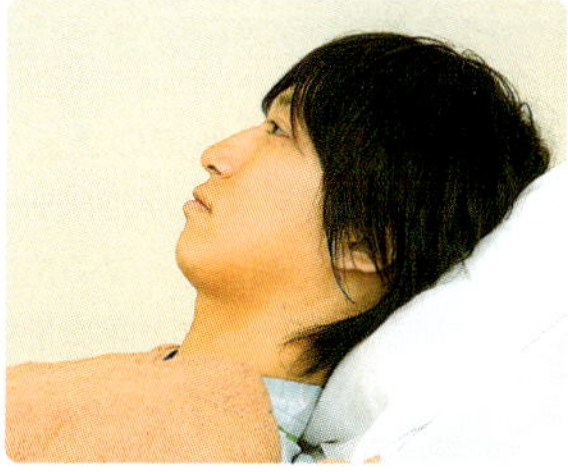

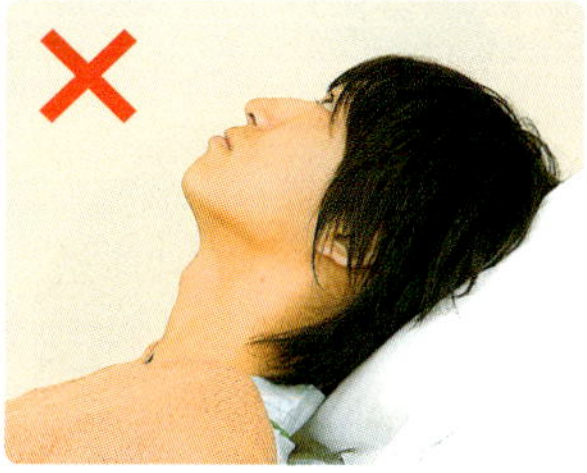

×の場合

顎が上がってしまっている。この姿勢では、気管に入るリスクが高い。

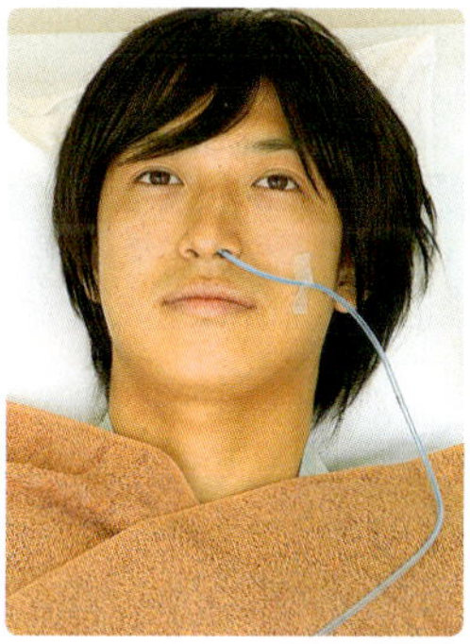

❾胃チューブを目印のところまで挿入したら、チューブを仮どめして口腔内の胃チューブの状態を最終確認し、胃チューブにカテーテルチップ注射器を接続する。

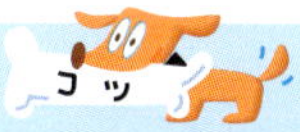

●このとき胃チューブを仮どめしてもよいでしょう。

●胃チューブを目印のところまで挿入したら、患者さんの口を開け、胃チューブがまっすぐに入っているか確認しましょう。このとき、胃チューブが口腔内でとぐろを巻いてしまっている場合は、ゆっくり胃チューブを抜き、再度挿入しましょう。

指導者に聞かれる根拠はココ！

挿入する胃チューブの長さを、鼻の先端～耳朶～剣状突起までの長さにするのはなぜ？

鼻の先端～耳朶～剣状突起の長さは、鼻腔から胃までの長さにほぼ等しいことがわかっているからです。胃チューブ挿入の長さは、成人では45～55cmですが、体格によっても個人差があります。

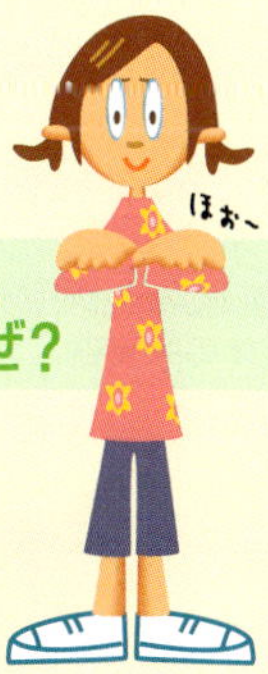

胃チューブが後咽頭に入ったら、唾液を嚥下するよう促すのはなぜ？

嚥下によって唾液を胃へ送り込む動きをうまく利用することで、チューブをスムーズに胃まで挿入しやすくなると同時に、患者さんにとっても無理が少なく、苦痛も軽減できるからです。

5 胃チューブが確実に胃内に挿入されているか確認する

胃液を吸引して確認する方法

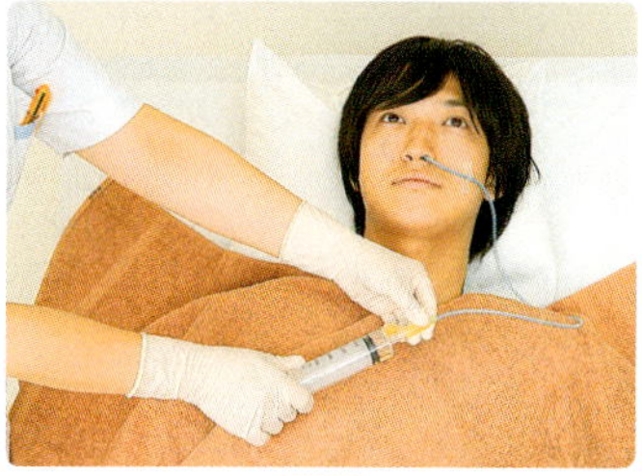

❶カテーテルチップ注射器で胃液を吸引する。

※胃チューブ挿入後の位置確認はX線撮影にて行うが、困難な場合は複数の方法を組み合わせる。

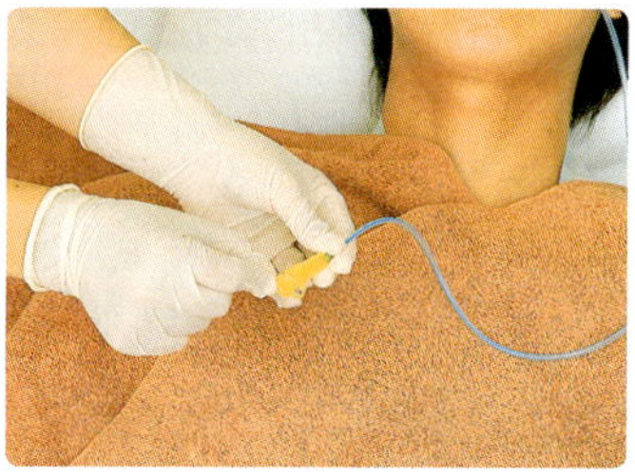

❷胃液が吸引されていたら、カテーテルチップ注射器をはずして胃チューブにフタをする。

気泡音で確認する方法

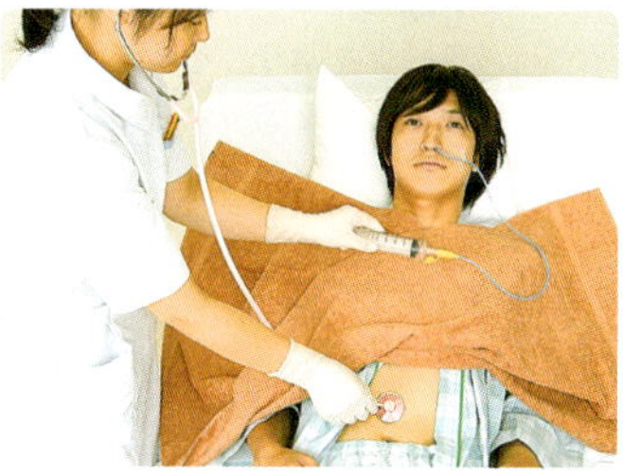

❶カテーテルチップ注射器に10mL程度の空気を入れて胃チューブに接続し、聴診器を胃部に当て、注射器内の空気を送気し、空気の入る気《き》泡《ほう》音《おん》を確認する。

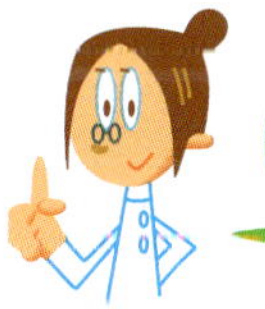

胃チューブが正しく挿入されているか必ず確認しましょう。

6 胃チューブを固定する

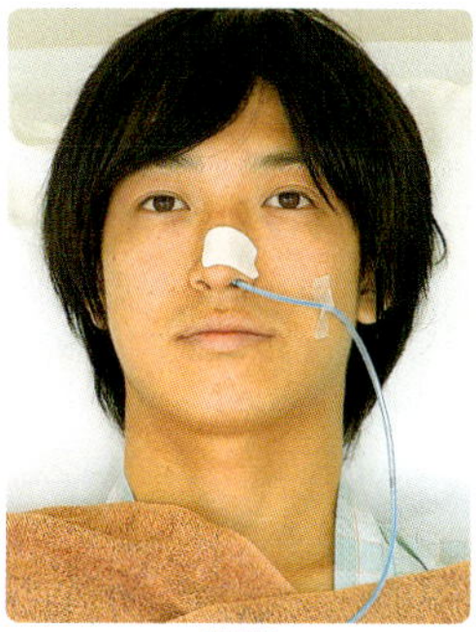

❶四角のテープを鼻に貼る（固定用テープの台紙となる）。

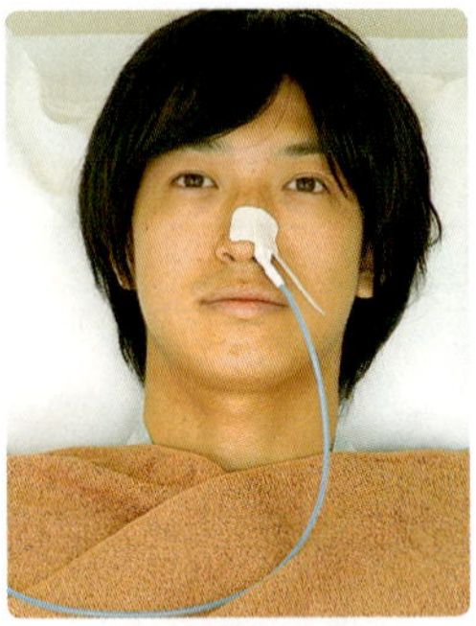

❷テープの裏紙の切り込みの入っていない部分のみをはがし、台紙用テープに重ねて貼る。さらに、テープの切り込みの片側の裏紙をはがし、胃チューブにきっちり巻きつける。

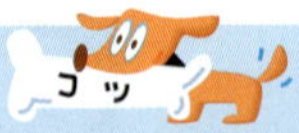

コツ

●はがした裏紙は切り取ってしまうと扱いやすくなります。

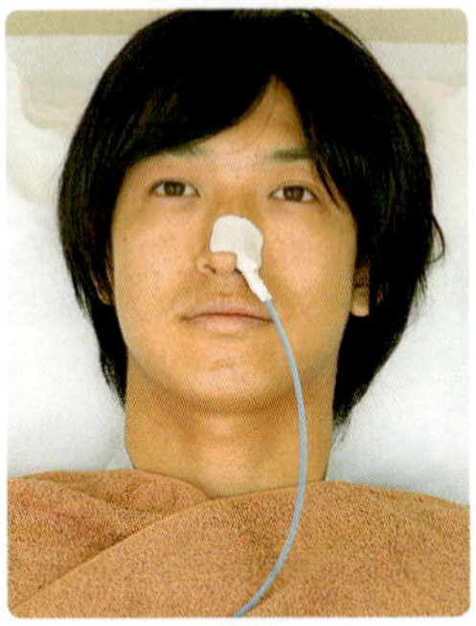

❸もう片方の切り込み部分も同様に巻く。

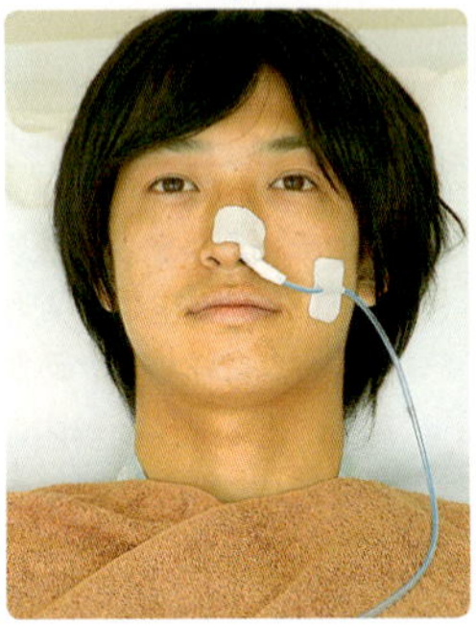

❹鼻孔が胃チューブにより圧迫されないように適度なゆとりをもたせて、頬部《きょうぶ》にもテープ固定する(はじめに台紙用テープを貼り、それに重ねてチューブを固定する)。

7 胃チューブの先端をまとめる

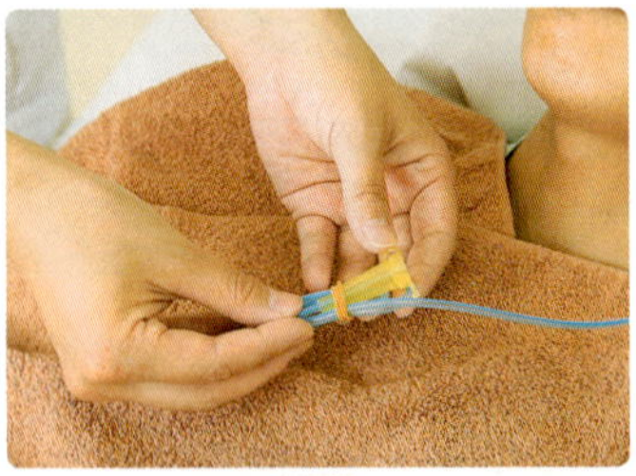

❶胃チューブの先端のキャップを締めて、カテーテルを折り曲げてから輪ゴムで束《たば》ねる。

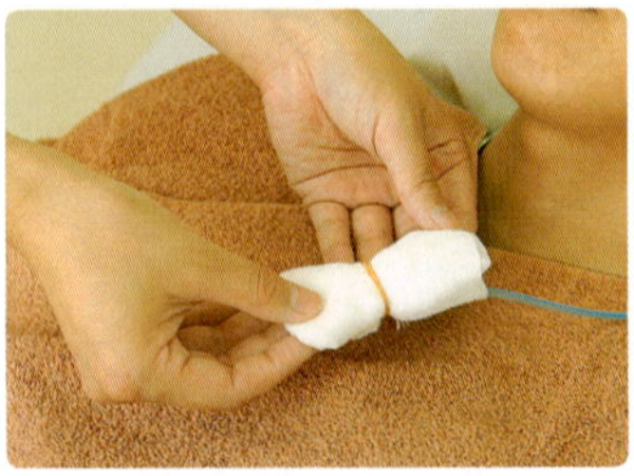

❷胃チューブの先端をガーゼで包み、輪ゴムで留める。バスタオルをはずし、寝衣を整える。

8 胃チューブを寝衣に固定する

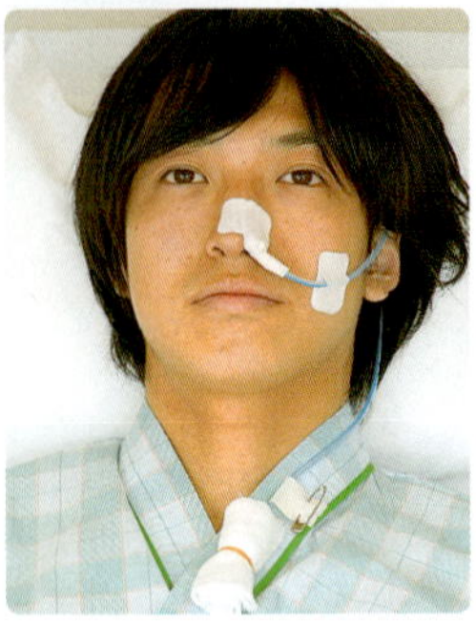

❶襟元付近の部位のチューブをはさみ込むように、テープを貼る。胃チューブの位置を確認し、テープと寝衣を安全ピンで留める。

栄養剤の注入(経鼻)

1 必要物品の準備

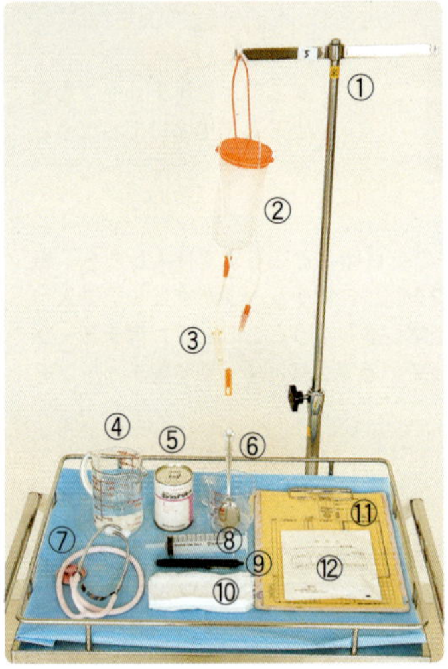

①
②
③
④
⑤
⑥
⑦
⑧
⑨
⑩
⑪
⑫

①点滴架台《かだい》
②イルリガートル
③栄養ライン
④微温湯
⑤栄養剤
⑥スプーン、容器
⑦聴診器
⑧カテーテルチップ注射器
⑨ペンライト
⑩ガーゼ
⑪処方箋《しょほうせん》
⑫薬剤
その他、秒針のついた時計

栄養剤の種類

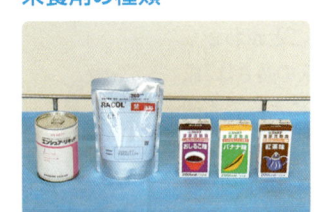

液体の栄養剤

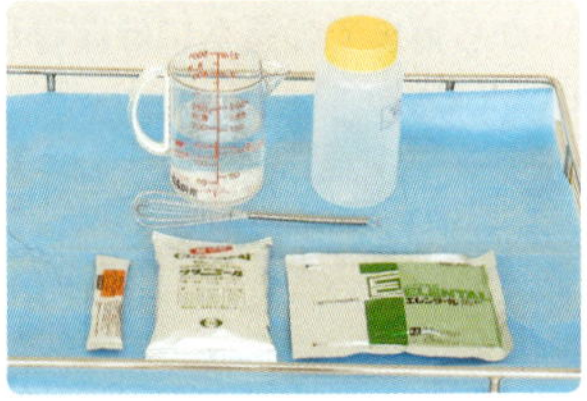

粉末状の栄養剤(要溶解)

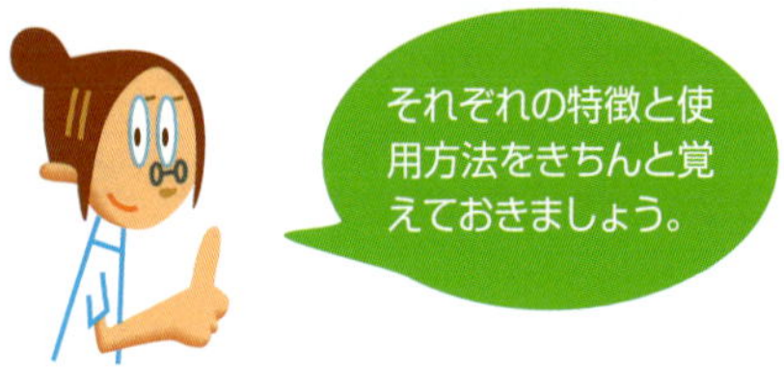

それぞれの特徴と使用方法をきちんと覚えておきましょう。

2 患者さんを確認する

栄養剤が食事として出されている場合

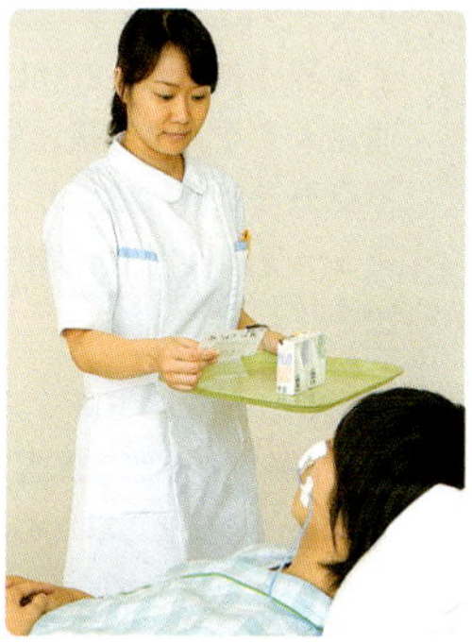

食札《しょくさつ》の氏名・食事名と患者さんを照合する。リストバンドなどを付けていればそれも確認する。

栄養剤が薬剤として処方されている場合

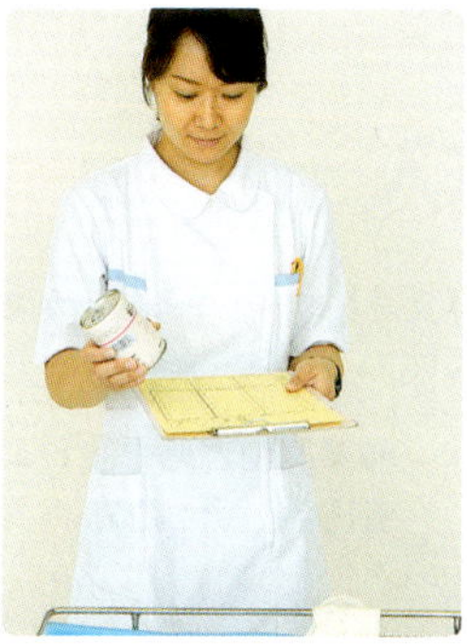

処方箋の氏名・処方内容と患者氏名、栄養剤とを確認する。

●栄養剤が冷所で保存されていた場合は常温にもどします。冷所から取り出してすぐに使用する場合は、お湯につけて常温にもどしましょう。
●栄養剤が粉末の場合は指示量の微《び》温《おん》湯《とう》で溶解《ようかい》しましょう。

3 栄養剤を準備する

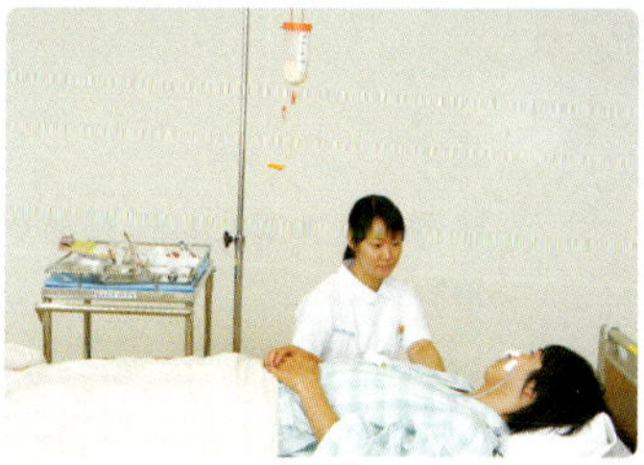

❶患者さんに栄養剤を注入することを説明する。

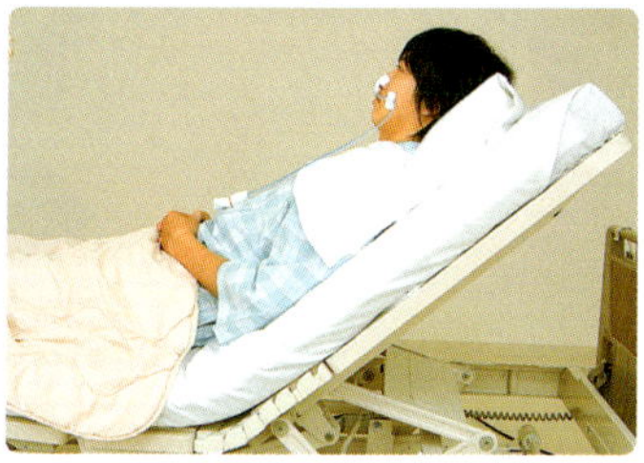

❷患者さんの上半身を30～45°挙上させた姿勢にする。

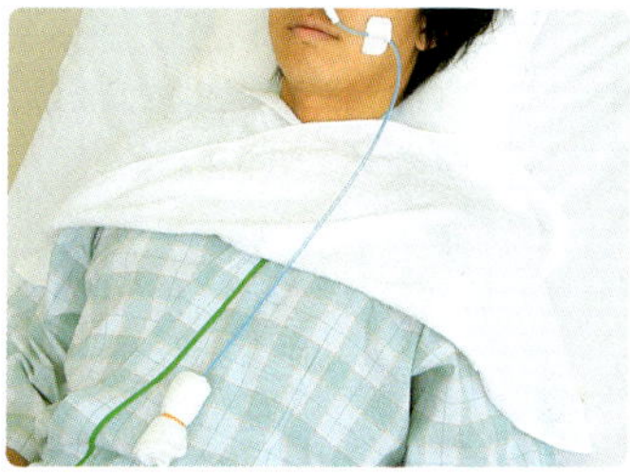

❸患者さんの襟元をタオルで覆う。

処置室で行うこと

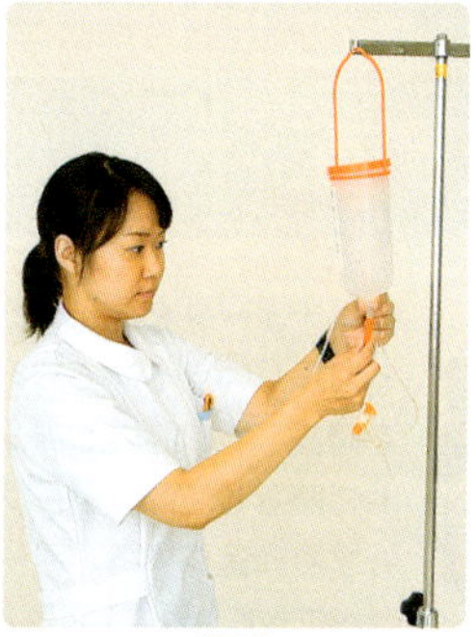

❶イルリガートルと栄養ラインを接続する。

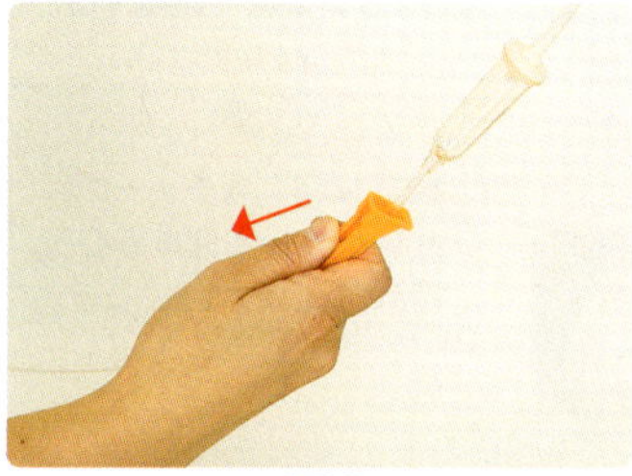

❷イルリガートルのクレンメを閉じる。

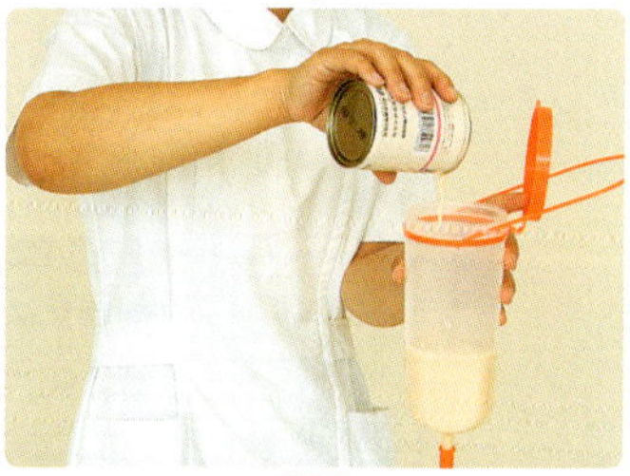

❸イルリガートルに栄養剤を入れ、スタンドにかける。

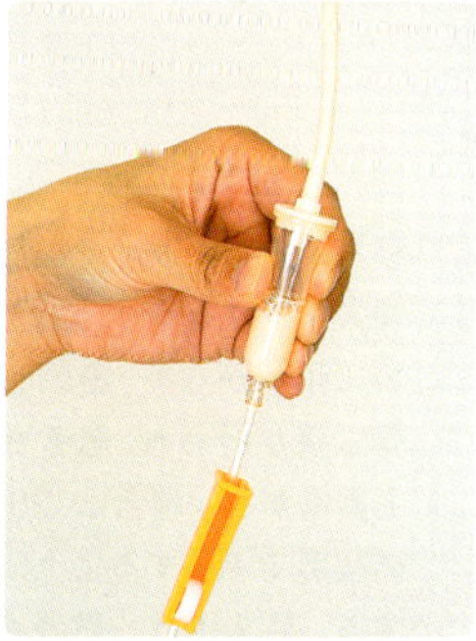

❹点滴筒を軽くつまんで放し、点滴筒の1/2程度まで栄養剤を溜《た》める。

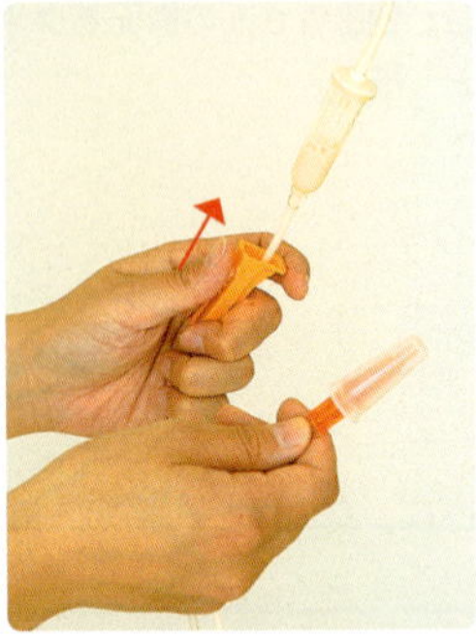

❺クレンメを開放し、チューブの先端まで栄養剤を満たし、クレンメを閉じる。

4 栄養剤を注入する

胃液で確認する場合

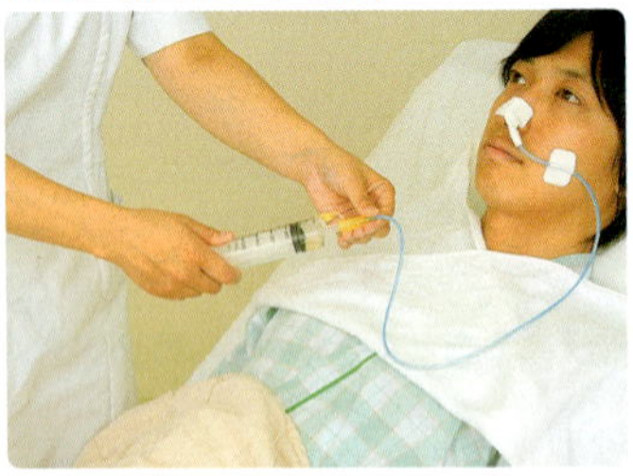

気泡音で確認する場合

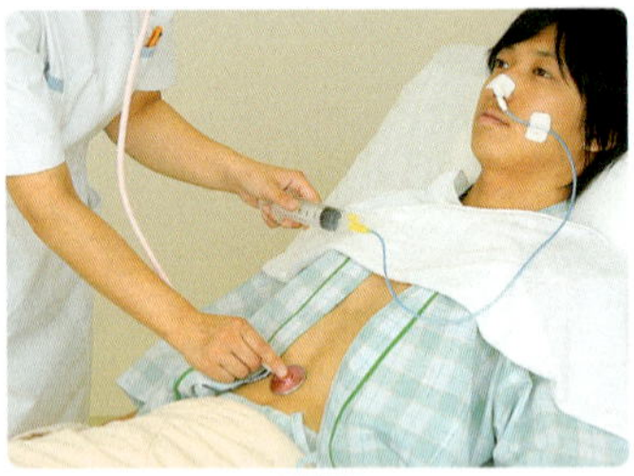

❶胃チューブを根元までたどって正しいラインであることを確認し、口腔内をペンライトで照らし、胃チューブがまっすぐか確認する。胃チューブが正しく入っていることを胃液および気泡音で確認する。

●布団の下に胃チューブがあるときは、布団をめくってラインを確認しましょう。

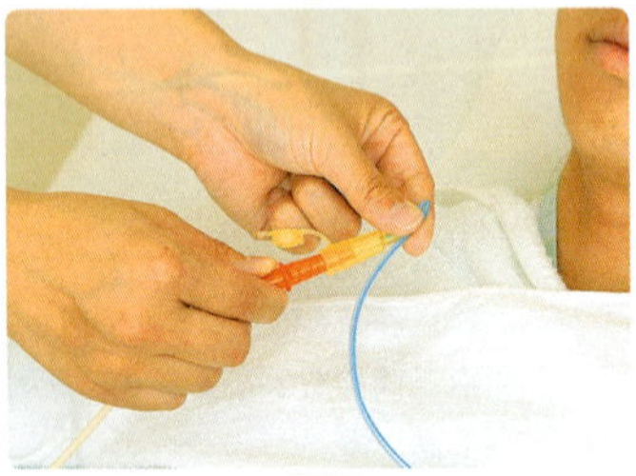

❷胃チューブに接続していたカテーテルチップ注射器をはずし、栄養ラインと胃チューブを接続する。

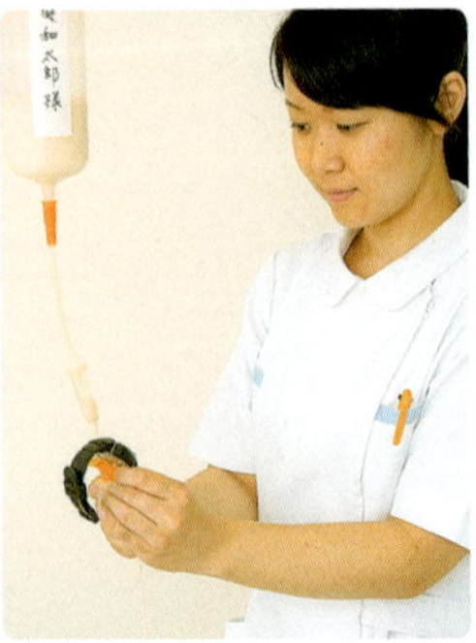

❸指示された速度で栄養剤の注入がされるよう、調整する。特に指示がなく、継続的に経管栄養が行われ、患者さんにも異常がない場合は、200mL/時程度で滴《てき》下《か》するように調整する。注入中は、患者さんに変化がないか、観察する。

5 微温湯の注入 ※薬剤の注入は微温湯を注入する前に行う。

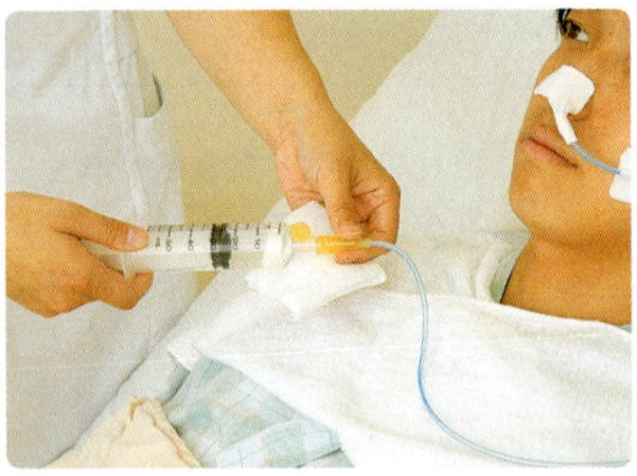

❶カテーテルチップ注射器に微温湯20mLを吸い上げる。胃チューブにカテーテルチップ注射器を接続し、20mLを急速注入する。その後、注射器で空気を20mL注入して、胃チューブ内の水分を胃内に排出させる。

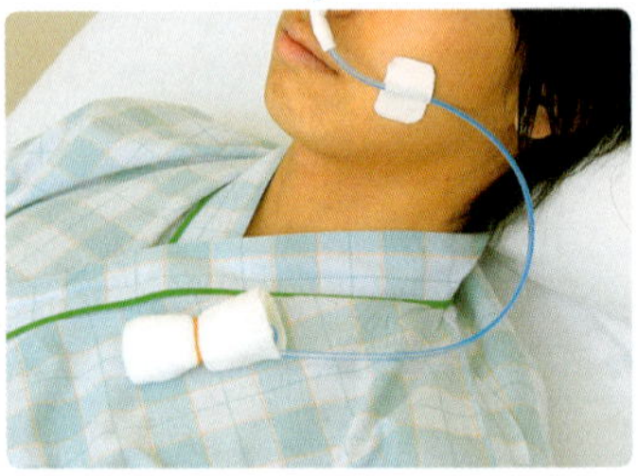

❷胃チューブのキャップを締め、先端をガーゼで保護する。胃食道逆流防止のため30〜60分間は上体を挙上した体位を保持する。

経管栄養での薬液注入

●経管栄養で薬剤を注入する場合で「食後」に内服する指示がある場合は、栄養剤注入後、微温湯注入前に行う。

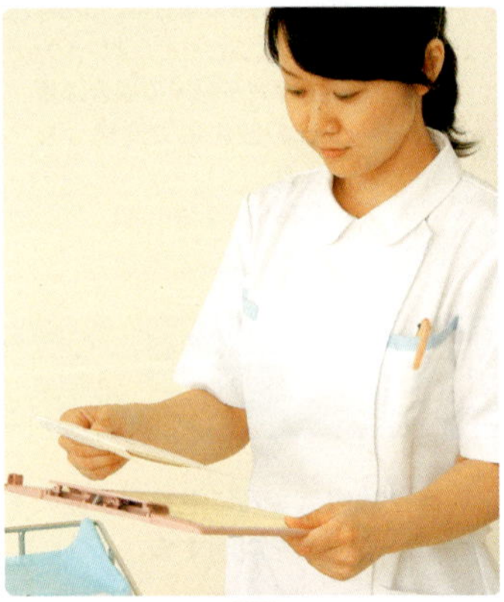

❶薬薬剤と処方箋および患者氏名を照合する。

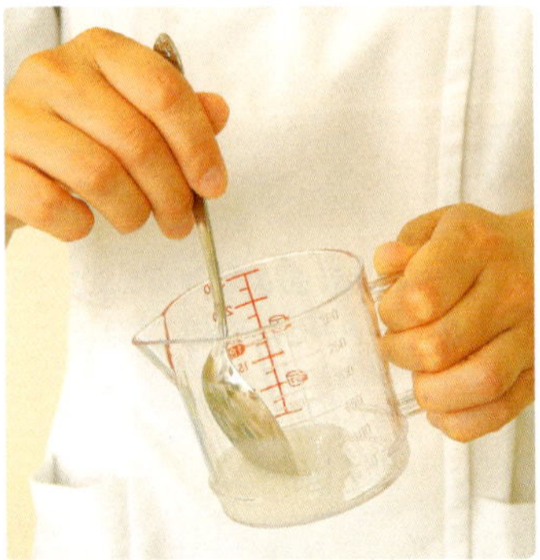

❷薬剤を水または微温湯で溶解する。

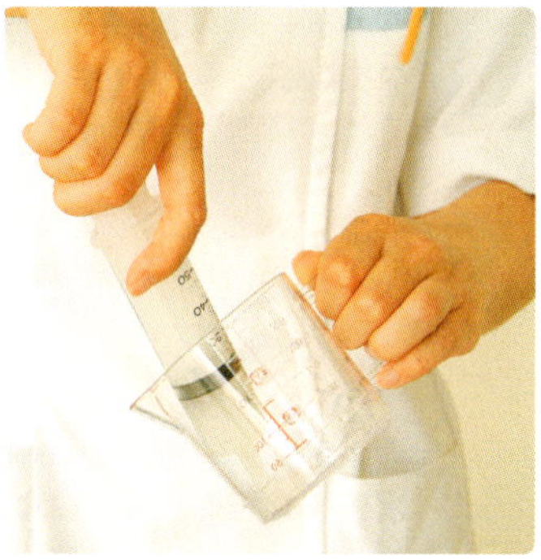

❸溶解した薬液を注射器で吸い上げる。

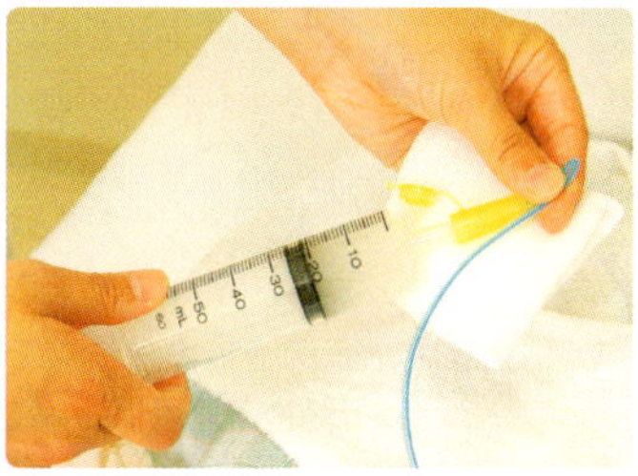

❹栄養チューブに注射器を接続し、薬液を注入する。

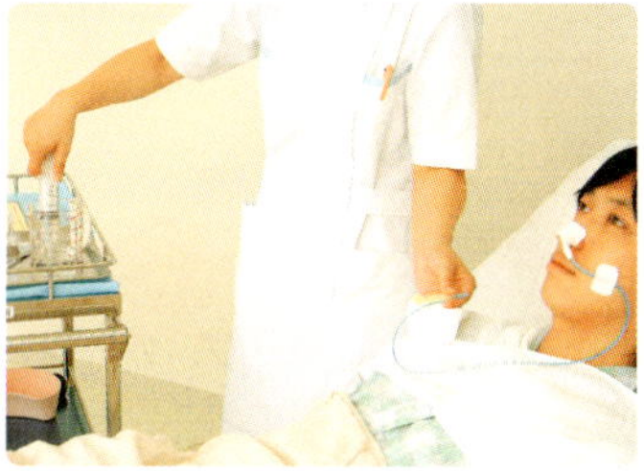

❺薬液を注入し終わったら、水または微温湯20～30mLを注射器に吸い上げて、栄養チューブ内を洗い流すように急速注入する。

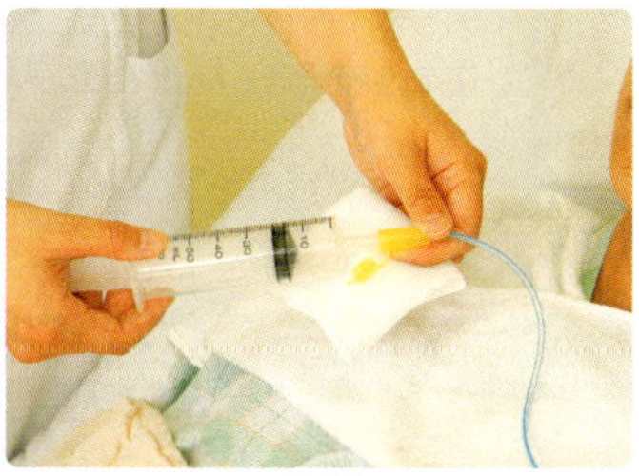

❻さらに空気20mL程度を注射器で注入し、栄養チューブ内に残っている水分を胃に押し流すようにする。

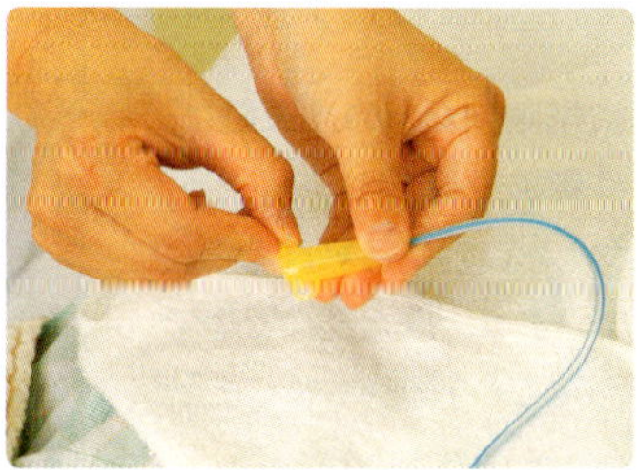

❼栄養チューブのふたを閉める。

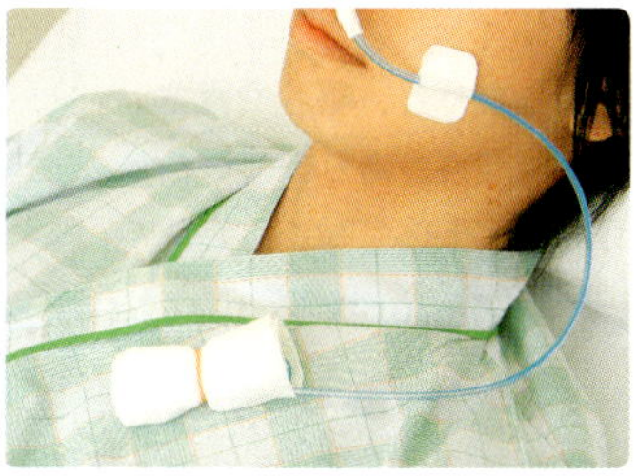

❽チューブ先端をガーゼで保護する。

胃《い》瘻《ろう》からの栄養剤の注入

●経管栄養法には胃チューブを用いた方法以外にも、さまざま方法がある。ここでは、腹壁の皮膚と胃を結ぶ瘻孔（胃瘻）をつくり、そこから栄養剤を注入する方法をあげる。

注意！

●胃瘻には大きく分けて、見える部分（腹部の皮膚側）がボタンタイプのものとカテーテルタイプのものがあり、胃側からみるとバルーン型のものと固いシリコン状（バンパー型）のものとがある。

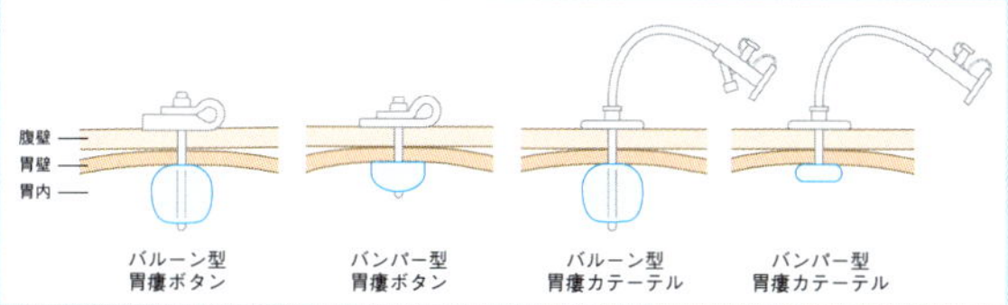
腹壁
胃壁
胃内
バルーン型
胃瘻ボタン
バンパー型
胃瘻ボタン
バルーン型
胃瘻カテーテル
バンパー型
胃瘻カテーテル

胃瘻ボタンの場合

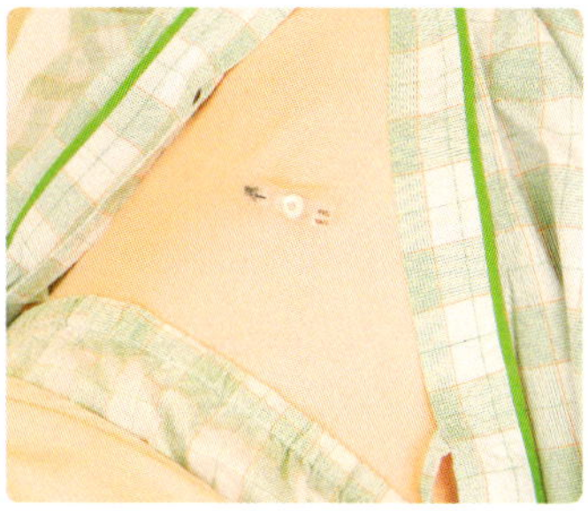

❶これから食事を始めることを患者さんに伝え、周囲に汚染しない程度に胃瘻部を露出する。タオルケットなどを用いて不必要な露出は避ける。

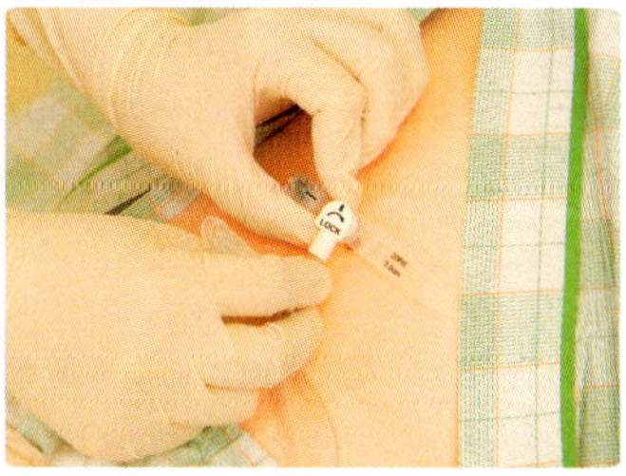

❷胃瘻挿入部の状態や外観上の不具合がないことを確認してボタンのキャップをあけ、フィーディングチューブを接続する。チューブは、まっすぐに差込み、奥まで挿入したら、チューブの接続部を180°回転させて、ロックをかける。

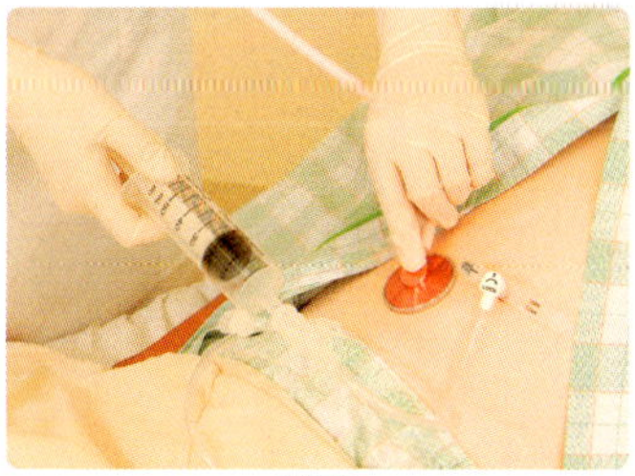

❸胃瘻が胃内に留置されていることを確認する。確認方法は、注射器で空気を送気して胃部の気泡音を聴取するか、胃液を吸引する。

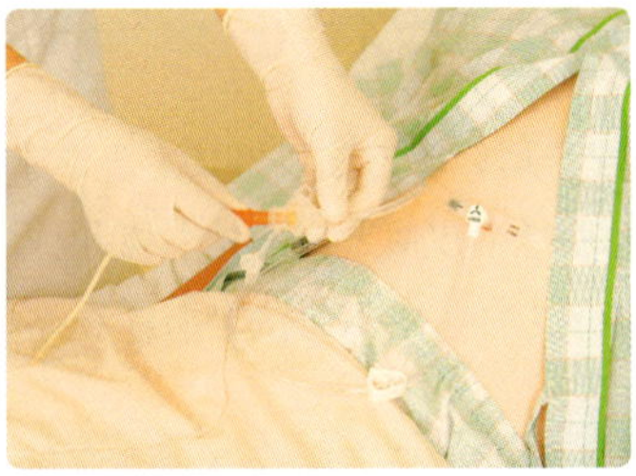

❹フィーディングチューブから栄養剤を注入する(経鼻経管栄養と同様に)。

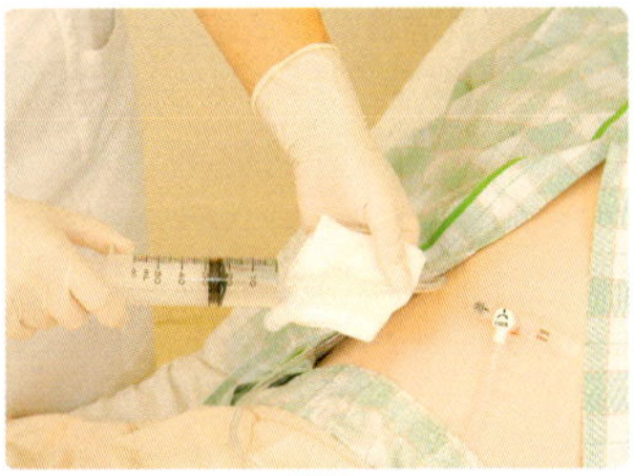

❺栄養剤注入が終了したら、水または微温湯20mLを急速注入する。

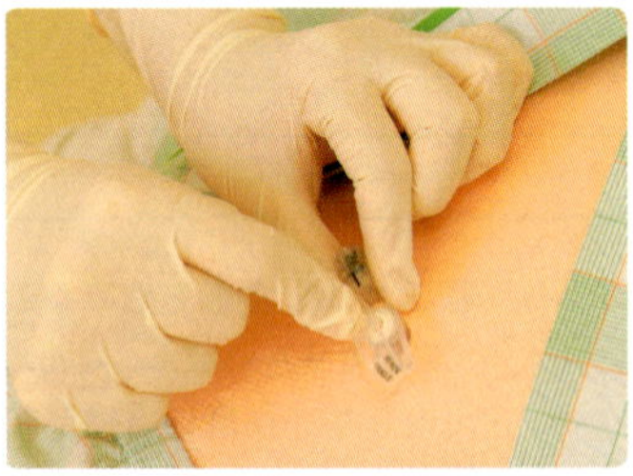

❻フィーディングチューブの接続をはずし、ボタンのキャップをしっかり閉める。

胃瘻カテーテルの場合

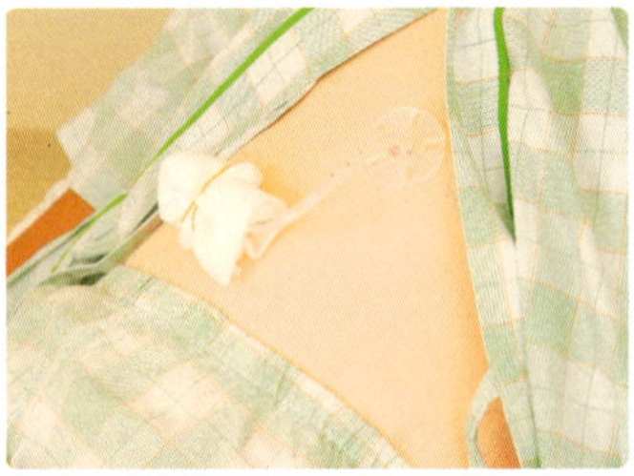

❶これから食事を始めることを患者さんに伝え、周囲に汚染しない程度に胃瘻部を露出する。タオルケットなどを用いて不必要な露出は避ける。

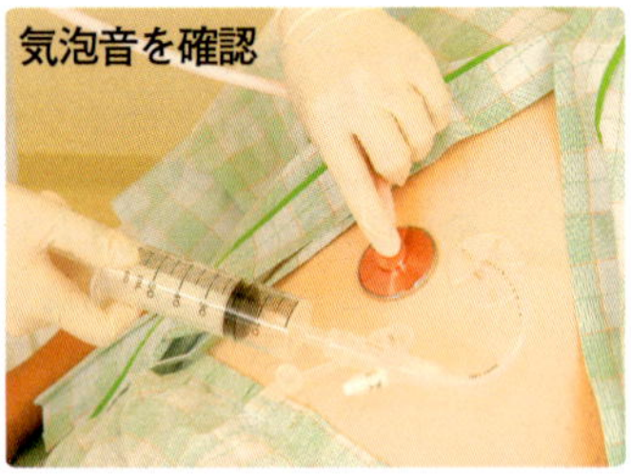

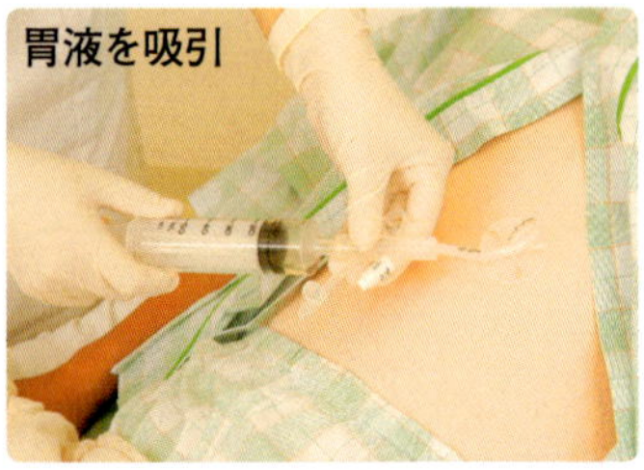

❷胃瘻が胃内に留置されていることを確認する。確認方法は、注射器で空気を送気して胃部の気泡音を聴取するか、胃液を吸引する。

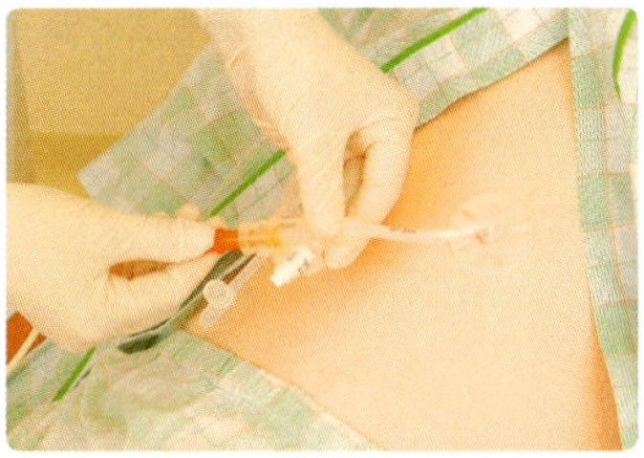

❸カテーテルと栄養チューブを接続し、栄養剤を注入する(経鼻経管栄養と同様に)。

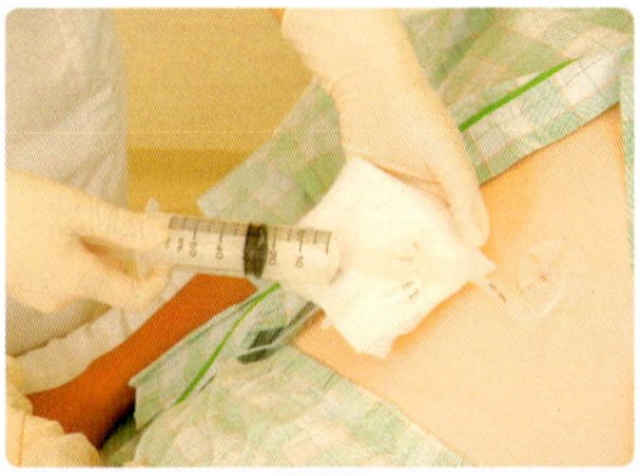

❹栄養剤注入が終了したら、水または微温湯20mLを急速注入する。

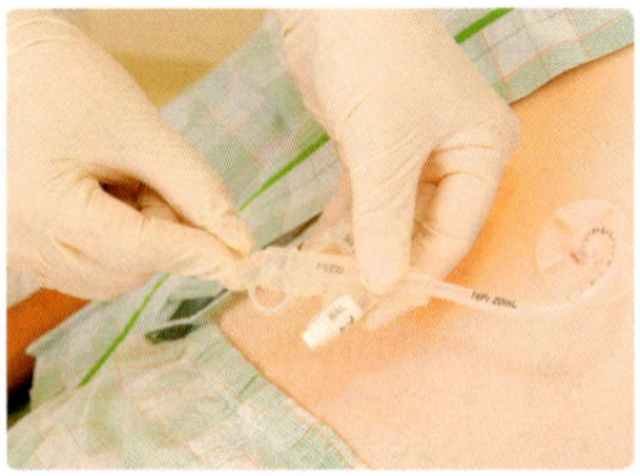

❺カテーテルのキャップをしっかり閉める。

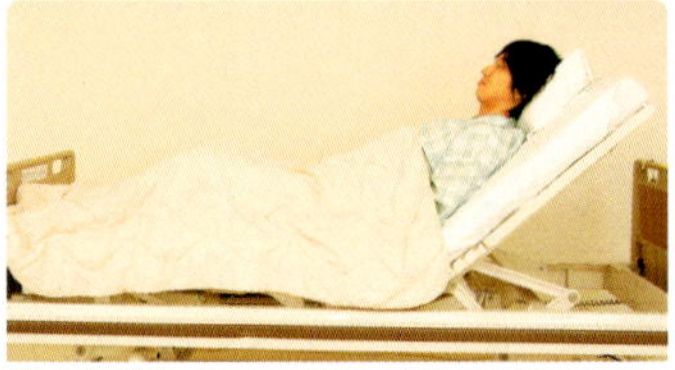

❻ボタンタイプ、カテーテルタイプのいずれの場合でも、栄養剤注入後はベッドを30°程度ベッドを挙上して、逆流性の誤嚥を防止する。

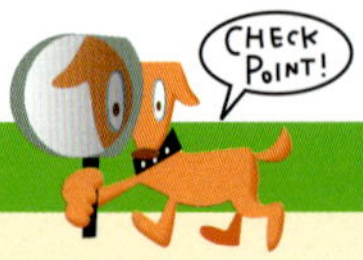

指導者はココを見ている!

栄養剤が確実に胃に入るように注意しているか?

□胃チューブ挿入時や栄養剤などの注入前は、そのつど気泡音または胃液で確認しましょう。また、栄養剤を栄養ライン以外に接続することによる誤注入が起きないよう、挿入部まで手でたどって正しいルートであることを確認しましょう。

経管栄養終了時は30〜60分間は上体を挙上しているか?

□すぐに仰臥位《ぎょうがい》に戻してしまうと、嘔吐《おうと》や胃食道逆流を起こしてしまう可能性があります。こうしたことを防ぐため、必ず上体を挙上した体位を30〜60分間保ちましょう。

指導者はココを見ている!

感染予防に留意し、患者さんに負担をかけず排尿を促す

一時的導尿

東郷美香子

一時的導尿の意義

導尿《どうにょう》は経尿道的《けいにょうどうてき》に膀胱内《ぼうこうない》へカテーテルを挿入して排尿《はいにょう》を促《うなが》す方法で、医師の指示により排尿困難の処置や治療の一環として行われる。

一時的導尿とは、排尿後すぐにカテーテルを抜去する導尿方法である。導尿にはさまざまなメリットがある反面、感染の危険を伴う。特に排尿困難の処置としての導尿は自然排尿を促す援助を十分しても効果のない場合に行うなど、全身状態をよくアセスメントした上で、最終手段として行うことが望ましい。

導尿は、精神的・身体的苦痛を伴う処置である。感染予防の知識と技術、解剖生理の知識、プライバシー保護のための配慮を前提にした、確かな技術を身につけたい。

一時的導尿の目的

●尿閉《にょうへい》に対する処置。

●残尿量の測定。

●検査(無菌尿の採取)。

●手術の前処置。

●手術後の創部《そうぶ》の安静や尿による汚染防止。

●出産時に児の娩出《べんしゅつ》を容易《ようい》にするための処置。

一時的導尿の注意事項

●導尿は無菌的操作が要求される。導尿の手順とともに、無菌操作について事前にマスターしておくことが必要である。

●陰部を露出《ろしゅつ》する羞恥心《しゅうちしん》を強く伴う処置である。必要性や方法などについて十分に説明し、納得を得てから施行する。また、プライバシーの確保に留意する。

●1人で行う場合は、一度患者さんに触れた手は清潔でなくなったものとして取り扱う(片手は不潔、もう一方の手は清潔なものとして操作する)。

●女性陰部の消毒は、肛門側の細菌によって尿道口や腟《ちつ》が汚染されるのを防ぐため、前(腹側)から後ろへ、一拭《ひとふ》きごとに新しい綿球を使用して消毒し、決して拭きもどさない。

●女性の場合、陰唇《いんしん》を開いた手は、消毒が終わってもカテーテルが挿入し終わるまで離さずに、そのまま保持する。

●カテーテル挿入の長さや角度は、男性と女性ではまったく異なる。深く入れすぎる、無理な角度で挿入する、浅い位置で固定するなどにより、膀胱や尿道を傷つけ、患者さんに苦痛を与える。尿道口から膀胱までの長さや、解剖学的な特徴を理解しておく。

●一度、挿入を失敗したカテーテルは不潔なものとして取り扱う。抜去時や抜去後には清潔区域に触れないよう注意する。再挿入する際は、消毒を初めからやり直し、新しいカテーテルを使用して行う。このような場合に備えて、カテーテルは常に2本用意しておく。

1 必要物品の準備

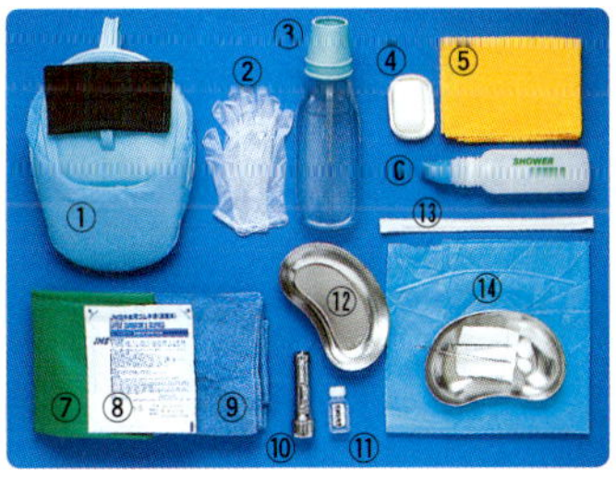

＊印は陰部汚染時の洗浄用として必要時準備する。

①便器・便器カバー＊
②ディスポーザブル手袋1組＊
③尿器
④石りん＊
⑤タオル＊
⑥陰部洗浄用ボトル＊
⑦防水布
⑧滅菌手袋
⑨バスタオル
⑩懐中電灯
⑪滅菌潤滑油《めっきんじゅんかつゆ》
⑫膿盆《のうぼん》(不潔用)
⑬滅菌済み導尿用カテーテル2本
⑭滅菌セット(滅菌布、消毒用綿球、滅菌ガーゼ、滅菌鑷子《めっきんせっし》)

2 手洗い

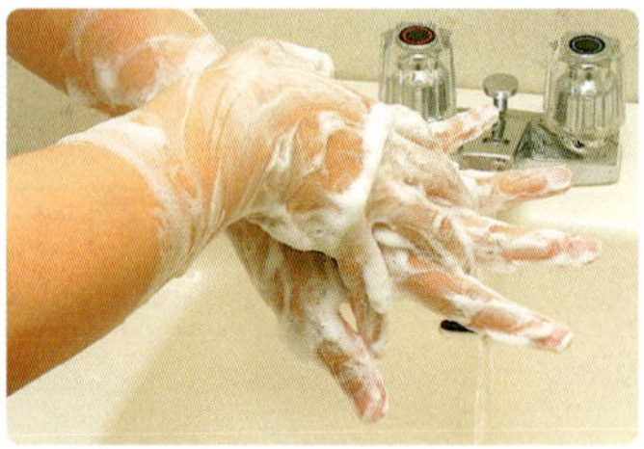

❶石けんを用いて、流水《りゅうすい》のもとで十分に手洗いする。

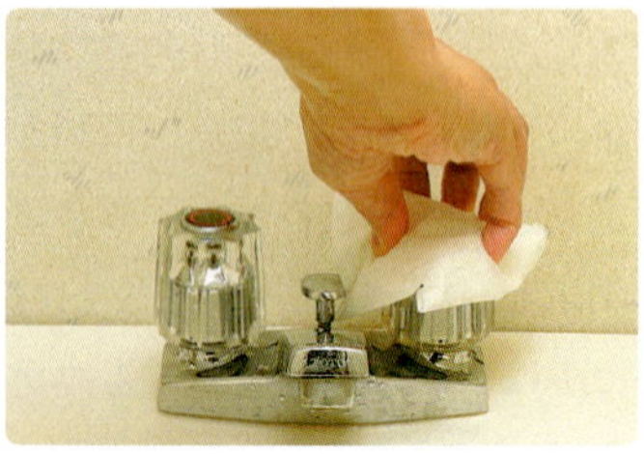

❷蛇口《じゃぐち》はペーパータオルを使って閉める。

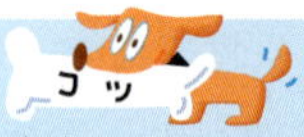
コツ

●手洗いは長時間行えばよいというものではありません。15秒程度で十分です。ただし、適切な方法で行うことが大原則です。
●手洗いの前には爪を短くしておき、時計や指輪もはずしておきましょう。そして水がはねないようにして、手洗いが終わったあとには完全に乾かすことが必要です。

3 患者さんの準備をする

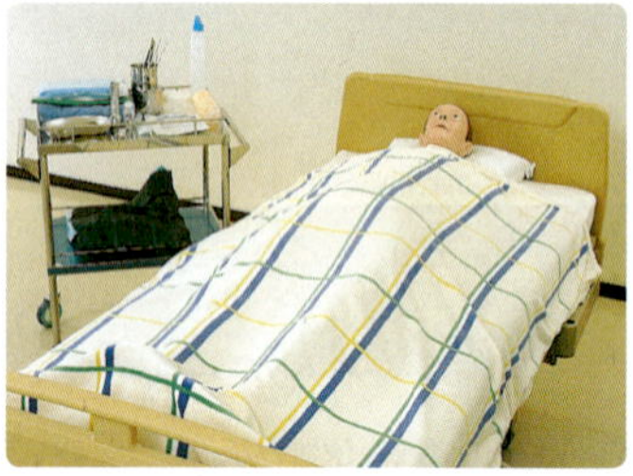

❶患者さんにカテーテル挿入の必要性を説明し、同意を得る。
❷カーテンやスクリーンなどでプライバシーを守る。
❸患者さんの姿勢は、仰《ぎょう》臥《が》位《い》にし、下着を取る。タオルケットやバスタオルなどを用いて不必要な露出を避ける。

指導者に聞かれる根拠はココ！

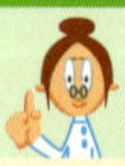

なぜ露出を最小限にしなければならないの？

露出部分が多いと、患者さんの羞恥心が増してしまいます。また、露出が多すぎると寒さのために、尿道周囲の筋組織が収縮し、カテーテルの挿入が困難になるからです。

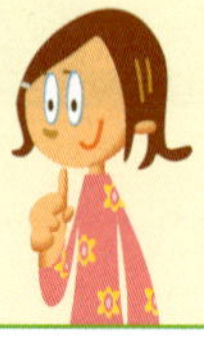

姿勢

女性の場合

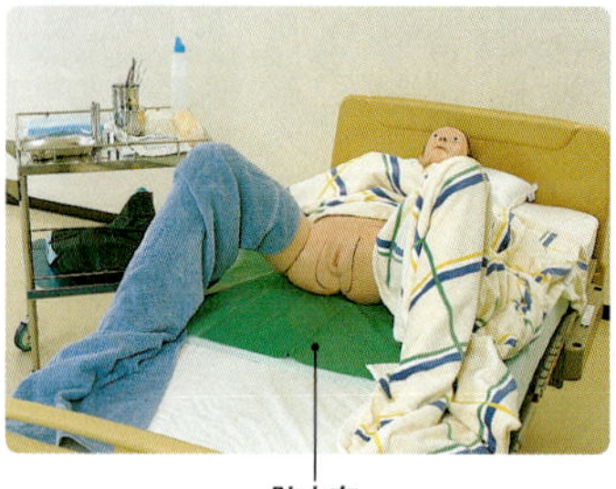

防水布

❶腰の下に防水布を敷く。
❷女性は膝を立てて、足を広く開き、十分に股《こ》間《かん》を露出させる。
❸必要に応じて陰部洗浄を行う。

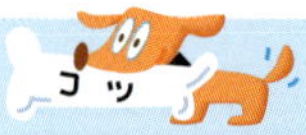
コツ

●膝をしっかり開いた姿勢をとることが成功のコツ！

男性の場合

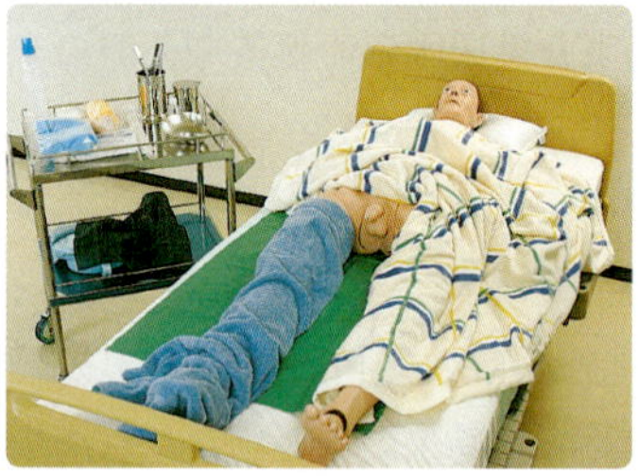

❶腰の下に防水布を敷く。
❷膝は伸《しん》展《てん》させ、足を軽く開く。
❸必要に応じて陰部洗浄を行う。

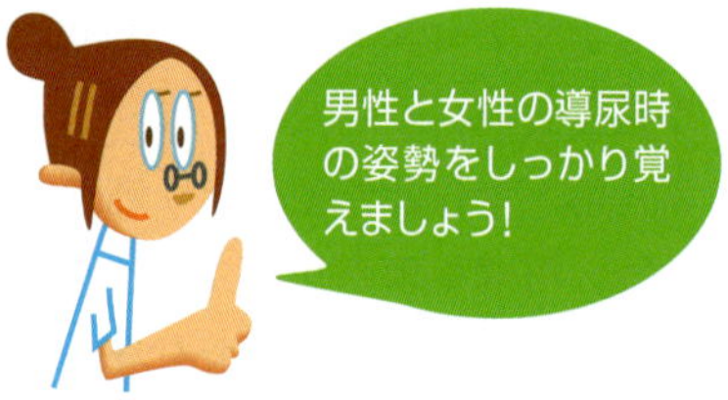
男性と女性の導尿時の姿勢をしっかり覚えましょう！

滅菌セットの配置

女性の場合

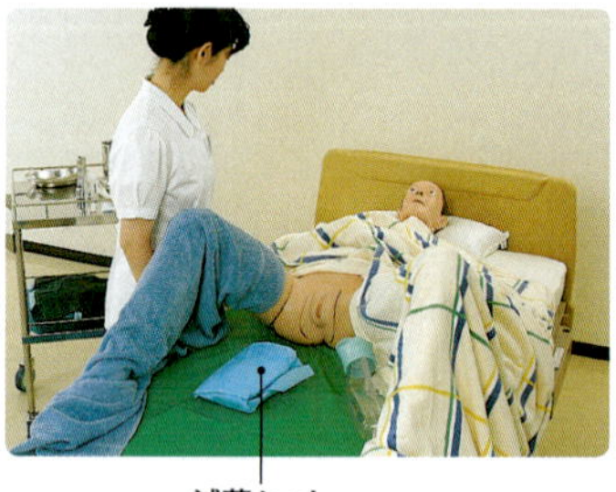

滅菌セット

❶患者さんに滅菌セットを足の間に置くことを説明し、処置中は足の位置を動かさないよう協力を得る。
❷滅菌セット（セットの内容は、消毒用綿球、ガーゼ、鑷子。すべて滅菌済み）と尿器を、患者さんの足の間に配置する。

男性の場合

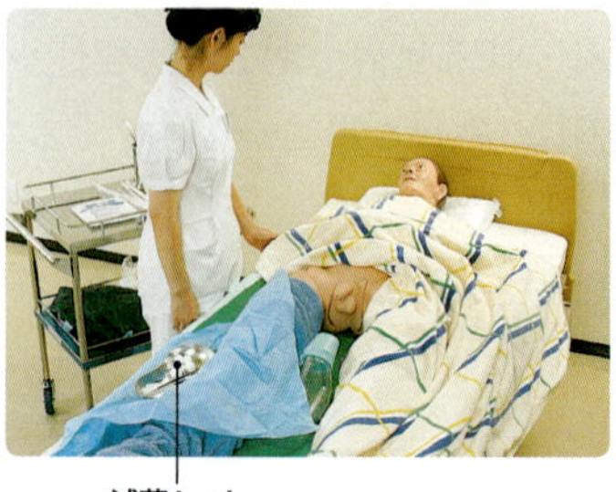

滅菌セット

❶患者さんに滅菌セットと尿器の配置を説明し、処置中は足の位置を動かさないよう協力を得る。
❷滅菌セットは足の脇に、尿器は足の間に配置する。

4 滅菌セットを広げ、滅菌物品を準備する

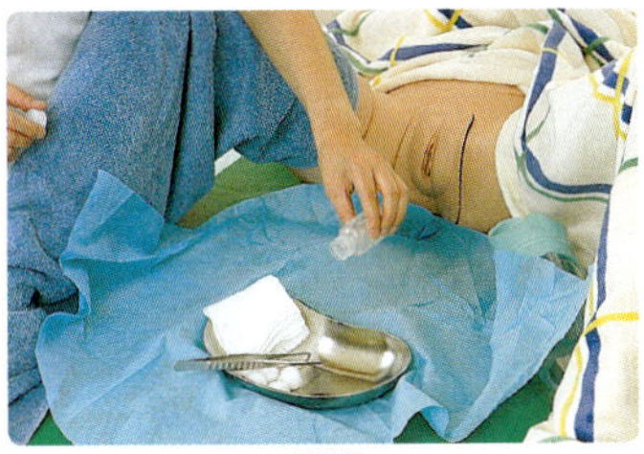

❶滅菌セットを広げる。内側の清潔部分は鑷子を用いて、不潔にならないよう注意しながら広げる。滅菌セットのガーゼまたはトレイに滅菌潤滑油を出す。

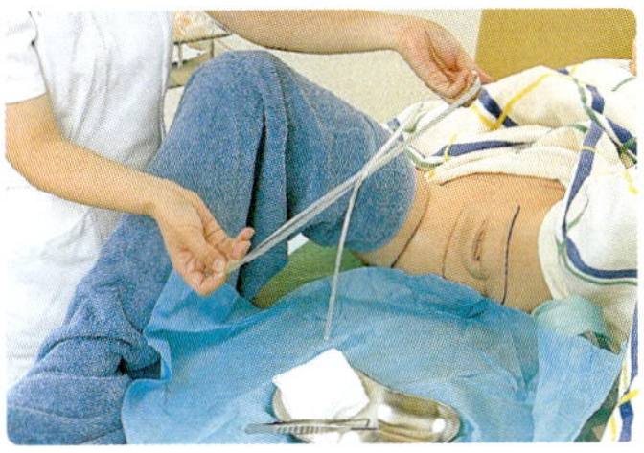

❷袋からカテーテルを出し、滅菌セット内に落とし入れる。カテーテルが不潔部分に触れないよう注意する。

5 滅菌手袋を着用する

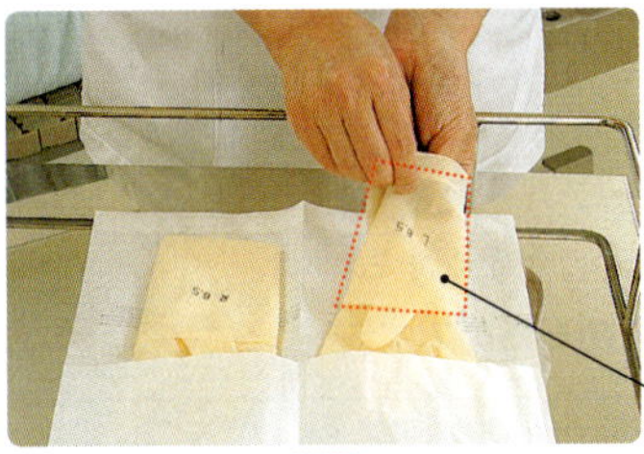

❶滅菌手袋を外袋から取り出す。手袋に触れないように注意しながら平らな場所で滅菌手袋のパックを開く。片手で折り返し部分を持って、反対の手を手袋の中に入れる。

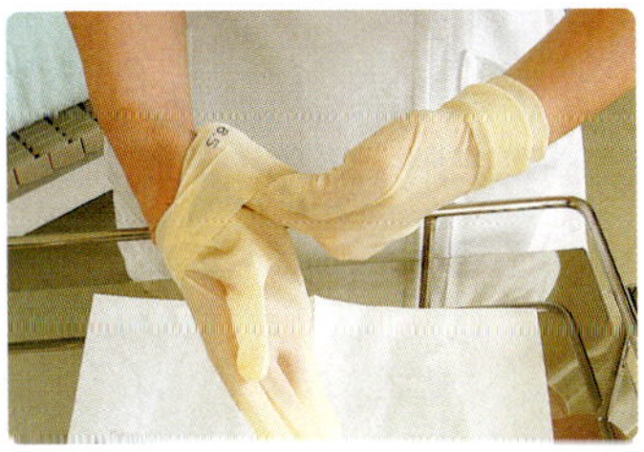

❷手袋をした手を、もう一方の手袋の折り返しの内側(清潔部分)に入れ、手袋を着用する。

6 手指にガーゼを巻く

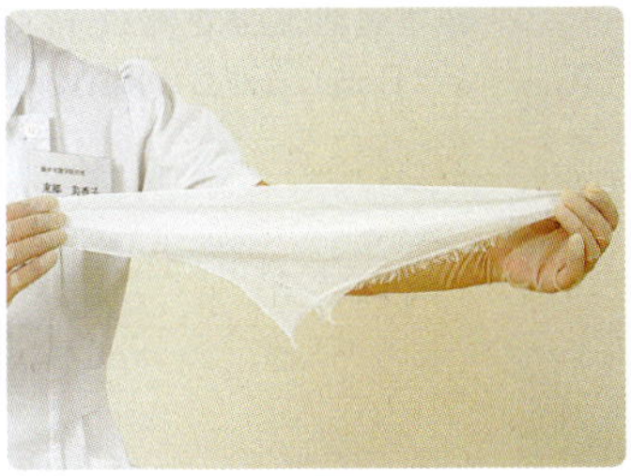

❶ガーゼを広げ対角線上を持ち、ガーゼの一方の端を左手(効き手が右の場合は右手)で握り込む。

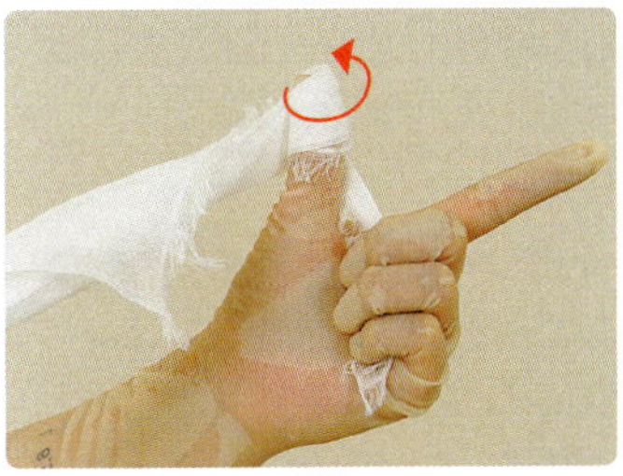

❷左手の母指《ぼし》に1回巻きつける。

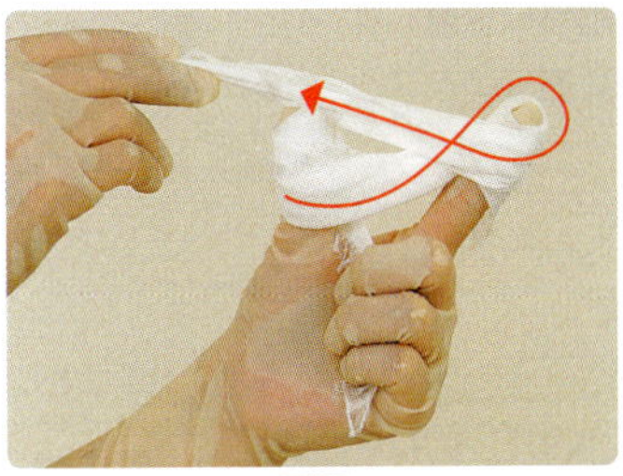

❸陰部消毒の際に十分支持できるように指を開き、「8の字」を描くように、母指と示指にガーゼを巻きつけていく。

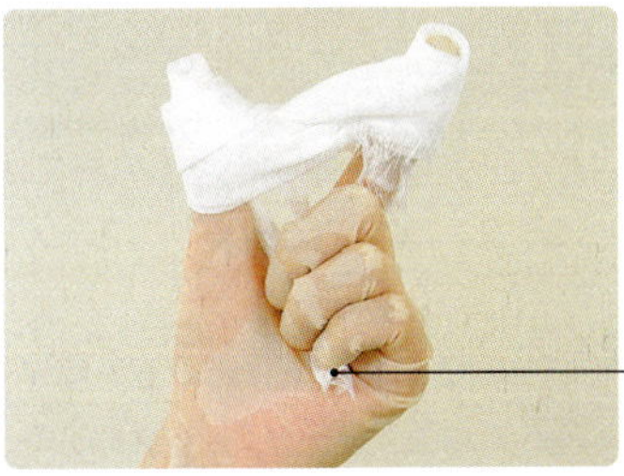

❹残った端を残りの指で握り込む。

7 陰部を消毒する

女性の場合

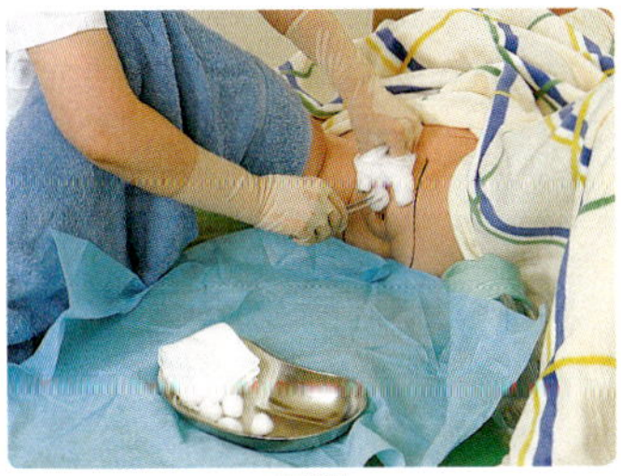

❶ガーゼを巻きつけた指で陰部を開いて保持し、消毒する。消毒は、腹側から肛門側へ、中心から外側へ向かって行い(次ページの図1)、綿球は一拭きごとに新しいものに取り替える。

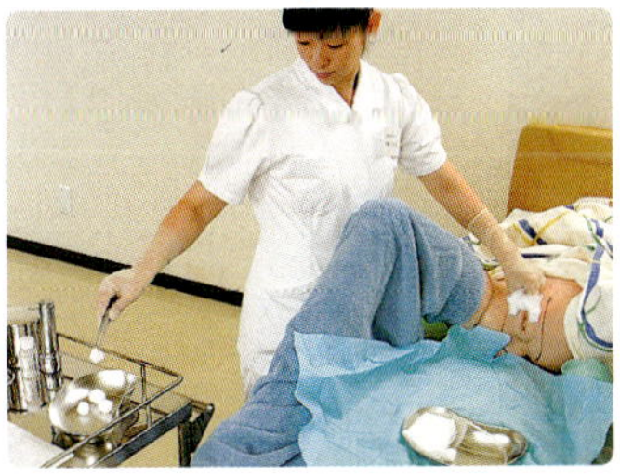

❷綿球は一拭きごとに新しいものに交換するが、その際、陰部を保持する手は決して離してはならない。カテーテル挿入前に手が離れて陰唇が閉じてしまった場合は、消毒しなおす。

1回でも使用した綿球は不潔なもの。一拭きごとに交換しましょう!

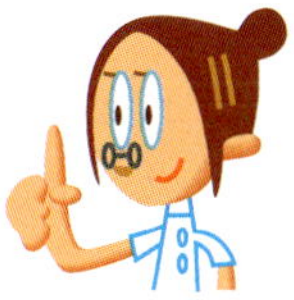

指導者に聞かれる根拠はココ！

なぜ女性にカテーテルを挿入するまで左手は離してはいけないの？

導尿時の感染は、尿道口付近に存在する細菌をカテーテルで中へ押しこんでしまうことが最大の原因です。予防には、尿道口周囲の清潔を保持することが重要です。手を離して陰唇が閉じると、陰唇に付着していた細菌で尿道口が汚染され感染のリスクが高くなってしまいます。

図1 女性の陰部の消毒順序

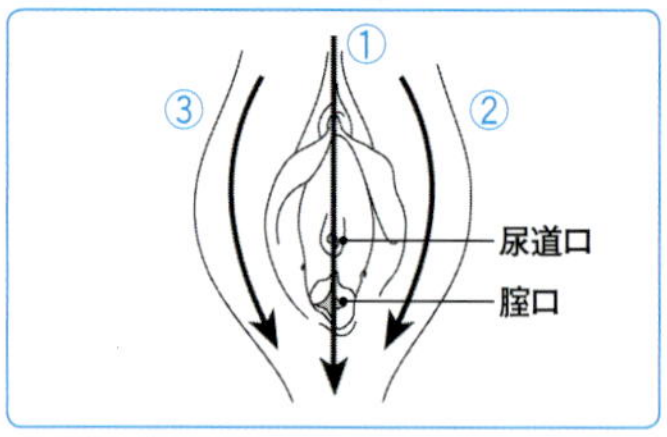

①から③の順に、1回ごとに取り替えて拭く。

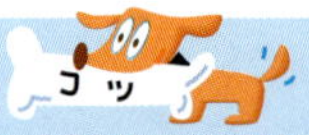

●消毒をしながら尿道口の位置を確認する。

男性の場合

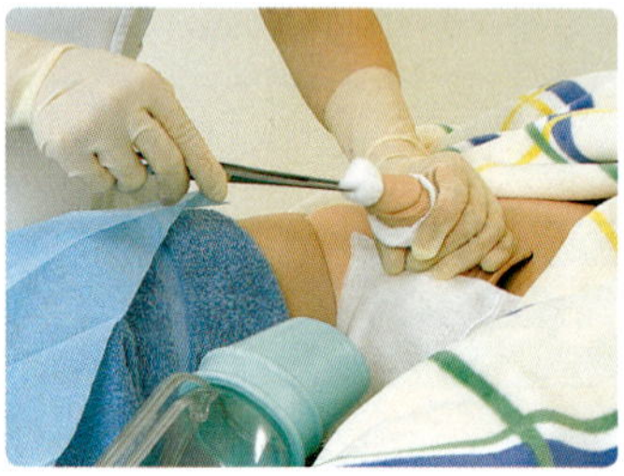

❶陰嚢《いんのう》の上にガーゼを置き、陰茎《いんけい》をガーゼで包み保持する。
❷亀頭部《きとうぶ》を露出させる。
❸尿道口を中心に外側に向かって、らせんを描くように消毒する。

8 カテーテルの挿入

女性の場合

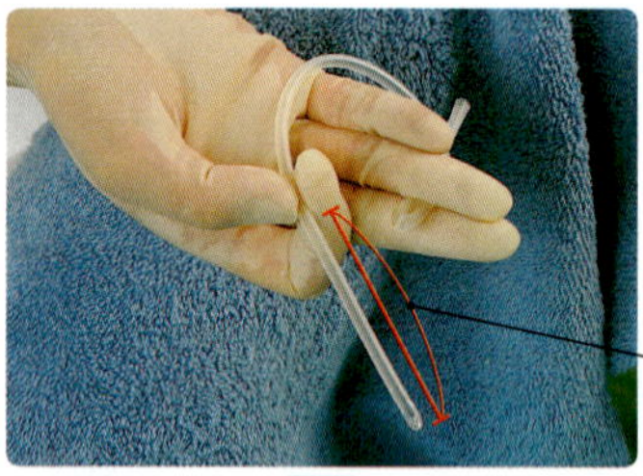

❶カテーテルの先端から約5cmのところをつまむ。挿入後、周囲が尿で汚染されないようカテーテルのもう一方の端を屈曲させて持つとよい。

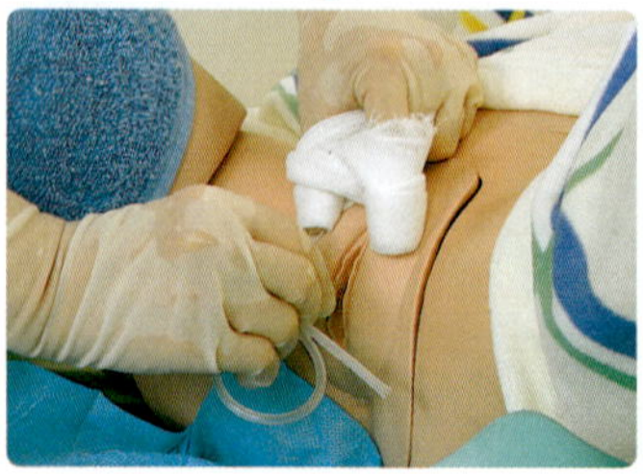

❷カテーテルに潤滑油をつけて、指でつまんでいる部分まで尿道口にまっすぐ挿入する。女性の挿入の長さの目安は4～6cm。

男性の場合

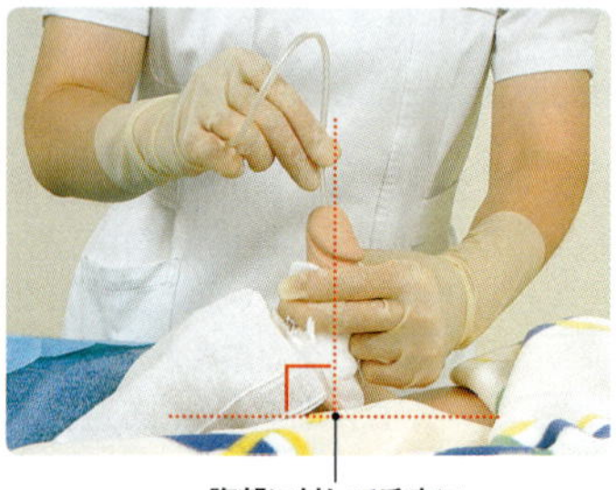

❶陰茎を腹部に対して垂直になるよう保持する。
❷カテーテルに潤滑油を多めにつけ、陰茎をやや上方に引っ張り気味にしながら、カテーテルを挿入する。男性の挿入の長さの目安は15～20cm。

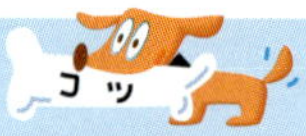

●男性の場合、陰茎はやや上方へ引っ張り気味にするのがコツ！

指導者に聞かれる根拠はココ！

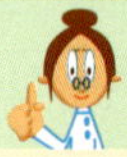

なぜ男性の場合、陰茎を腹部に対して垂直に保持してカテーテルを挿入するの？

解剖学的に尿道が直線になるため、カテーテルが挿入しやすいからです。そうしないと、尿道が曲がっているために、カテーテルがつっかえて尿道を傷つける可能性があります。

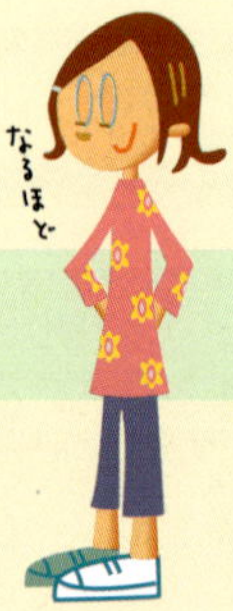

なぜ男性の場合、カテーテルに潤滑油を多めにつけるの？

カテーテル挿入時のカテーテルと尿道粘膜との摩擦《まさつ》を少なくし、挿入しやすくするとともに、尿道粘膜の損傷《そんしょう》を防ぐためです。

9 排尿

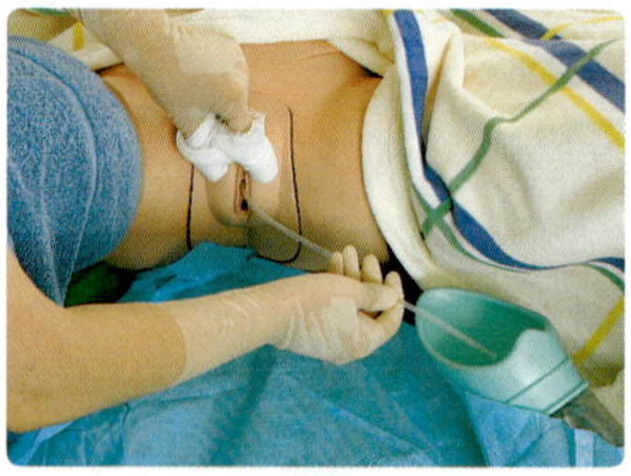

❶挿入できたら尿器にカテーテルのもう一端を入れ、排尿を確認する。

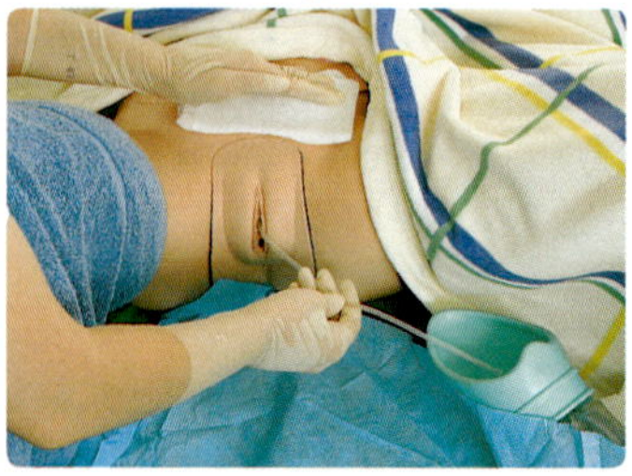

❷下腹部（膀胱上部）を軽く手で圧迫しながら、排尿を促す。

10 カテーテルの抜去

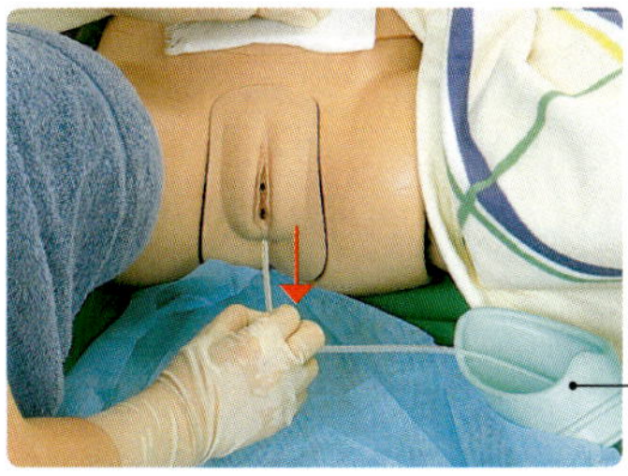

女性の場合

❶排尿が済んだことを確認後、カテーテルをまっすぐ抜去し、不潔用膿盆または一時的に尿器に入れておく。

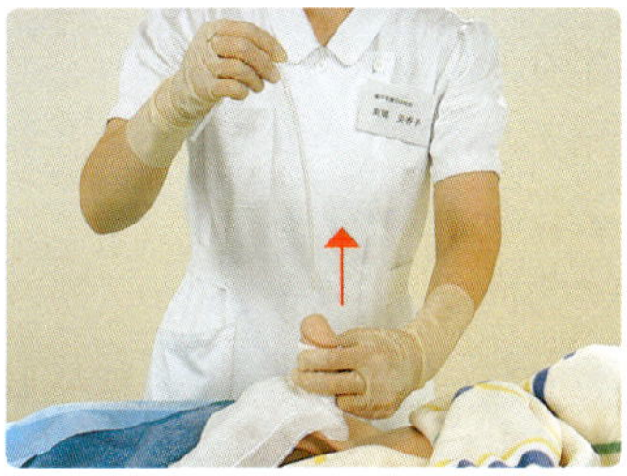

男性の場合

❶カテーテル挿入時と同様に陰茎を腹部に対して垂直に保持し、カテーテルをつまみながら抜去する。

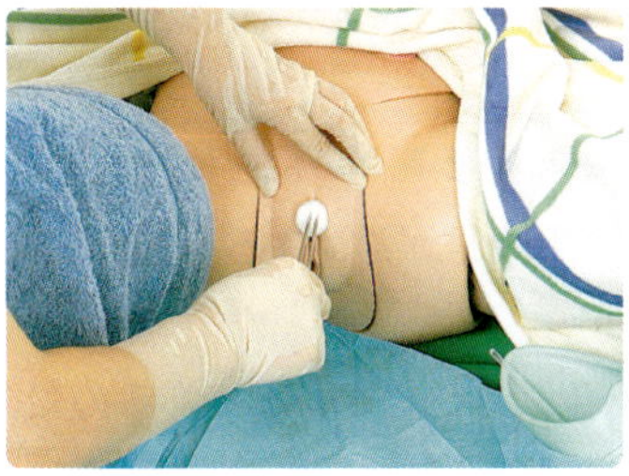

❷陰部についている尿を綿球で拭き取る。

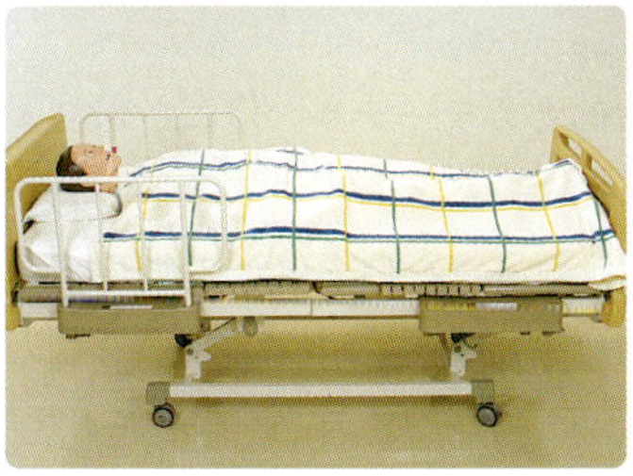

❸ベッド上の物品を片づけ、滅菌手袋をはずす。

❹患者さんの衣類・寝具を整える。

❺使用した物品を、規定された方法で消毒または廃棄する。

「導尿」に必要な知識

[尿道の長さ]

男性：16～20cm(カテーテルを約20cm挿入すると、膀胱に達する)

女性：4～5cm(カテーテルを10cm以上挿入すると、膀胱壁を傷つけてしまう可能性がある)

[尿の性状]

色：淡黄色《たんおうしょく》または黄褐色《おうかっしょく》(尿量によっても異なる)。新鮮尿時は透明がかっているが、時間の経過につれ、白濁《はくだく》

におい：時間が経つとアンモニア臭

量：1,500～2,000mL/日(成人の場合)

尿比重：1.015～1.030

pH：4.8～7.5

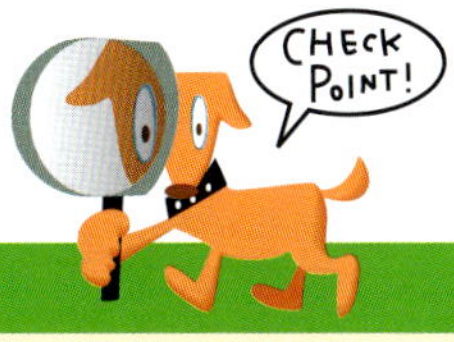

指導者はココを見ている!

カテーテルを腟に入れていないか？(女性の場合)

□女性の尿道口はわかりにくいことも多く、間違えて腟に入れてしまうことがあります。カテーテルの挿入の長さが十分でも、尿が出ないため気づくことが多いので注意しましょう。

□一度腟に入ったカテーテルは汚染された状態なので、再挿入時は新しいカテーテルを使用します。間違ったカテーテルを抜去する際に、周囲を汚染するおそれがあるので取り扱いには十分注意が必要です。同じ失敗を繰り返さないためには、以下の方法があります。

①腟に入ったカテーテルを抜去する前に、尿道口の位置を再確認しておく。

②腟の入り口にガーゼなどを入れ、カテーテルが入らないようにして再挿入する。

③腟に入ったカテーテルを抜去せずに、新しいカテーテルを再挿入し、膀胱への留置《りゅうち》が確認されてから、間違ったカテーテルを抜去する。

十分排尿する前にカテーテルを抜いていないか？(一時的導尿)

□尿が十分出たかどうかは下腹部を軽く圧迫して確認します。圧迫により、膀胱内の尿を十分排出することができます。また、カテーテルの先端が、膀胱壁についていたり尿が貯留していない場所にあったりして、尿流出が滞《とどこお》ることもあるため、カテーテルの位置を少し変える(少しずつ抜く)ことで、最後まで排尿できます。

ガーゼなどは余分に用意しているか？

□必要物品を用意するときにカテーテルや綿球、ガーゼなどは少し余分に用意しておきましょう。無菌操作が必要ですが、うまくいかずに不潔にしてしまうことは誰にでもあります。そのときにあわてずスムーズに次の作業に移るには、準備が整っていることが必要です。

指導者はココを見ている!

感染予防に留意し、患者さんに負担をかけず排尿を促す

持続的導尿

東郷美香子

持続的導尿の意義

導尿は経尿道的に膀胱内《ぼうこうない》へカテーテルを挿入して排尿《はいにょう》を促す方法で、医師の指示により排尿困難の処置や治療の一環として行われる。

持続的導尿とは、排尿後もカテーテルを留置する導尿の方法である。

導尿には、さまざまなメリットがある反面、感染の危険を伴《ともな》う。安易に排尿困難や失禁への対処策として持続的導尿をすることは避けたい。自然排尿を促す援助を十分しても効果のない場合など、患者さんの全身状態をよくアセスメントした上で、最終手段として行うことが望ましい。

導尿は、患者さんにとっては精神的・身体的苦痛を伴う処置である。感染予防の知識と技術、解剖生理の知識、プライバシー保護のための配慮を前提にした、確かな技術を身につけたい。

持続的導尿の目的

●尿閉に対する処置。

●手術中、および手術後の管理。

●創部の安静や尿による汚染防止。

●ターミナルの患者さんなどで、排尿動作に伴う苦痛が強い場合。

持続的導尿の注意事項

●持続的導尿を行う場合は以下の点に注意する。

①カテーテルのバルーンは、挿入前に空気を入れ、きちんと膨《ふく》らみ、漏《も》れがないことを確認する。

②膨らみ方がいびつであったり、空気の漏れがある場合は、新しいカテーテルに交換する。

③カテーテル挿入後、尿流出が見られたら、尿道の途中でバルーンが膨らむことを防ぐため、さらに2～3cm程度挿入してから蒸留水を注入する。

④蒸留水の注入量は、カテーテルに表示された規定量とする。それ以上注入すると、破裂の危険がある。

⑤カテーテルの固定や抜去《ばっきょ》の方向は、男女ともに挿入時の角度が維持できるようにする。特に男性の場合は、注意する。

●カテーテルを留置する場合は、感染予防の目的で以下の点に注意する。

①蓄尿バッグや排尿ルートを膀胱より高い位置に持ち上げない。なぜなら、一度排出された尿が逆流することで、感染の危険が増すためである。

②排尿ルートの開放が最も危険な感染ルートであるので、できる限り接続部は開放しない。どうしても必要な場合は、厳重に消毒を行う。

③陰部洗浄は毎日行い、陰部とカテーテルの清潔を保持する。

●カテーテル留置中のその他の注意を以下に示す。

①カテーテルの固定は、毎日しなおす。その際、テープの糊《のり》をきれいに清拭《せいしき》する。

②カテーテルによって同一部位が圧迫されることによる、粘膜や皮膚《ひふ》の損傷を防止するため、テープを貼りなおす場所は毎日替える。

③体位変換時や移動時には、排尿ルートを伸展しすぎないよう注意する。

④蓄尿バッグ内の尿を廃棄する際には、バッグを身体より持ち上げないよう注意する。バッグの先端が、尿や廃棄用の容器に直接触れないよう注意する。

1 必要物品の準備

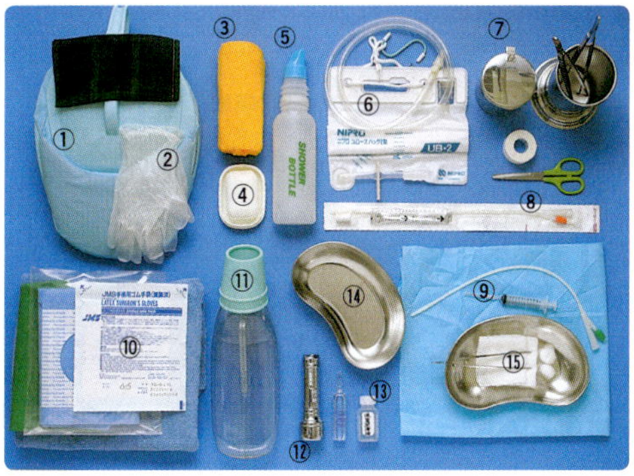
①
②
③
④
⑤
⑥
⑦
⑧
⑨
⑩
⑪
⑫
⑬
⑭
⑮

＊印は陰部汚染時の洗浄用として必要時準備する。

①便器・便器カバー＊
②ディスポーザブル手袋1組＊
③タオル＊
④石けん＊
⑤陰部洗浄用ボトル＊
⑥蓄尿バッグ
⑦固定用テープ、はさみ、必要に応じて消毒用綿球・鑷子《せっし》
⑧滅菌済み導尿用バルーンカテーテル2本
⑨注射針、注射器
⑩滅菌手袋、滅菌布、防水布、バスタオル
⑪尿器
⑫懐中電灯
⑬滅菌潤滑油《めっきんじゅんかつゆ》
⑭膿盆《のうぼん》(不潔用)
⑮滅菌セット(滅菌布、消毒用綿球、滅菌ガーゼ、滅菌鑷子)

2 手洗い

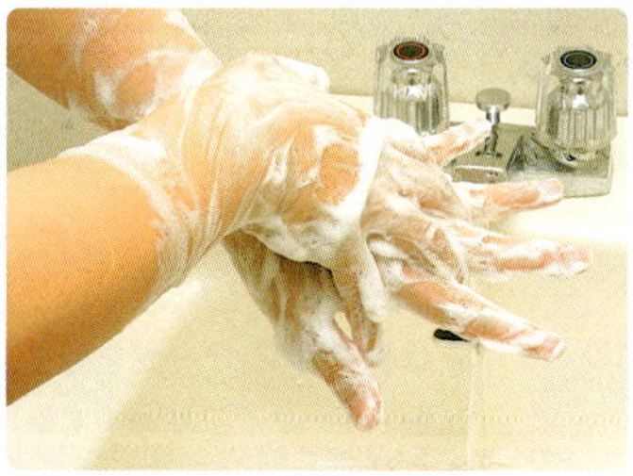

❶石けんを用いて、流水《りゅうすい》のもとで十分に手洗いする。

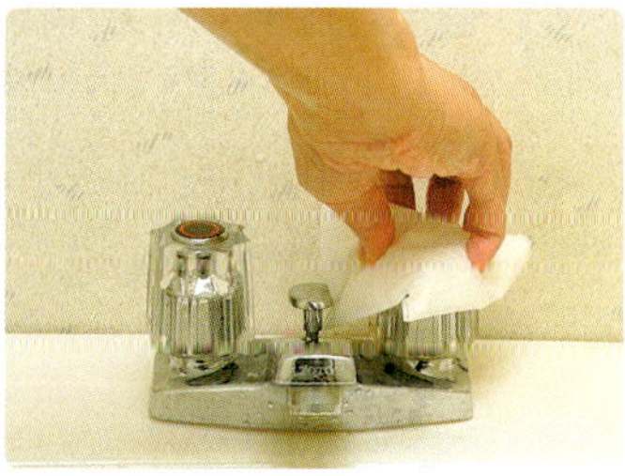

❷蛇口《じゃぐち》はペーパータオルを使って閉める。

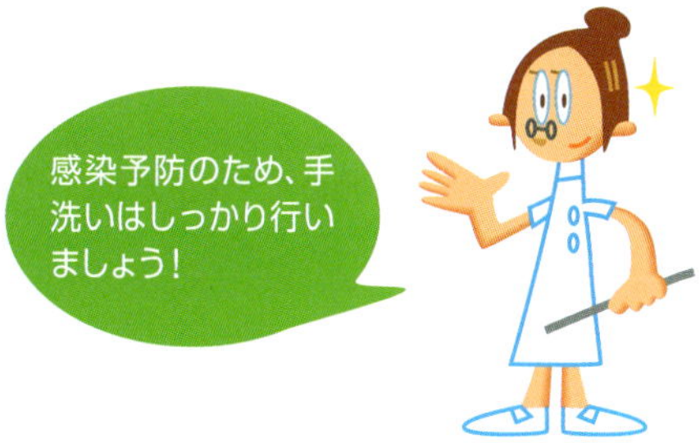
感染予防のため、手洗いはしっかり行いましょう!

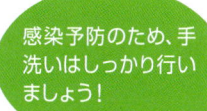

3 患者さんの準備をする

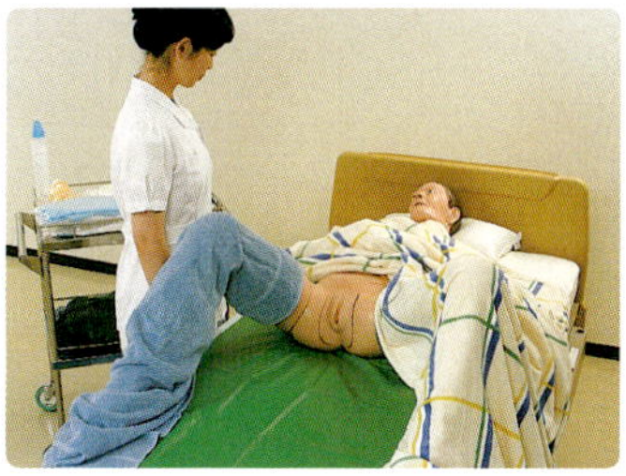

❶患者さんにカテーテル挿入の必要性を説明し、同意を得る。

❷カーテンやスクリーンなどでプライバシーを守る。

❸患者さんの姿勢は、仰臥位《ぎょうがい》にし、下着を取る。タオルケットやバスタオルなどを用いて不必要な露出《ろしゅつ》を避ける。

4 挿入前の準備

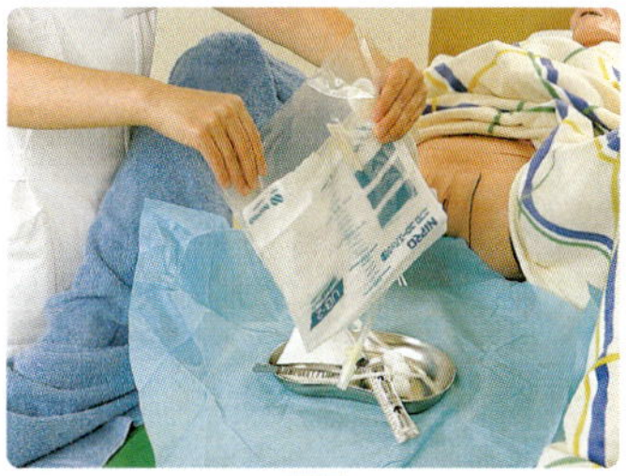

❶滅菌セットを広げ、その中に、滅菌潤滑油、カテーテル、蓄尿バッグ、注射器、注射針を滅菌操作で取り出す。その際、絆創膏を必要な長さに切り、注射用蒸留水のアンプルをカットし、安定した場所に立てておく。

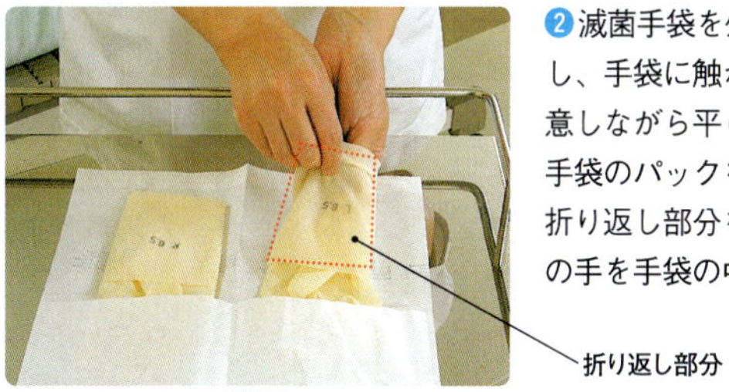
折り返し部分

❷滅菌手袋を外袋から取り出し、手袋に触れないように注意しながら平らな場所で滅菌手袋のパックを開く。片手で折り返し部分を持って、反対の手を手袋の中に入れる。

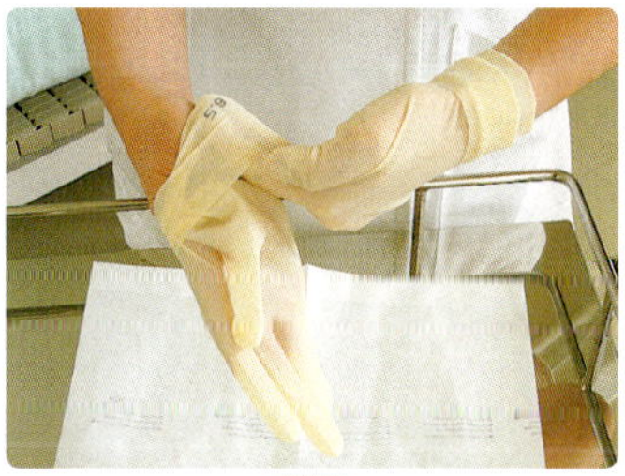

❸手袋をした手を、もう一方の手袋の折り返しの内側(清潔部分)に入れ、手袋を着用する。

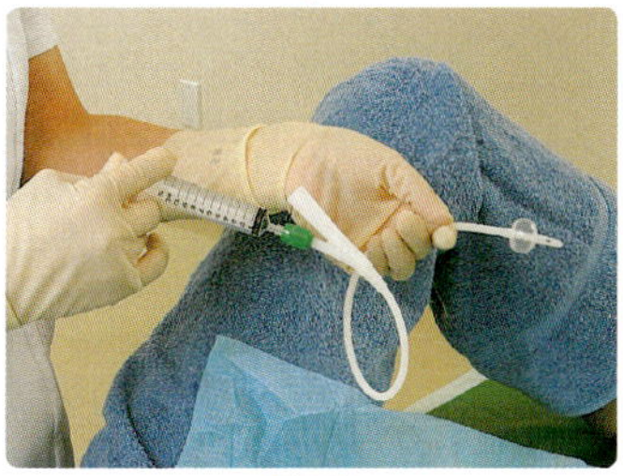

❹注射器でバルーンカテーテルに空気を入れ、膨らみ方の異常や漏れがないことを確認し、空気を抜く。注射器と注射針を接続し、注射用蒸留水を吸い上げておく(1人で行うのは困難なので、介助してもらうとよい)。

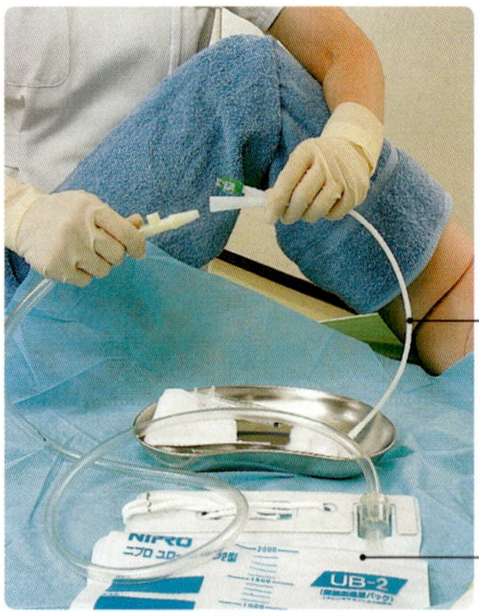

❺カテーテルと蓄尿バッグをしっかり接続する。

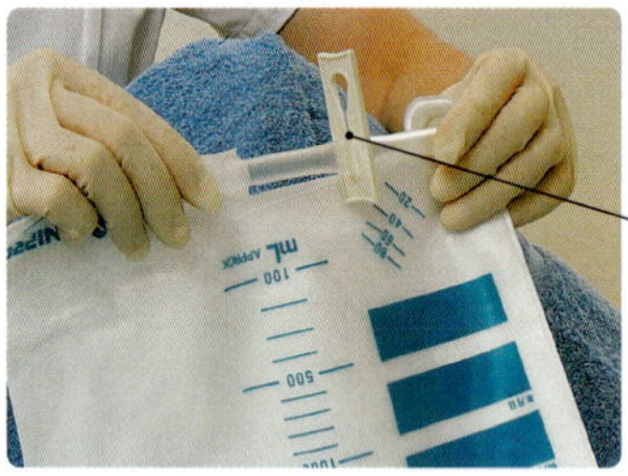

❻蓄尿バッグのクレンメを止める。

5 手指にガーゼを巻く

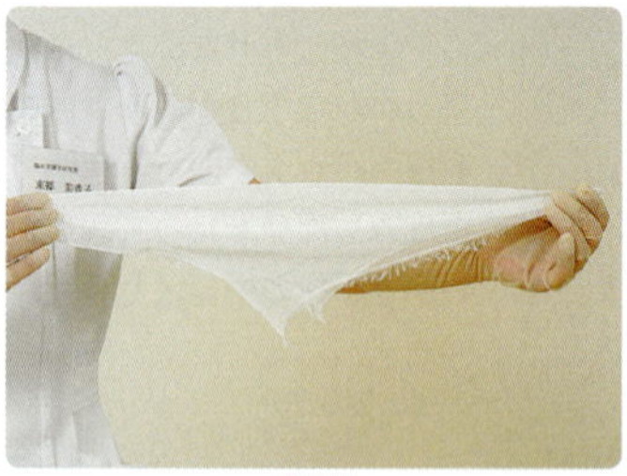

❶ガーゼの端を手で握りこむ。ガーゼを広げ対角線上を持つ。

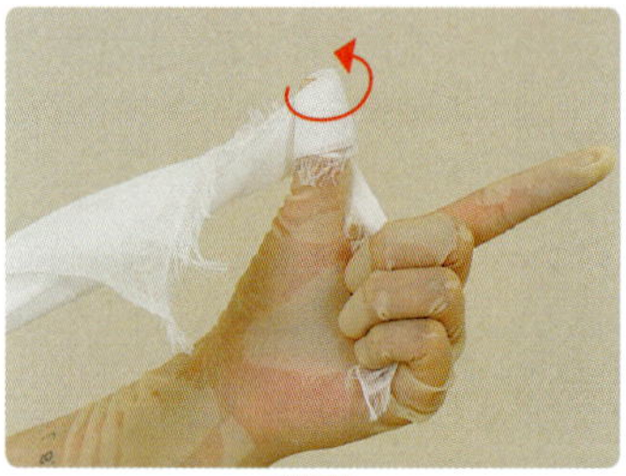

❷左手の母指《ぼし》に1回巻きつける。

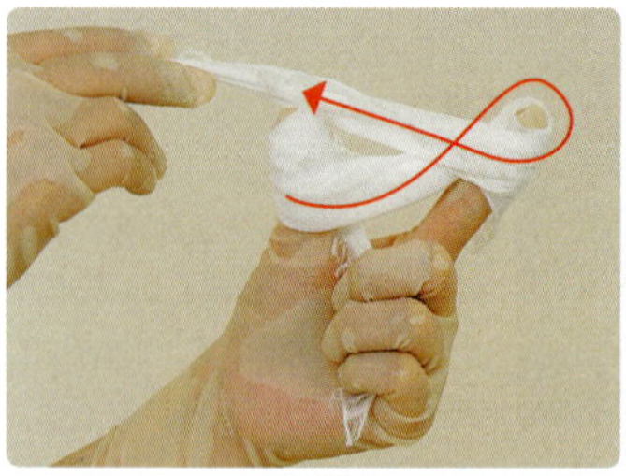

❸陰部消毒の際に十分支持できるように指を開き、「8の字」を描くように、母指と示指《じし》にガーゼを巻きつけていく。

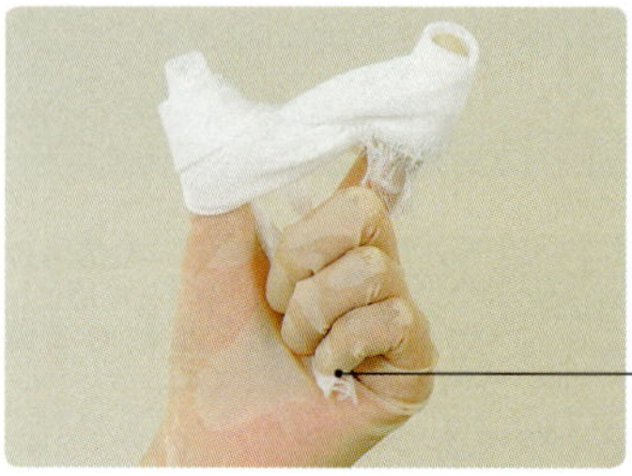

❹残った端を残りの指で握りこむ。

6 陰部を消毒する

女性の場合

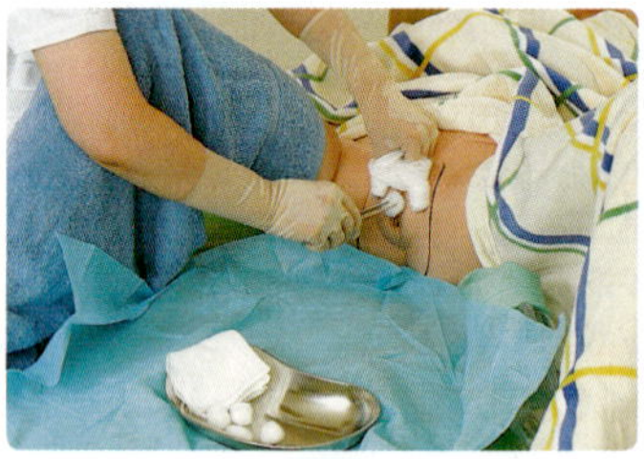

❶ガーゼを巻きつけた指で陰部を開いて保持し、消毒する。消毒は、腹側から肛門側へ、中心から外側へ向かって行い、綿球は一拭き《ひとふ》ごとに新しいものに取り替える。

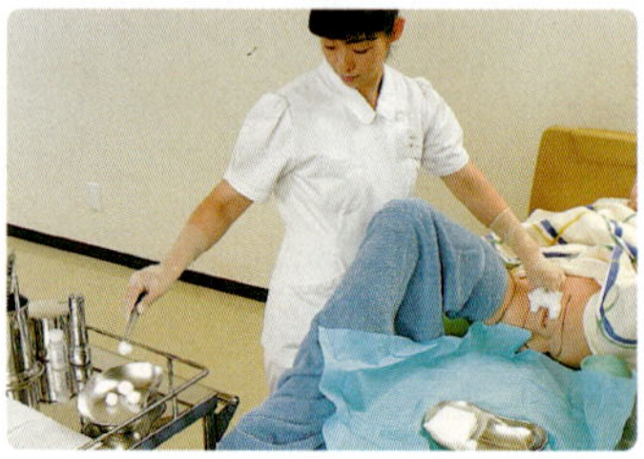

❷綿球の交換の際、陰部を保持する手は決して離してはならない。カテーテル挿入前に手が離れて陰唇《いんしん》が閉じてしまった場合は、消毒しなおす。

男性の場合

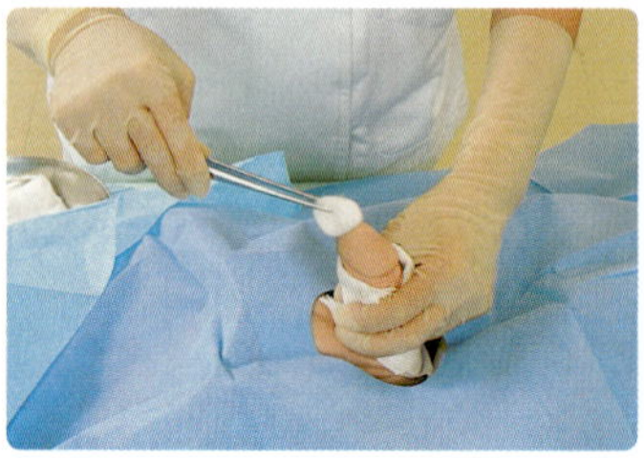

❶陰嚢《いんのう》の上にガーゼを置き、陰茎《いんけい》をガーゼで包み保持する。
❷亀頭部《きとうぶ》を露出させる。
❸尿道口を中心に外側に向かって、らせんを描くように消毒する。

7 カテーテルの挿入

❶カテーテルの先端から約5cmのところを母指と示指でつまみ、カテーテルが不潔にならないように他の指で保持する。

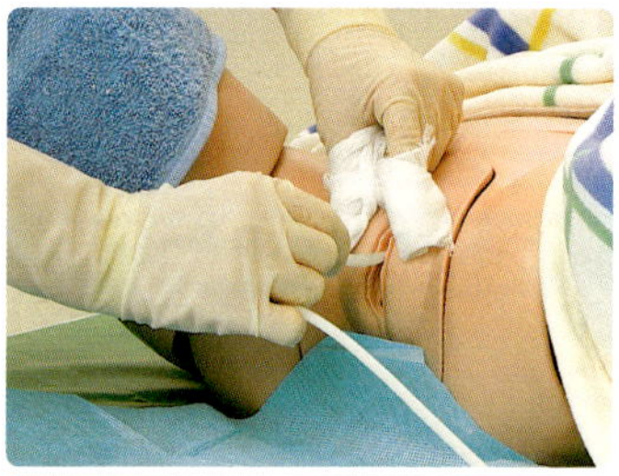

女性の場合

❷カテーテルに潤滑油をつけて、指でつまんでいる部分まで尿道口にまっすぐ挿入する。女性の挿入の長さの目安は4～6cm。
❸尿が流出したら、さらに2～3cmカテーテルを奥に進める。

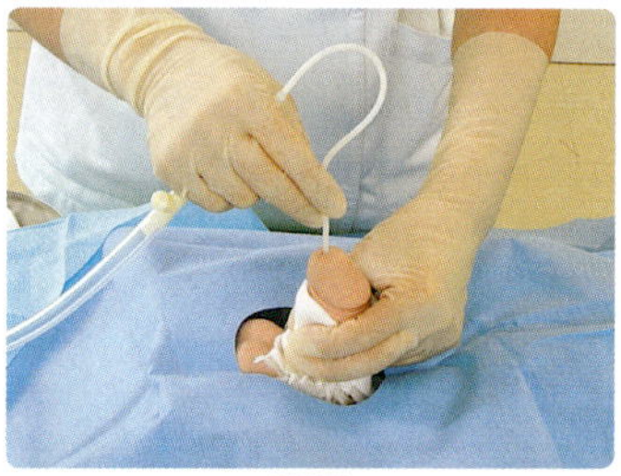

男性の場合

❷カテーテルに潤滑油を多めにつけ、陰茎を腹部に対して垂直に保持して、カテーテルを挿入する。男性の挿入の長さの目安は15～20cm。
❸尿が流出したら、さらに2～3cmカテーテルを奥に進める。

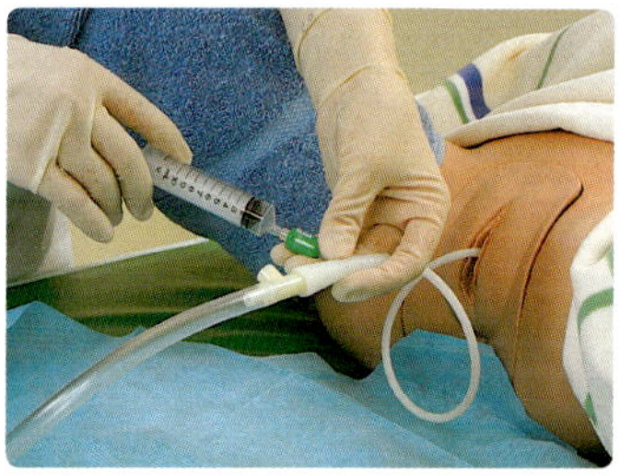

❹注射器で、規定量の注射用蒸留液を注入する。
❺カテーテルを軽く引き、抜けないことを確認する。

指導者に聞かれる根拠はココ！

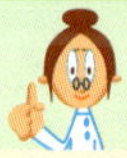

なぜ男性の場合、陰茎を腹部に対して垂直に保持してカテーテルを挿入するの？

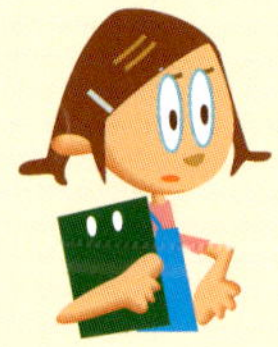

陰茎を腹部に対して垂直にすると、解剖学的に尿道が直線になるため、カテーテルが挿入しやすいからです。もし陰茎を垂直にしないでカテーテルを挿入すると、尿道が曲がっているために、カテーテルがつかえて尿道を傷つける可能性があります。

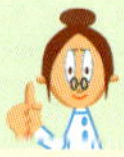

なぜ男性の場合、カテーテルに潤滑油を多めにつけるの？

カテーテル挿入時のカテーテルと尿道粘膜との摩擦《まさつ》を少なくし、挿入しやすくするとともに、尿道粘膜の損傷を防ぐためです。

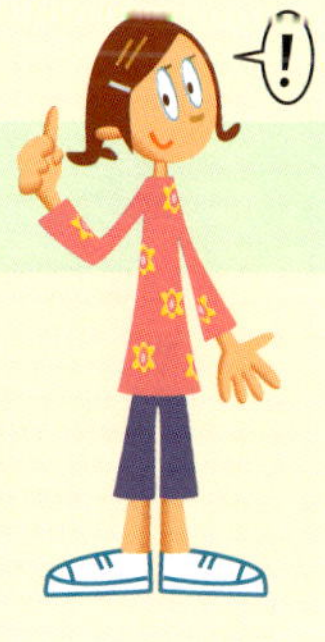

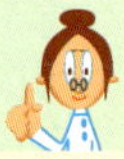

なぜ尿流出後、すぐにバルーンを膨らませないの？

尿流出後、カテーテルを奥へ進めずに留置させ、バルーンを膨らませてしまうと、まだそこが尿道である可能性があります。尿道を傷つけてしまう危険性があるからです。

8 カテーテルの固定

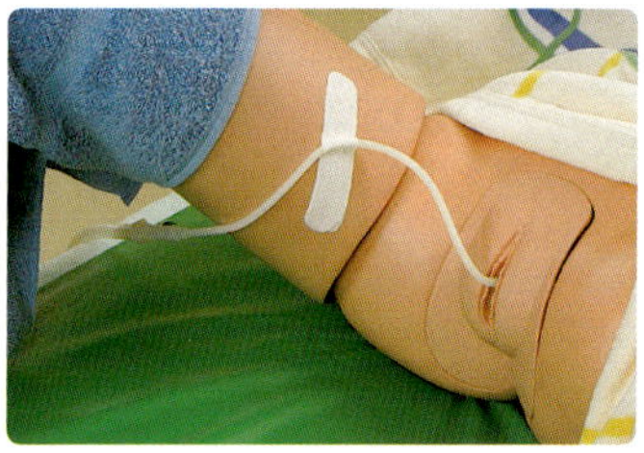

女性の場合

❶カテーテルは若干の余裕をもたせ、大腿部の内側に固定する。

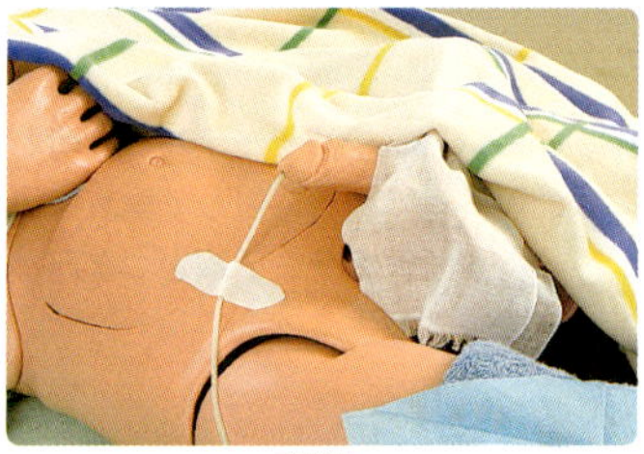

男性の場合

❶カテーテルは若干の余裕をもたせ、陰茎が上を向くように下腹側に固定する。

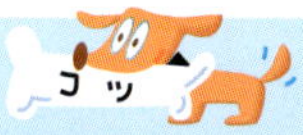

●カテーテルが患者さんの身体の下に入っていたり、折れたりしていないことを必ず確認しましょう。

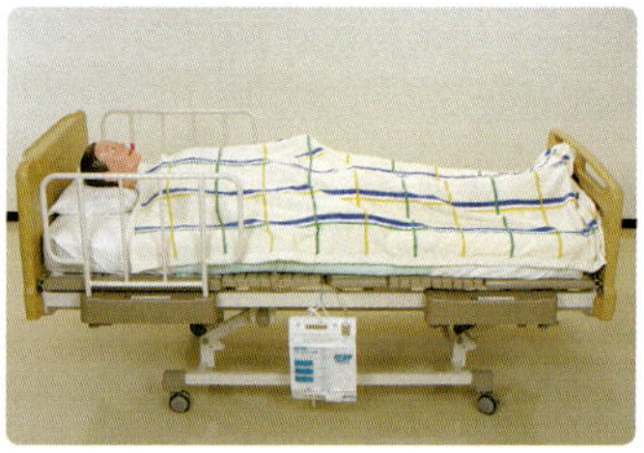

❷蓄尿バッグを患者さんの身体より低く、床に着かない場所に固定する。
※使用した物品を適切に処理する。

カテーテルの抜去

女性の場合

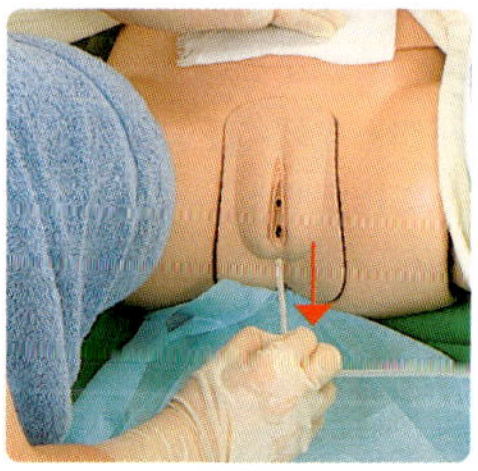

❶看護師はディスポーザブル手袋を着用する。
❷患者さんの下腹部を軽く圧迫し、完全に尿を排出させる。
❸注射器でバルーンの蒸留水を抜く。
❹尿道口からまっすぐカテーテルをつまみながら抜去する。

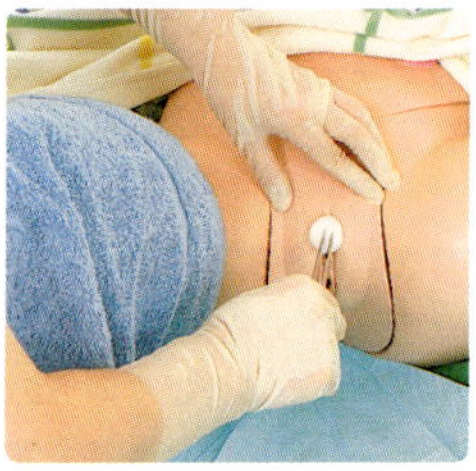

❺綿球で陰部についている尿を拭き取る。
❻ベッド上の物品を片づけ、ディスポーザブル手袋をはずす。
❼患者さんの衣類・寝具を整える。
❽使用した物品を、規定された方法で消毒または廃棄する。

男性の場合

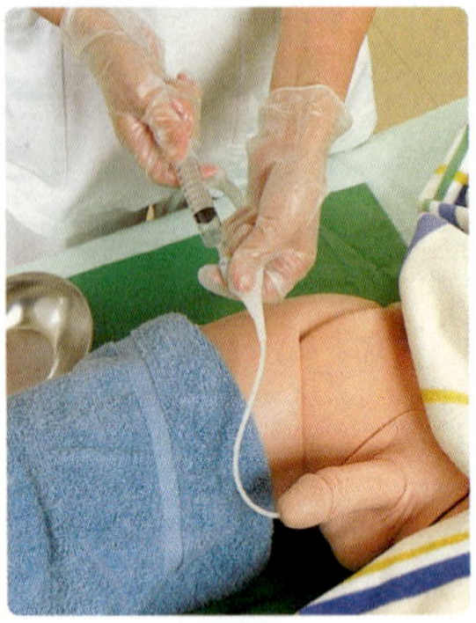

❶看護師はディスポーザブル手袋を着用する。
❷患者さんの下腹部を軽く圧迫し、完全に尿を排出させる。
❸注射器でバルーンの蒸留水を抜く。

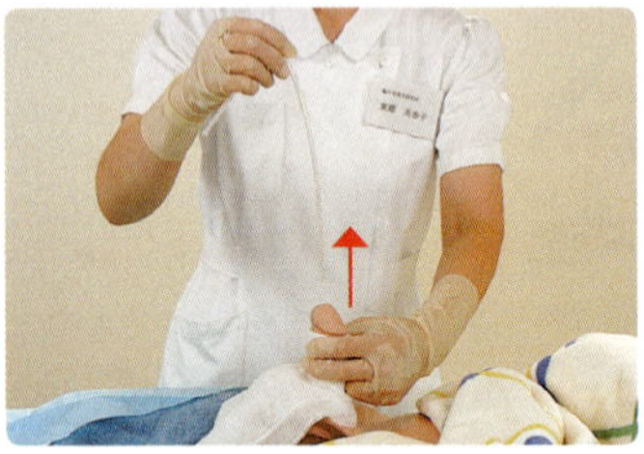

❹陰茎をカテーテル挿入時と同様に腹部に対して垂直に保持し、カテーテルをつまみながら抜去する。

バルーン栓の管理

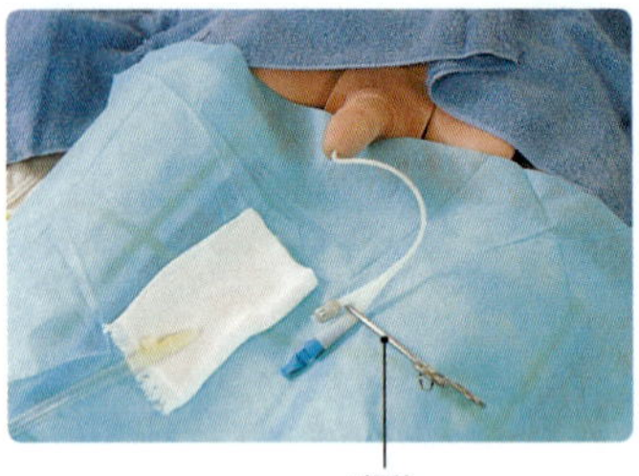

ペアン

蓄尿バッグ回路の接続部をはずすことは感染の機会となるため、あまり推奨《すいしょう》されない。しかし、患者さんの状況により、バルーン栓による管理の必要が生じたときには以下の手順で実施する。

必要物品

①ペアン　②バルーン栓
③滅菌ガーゼ
④消毒用のセット(消毒薬、綿球、摂子など)

❶下腹部を軽く圧迫して尿を完全に排出する。
❷カテーテルの通水経路でない部分をペアンで止める。
❸カテーテルと蓄尿バッグの接続をはずし、双方を滅菌消毒する。
❹カテーテル側にバルーン栓を装着し、ペアンをはずす。
❺蓄尿バッグ側の先端が汚染されないよう保護する。
❻カテーテルと蓄尿バッグを再接続する場合は、双方の先端を十分に滅菌消毒薬で消毒し、接続する。

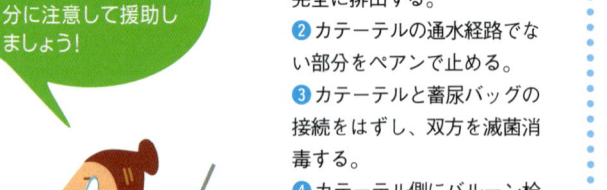

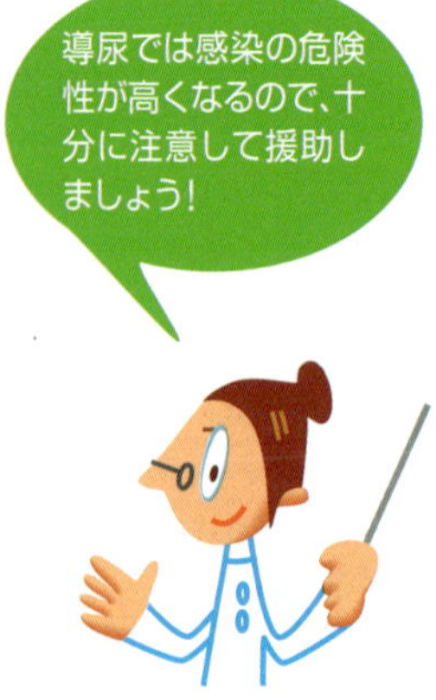
導尿では感染の危険性が高くなるので、十分に注意して援助しましょう!

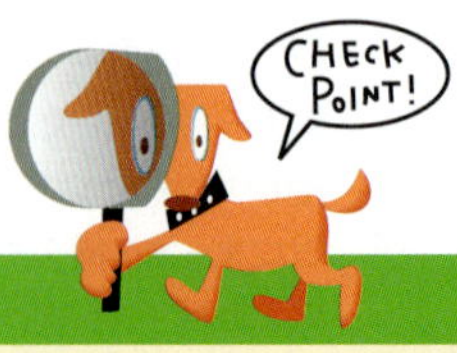
CHECK POINT!

指導者はココを見ている!

カテーテルを腟に入れていないか?(女性の場合)

□女性の尿道口はわかりにくいことも多く、間違えて腟《ちつ》に入れてしまうことがあります。カテーテルの挿入の長さが十分でも、尿が出てこないことで気づくことが多いので注意しましょう。

□一度腟に入ったカテーテルは汚染された状態なので再挿入時は新しいカテーテルを使用します。間違ったカテーテルを抜去する際に、周囲を汚染するおそれがあるので取り扱いには十分注意が必要です。同じ失敗を繰り返さないためには、以下の方法があります。
①腟に入ったカテーテルを抜去する前に、尿道口の位置を再確認しておく。
②腟の入り口にガーゼなどを入れ、カテーテルが入らないようにして再挿入する。
③腟に入ったカテーテルを抜去せずに、新しいカテーテルを再挿入し、膀胱への留置《りゅうち》が確認されてから、間違ったカテーテルを抜去する。

カテーテル挿入後、流出してきた尿で周囲を汚していないか?

□導尿を行うときの、尿器の位置に注意します。導尿セットを汚染することなく、かつカテーテルの端が届く距離を考えて物品を配置します。

ガーゼなどは余分に用意しているか?

□必要物品を用意するときにカテーテルや綿球、ガーゼなどは少し余分に用意しておきましょう。無菌操作で失敗したときにあわてずスムーズに次の作業に移るには、準備が整っていることが必要です。

ワゴン車・物品の配置に気をつけているか?

□陰部を保持する手は、消毒を開始したら離すことができないため、そのことを考慮に入れた距離や配置で、ワゴンや物品を配置。また、物品の配置は、無菌操作を行いやすいように、消毒を開始する前に整えておくとよいでしょう。

指導者はココを見ている!

患者さんに大きな負担をかけず、安全に排便を促す

浣腸

グリセリン浣腸(浣腸器の場合・ディスポーザブルの場合)
高圧浣腸(石けん浣腸の場合)
摘便

東郷美香子

浣腸の意義

環境の変化や、心身の大きな変化で便秘をきたす患者さんは多い。便秘によって起こる苦痛は、食事の摂取をはじめとする生活のさまざまな部分に影響を及ぼす。

自然排便を促《うなが》すための援助を十分に行って排便を誘発したいが、薬剤を使用せざるをえない場合もある。浣腸《かんちょう》や摘《てき》便《べん》は、処置後すみやかに排便がみられることから、よく行われている処置である。

しかし、急激な便の排出のためにショック症状を起こしたり、手技によっては腸穿孔《ちょうせんこう》や溶血性《ようけつせい》ショック(グリセリン浣腸の場合)を誘発する危険もある。そうした意味からも、浣腸は決して安全な処置とはいえず、安易に選択しないように心がけたい。

浣腸の目的

●腸内に停滞している便を、すみやかに排出させる。
●消化器系の手術や検査に際して、腸管を清浄化(あるいは洗浄)する。

浣腸の注意事項

●浣腸は、施行される患者さんにとって、決して心地よい排便法ではなく、かなりの負担を伴う。さらに腹痛を伴《ともな》ったり、急激に排出することよってショック症状を起こすこともある。また、腸穿孔を誘発する危険や、痔瘻《じろう》などの傷や、浣腸の手技によって腸内にできた傷から、グリセリンの薬剤作用による溶血性ショックを起こすこともある。よって万全の注意が必要である。
●特に、衰弱《すいじゃく》している人、血圧の変動が激しい人、脳圧亢進《のうあつこうしん》症状《しょうじょう》が予測される人、重度の心疾患のある人は禁忌《きんき》である。
●羞恥心《しゅうちしん》を強く伴うため、患者さんに十分に説明し、了解を得てから施行する。また、プライバシーの確保に留意する。
●処置前に排尿を済ませてもらう。
●施行前にバイタルサイン、腹部の状態、肛門・直腸の異常の有無、便塊《べんかい》の存在の状態などをチェックしておく。
●浣腸後、すみやかに排便できるように、状態に応じてポータブルトイレを設置したり、トイレを確保しておく。
●注入する薬液の種類、分量、濃度に間違いがないかどうか、施行前に再度確認する。
●注入液を温める際は、温度が熱すぎないように注意する(適切な温度は直腸注入時に40℃前後)。
●カテーテルの挿入の長さは成人でおよそ4～6 cmであるが、先端がつかえた場合は、無理に押し込んではならない。
●薬剤の注入は、ゆっくりと患者さんの状態を確認しながら施行する。
●施行後は、汚物をすみやかに処理し、手洗いを十分にする。病室で排泄した場合には、臭気《しゅうき》がとれるまで換気をする。
●施行後、排便状況やバイタルサイン、一般状態に異常がないかどうかを観察し、記録に残す。

浣腸器を使用したグリセリン浣腸

1 必要物品の準備

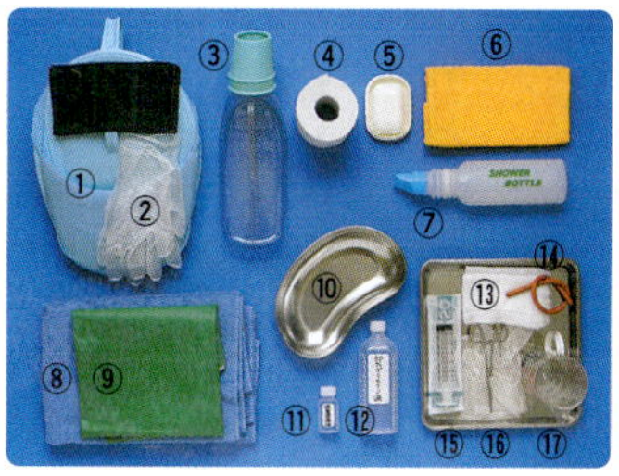

①便器・便器カバー、②ディスポーザブル手袋、③尿器(男性の場合のみ)、④トイレットペーパー、⑤石けん、⑥陰部用タオル、⑦陰部洗浄用ボトル、⑧バスタオル、⑨防水布、⑩膿盆《のうぼん》、⑪潤滑《じゅんかつ》油《ゆ》、⑫50%グリセリン液、⑬ガーゼ、⑭カテーテル、⑮注射器、⑯ペアン、⑰計量カップ

2 物品の準備

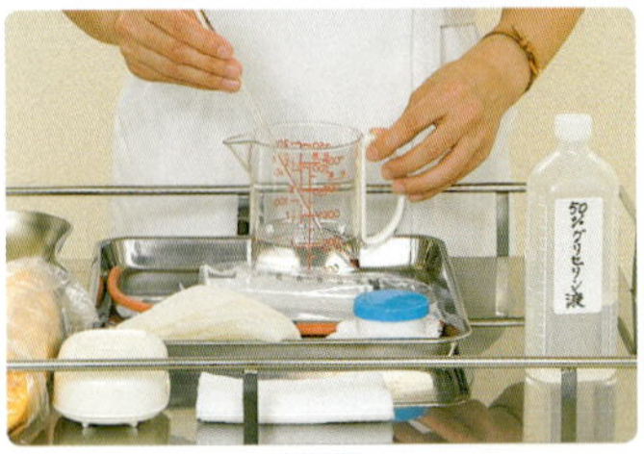

❶50％グリセリン液を指示量分計り、40℃前後に温めておく。

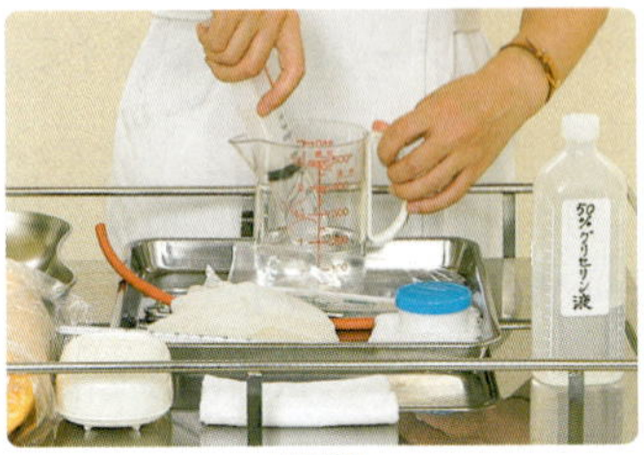

❷グリセリン液を浣腸器に吸い上げる。50mL以上の指示が出ている場合は、注射器の容量に合わせて吸い上げる。

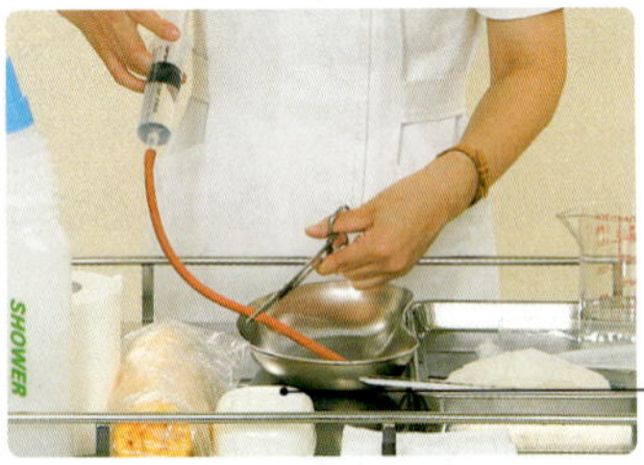

クランプ

❸浣腸器にカテーテルを接続する。グリセリン液をカテーテルの先端まで流してクランプする。

指導者に聞かれる根拠はココ！

浣腸液の温度を40℃前後にするのはなぜ？

直腸の温度は成人で37.5～38.8℃です。これより浣腸液の温度が低いと腸管の毛細血管が収縮し、血圧が上昇したり、悪寒《おかん》や腰痛、痙攣《けいれん》などを引き起こす可能性もあります。また、逆に直腸温より高すぎると腸粘膜を損傷する危険性があるからです。

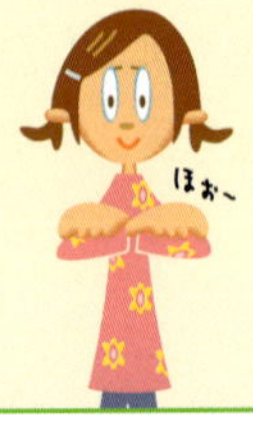

3 患者さんの準備

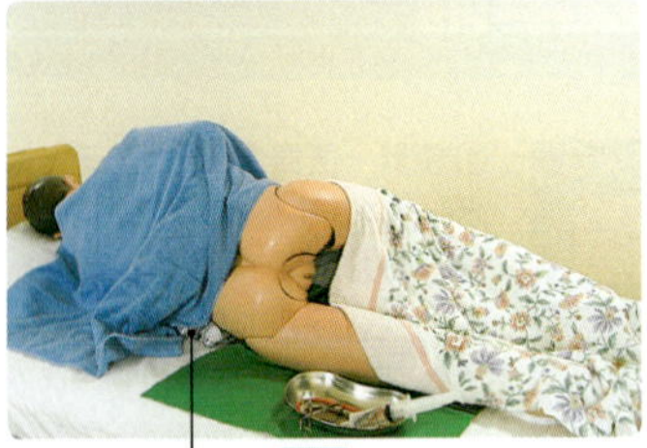

防水布

❶浣腸の必要性を説明し、同意を得る。カーテンなどでプライバシーを守る。

●患者さんの姿勢は、左側臥位《ひだりそくがい》または左を下にしたシムス位にし、肛門部を露出させる。このとき上側の足を深く曲げると肛門が露出しやすく、実施しやすい。

●開始前にトイレットペーパーを切って準備しておくと、スムーズにできる。

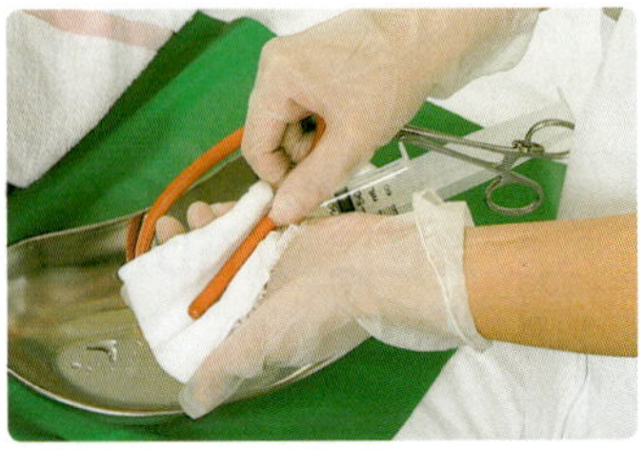

❷看護師はディスポーザブルの手袋を着用し、ガーゼに潤滑油を垂《た》らし、カテーテルの先端に潤滑油を塗布《とふ》する。

4 カテーテルの挿入 グリセリン液の注入

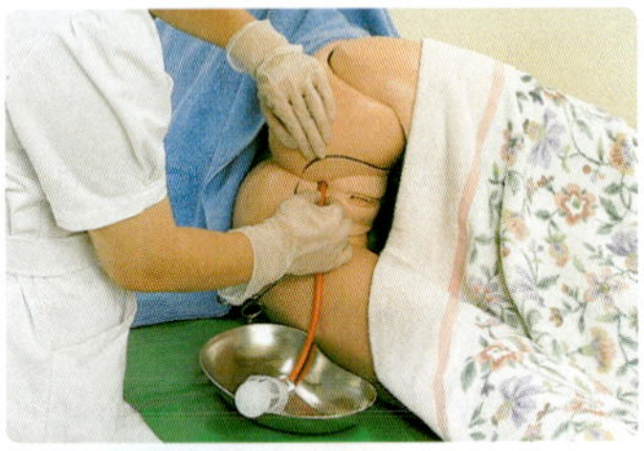

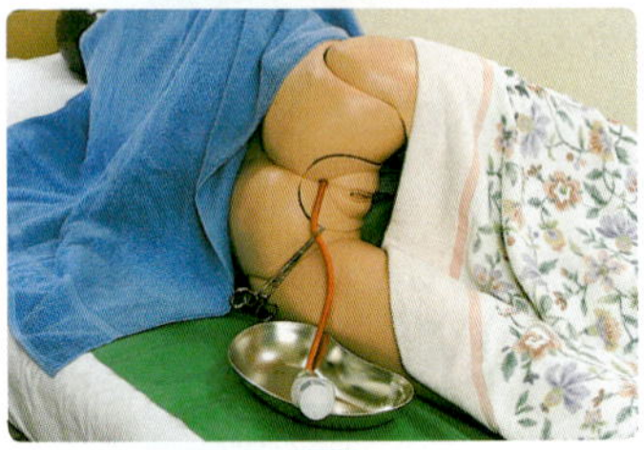

❶口で楽に呼吸するよう説明し、肛門が見えるよう患者さんの腰部を持ち上げ、カテーテルを回しながら、へその方向に向かって静かに4～6cm挿入する。写真下はカテーテルが挿入された状態。

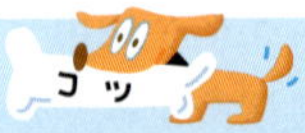

コツ

●カテーテルは回しながら臍の方向に向かって挿入しましょう。

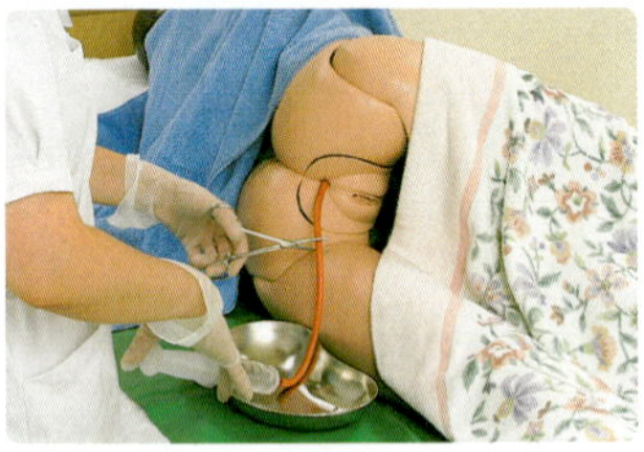

❷カテーテルをクランプしていたペアンをはずす。グリセリン液を徐々に注入する。状態を観察しながら指示量を注入する。

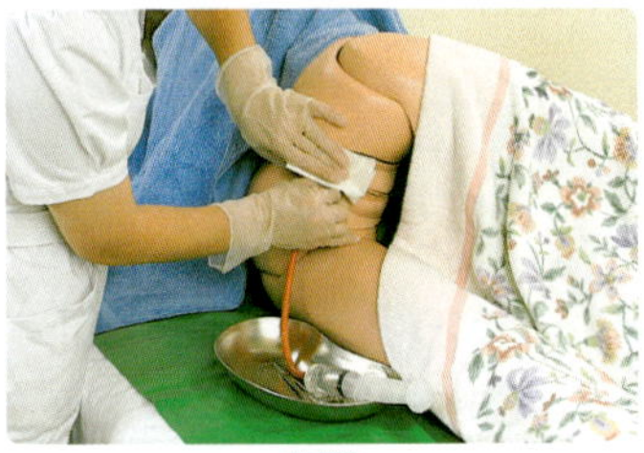

❸カテーテルをクランプする。あらかじめ切っておいたトイレットペーパーで肛門を押さえ、カテーテルを素早く抜去《ばっきょ》する。

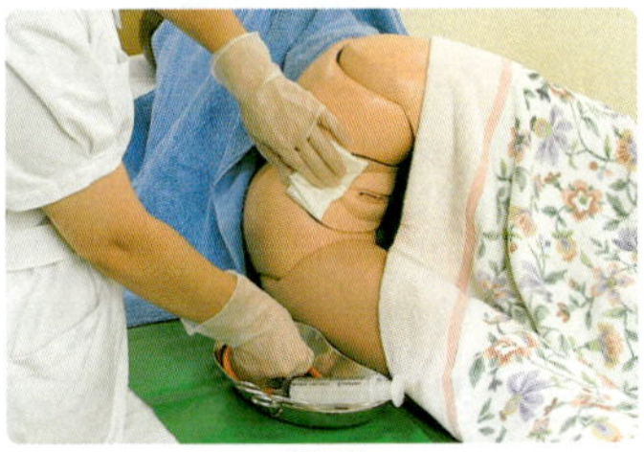

❹そのまま1～2分間、肛門を圧迫するように押さえる。

2回以上に分けて注入する方法

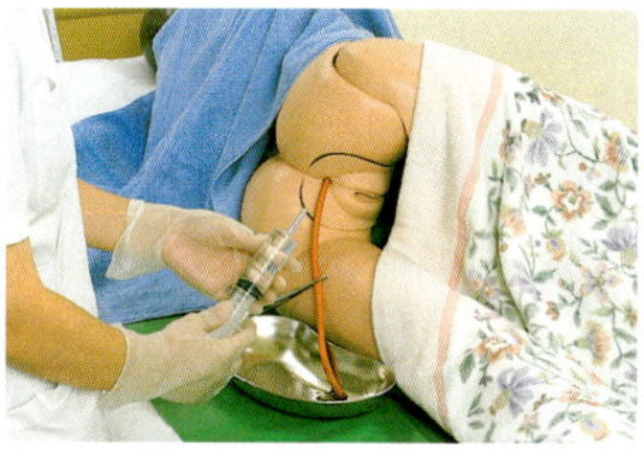

❶1回目の液を注入後、カテーテルをペアンでクランプする。
❷浣腸器に残りのグリセリン液を吸い上げる。
❸浣腸器の空気を抜く。
❹浣腸器とカテーテルを接続し、液を注入する。

指導者に聞かれる根拠はココ！

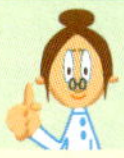

カテーテルを挿入する長さが、4～6cmなのはなぜ？

カテーテルの挿入によって、直腸や腸管壁を傷つけないようにするためには、肛門管を越えて、直腸膨大部に達する、4～6cm程度の挿入が安全です。

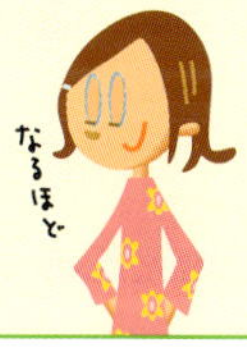
なるほど

5 排便と後始末

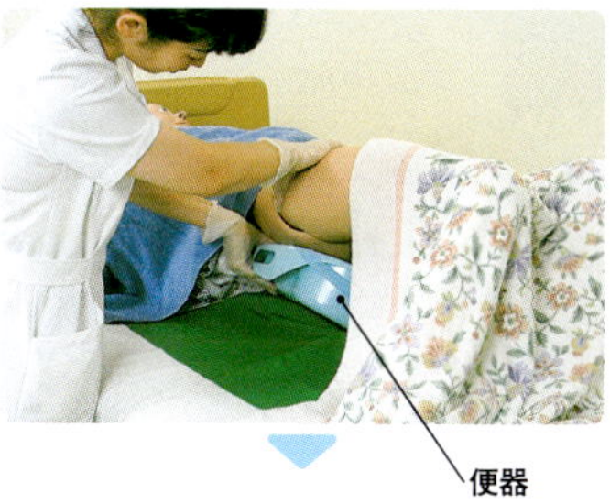
便器

❶便器を当て、患者さんを仰《ぎょう》臥《が》位《い》にする。
- 女性は、陰部《いんぶ》にトイレットペーパーを当てて便器内にたらすようにする。
- 男性は尿器を当てる。
- 身体をタオルケットまたはバスタオルなどで覆《おお》う。
- ナースコールを手の届くところに置く。
- 患者さんに声をかけてから退室する。

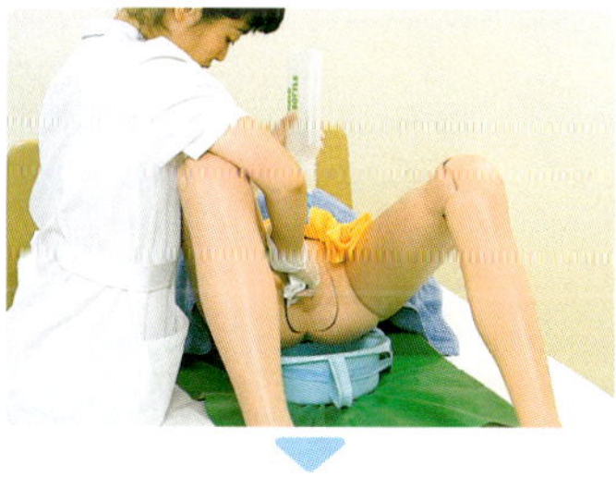

❷ナースコールを待つ間に、不要になった物品を廃棄または規定に沿って消毒する。
- 陰部洗浄用ボトルに微温湯《びおんとう》をつめ、手洗い用の湯と洗面器、タオルを用意しておく。
- 排便が済んだら、肛門およびその周囲の汚れをトイレットペーパーで拭《ふ》き取る。
- 陰部洗浄し、陰部用タオルで拭く。
- 便器を片付け、看護師は手洗いをする。

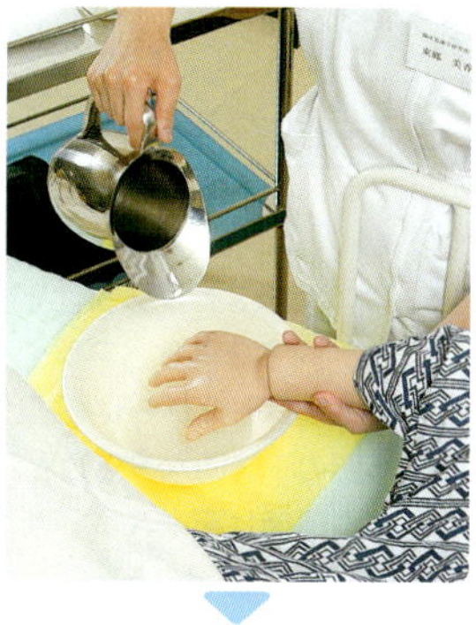

❸衣類・寝具を整え、患者さんの手を洗う。

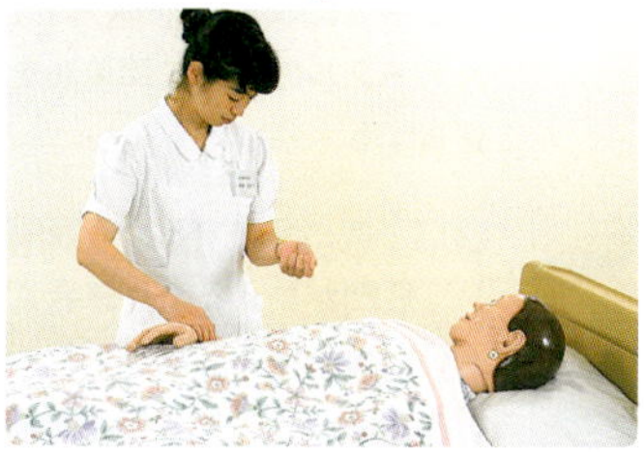

❹脈拍・血圧などのバイタルサインを測定し、患者さんの状態を確認する。

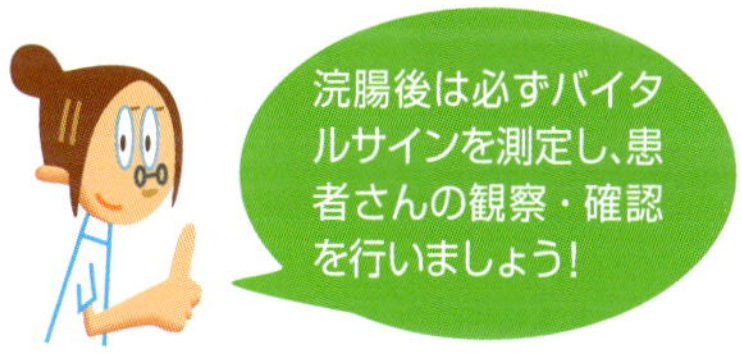
浣腸後は必ずバイタルサインを測定し、患者さんの観察・確認を行いましょう！

ディスポーザブル浣腸器を使用したグリセリン浣腸

1 必要物品の準備

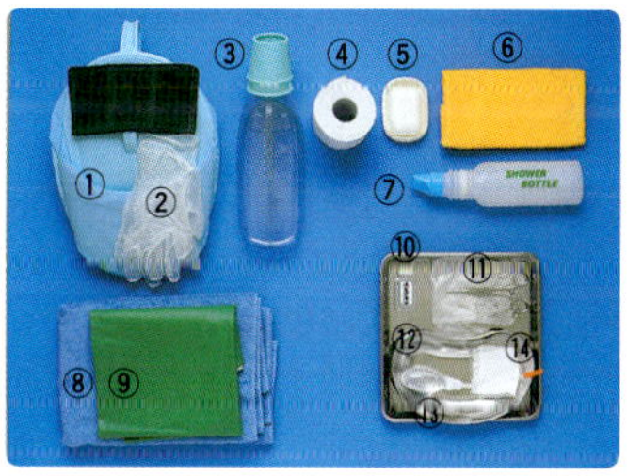
①
②
③
④
⑤
⑥
⑦
⑧
⑨
⑩
⑪
⑫
⑬
⑭
SHOWER BOTTLE

①便器・便器カバー、②ディスポーザブル手袋、③尿器(男性の場合のみ)、④トイレットペーパー、⑤石けん、⑥陰部用タオル、⑦陰部洗浄用ボトル、⑧バスタオル、⑨防水布、⑩潤滑油、⑪ペアン、⑫膿盆、⑬指示量のディスポーザブル浣腸器、⑭ガーゼ

2 物品の準備

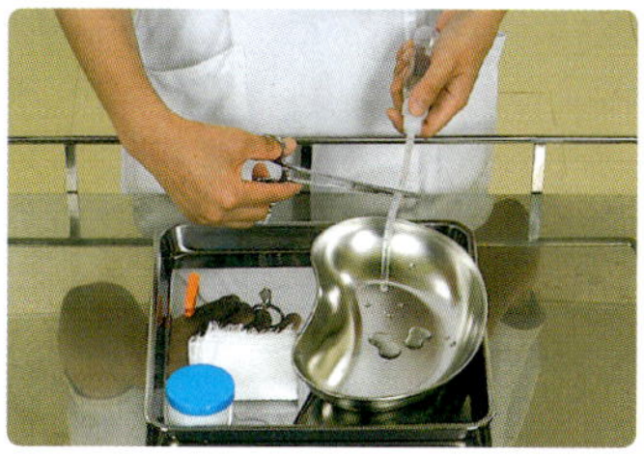

❶浣腸液は浣腸器ごと、40℃前後に温めておく。グリセリン液をカテーテルの先端まで流してクランプする。

3 カテーテルの挿入〜抜去

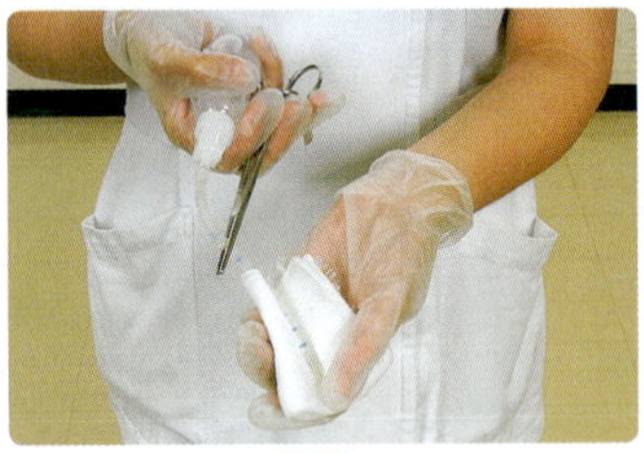

❶グリセリン浣腸と同様の手順で浣腸を行う必要性を説明し、同意を得る。プライバシーを確保しながら姿勢をとる。
●腰の下に防水布を敷く。
●看護師はディスポーザブルの手袋を着用する。
●ガーゼに潤滑油を垂らし、カテーテルの先端に潤滑油を塗布する。

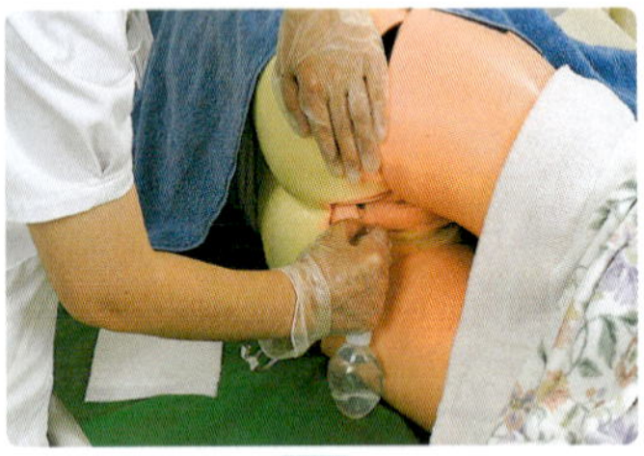

❷口で楽に呼吸するよう説明し、肛門が見えるよう患者さんの殿部《でんぶ》を持ち上げ、カテーテルを回しながら臍の方向に向かって静かに4〜6 cm挿入する。

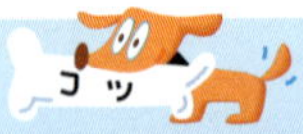
コツ

●カテーテルが固いため、肛門や直腸の粘膜を傷つけないよう慎重に挿入しましょう。

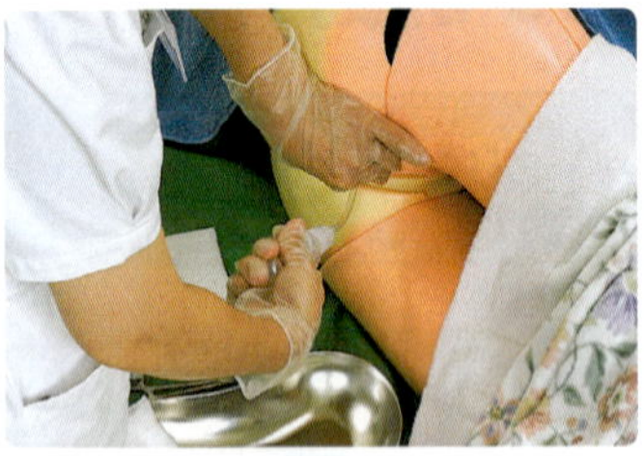

❸クランプしていたペアンをはずし、浣腸器を握り込むようにして、グリセリン液を静かに注入する。

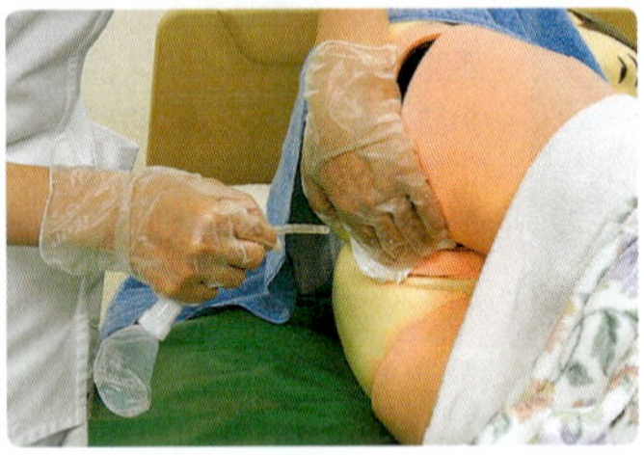

❹肛門をトイレットペーパーで押さえながら、カテーテルを素早く抜去する。
＊以降の手順は浣腸器を使用したグリセリン浣腸の「排便と後始末」以降の手順に準じる。

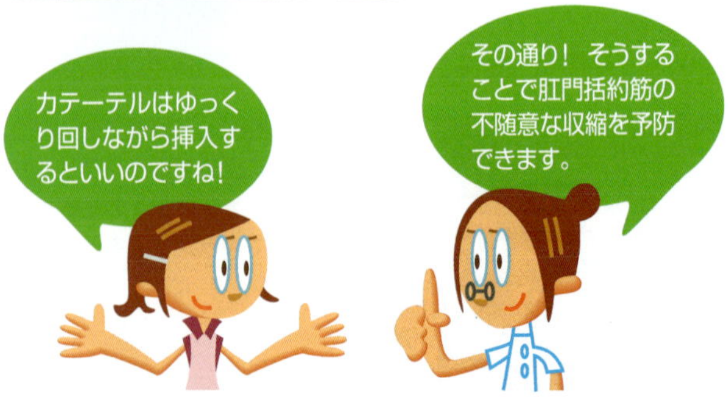
カテーテルはゆっくり回しながら挿入するといいのですね!
その通り！ そうすることで肛門括約筋の不随意な収縮を予防できます。

高圧浣腸（石けん浣腸）

1 必要物品の準備

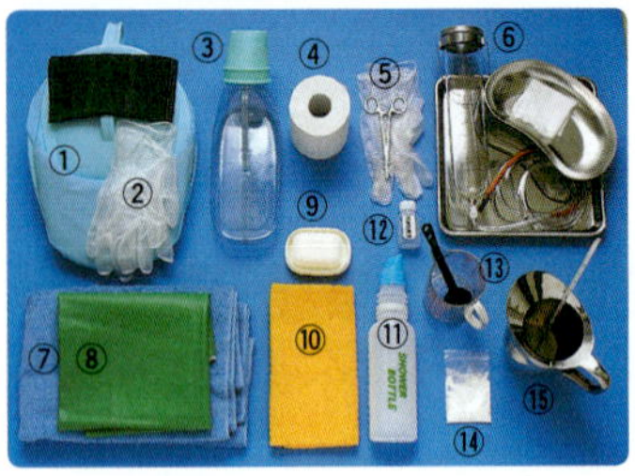
①
②
③
④
⑤
⑥
⑦
⑧
⑨
⑩
⑪
⑫
⑬
⑭
⑮

①便器・便器カバー、②ディスポーザブル手袋、③尿器（男性の場合のみ）、④トイレットペーパー、⑤ペアン、⑥イリゲーター、膿盆、ガーゼ、カテーテル、⑦バスタオル、⑧防水布、⑨石けん、⑩陰部用タオル、⑪陰部洗浄用ボトル、⑫潤滑油、⑬計量カップ、⑭浣腸用石けん（粉）、⑮微温湯、水温計

2 浣腸液を作る

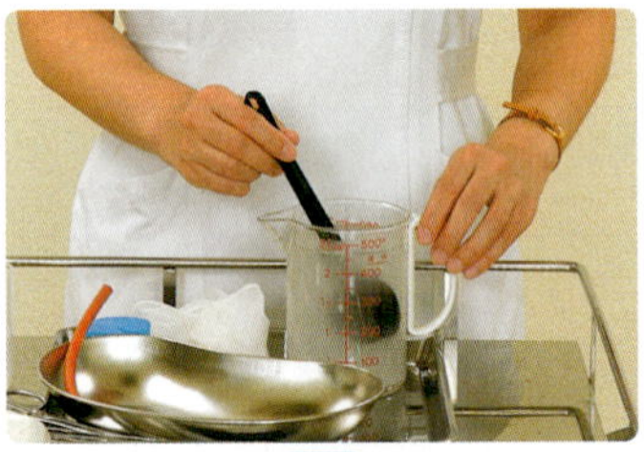

❶石けんの量を計り、2%の石けん液を作る。覚はんして、石けんが溶けたことを確認する。

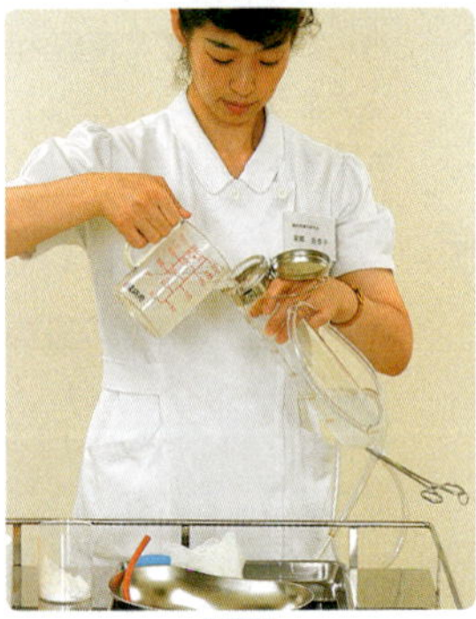

❷石けん液が泡立たないように、イリゲーターの壁に沿わせるようにして注ぎ入れる。

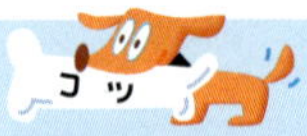
コツ

●石けんが溶けきらない場合はガーゼをイリゲーターの口にかぶせ、こすようにしましょう。

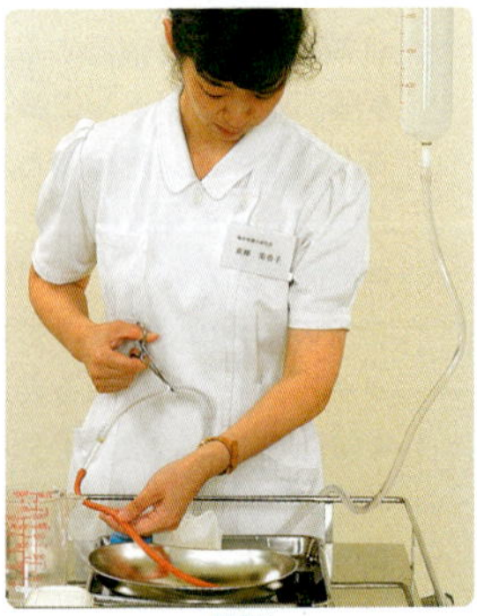

❸石けん液をカテーテルの先端まで流して、ペアンでクランプする。

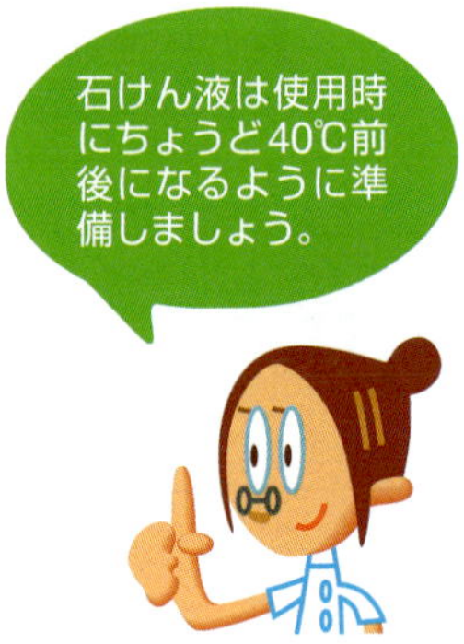
石けん液は使用時にちょうど40℃前後になるように準備しましょう。

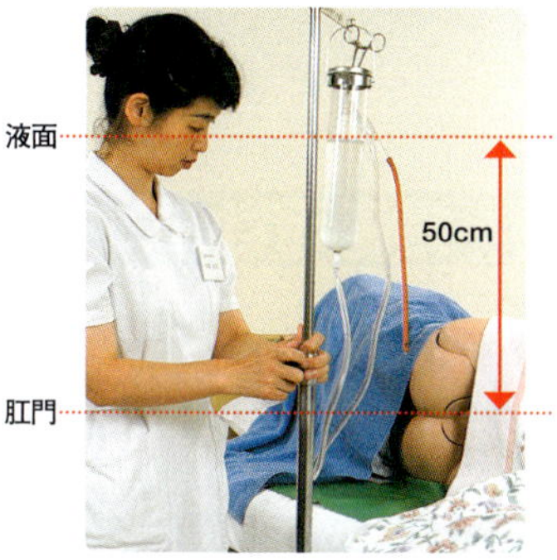
液面
50cm
肛門

❹グリセリン浣腸に準じて患者さんの体位を整える。

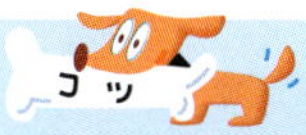
コツ

●石けん液の液面から肛門までの高さが約50cmになるよう、架台の高さを調整しましょう。

指導者に聞かれる根拠はココ！

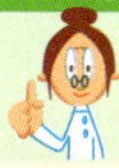

石けん液の液面から肛門までの高さを50cmとするのはなぜ？

50cm以上の高さから注入すると、注入速度が速くなり腸壁を刺激したり、急激に腸内圧を変化させ腹痛を起こしたり、浣腸液を予定量注入前に排便反射を起こしてしまうためです。

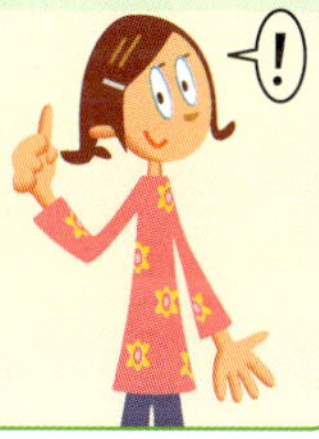
!

3 カテーテルの挿入

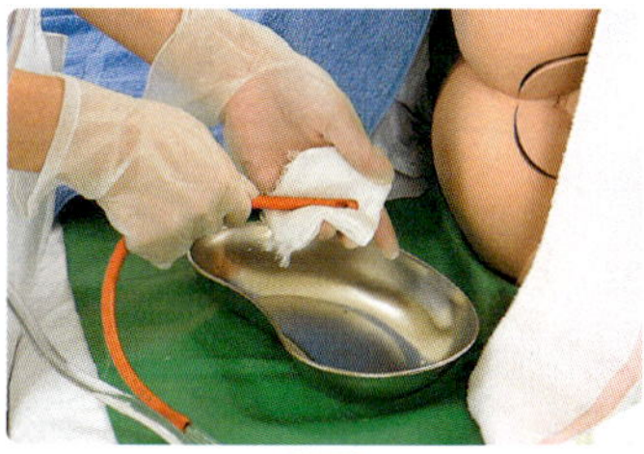

❶カテーテルの先端に潤滑油を塗布する。

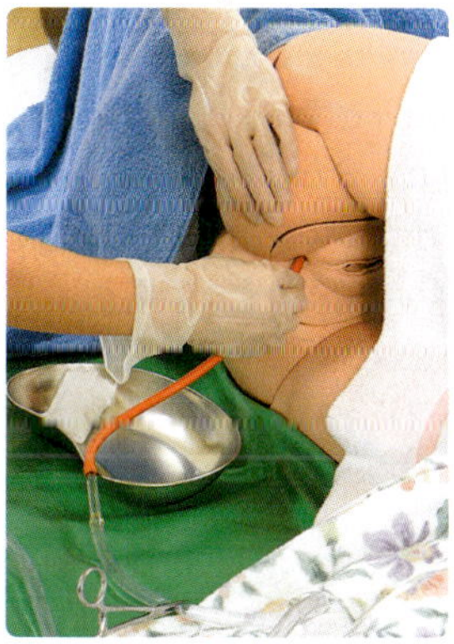

❷口で楽に呼吸するよう説明し、肛門が見えるよう患者さんの殿部を持ち上げ、カテーテルを回しながら臍の方向に向かって静かに4～6cm挿入する。

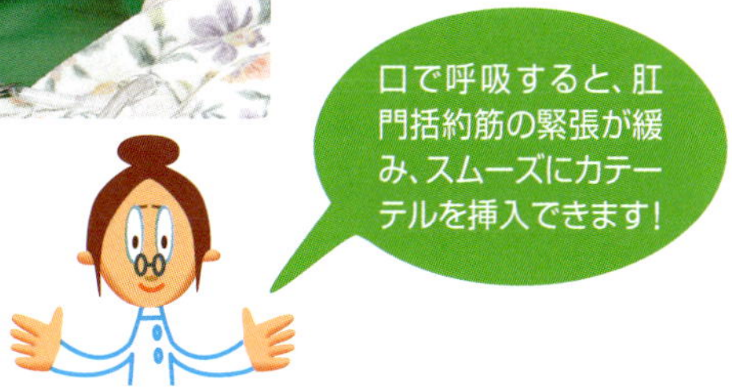
口で呼吸すると、肛門括約筋の緊張が緩み、スムーズにカテーテルを挿入できます！

4 浣腸液の注入

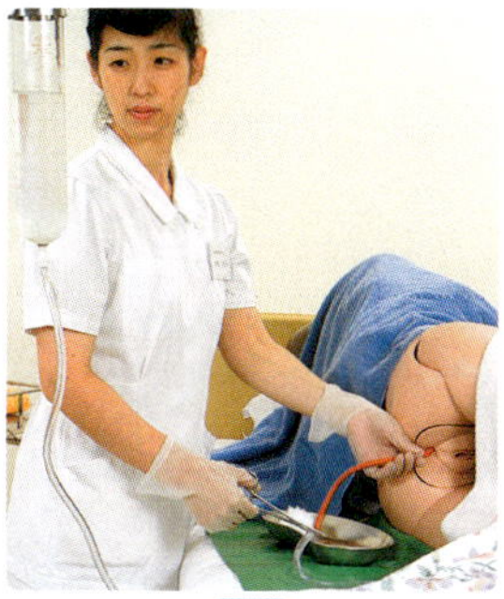

❶クランプをはずし、浣腸液を注入する。

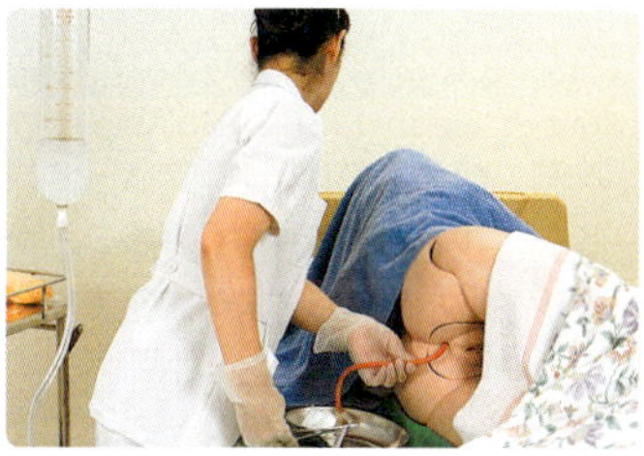

❷気分が悪くないか、便を我慢できそうかなど、患者さんに声をかけ、状態を確認しながら、浣腸液を注入する。
＊以降の手順は浣腸器を使用したグリセリン浣腸の「排便と後始末」以降の手順に準じる。

摘便

1 必要物品の準備

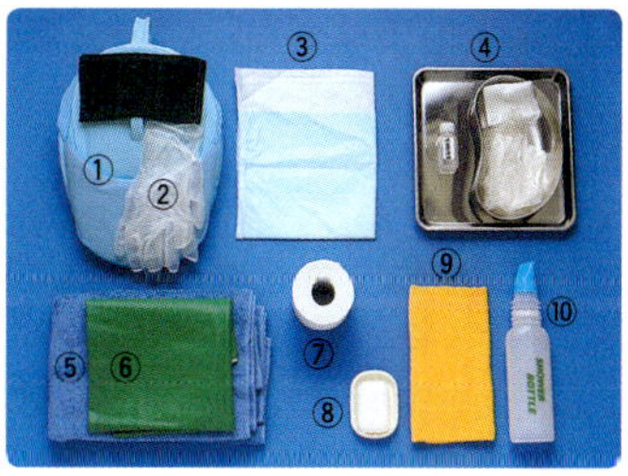
①
②
③
④
⑤
⑥
⑦
⑧
⑨
⑩

①便器・便器カバー、②ディスポーザブル手袋、③防水布、④膿盆、ガーゼ、潤滑油、⑤バスタオル、⑥防水布、⑦トイレットペーパー、⑧石けん、⑨陰部用タオル、⑩陰部洗浄用ボトル

2 患者さんの準備

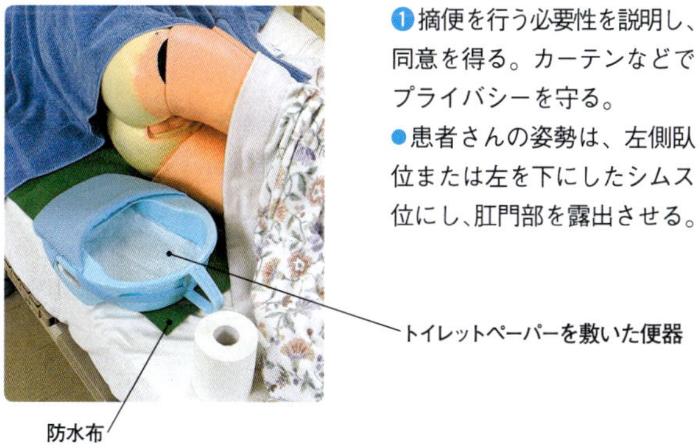
トイレットペーパーを敷いた便器
防水布

❶摘便を行う必要性を説明し、同意を得る。カーテンなどでプライバシーを守る。
●患者さんの姿勢は、左側臥位または左を下にしたシムス位にし、肛門部を露出させる。

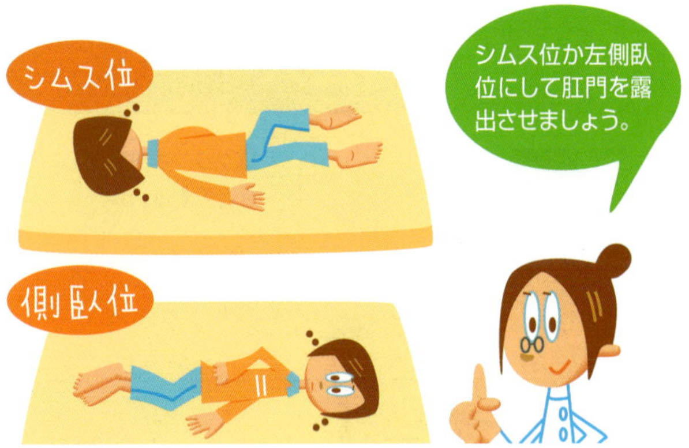
シムス位
側臥位
シムス位か左側臥位にして肛門を露出させましょう。

3 摘便する

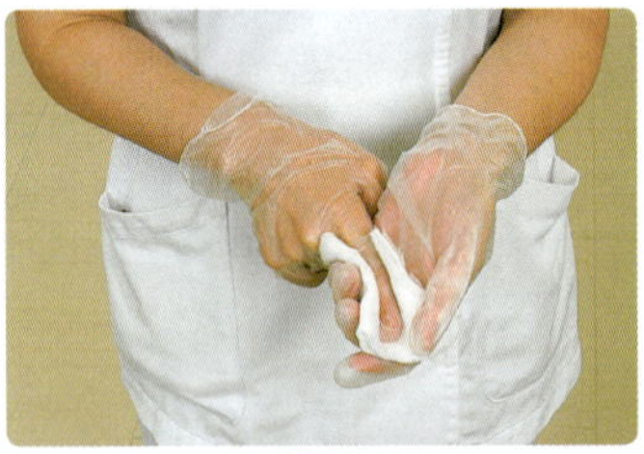

❶看護師は、ディスポーザブル手袋を着用し、手袋の上から示指《じし》に潤滑油を塗布する。

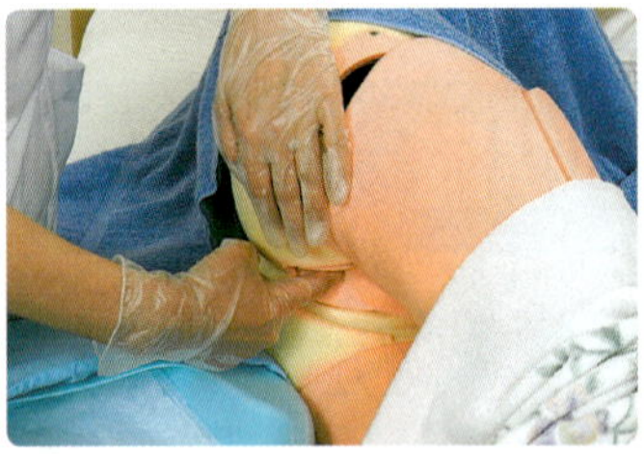

❷患者さんの緊張を和《やわ》らげるよう声をかけ、口で呼吸してもらい、以下の手順で摘便を行う。

摘便の手順

①肛門に静かに示指を入れ、便を指先でほぐしながらかき出す。

②かき出した便は、便器に入れる。

③指が届く範囲の便をすべてかき出したら、肛門についた汚れを拭き取る。

④陰部洗浄し、陰部用タオルで拭く。

＊以降の手順は浣腸器を使用したグリセリン浣腸の「排便と後始末」以降の手順に準じる。

仰臥位での摘便

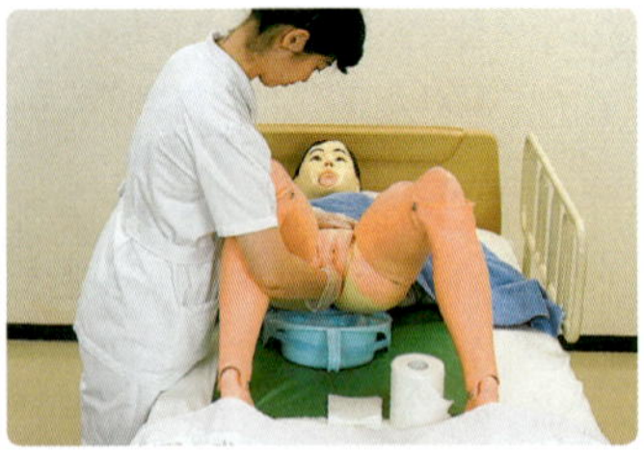

●側臥位のとれない患者さんに施行する。

●便器を腰の下に入れる。示指に潤滑油をつけ肛門に入れて便をかき出す。

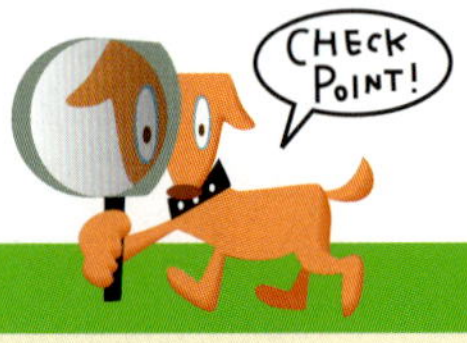
CHECK POINT!

指導者はココを見ている！

浣腸の必要物品や手順を覚えるのに精一杯で、患者さんや周囲の環境に注意が払えなくなっていないか？

□浣腸実施前に患者さんの身体についてよく把握しておきましょう。特に、移動動作やトイレ歩行、排泄のための行動（ズボンの上げ下ろしなど）にかかる時間を知っておくことは重要です。また、浣腸の体験があるかどうか患者さん自身に確認し、そのときにどのようであったかを参考にするのも１つの方法です。

カテーテル挿入時につかえてしまっていないか？

□カテーテルに潤滑油をたっぷりつけて、徐々に回しながら挿入するとよいでしょう。患者さん自身にも、口呼吸をして肛門の力を抜くよう協力を依頼しましょう。どこかでつかえたら、少しもどり、再度回しながら入れてみましょう。

施行中や施行後に、患者さんに「排便したい」「便が出そう」と言われ、あわてていないか？

□このような言葉を聞いたら、「限界である」という意味なのか、あるいは「便意を感じる」という意味なのかを見極めましょう。特に高齢者で大量に浣腸液を注入する場合では、カテーテル挿入部の脇から注入液が漏れ出すことがあります。このような場合は、限界と考え、すぐに便器を当てて対処しましょう。また、浣腸前にはトイレまで移動できると予測していた患者さんでも、実際に浣腸液を注入してみると、無理ということもあります。トイレ歩行をする予定であっても、便器やポータブルトイレをそばに用意しておきましょう。

患者さんに説明をきちんとしているか？

□施行の流れを、あらかじめ患者さんに説明しておくと余裕ができます。特に、施行後、どのくらいで便意を催《もよお》してくるのか、どのくらいで排便したらいいのかなどの目安を伝えておくと、患者さんは安心します。

指導者はココを見ている！

熱傷や寒冷刺激、患者さんの状態に注意して実施する

罨法 [温罨法、冷罨法]

平松則子

罨法の意義

温《おん》・冷罨法《れいあんぽう》は古くから行われている方法である。家庭でも発熱がある場合には額《ひたい》に冷やしたタオルをあてがい、頭を冷やした。こうすることで、熱が少しでも下がることを期待し、何よりも気持ちのよい状態になることを知恵として知っていたからである。

罨法を実施することで身体にどのような影響をもたらすのだろうか。身体表面のある局所を通して、温熱《おんねつ》あるいは寒冷《かんれい》刺激が伝導し、循環器系、神経系、筋肉系などに、さまざまな作用をもたらす。そのことにより、発熱や疼痛《とうつう》などの苦痛の緩和につながったり、場合によっては、腸蠕動《ちょうぜんどう》を高めて排ガス・排便を促進させる効果もある。罨法は、総合的には、心身両面に安楽をもたらす援助技術といえる。

罨法の目的

① 身体の一部に温度(寒冷・温熱)刺激を与え、血管・循環器系、筋系、神経系に作用させ、鎮痛《ちんつう》効果や消炎《しょうえん》効果などを期待する。

・温罨法には、湯たんぽ・温湿布《おんしっぷ》・電気毛布などがある。

・冷罨法には、氷枕《ひょうちん》・冷湿布《れいしっぷ》・氷嚢《ひょうのう》などがある。

②腰背部の温罨法は、腸蠕動を高める効果をねらう。

罨法の注意事項

●湯たんぽなどの温熱器具は、低温であっても長時間接触していると低温やけどを生じる危険性があるため、直接、患者さんの皮膚に触れないようにする。

●熱い、冷たいなどと感じる温度感覚や快適と感じる温度は少なからず個別性があるため、必ず患者さんに確認し、皮膚の状態や使用している器具の状態を定期的に観察する。

●高齢者や乳幼児、麻痺《まひ》や知覚障害のある患者さん、糖尿病の患者さんの場合は、低温やけどを起こしやすく、治癒しにくいため、温罨法は慎重に行う。

●前額部《ぜんがくぶ》や後頭部への冷罨法による解熱《げねつ》効果の根拠は明らかにされていないが、患者さんの安楽のために行われることが多い。

●悪寒《おかん》・戦慄《せんりつ》を伴う発熱状態のときは、冷罨法は行わない。ただし、うつ熱状態では、すみやかに冷罨法を実施する。

●寒冷刺激が過度に直接皮膚に伝わらないように、また、湿潤《しつじゅん》を防止するために氷枕には必ずカバーを使用する。

[温罨法]

湯たんぽの場合

1 必要物品の準備

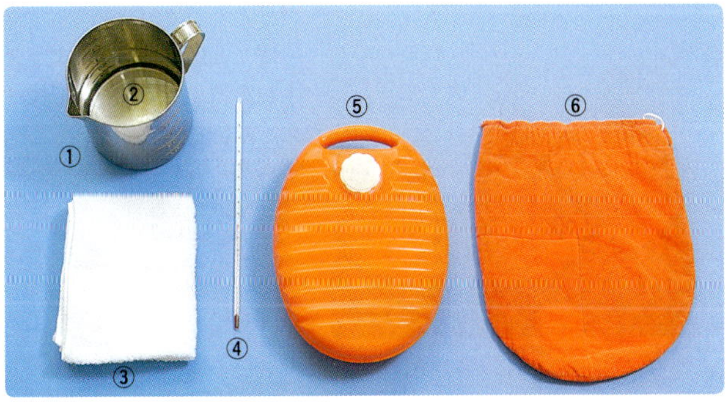

①ピッチャー
②湯(ゴム製湯たんぽの場合：60～70℃、金属製湯たんぽの場合：70～80℃、プラスチック製湯たんぽの場合：70～80℃)
③タオル
④水温計
⑤湯たんぽ(ゴム製、金属製、プラスチック製など)
⑥厚手の湯たんぽカバー

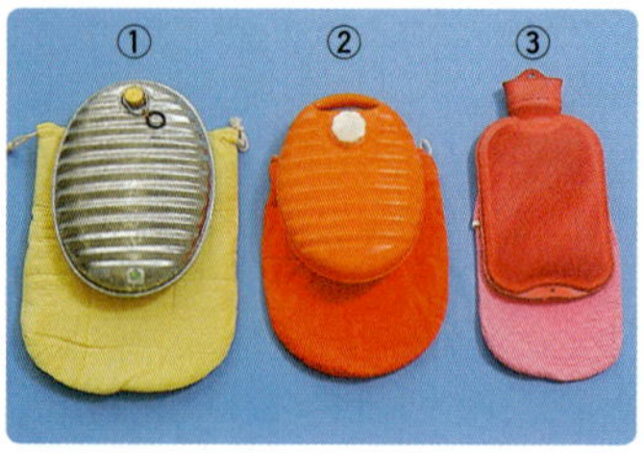
①
②
③

湯たんぽの種類

①金属製
②プラスチック製
③ゴム製

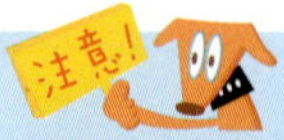
注意!

●用意する湯たんぽに破損箇所がないかどうか、あらかじめ水を入れ、漏《も》れがないことを確認しましょう。

2 湯たんぽの準備

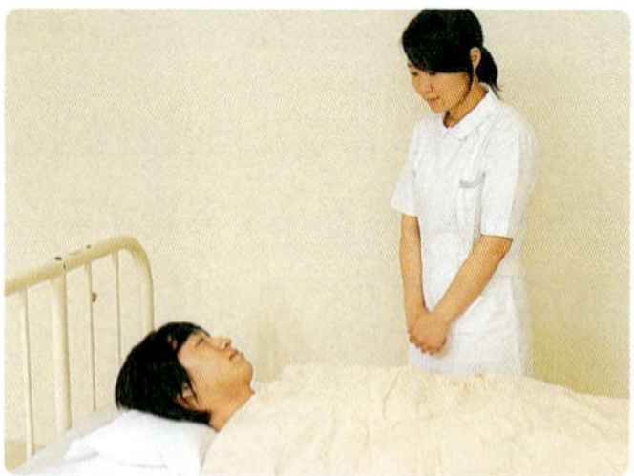

❶温罨法の目的や方法、所要時間、注意点などを患者さんに説明し、同意を得る。

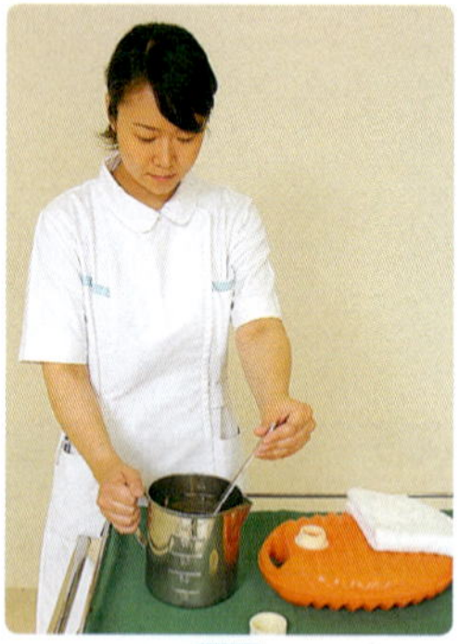

❷用意した湯の温度を測る（70～80℃）。

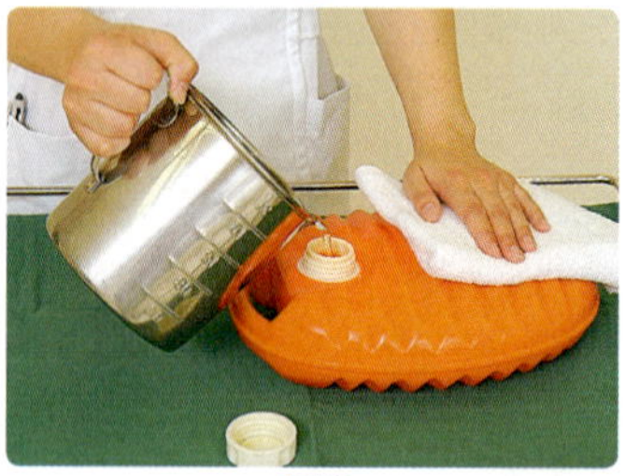

❸湯たんぽが動かないようタオルを添えた上から手で押さえ、湯を注ぐ。

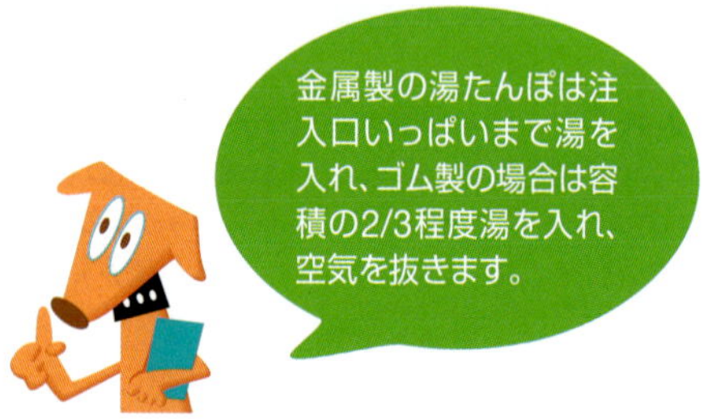
金属製の湯たんぽは注入口いっぱいまで湯を入れ、ゴム製の場合は容積の2/3程度湯を入れ、空気を抜きます。

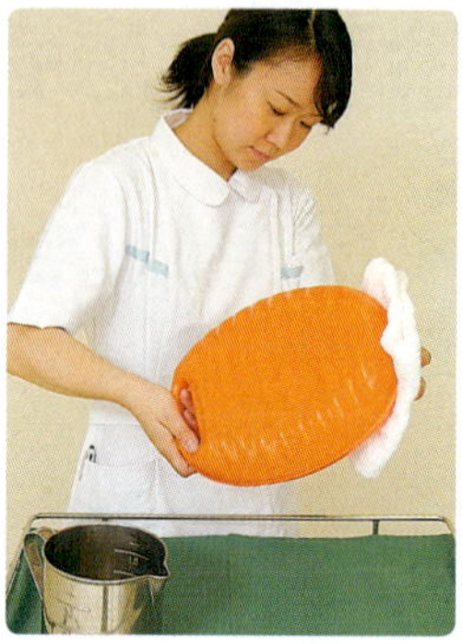

❹栓を閉め、逆さにして漏れがないか確認する。また、外側の水滴をタオルで拭《ふ》き取りながら本体や栓に穴や亀裂《きれつ》などの破損がないか確認する。

3 湯たんぽを置く

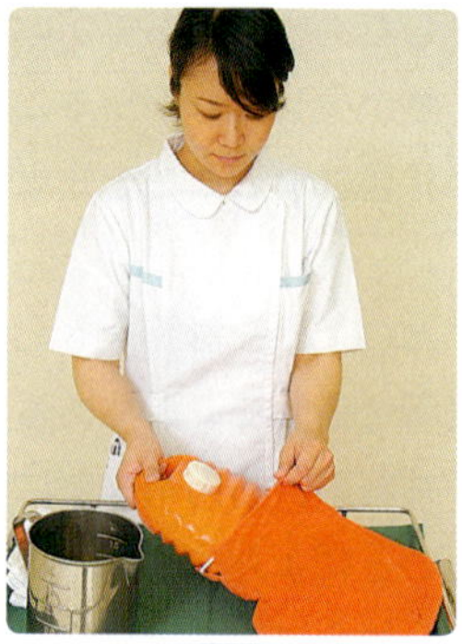

❶厚手のカバーで湯たんぽをくるむ。

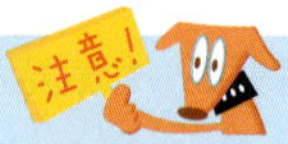
注意!

●バスタオルで包むと、使用中にはだけてしまい、熱傷を起こしてしてしまう危険性があるので注意しましょう。

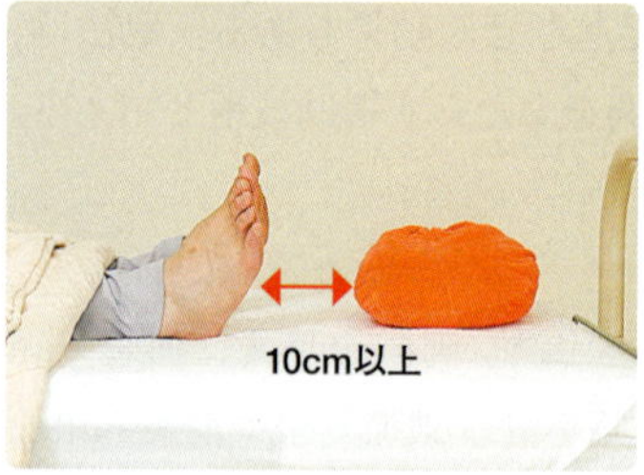
10cm以上

❷湯たんぽは患者さんの身体に直接触れないように、足元から約10cm以上離して置く。このとき湯たんぽは栓があるほうを上にする。

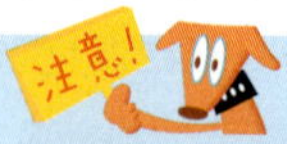
注意!

●体動の激しい患者さんは湯たんぽに触れてしまい、低温やけどの危険が大きいため、湯たんぽの使用は避けましょう。その場合、湯たんぽは布団の中をあらかじめ温めておく目的のみに使用しましょう。

指導者に聞かれる根拠はココ！

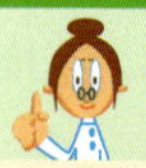

湯たんぽを患者さんの足から10cm以上離して置くのはなぜ?

湯たんぽの使用中に、身体の一部が接触して熱傷を起こさないように防止するためです。患者さんが無意識に動いてしまえば接触する危険があるので、こまめな観察が必要です。

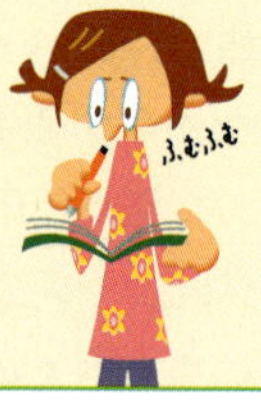
ふむふむ

指導者に聞かれる根拠はココ！

湯たんぽの栓を上向きにして置くのはなぜ？

湯たんぽの栓についているゴムパッキンは、古くなると破損しやすく、湯が漏れる危険性が十分あります。万全《ばんぜん》を期して、口金は上向きにして置く必要があります。

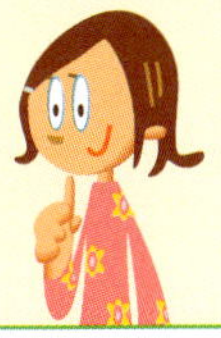

4 患者さんの安全確認をする

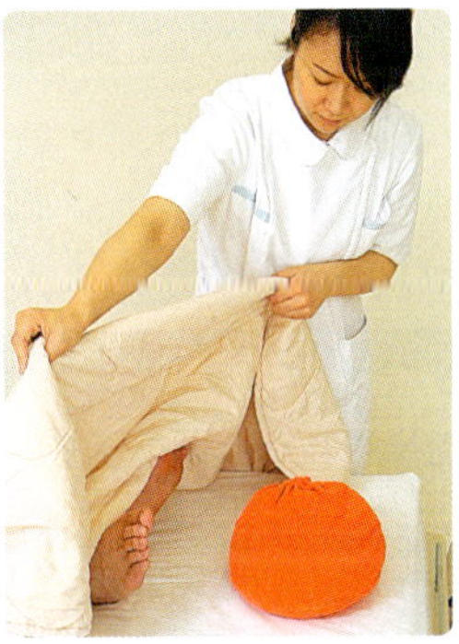

❶患者さんの身体に湯たんぽが接触していないか、湯が漏れていないかどうか、頻繁《ひんぱん》に確認する。

タオルの場合（腰背部《ようはいぶ》温罨法《おんあんぽう》）

1 必要物品の準備

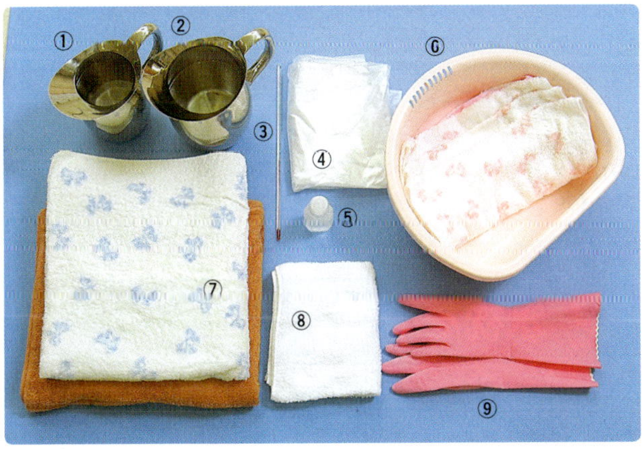

①ピッチャー（水）
②ピッチャー（湯、60～70℃）
③水温計
④ビニールシート
⑤皮膚保護用オリーブオイル（必要時）
⑥ベースン
⑦バスタオル
⑧タオル
⑨厚手のゴム手袋

2 患者さんの準備をする

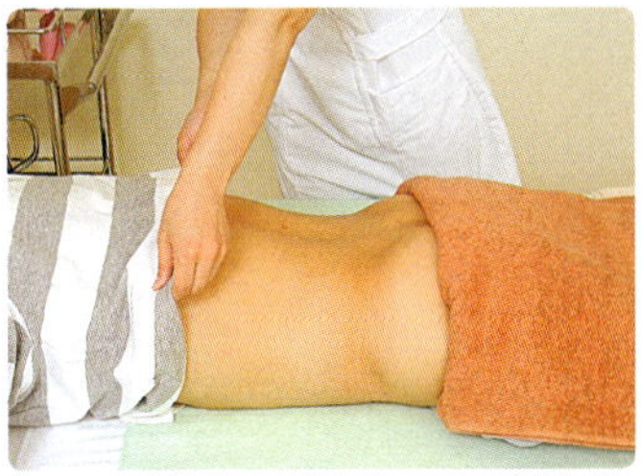

❶患者さんにうつぶせになってもらい、腰背部《ようはいぶ》を露出《ろしゅつ》する。着衣が濡《ぬ》れないようにバスタオルで覆《おお》う。

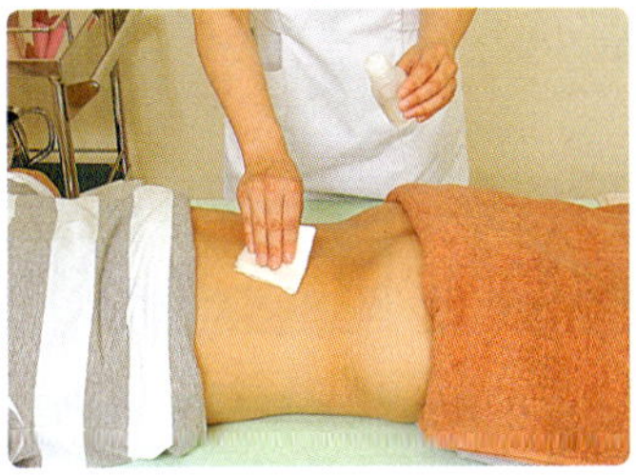

❷必要に応じて、皮膚表面を保護するためにオリーブオイルを塗《ぬ》る。

3 温タオルを準備する

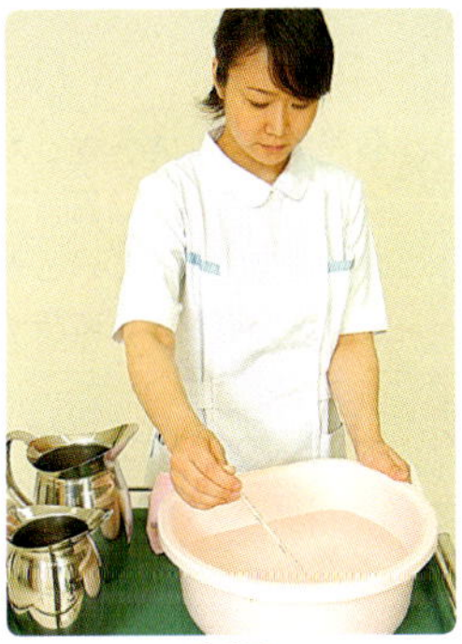

❶水温計で湯の温度を確認する（60～70℃）。

注意！
●熱すぎる場合は水で温度を調整します。

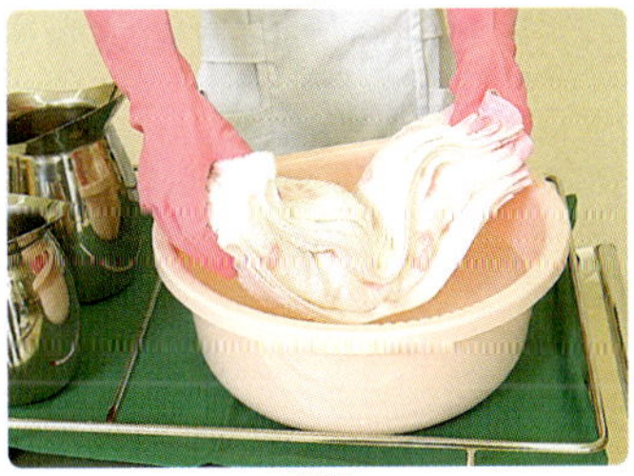

❷厚手のゴム手袋を着用する。タオルを扇子《せんす》折《お》りにして、両端を持ち、2つに折るようにして湯に浸《ひた》す。このとき、タオルは手元まで浸さないようにする。

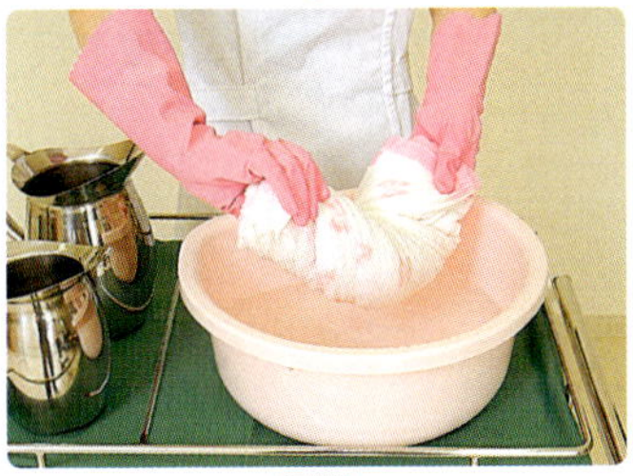

❸タオルをねじって絞《しぼ》る。

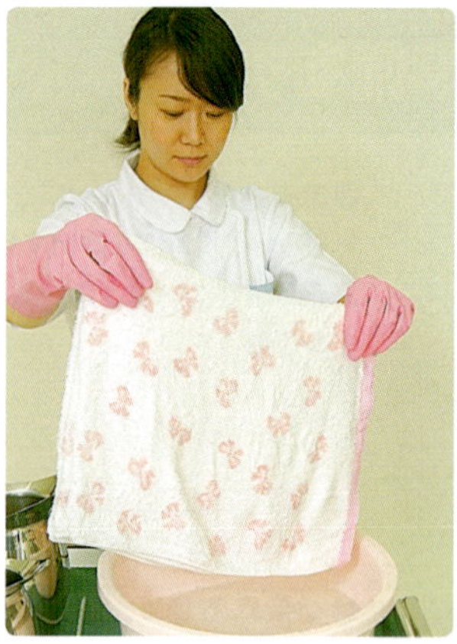

❹タオルを広げ、軽く振ってあら熱をとる。

4 タオルを患者さんに当てる

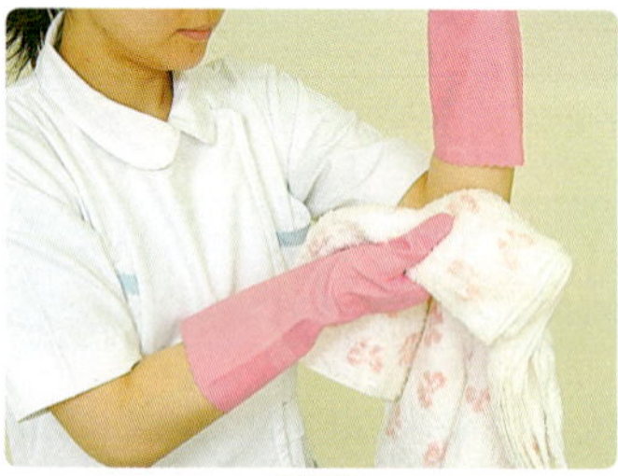

❶タオルの温度が熱すぎないか、看護師の前腕内側に当てて確認する（適温は45℃）。

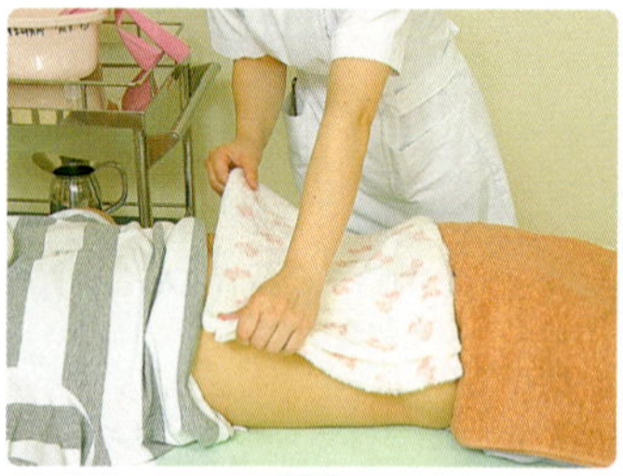

❷患者さんにあらかじめ声をかけてから徐々に腰背部にタオルを当てる。このとき熱さ加減を患者さんに確認する。

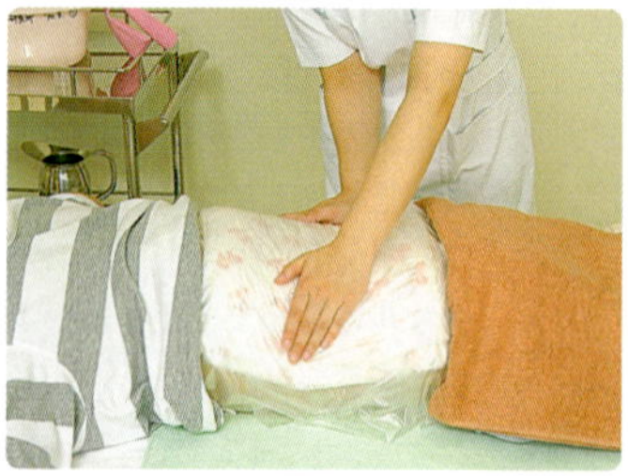

❸タオルの上からビニールで覆い、タオルを皮膚に密着させる。

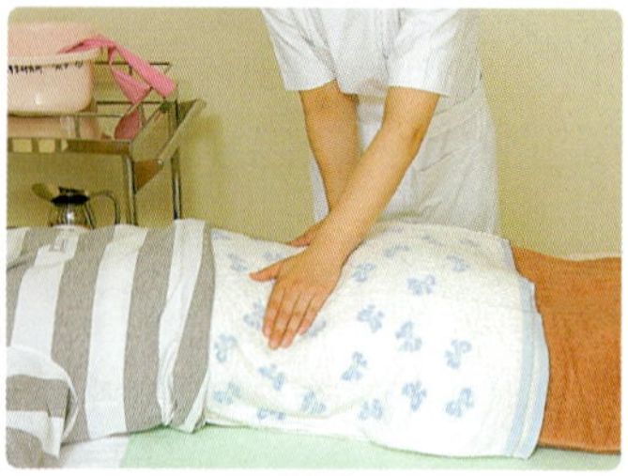

❹さらにビニールの上からバスタオルで覆い、保温する。

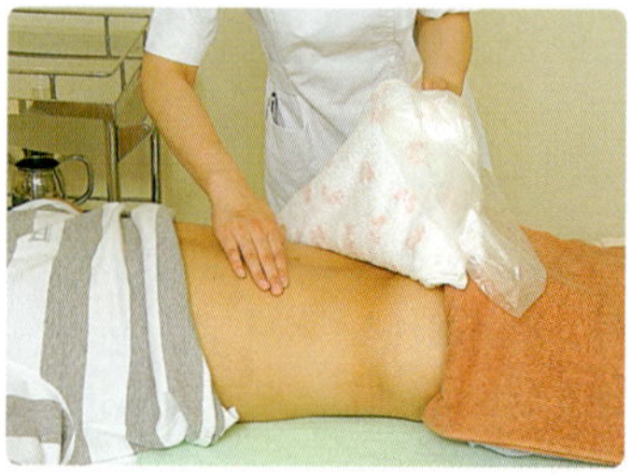

❺約10分を目安にして冷めたタオルを取り除き、皮膚の状態を確認する。

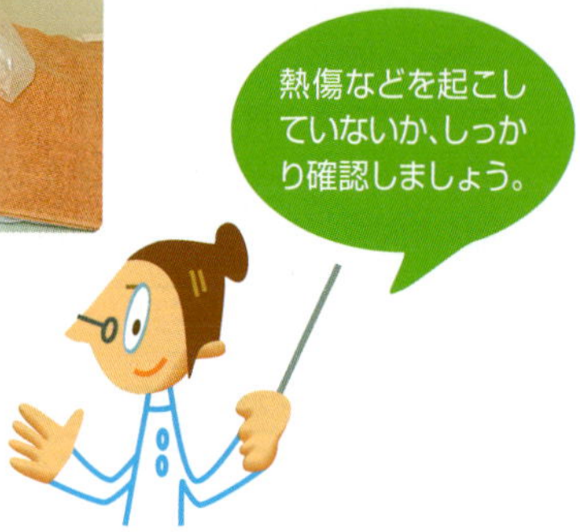
熱傷などを起こしていないか、しっかり確認しましょう。

［冷罨法］

氷枕の場合

1 必要物品の準備

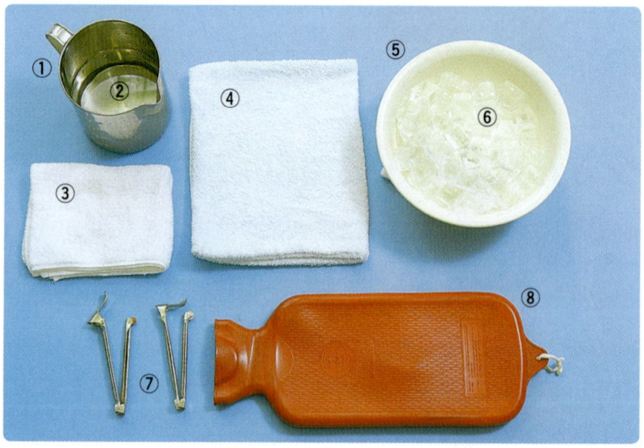

①ピッチャー
②水
③タオル
④氷枕用カバー
⑤ベースン
⑥氷
⑦留め金（2本）
⑧氷枕

2 氷枕を準備する

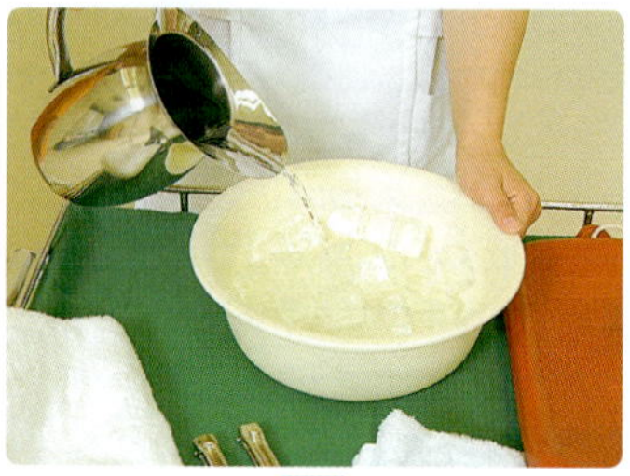

❶氷が入っているベースンに水を注ぎ、氷の角《かど》を取る。

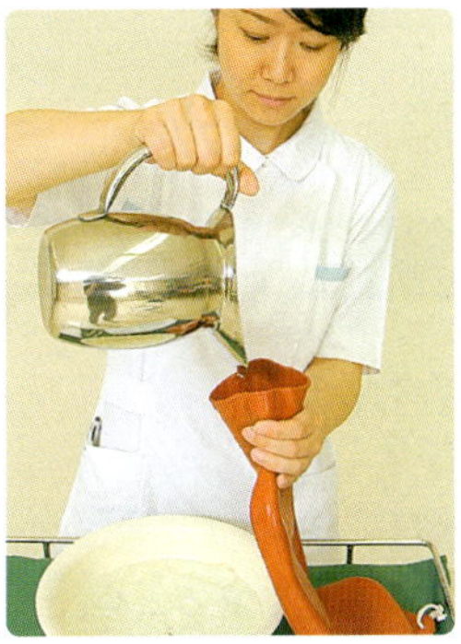

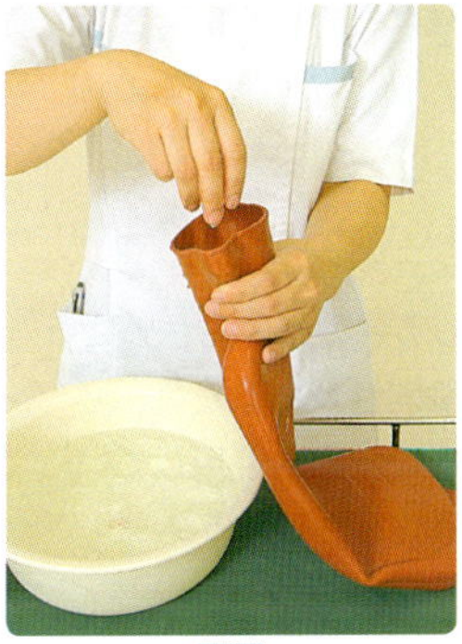

❷氷枕に少量の水を入れ、用意した氷を少しずつ入れていく。氷は全体の1/3～2/3程度を目安にし、水を加えて適度な膨《ふく》らみにする。

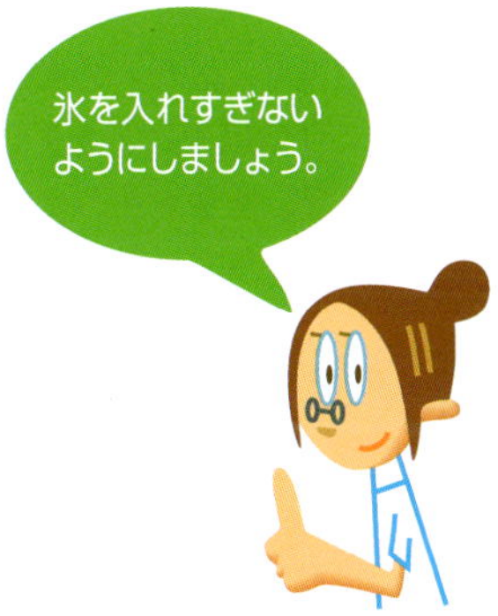
氷を入れすぎないようにしましょう。

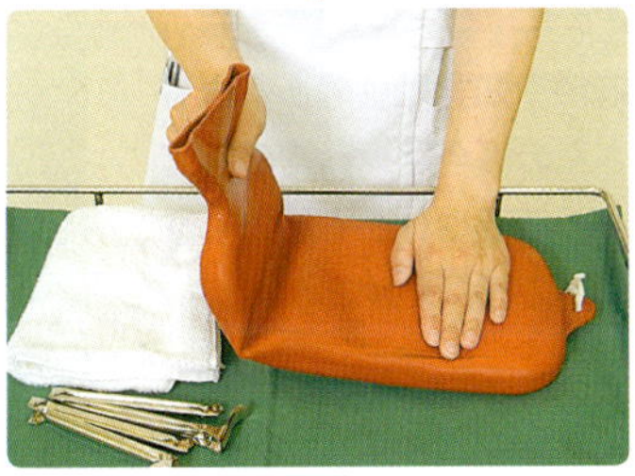

❸氷枕を平らな場所に置き、氷枕を押さえて中の空気を抜く。

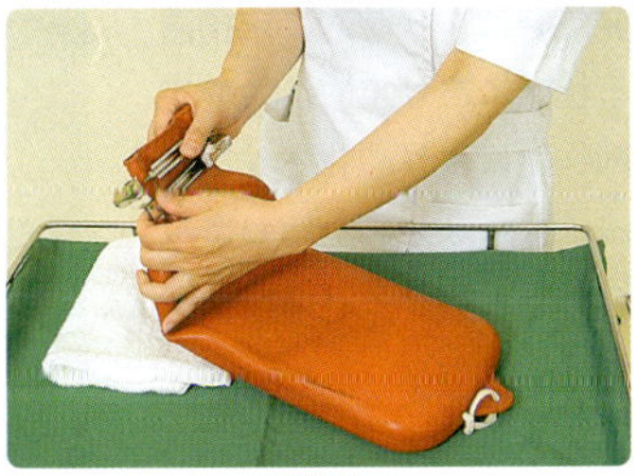

❹氷枕の口を留め金で止める。留め金2本を左右交互にはさんで止めるとよい。

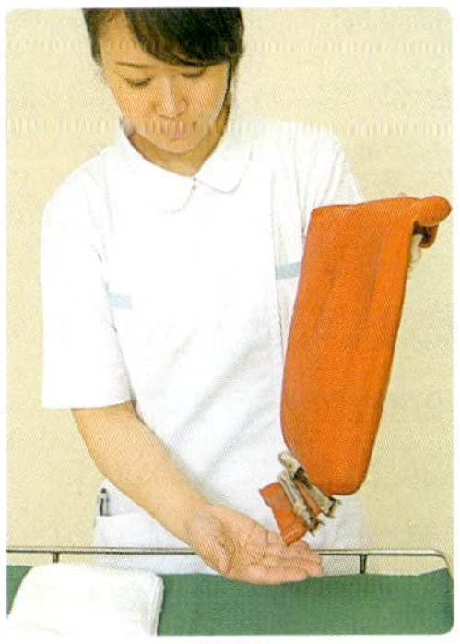

❺留め金口(開閉部)を逆さにして漏れがないか確認する。

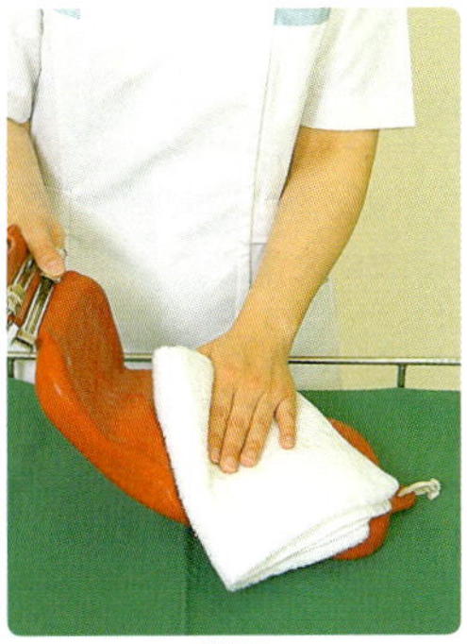

❻氷枕の周りの水滴をタオルで拭き取る。

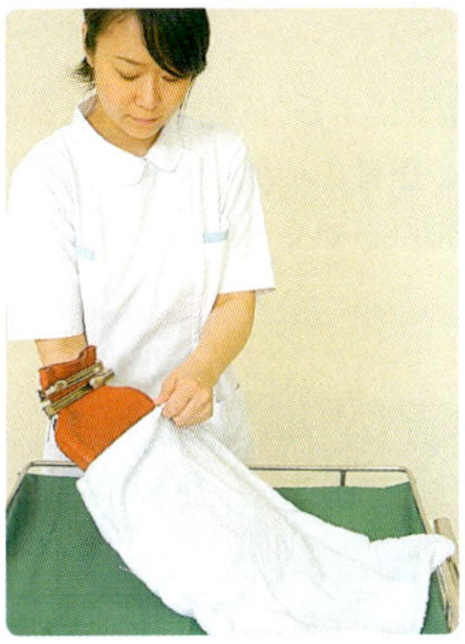

❼氷枕用カバーに入れる。

3 氷枕を患者さんに当てる

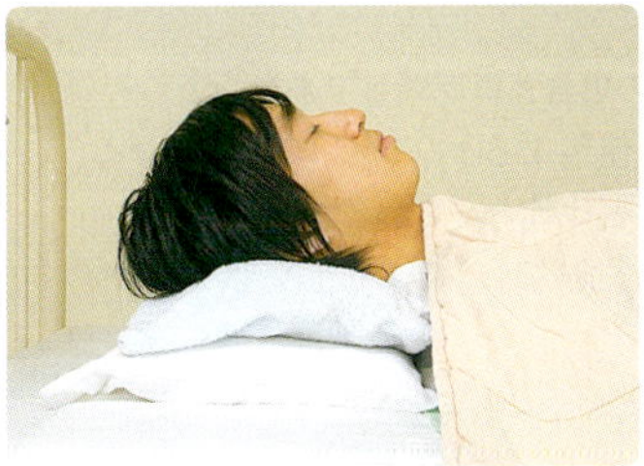

❶氷枕の中央に患者さんの頭がくるようにあて、冷たさや当たり具合、安定感などを確認する。

指導者に聞かれる根拠はココ！

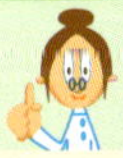

氷枕の留め金口(開閉部)を下側に向けておくのはなぜ？

留め金の開閉部は凹凸《おうとつ》状になっているため、何かに引っかかってはずれないように、下側に向けておくとよいのです。

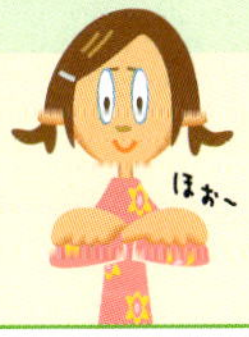
ほぉ、

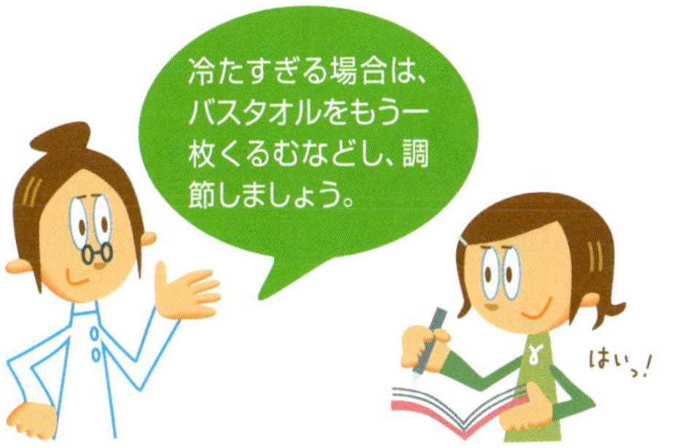
冷たすぎる場合は、バスタオルをもう一枚くるむなどし、調節しましょう。
はいっ!

留め金口（開閉部）の向き

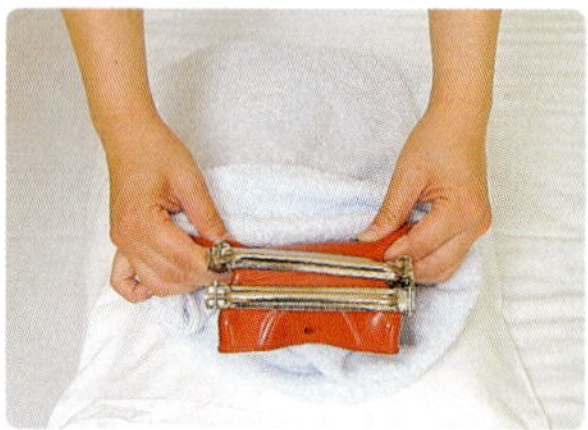

留め金口（開閉部）は下に向けて置く。

氷枕の位置

患者さんの肩に氷枕が触れないようにする（必要時、バスタオルなどでもう一度くるむ）。また、患者さんがベッドへ出入りする向きとは反対側に留め金口（開閉部）がくるようにする。

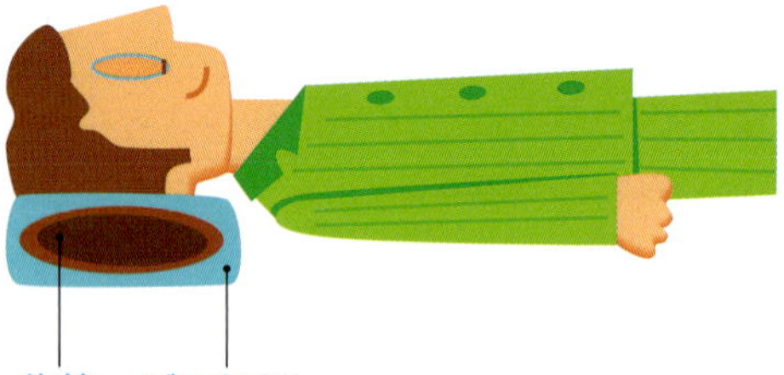
氷枕
バスタオル

氷嚢の使用

- 氷嚢の実施手順は、氷枕の場合とほぼ同じである。
- 現在、氷嚢を額に載せて使用するケースはほとんどなく、アイスノン®や冷えピタ®などに代わっている。
- 氷嚢を使用するケースは、発熱時に腋《えき》窩《か》や鼠《そ》径《けい》部《ぶ》を冷やす場合である。

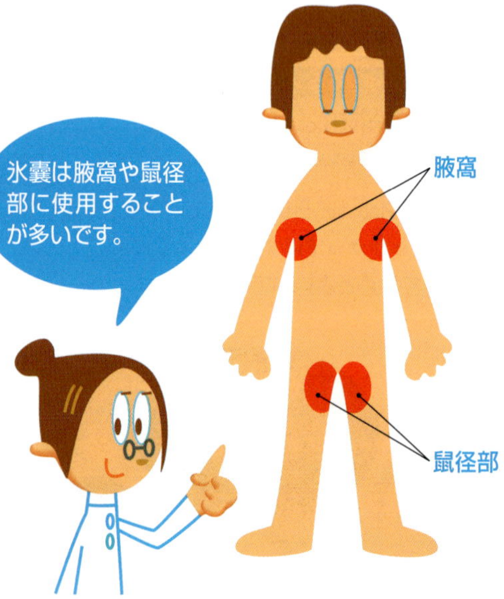
氷嚢は腋窩や鼠径部に使用することが多いです。
腋窩
鼠径部

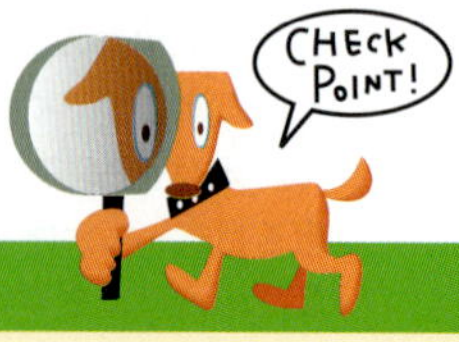
CHECK POINT!

指導者はココを見ている！

湯たんぽが直接、患者さんの皮膚に触れていないか？

□湯たんぽなどの温熱器具は、長時間の接触により低温やけどを生じさせる危険があるため、直接、患者さんの皮膚に触れないように注意しましょう。

患者さんの確認をきちんとしているか？

□熱い、冷たいなどと感じる温度感覚や快適と感じる温度は少なからず個別性があるため、必ず患者さんに確認し、皮膚の状態や使用している器具の状態を定期的に観察しましょう。

温罨法を特に慎重に行わなくてはならない患者さんを把握しているか？

□高齢者や乳幼児、麻痺や知覚障害のある患者さん、糖尿病の患者さんの場合は、異常の訴えや反応がつかみにくく、低温やけどを起こしやすいため、温罨法は慎重に行いましょう。

冷罨法を行ってよい場合をわかっているか？

□悪寒・戦慄を伴う発熱時は、一時的に末梢循環障害をきたしている状態にあります。冷やすことで過度の血管収縮作用により悪化させることがあるので、冷罨法は行わないようにしましょう。悪寒がおさまり熱が上がりきれば冷罨法を実施しましょう。

患者さんに過度の寒冷刺激が伝わるようなことはないか？

□寒冷刺激が過度に伝わらないように、さらに不快な湿潤を防止するために氷枕には必ず厚手のカバーを使用しましょう。

氷枕に入れる氷や水の量が適切か？

□氷は氷枕全体の1/2～2/3程度が目安です。水の量は氷片の凹凸が表面に出ないくらいが目安です。水加減で氷枕の感触がやわらかくなり、心地よくなります。こうすることで、安定性も増し、熱伝導もよくなります。

指導者はココを見ている！

気道の異物などを除去し呼吸状態の安定を保つ

口腔・鼻腔吸引

東郷美香子

口腔・鼻腔吸引の意義

口腔や気道に貯留している痰《たん》や異物を自力で喀出《かくしゅつ》できない場合、呼吸状態への大きな影響をおよぼし、生命危機に直結する。

吸引は、安心・安楽につながる技術であるが、その技術次第で、気道粘膜の損傷や低酸素状態を引き起こすため、確実な技術を身につけておきたい。

口腔・鼻腔吸引の目的

●口腔・気道に分泌している唾液や痰などの分泌物を除去する。

●気道内の異物を除去する。

●異物を除去することにより、窒息を防止する。

●口腔ケアの手技の一環として行う。

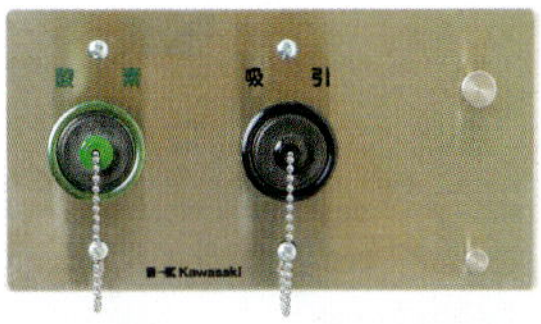

中央配管の酸素と吸引（下の写真は吸引ボトルを取り付けたところ）

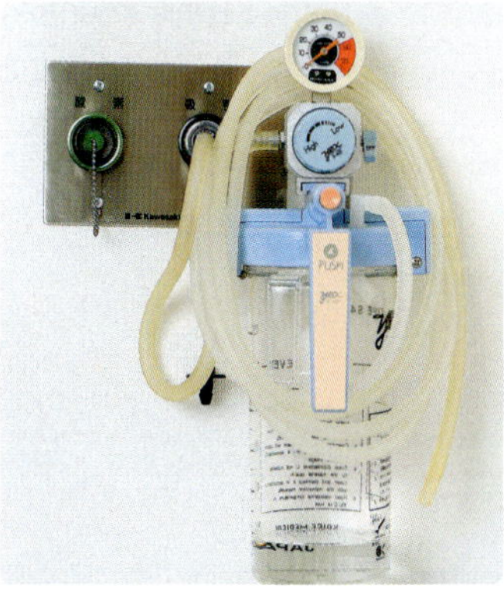

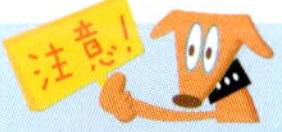

●使用物品は、破損による空気漏《も》れなどがないか点検しておきます。

●苦痛を伴《ともな》う処置でもあり、事前に患者さんに吸引する必要性を説明し、理解と協力を求めます。

1 必要物品の準備

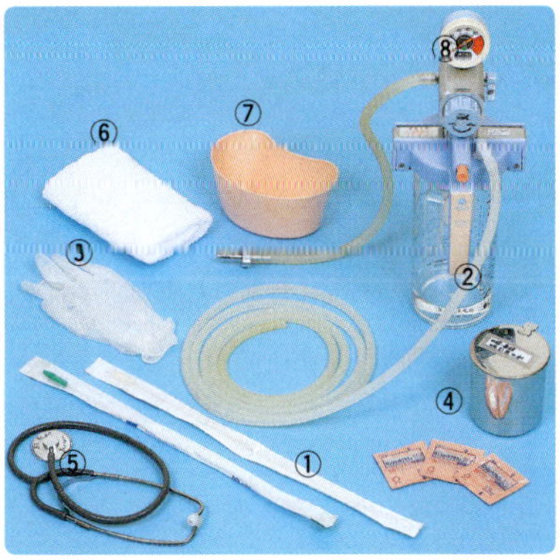

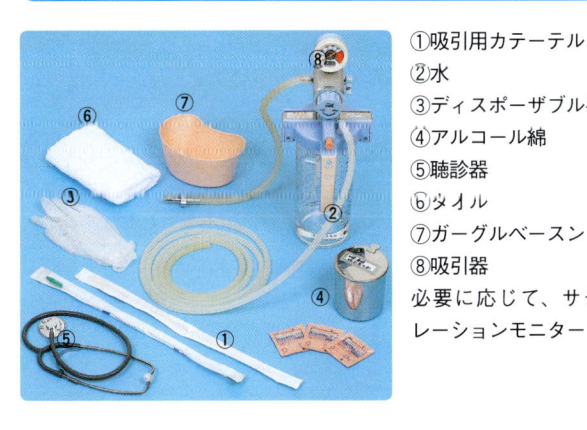

①吸引用カテーテル
②水
③ディスポーザブル手袋
④アルコール綿
⑤聴診器
⑥タオル
⑦ガーグルベースン
⑧吸引器
必要に応じて、サチュレーションモニター

2 吸引の準備

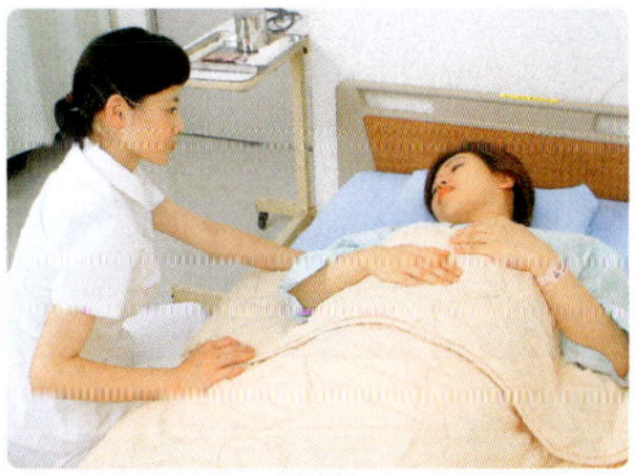

❶患者さんに吸引することを説明する。

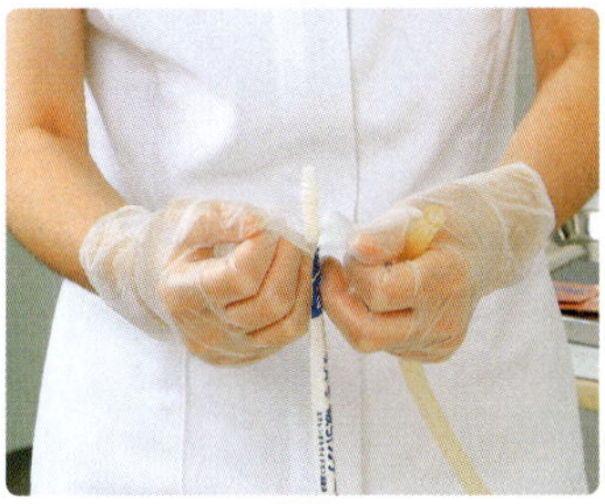

❷手袋をつけ吸引用カテーテルの入った袋を開封する。

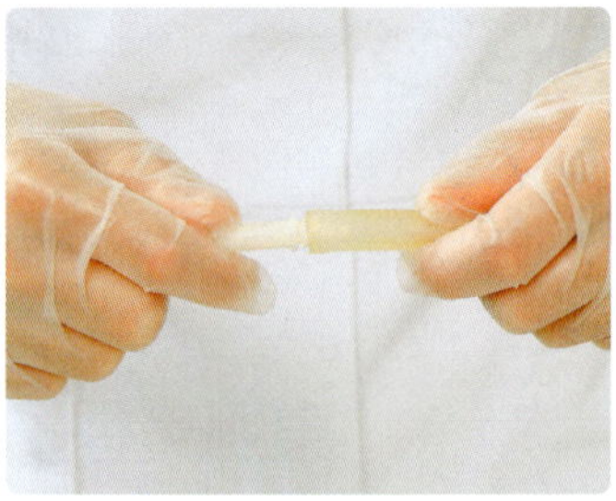

③吸引用カテーテルを接続管につなぐ。

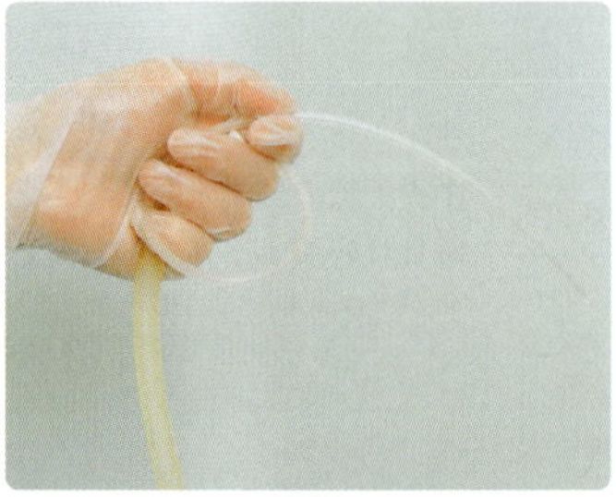

④吸引用カテーテルを利き手とは反対の手で持つ。

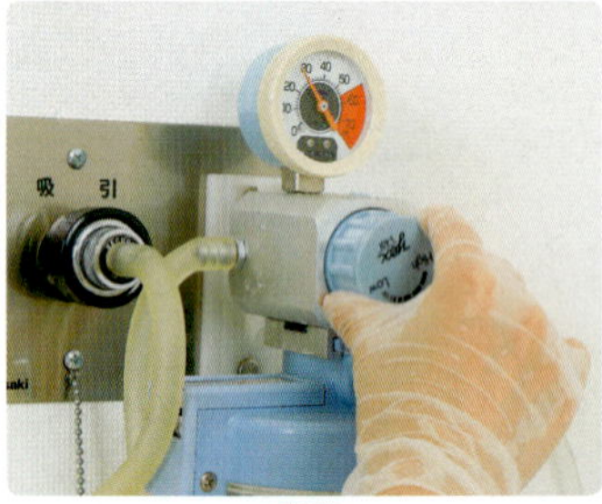

⑤吸引器の吸引圧を吸引用カテーテルを折り曲げた状態で10～20kPa（75～150mmHg）に設定する。

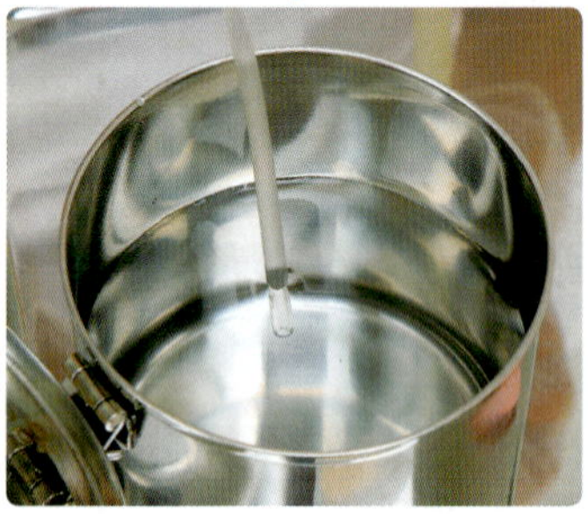

⑥水を吸引し、吸引状態を確認する。

3 吸引を実施する

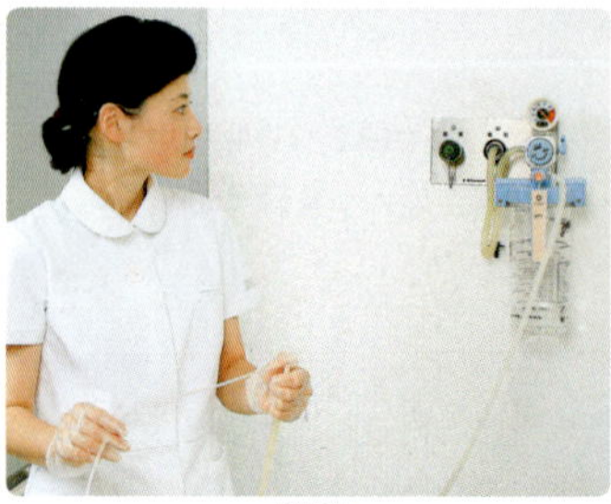

①吸引圧を確認する。

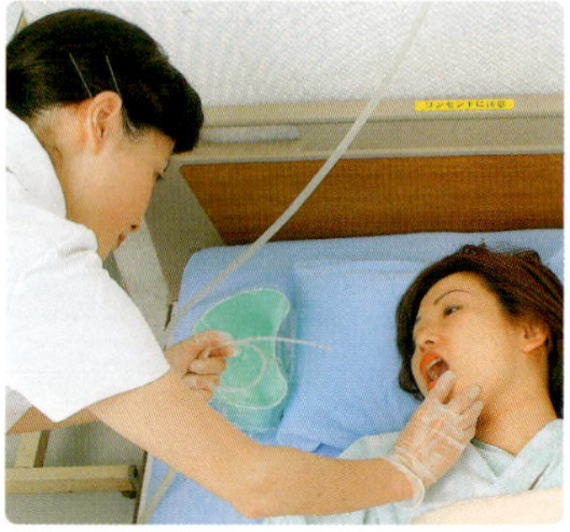

②患者さんに口を開けてもらい口腔内を観察する。枕元にガーグルベースンを用意する。

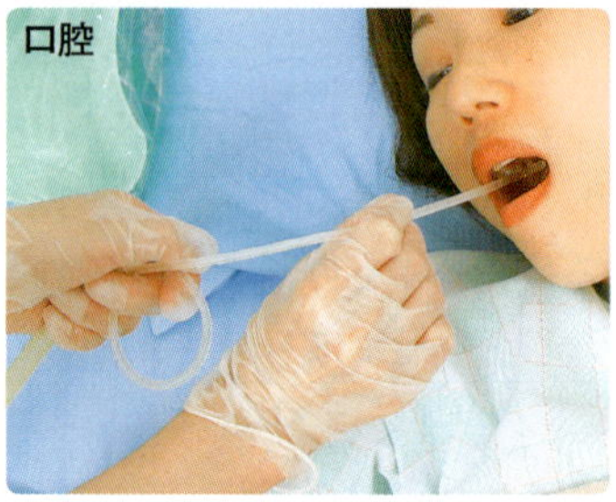

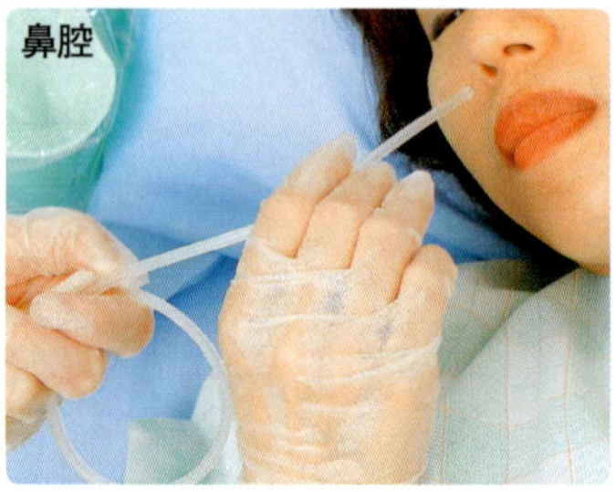

③カテーテルは折り曲げて持ち、吸引圧をかけない状態で、口腔または鼻腔に吸引用カテーテルを入れる。

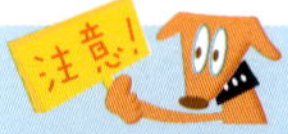

●患者の全身状態を観察・判断し実施します。吸引によって低酸素状態になる危険性があるので、特に低酸素血症の患者には注意が必要です。

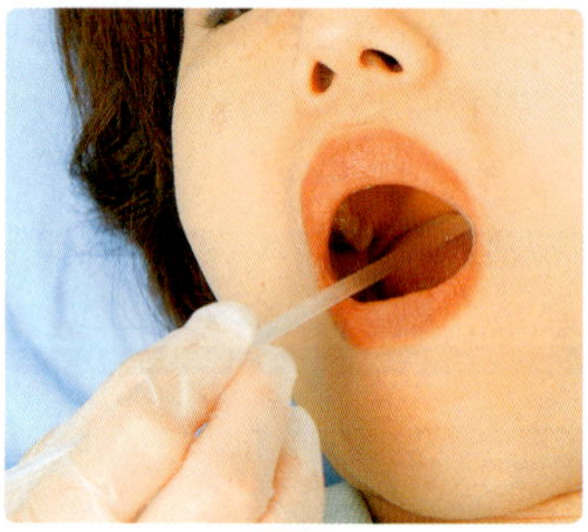

④折り曲げていたカテーテルを開放し、吸引圧をかけて吸引する。
※吸引は患者の負担になるので１回の吸引時間は10～15秒で終える。

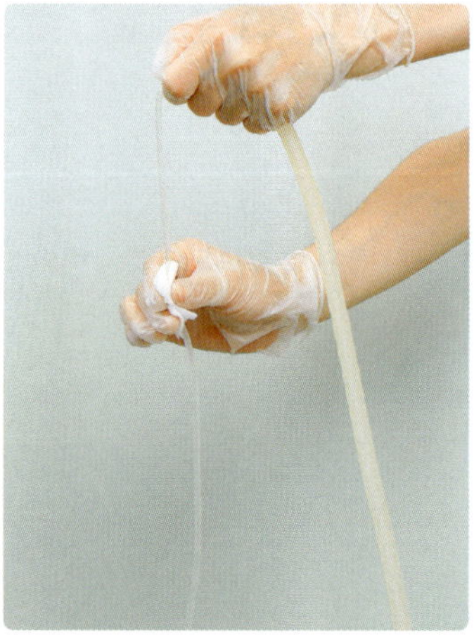

⑤１回の吸引が終了するごとに、吸引用カテーテルをアルコール綿で拭《ふ》き、カテーテル外周に付着した痰を取り除く。

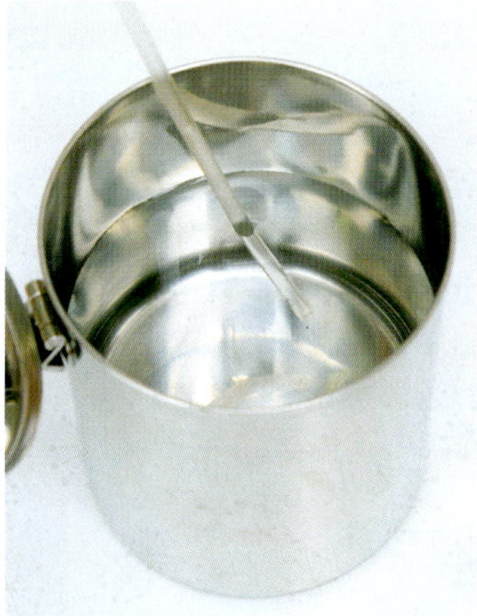

❻水(滅菌のものでかまわない)を吸引し吸引用カテーテル内の汚れを取り除く。

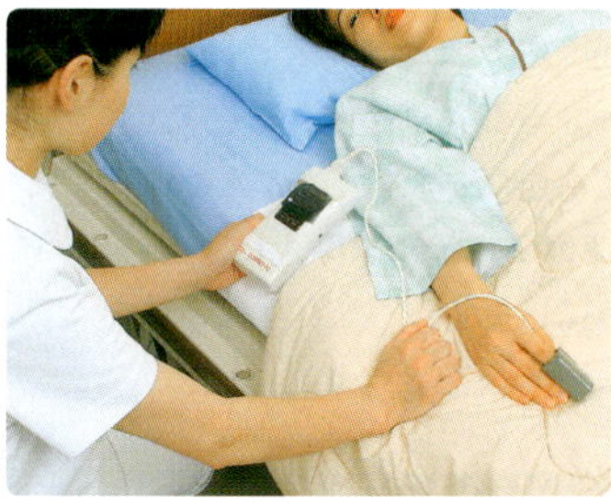

❼SpO_2、呼吸状態を見ながら、痰の状態を聴診で確認し、必要な回数をくり返す。

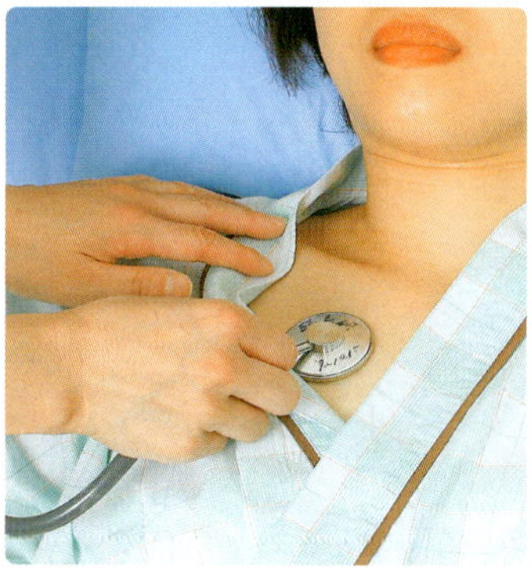

指導者に聞かれる根拠はココ！

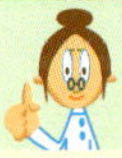

痰が粘稠でうまく吸引できなくても吸引圧を上げてはいけないのはなぜ？

吸引圧を高くすると気道を傷つけて、損傷された粘膜や組織が吸引されてくることがわかっており大変危険です。痰が粘稠でうまく吸引できないときには、ネブライザーなどで加湿する、制限がない方であれば水分摂取を促すなど、痰の性状を変化させるようなケアを考えることも重要です。

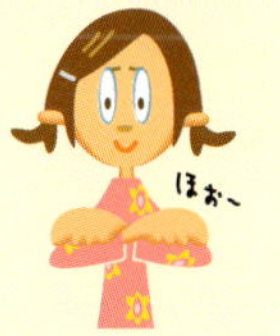

4 吸引後の後片付け

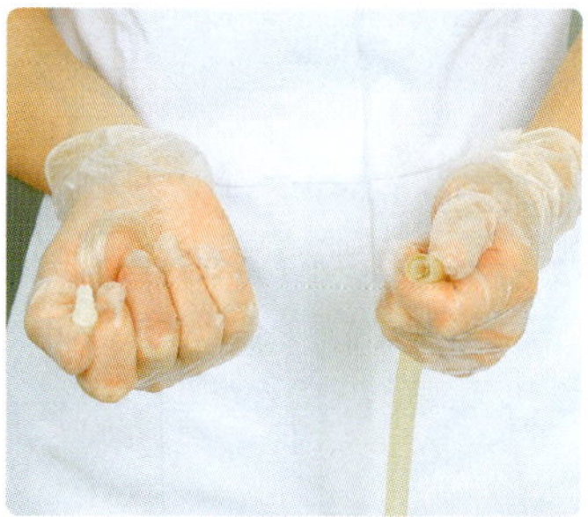

❶吸引用カテーテルを接続管からはずし、吸引用カテーテルを片手に小さくまとめて握り込む。

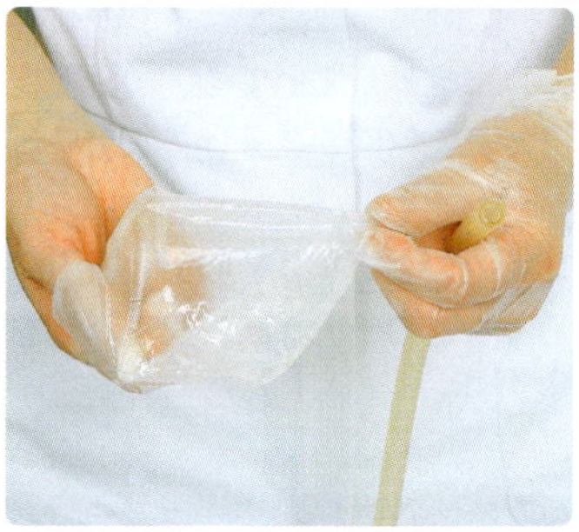

❷カテーテルを包み込みように手袋をはずし、手袋ごとカテーテルを廃棄する。

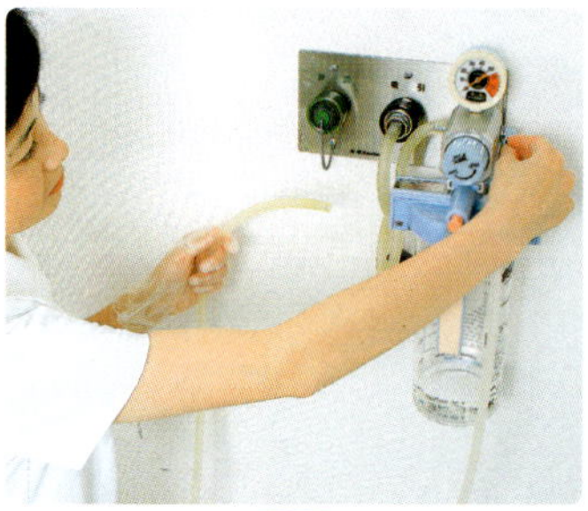

❸手袋をはずした状態で吸引器を操作し、吸引圧を下げる。

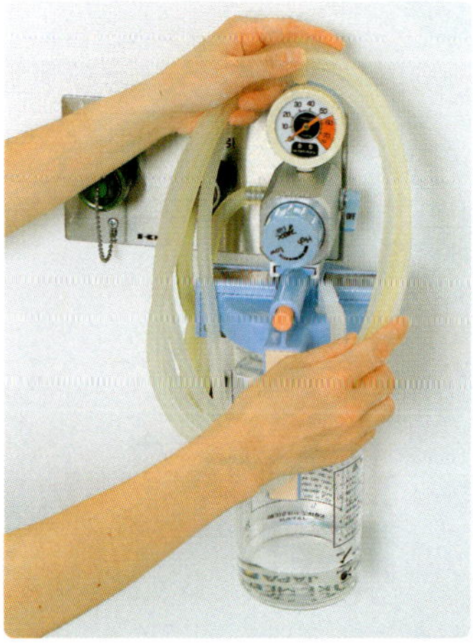

❹接続管をまとめる。

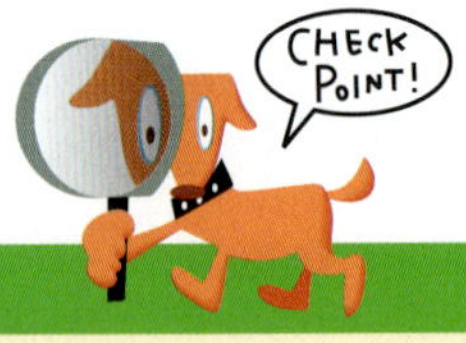
CHECK POINT!

指導者はココを見ている!

適切な吸引圧で吸引しているか？

□吸引圧が低すぎると、十分な吸引ができません。反対に吸引圧が高いと、粘膜を損傷してしまいます。適切な吸引圧であることを確認して実施することが重要です。

吸引時間は適切か？

痰が残っていることがはっきりしていても、10秒程度吸引したら一旦吸引をやめ、何回かに分けて吸引するようにするとよいでしょう。

□呼吸状態があまりよくないときには、吸引と吸引の間に深呼吸をしてもらうなどの十分なインターバルをとって行いましょう。

□分泌物の状態によっては、10〜15秒では十分吸引しきれないこともよくあります。しかし、長時間吸引し続けると、低酸素状態を引き起こす危険があります。

カテーテルの圧をかけない状態で口腔・鼻腔に入れているか？

□吸引圧をかけたまま口腔や鼻腔にカテーテルを挿入しようとしても、周囲の粘膜に吸い付いてしまい、目的の位置にカテーテルの先端を届かせることが難しいのです。無理な挿入は患者さんにとっても苦痛が大きくなるため、必ず圧をかけない状態を作ってカテーテルを挿入し、目的の位置で吸引を開始するようにします。

指導者はココを見ている!

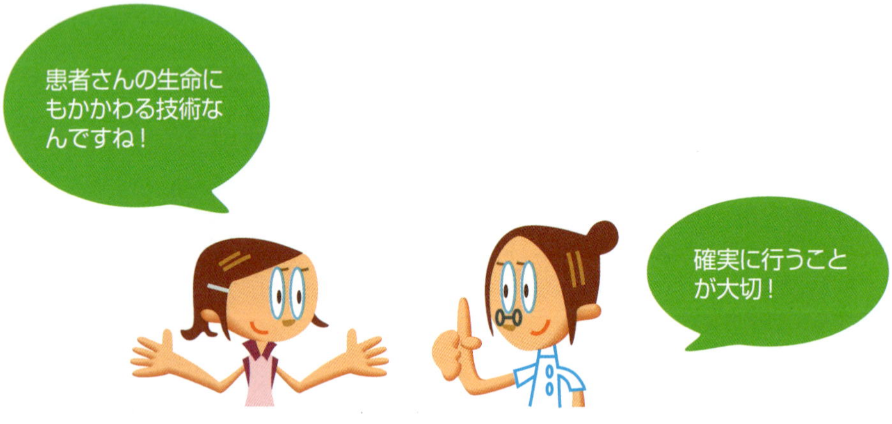
患者さんの生命にもかかわる技術なんですね！
確実に行うことが大切！

部位や患部に適した種類の包帯や巻き方を正確にできる

包帯法 [巻軸帯、三角巾、ネット包帯]

東郷美香子

包帯法の意義

包帯とは、創傷《そうしょう》や骨折《こっせつ》などの治療のために用いられる衛生材料、器具のことをいう。

包帯の種類は、一般的に「包帯」と呼ばれている巻軸帯《かんじくたい》をはじめ、三角巾《さんかくきん》、ネット包帯、ギプス包帯、腹帯《ふくたい》、T字帯《ティーじたい》などがある。

包帯法の目的

●包帯の目的には以下のものがある。

①創傷の保護：創面《そうめん》や皮膚表面の病変《びょうへん》を包帯材料で覆《おお》って、その部分を保護する。

②固定：骨折、捻挫《ねんざ》などの患部を固定し、運動制限をして患部の安静を保つ。

③支持：局所に用いた薬剤、罨法《あんぽう》材料、ガーゼなどのずれを防ぐ。ドレーンやカテーテルを患部に支持しておく。

④圧迫：出血部位を圧迫して、止血をする。圧迫することによって、浮腫《ふしゅ》や腫脹《しゅちょう》を軽減する。また、浸出液《しんしゅつえき》の吸収を促《うなが》すために、圧迫を加える。

⑤牽引《けんいん》：骨折した部位を伸展《しんてん》して整復《せいふく》する。

●包帯は、さまざまな目的で用いられるため、看護師はその目的が達成できるように巻かなければならない。

包帯法の注意事項

●包帯は、目的や部位に適した幅のものを選ぶ。一般的には、上下肢《じょうかし》は4～6号(裂)、指は8号、肩は4～5号、股《こ》関節《かんせつ》には3～4号が用いられる。

●包帯は環行帯《かんこうたい》で巻き始め、環行帯で終わるとずれない。

●原則として、患者さんに向かって左から右に向けて巻いていく(看護師が右利きの場合)。

●末梢《まっしょう》から中枢《ちゅうすう》に向かって巻く。

●きつかったり、 ゆるかったりしないよう、平均した圧で巻く。

必要物品の準備

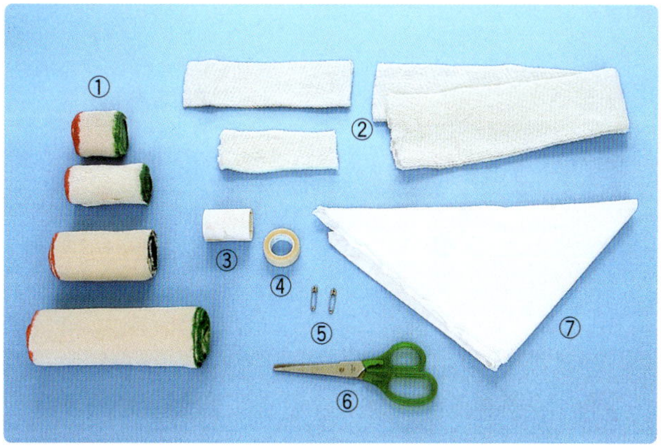

①巻軸帯各種(見やすくするために便宜上《べんぎじょう》、両側に色をつけてある)
②ネット包帯
③包帯留め
④テープ
⑤安全ピン
⑥はさみ
⑦三角巾

[巻軸帯《かんじくたい》]

環行帯《かんこうたい》

同一部位を環状《かんじょう》に巻く巻き方。包帯を重ねて巻く。

環行帯の巻き方

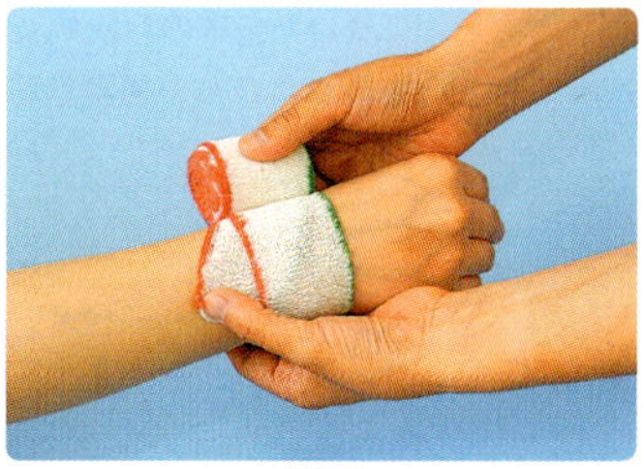

❶包帯の外側部分が皮膚に当たるようにして巻き始める。帯尾《たいび》(巻き始めの端の部分)を中枢側に出し、環《わ》のように同一部位を重ねて1回巻く。

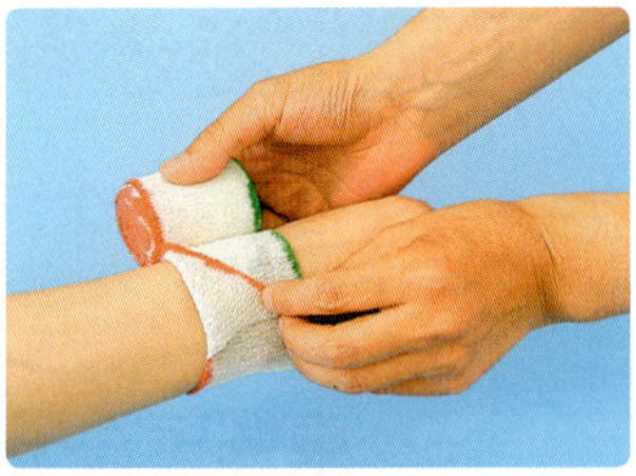

❷出した部分を末梢側に折り返す。

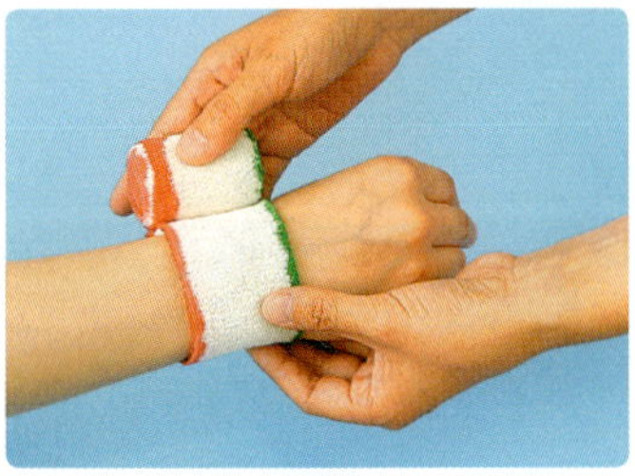

❸同一部分が重なるように、さらに巻く。必要な長さが巻けたら、包帯を切る。

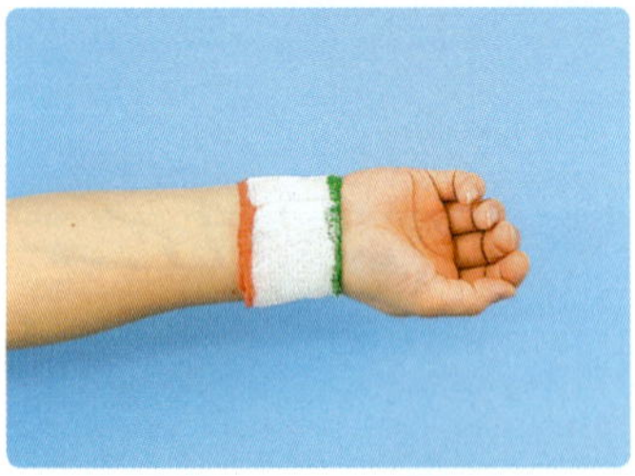

❹包帯の端を内側に折り込み、テープで固定する。

指導者に聞かれる根拠はココ！

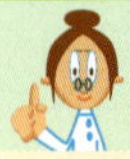

包帯を末梢側から中枢側に向かって巻いていくのはなぜ？

静脈の環流《かんりゅう》を妨《さまた》げず、かつ包帯をずれにくくするためです。包帯は長時間巻いた状態になるので、血流を妨げず、しかも崩《くず》れにくい巻き方にします。

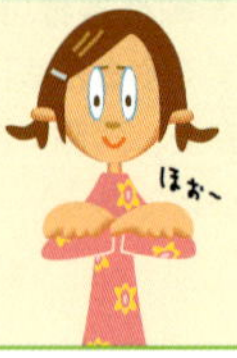
ほぉ〜

螺《ら》旋《せん》帯《たい》

先に巻いた包帯の幅の1/2〜1/3を重ねながら巻く巻き方。

螺旋帯の巻き方

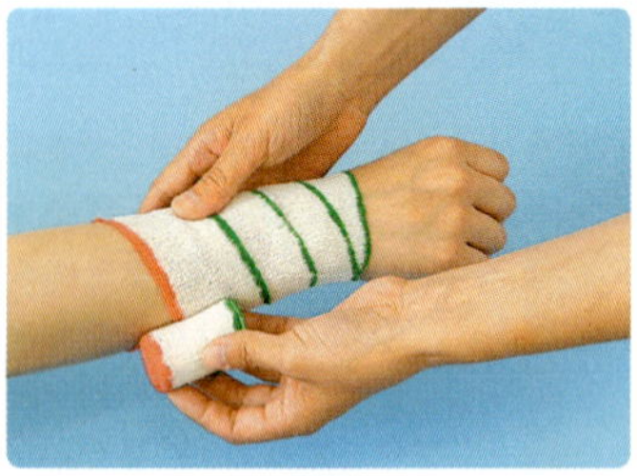

❶巻き始めは環行帯で巻く。ひと巻きごとに、先に巻いた包帯の1/2〜1/3を重ねながら、螺旋状に巻く。

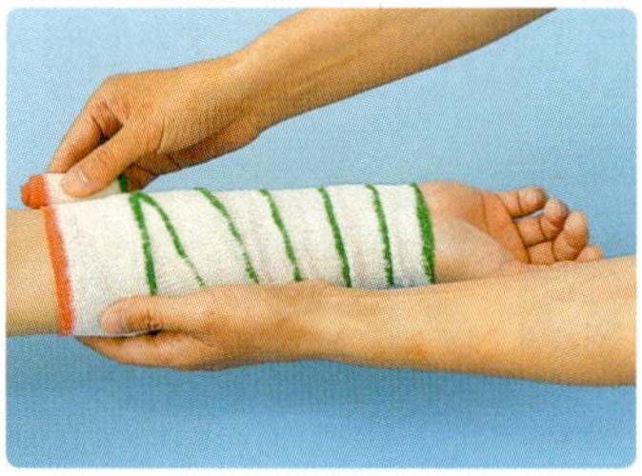

❷最後は同一部分が重なるように、環行帯にする。必要な長さが巻けたら、包帯を切る。

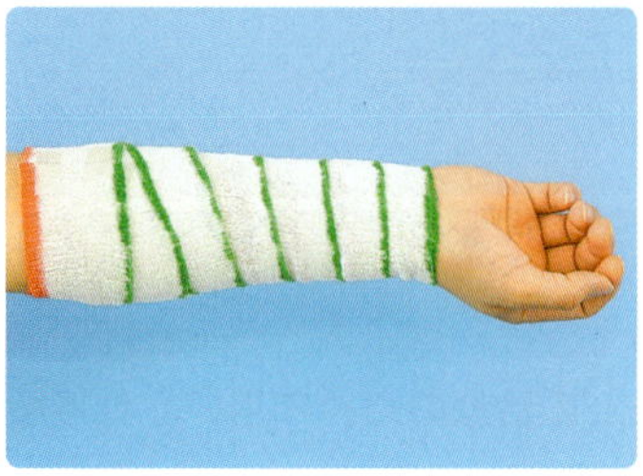

❸環行帯で巻き終わり、包帯の端を内側に折り込み、テープで固定する。

蛇《だ》行《こう》帯《たい》

包帯を重ねずに、巻軸帯の幅とほぼ等しい間隔を開けて巻く巻き方。シーネやガーゼの固定などに用いる。

蛇行帯の巻き方

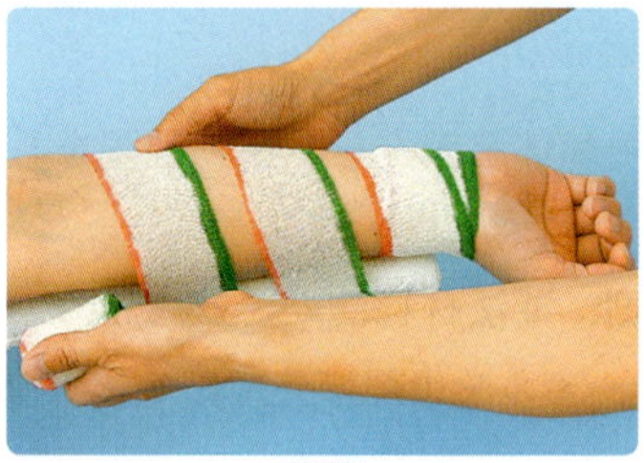

❶巻き始めは環行帯で巻く。螺旋状に、包帯が重ならないように、間隔を開けて巻く。

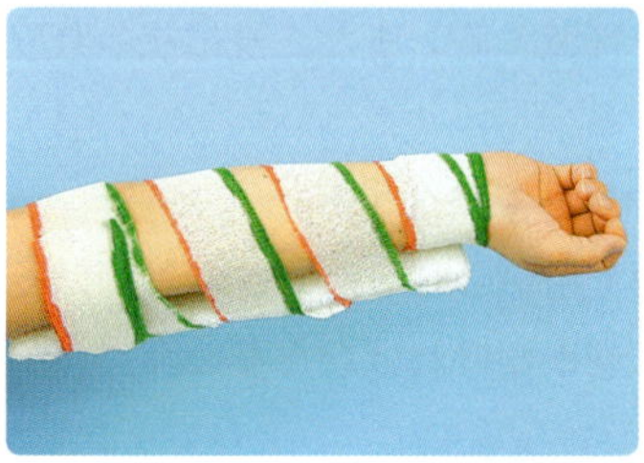

❷必要な長さが巻けたら、包帯を切る。環行帯で巻き終わり、包帯の端を内側に折り込み、テープで固定する。

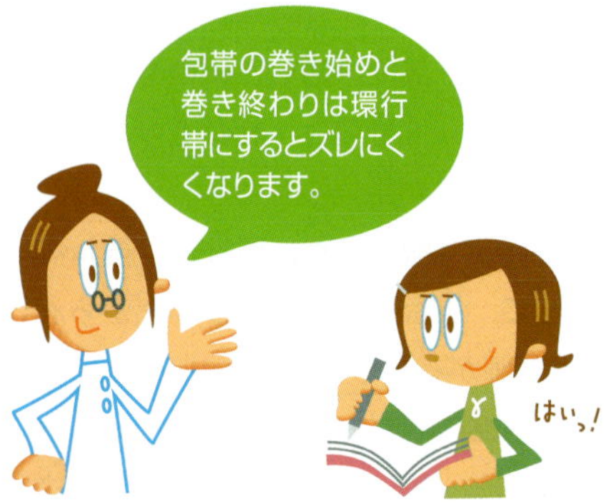
包帯の巻き始めと巻き終わりは環行帯にするとズレにくくなります。
はいっ！

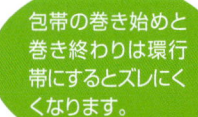

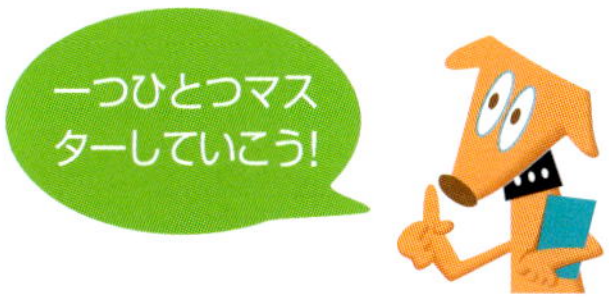
一つひとつマスターしていこう!

折転帯《せってんたい》

重ねて折り返しながら巻く巻き方。
前腕や下腿《かたい》の太さに差がある部位に用いる。

折転帯の巻き方

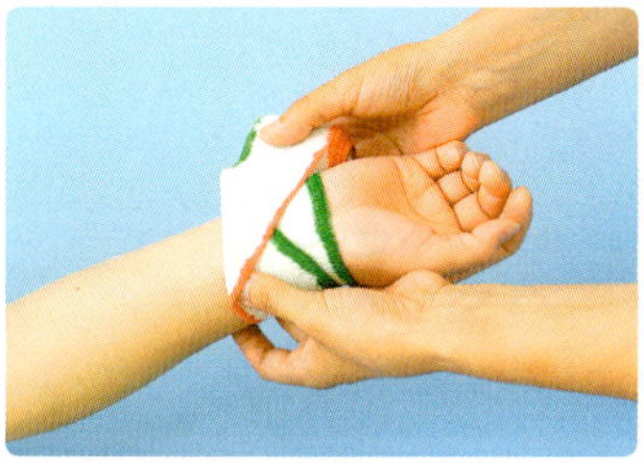

❶巻き始めは環行帯で巻く。ひと巻きごとに折り返して巻いていく。

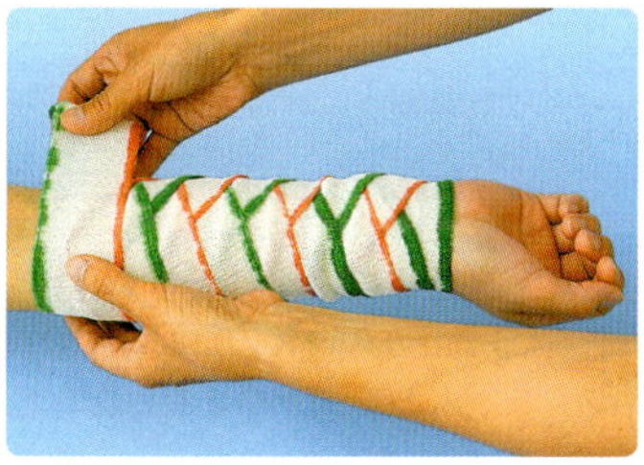

❷最後は同一部分が重なるように環行帯にする。必要な長さが巻けたら、包帯を切る。

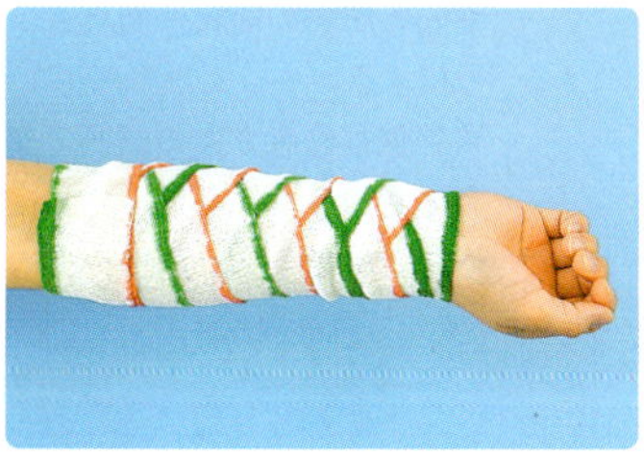

❸包帯の端を内側に折り込み、テープで固定する。

麦穂帯《ばくすいたい》

8の字を書くように巻き、伸側で交差させる巻き方。
肩関節、股関節《こかんせつ》、腋窩部《えきかぶ》、手首などに用いる。

麦穂帯の巻き方

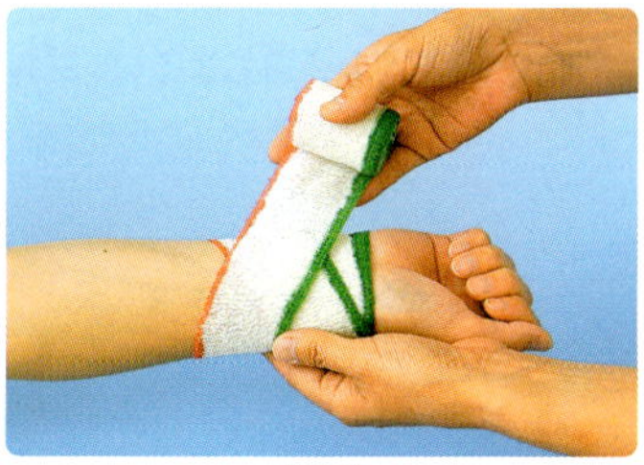

❶巻き始めは環行帯で巻く。8の字を書くように巻いていく。

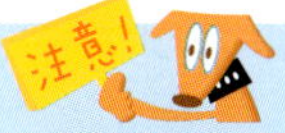
注意!

●麦穂帯の場合は、折り返さないで巻いていきましょう。

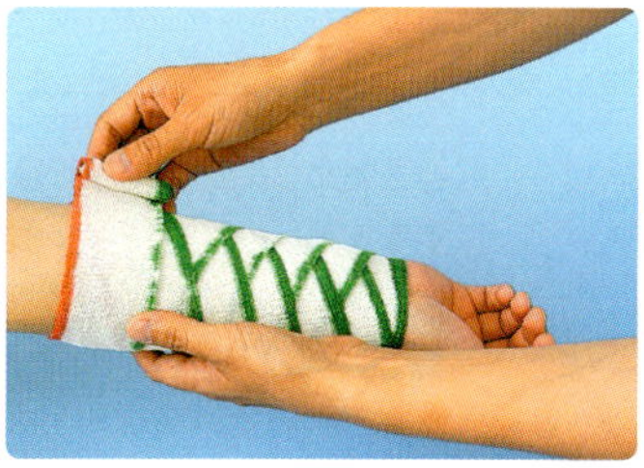

❷交差部分を1/2～2/3ずつずらしながら巻いていく。必要な長さが巻けたら、包帯を切る。

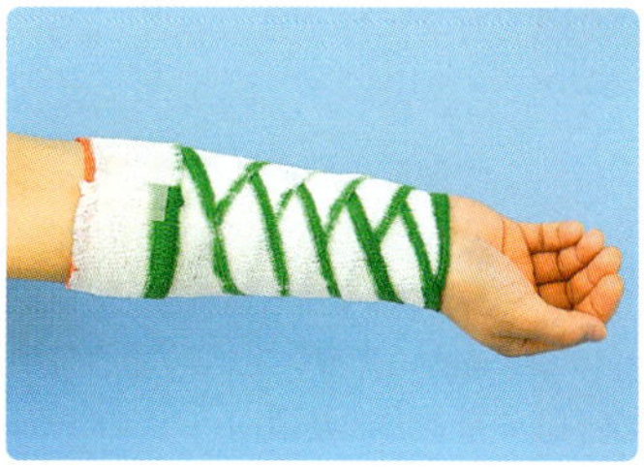

❸最後は環行帯にして、包帯の端を内側に折り込み、テープで固定する。

亀甲帯《きっこうたい》

肘《ちゅう》・膝関節《しつかんせつ》などの屈伸するところに巻き、
屈側《くっそく》で交差させる巻き方。

亀甲帯の巻き方

集合(求心)亀甲帯の場合

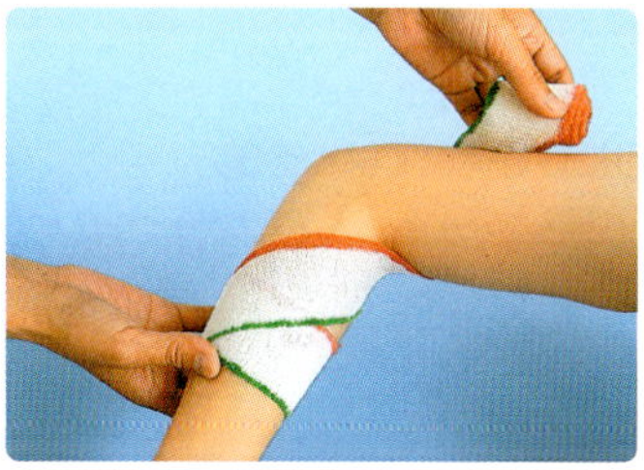

❶関節を軽く曲げ、環行帯で巻き始める。関節より末梢側と中枢側を交互に巻く。

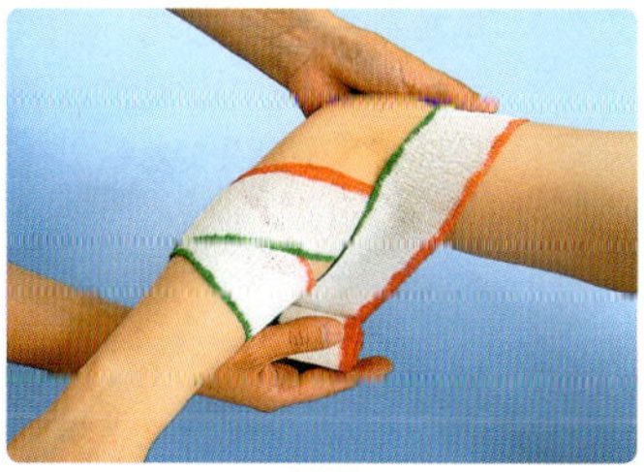

❷関節の屈側で交差させるようにしながら、8の字を書くように、包帯を1/2～2/3ずつずらしながら、交差させる部分をできるだけ1点に集中するように巻いていく。

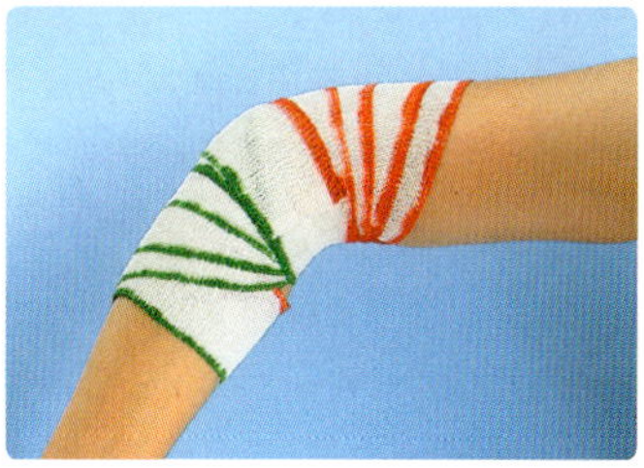

❸最後は環行帯にして、包帯の端を内側に折り込み、テープで固定する。

離開《りかい》(遠心)亀甲帯《きっこうたい》の場合

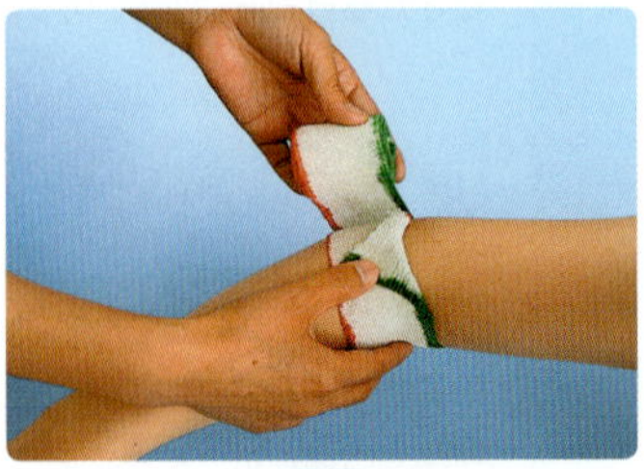

❶巻き始めは関節部で環行帯にする。

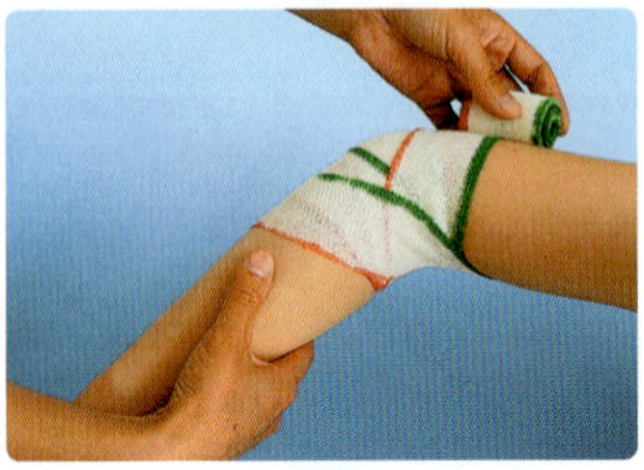

❷関節の屈側で交差させるようにしながら、包帯を1/2～1/3ずつずらしながら、外側に向かって巻いていく(集合亀甲帯と逆の要領)。

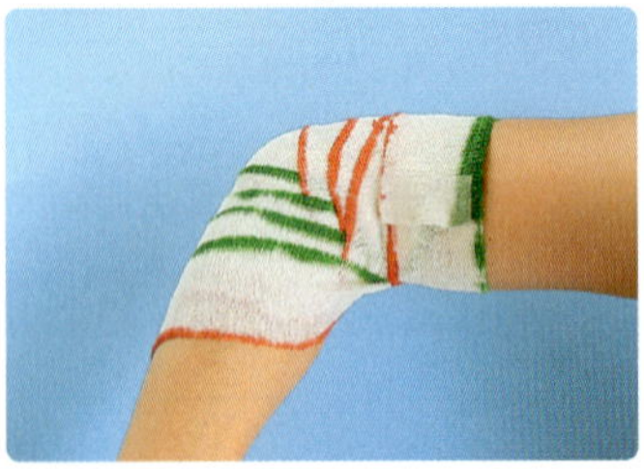

❸最後は環行帯にして、包帯の端を内側に折り込み、テープで固定する。

帽状帯《ぼうじょうたい》

指の先端に包帯をかぶせるようにして巻いていく巻き方。

帽状帯の巻き方

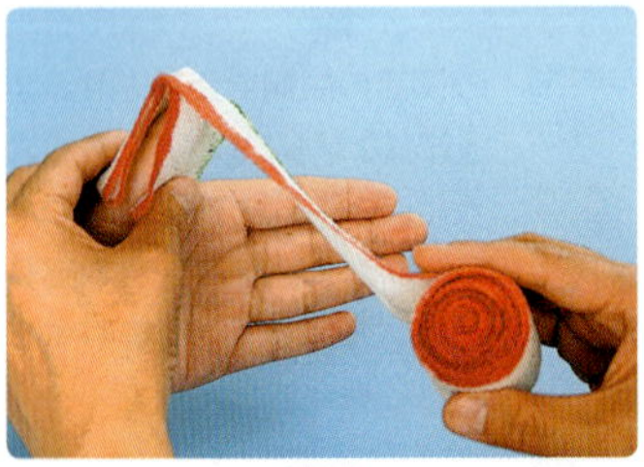

❶巻軸帯で指の頭を覆う。手掌《しゅしょう》側の根元から覆い始め、反対側の根元で折り返し、再び折り返し、指先で折転する。

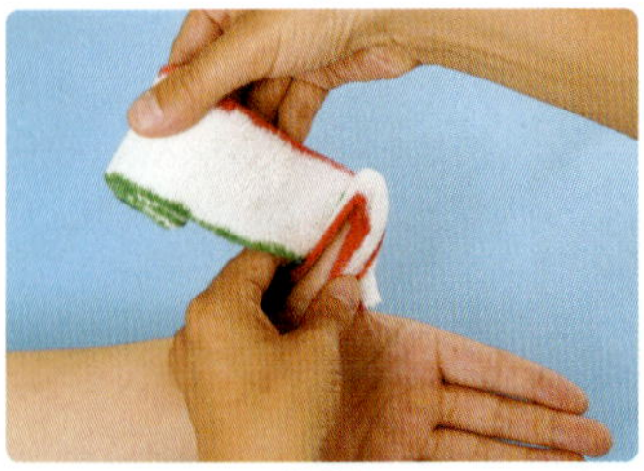

❷指の先端が覆えたら、包帯がずれないように根元を押さえ、指先から根元に向かって、螺旋帯で巻く。

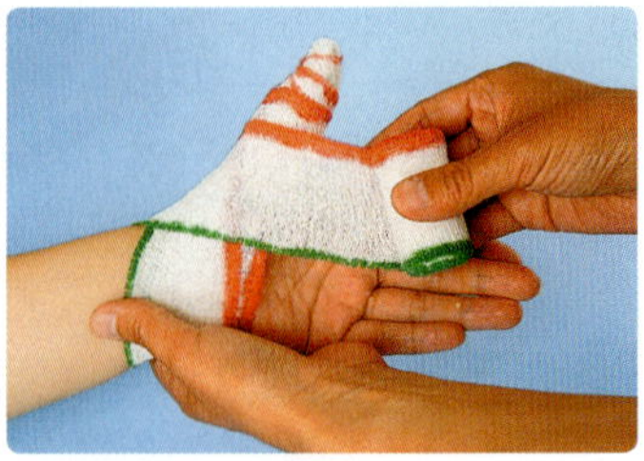

❸麦穂帯で指と手首を巻く。

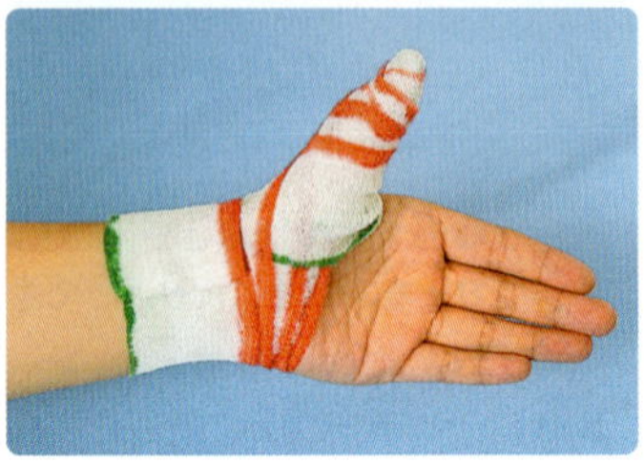

❹環行帯で巻き終わる。テープで固定する。

[三角巾《さんかくきん》]

三角巾の巻き方

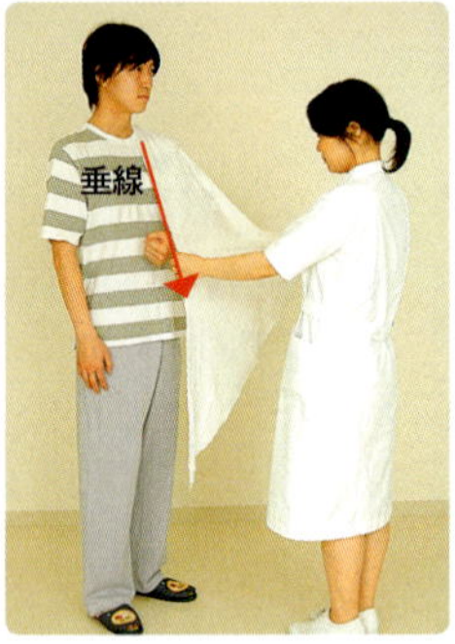

❶三角巾の一番長い辺が、患者さんの身体の正面にくるようにして、三角巾を肩に当てる。長辺に下ろした垂線《すいせん》が、患者さんの患側《かんそく》の前腕に当たるようにする。
※患側は患者さんの健側で支えてもらうか、必要に応じて看護師が支持しながら行う。

そのまま吊る場合

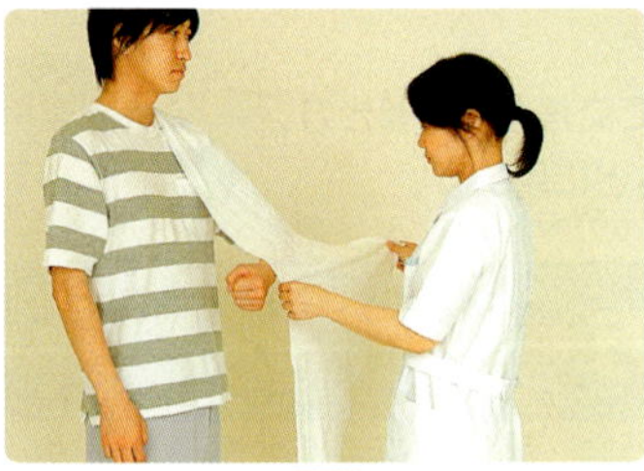

❶首に三角巾を掛ける。

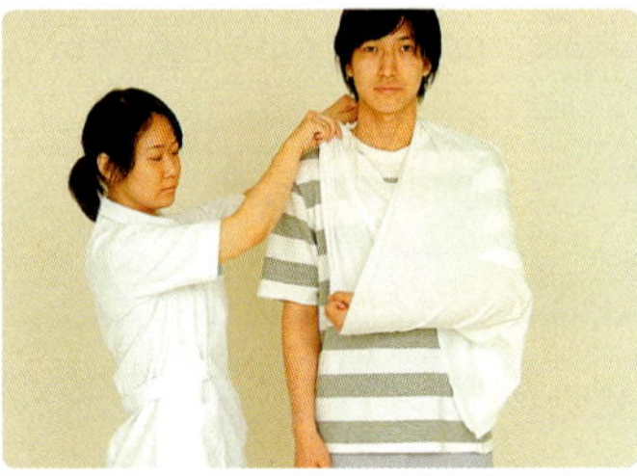

❷腕を包み込むように、三角巾を折り返す。

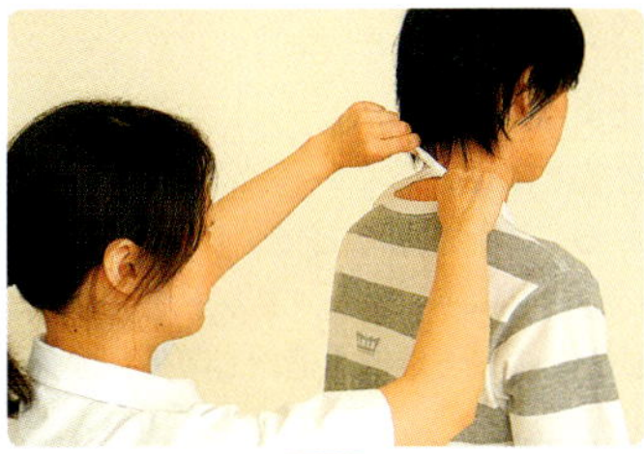

❸首のうしろで結ぶ。

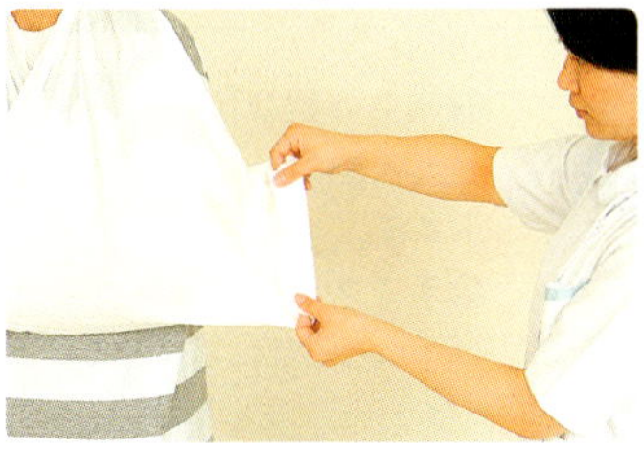

❹三角巾の端（角）をまとめる。

❺患側の肘の部分を留める。

結ぶ場合

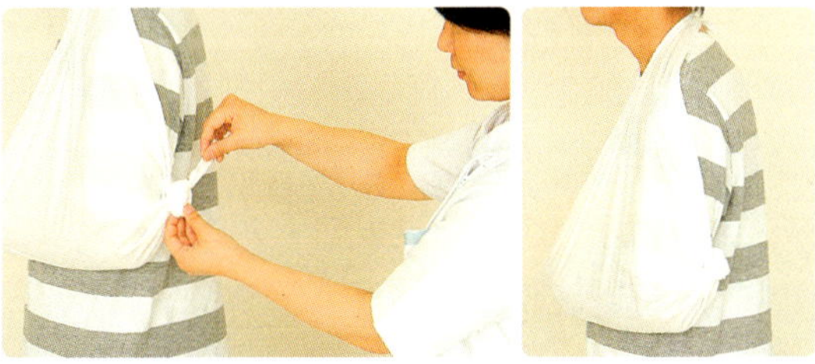

安全ピンで留める場合

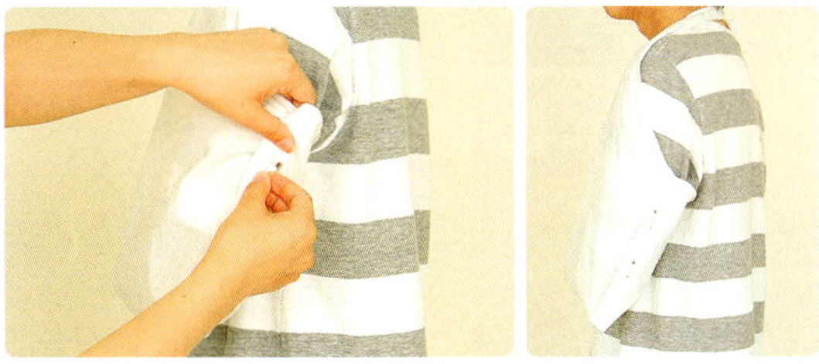

健側の腕の下を通す場合

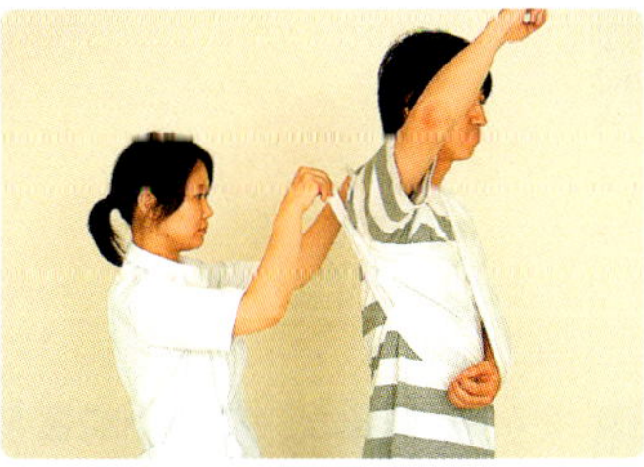

❶吊る場合と同様に、三角巾を肩に当てて、折り返す。折り返した側の布を健側《けんそく》の腕の下を通して背中に回す。

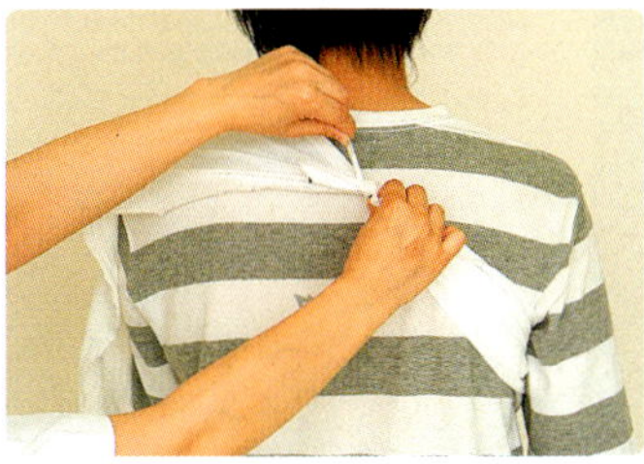

❷肩側の端と結ぶ。

指導者に聞かれる根拠はココ！

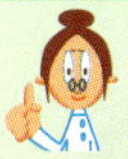

三角巾でそのまま吊る場合と、健側の腕の下を通して吊る場合はそれぞれどんな患者さんの場合？

目的に応じて判断します。例えば脳梗塞《のうこうそく》後遺症で片麻痺《かたまひ》がある場合、上肢の重さによる亜脱臼《あだっきゅう》防止が主な目的なので、そのまま吊りますが、骨折などで安静・保護が必要な場合は健側の下を通し、安定させます。

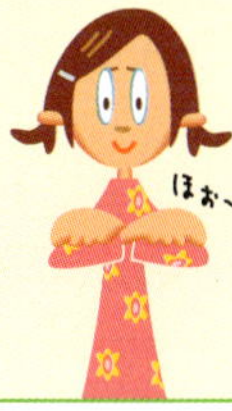

膝に使用する場合

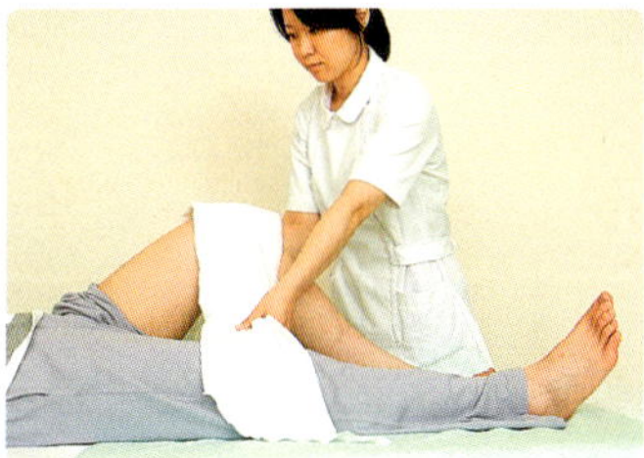

❶患者さんに膝《ひざ》を曲げてもらい、たたんだ三角巾を膝に当てる。

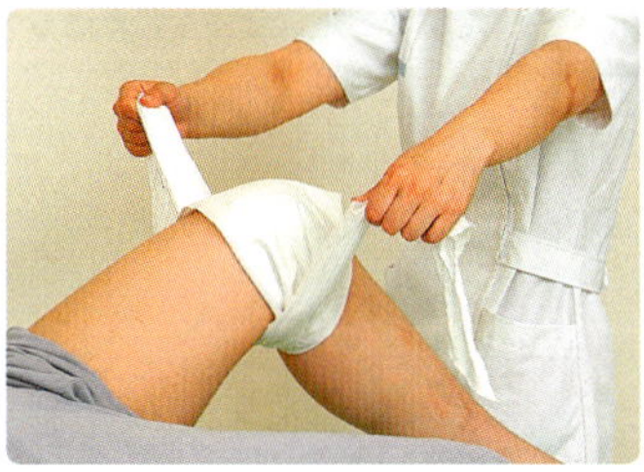

❷三角巾を膝の後ろで交差させる。

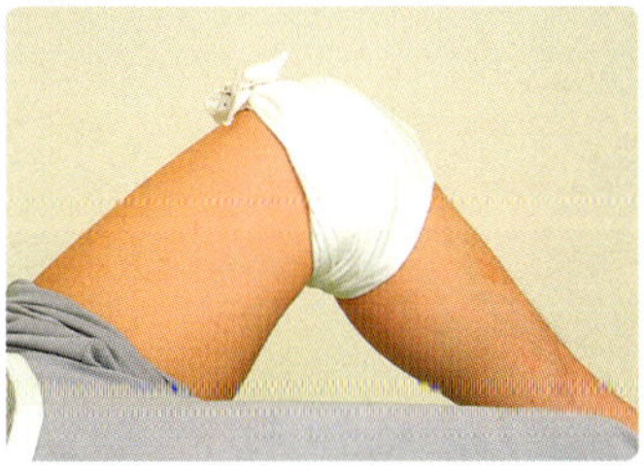

❸創などの保護したい部分を避けて、膝関節の上で結ぶ。

三角巾のたたみ方

❶頂点を内側に折る。

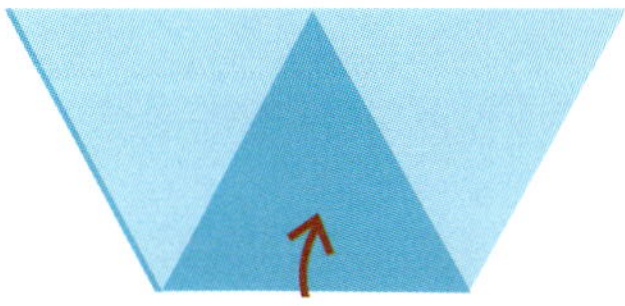

❷もう一度内側に折る。

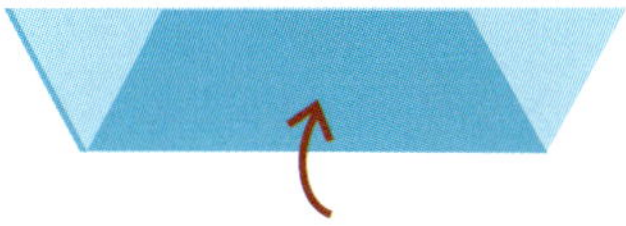

指導者に聞かれる根拠はココ！

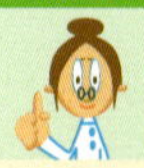

膝に三角巾を巻いたときに膝関節より上で結ぶのはなぜ?

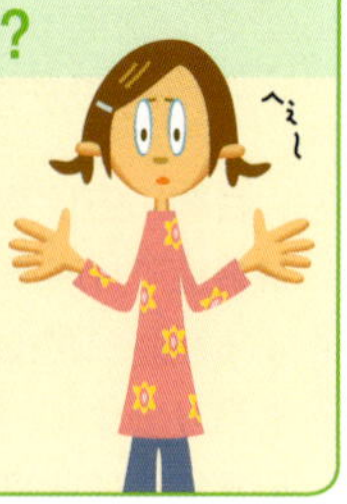

関節の真上で結ぶと関節の動きを妨げてしまうからです。また、結び目が痛みの原因になったり、圧迫により創傷治癒を妨げることもあります。創などの保護したい部分は避け、関節の上側で結ぶと安定します。

足に使用する場合

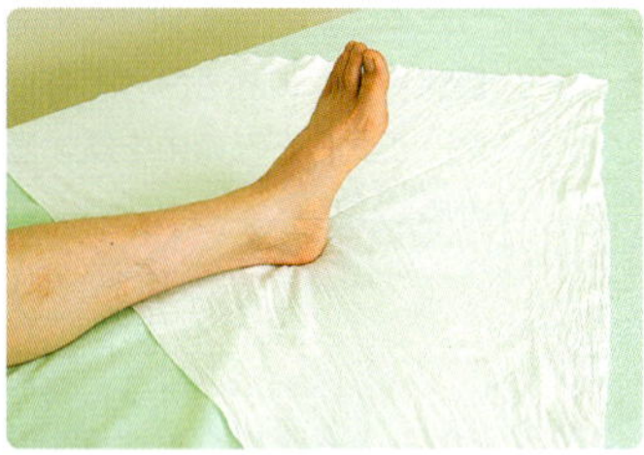

❶足を三角巾の上に置く。

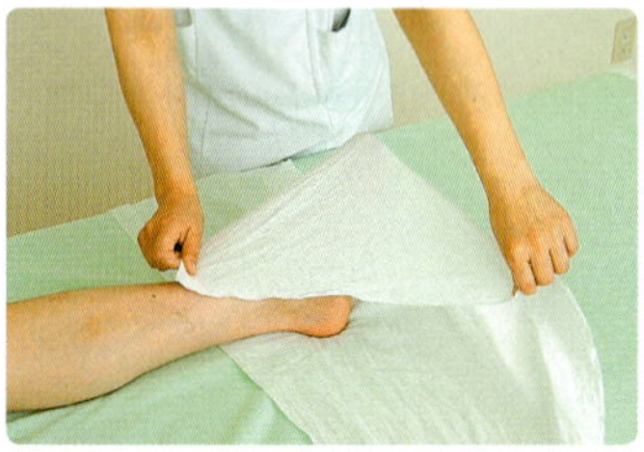

❷三角巾の頂点を折り返して、足背《そくはい》から足首全体を包み込む。

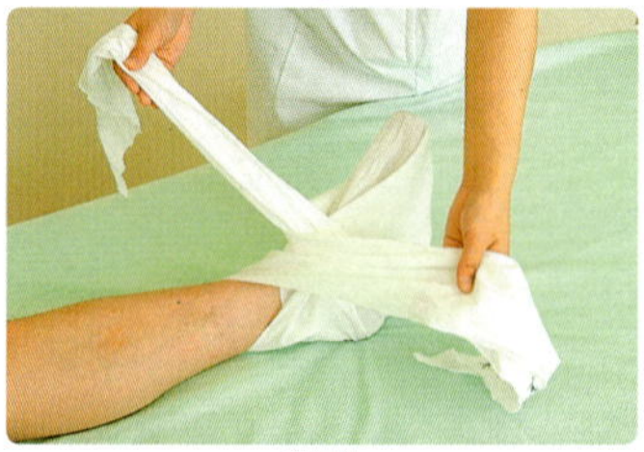

❸足の上でクロスさせる。

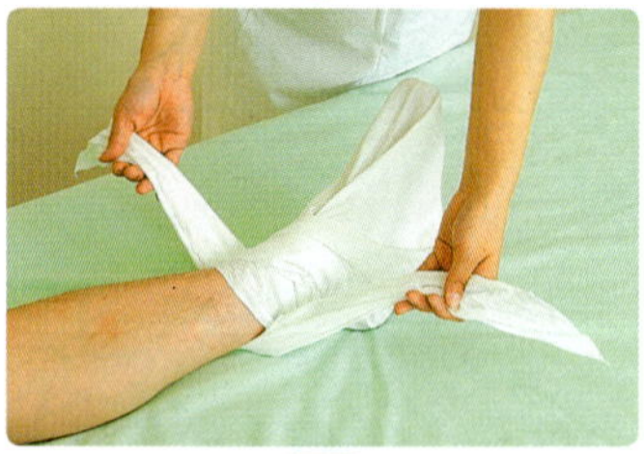

❹三角巾を足の下に通す。

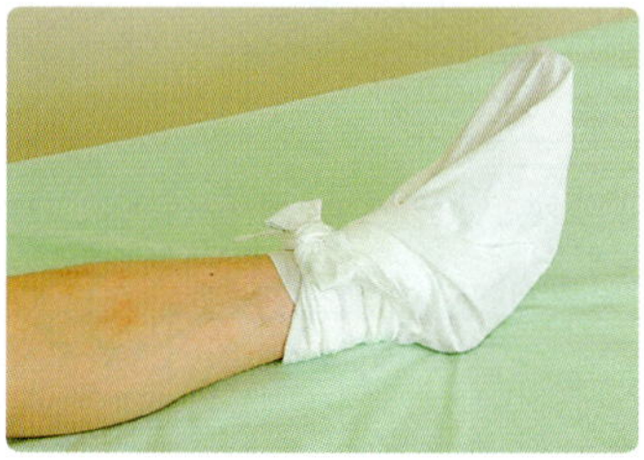

❺保護したい部分を避けて、足の下に通した三角巾を結ぶ。

[ネット包帯]

●伸縮性のあるネット包帯は、包帯では行いにくい部位や、関節の動きを妨げたくない場合などに用いる。通院患者などで、自分で包帯交換する場合にも簡便であるため、よく用いられる。ネット包帯には、さまざまなサイズがあるため、部位にあったものを選択して使用する。

頭部：耳から上を保護する場合

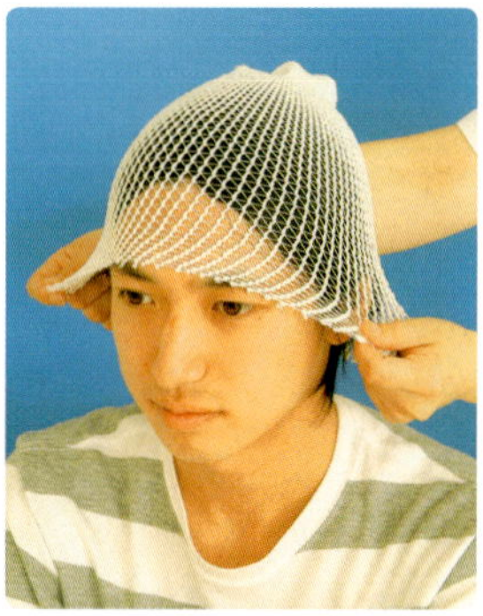

❶頭部の結び目分を考慮した大きさにネット包帯をカットする。
❷手でネット包帯を押し広げながら頭部にかぶせる。

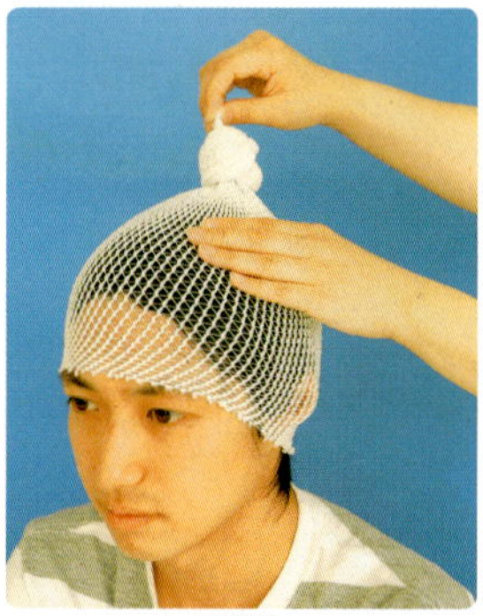

❸頭頂部側を結ぶ。

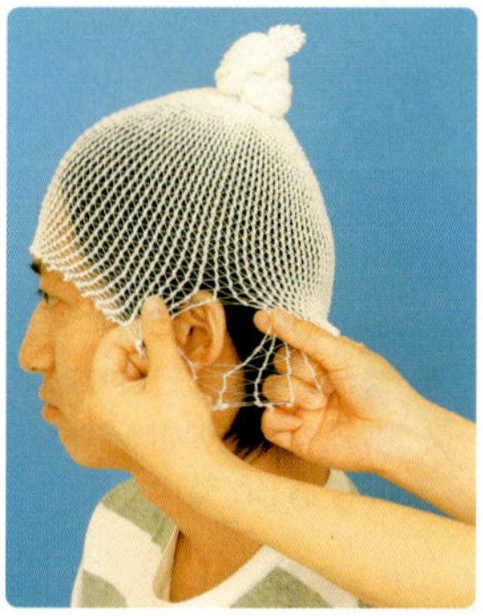

❹両耳が出るように、ネット包帯に穴を開ける。

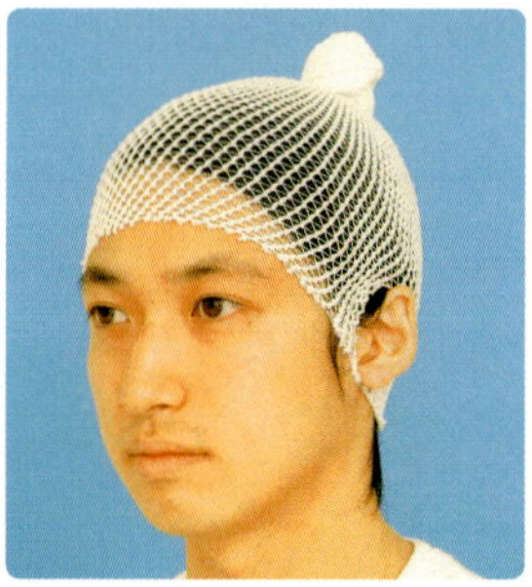

❺耳を出し、安定感・位置を確認する。

頭部：頭全体を保護する場合

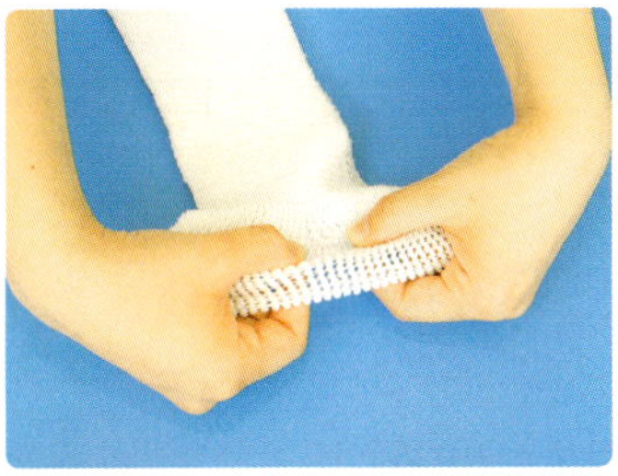
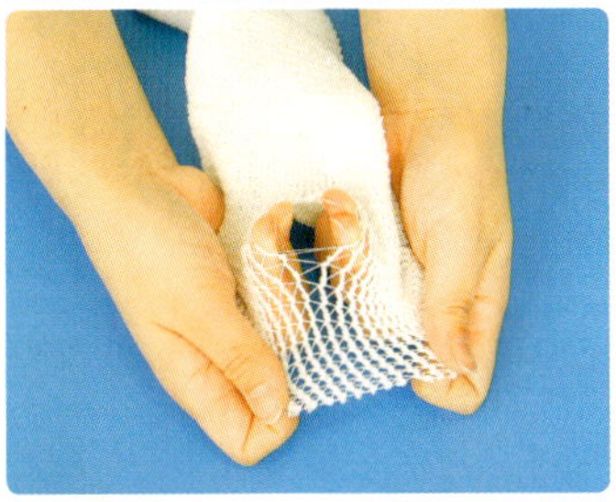
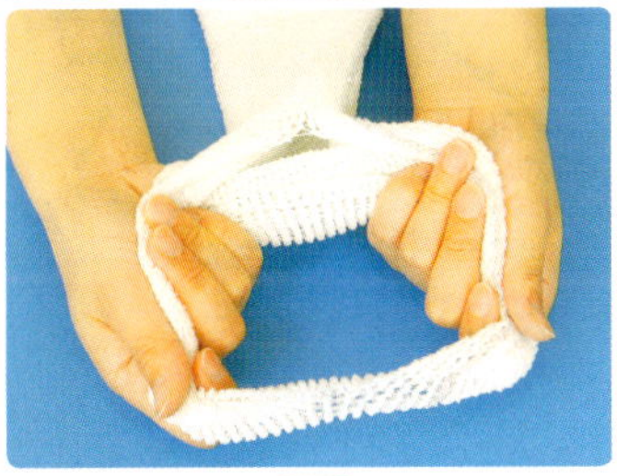

❶頭の長さの2倍程度にネット包帯をカットする。
❷ネット包帯の端から5cm程度のところから指を入れて、顔が出るくらいの穴を開ける。

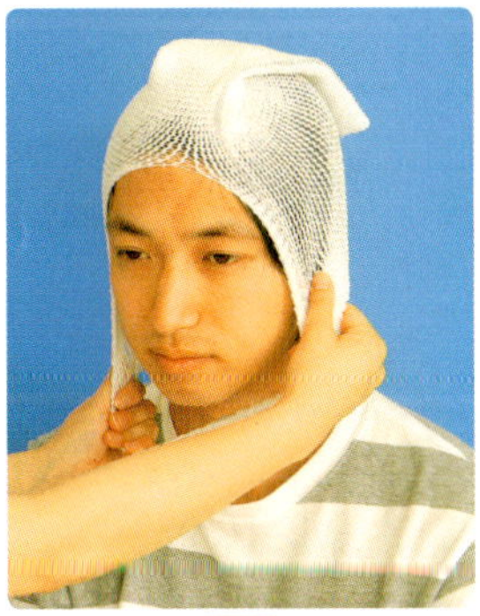

❸開けた穴が顔側にくるようにして、手でネット包帯を押し広げながら頭部にかぶせる。

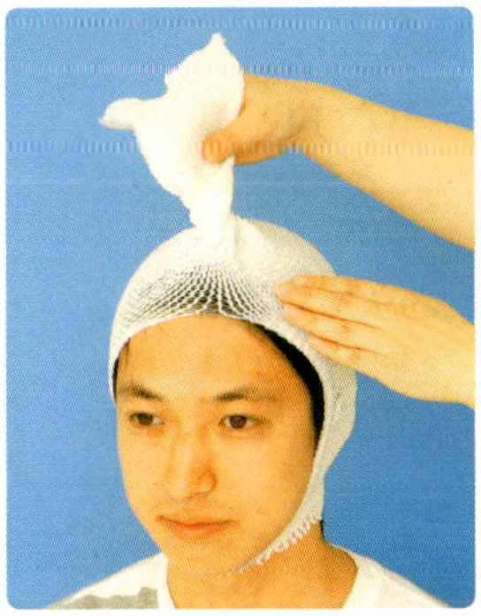

❹頭頂部側を2回程度ねじる。

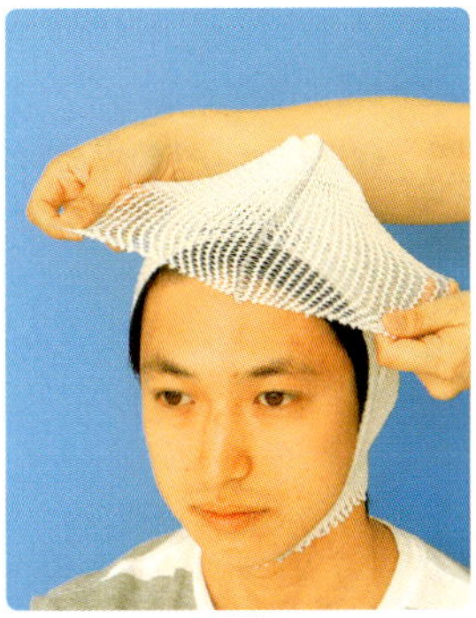

❺ネット包帯の端側を頭部側に折り返す。

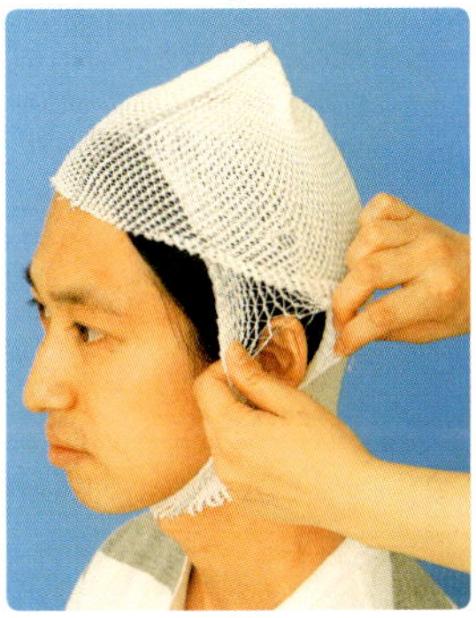

❻両耳が出るように、ネット包帯に穴を開ける。

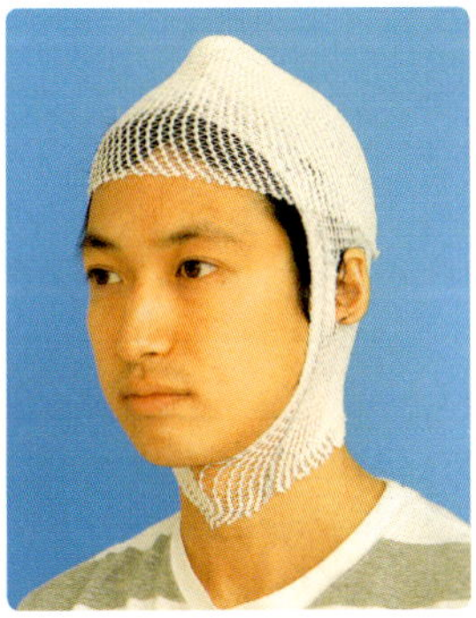

❼耳を出し、安定感・位置を確認する。

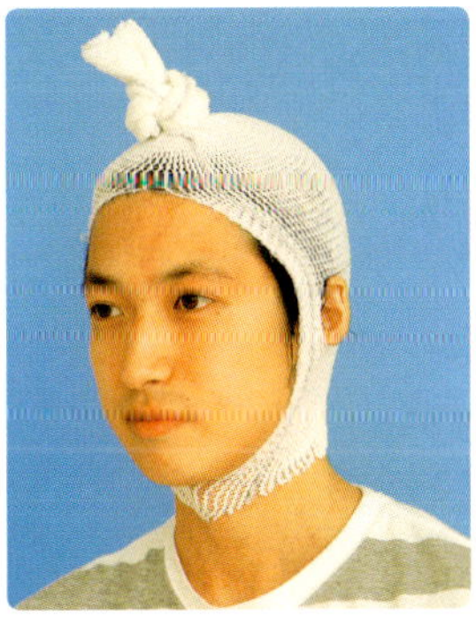

※折り返さずに頭頂部を結んでもよい。

手

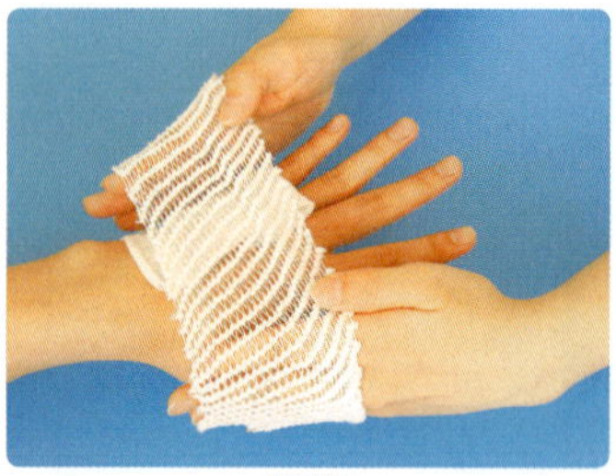

❶患部および親指の付け根が十分覆えるサイズにネット包帯をカットする。
❷ネット包帯を手で広げながらかぶせる。

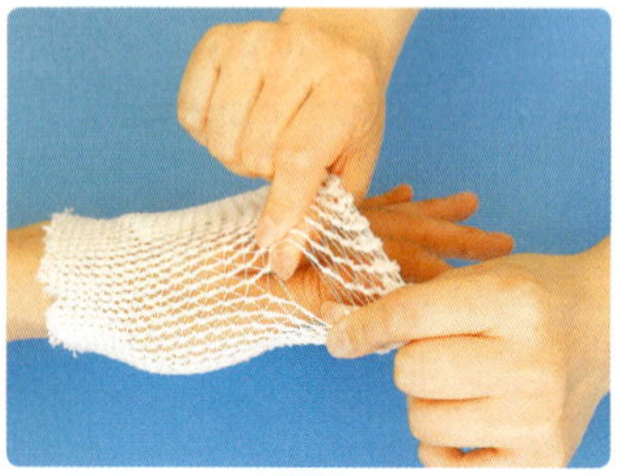

❸位置を調整し、親指の付け根部分に穴をあける。

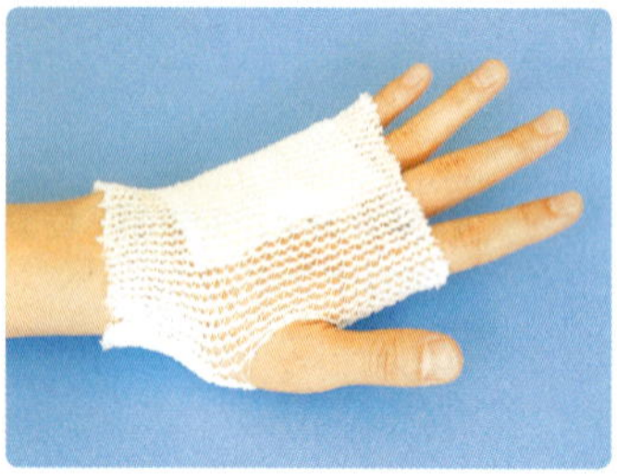

❹指を出し、安定感・位置を確認する。

肘《ひじ》や膝《ひざ》

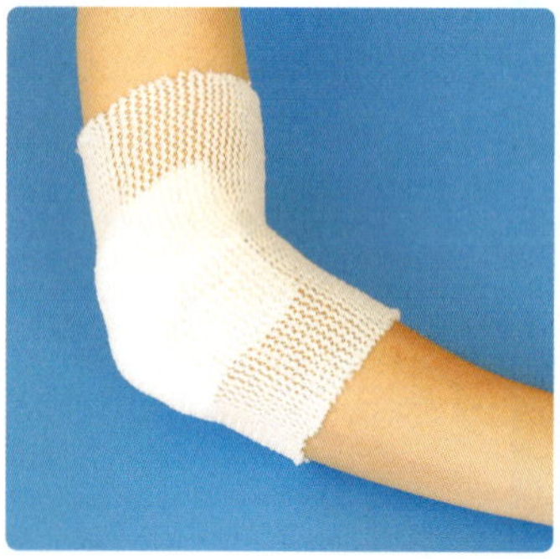

❶患部が十分覆えるサイズにネット包帯をカットしてかぶせる。

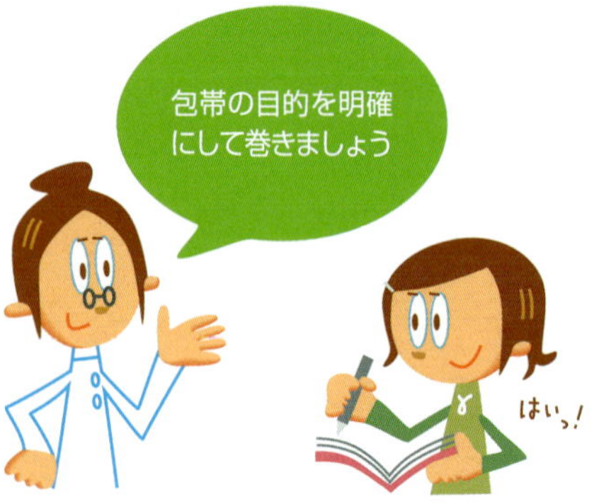

包帯の目的を明確にして巻きましょう
はいっ!

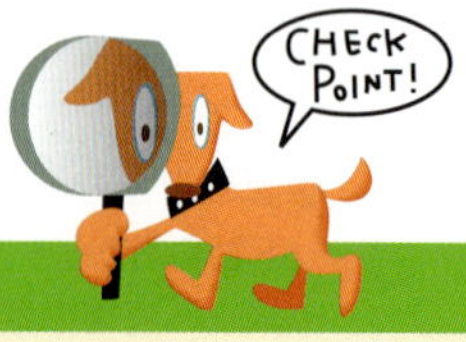

指導者はココを見ている!

包帯は、目的や部位に適した種類を選んでいるか?

□各巻き方に適応する部位は以下の通りです。

環行帯：包帯の巻き始めと巻き終わり
螺旋帯：四肢《しし》、胸部など、いびつな形をしていない部位。長さのある部位
蛇行帯：ガーゼやシーネなどを固定するとき
折転帯：上下肢のように太さが均一でない部位
亀甲帯：関節部位
麦穂帯：肩関節、股関節、腋窩部、手首
帽状帯：手指、足趾《そくし》

包帯を適度な圧で巻いているか?

□伸縮性のある弾性包帯では、引っ張りながら巻くと、患部を圧迫しすぎて循環障害などを起こしてしまう危険があります。また、ゆるすぎて、すぐにずれる巻き方でも、目的を果たすことができません。皮膚の上に包帯を置き、引っ張らず、転がすように巻いていきましょう。

包帯を巻くときは、末梢側から中枢側に向かって巻いているか?

□静脈の環流に逆らわないようにしましょう。

皮膚の2面をくっつけて巻いていないかか?

□創や、やけどがある場合、皮膚2面が摩擦《まさつ》し、感染の原因となったり、癒着《ゆちゃく》してしまいます。そのため、皮膚と皮膚が、直接、接しないようにして、包帯を巻きましょう。

良肢位《りょうしい》になるようにして巻いているか?

□包帯は一定期間、患部に巻かれているものなので、その間は安楽であることが必須《ひっす》です。また、包帯を取った後に、万が一、拘縮《こうしゅく》が起こった場合のことも考え、良肢位になるようにして巻きましょう。例えば、膝関節であれば140～160°くらい、肘関節は直角よりやや開いた角度にして巻きましょう。

指導者はココを見ている!

生命の危機的状態に対し生命維持・蘇生をはかる

救急法 ［心肺蘇生法］

東郷美香子

救急法の意義

病院などの医療施設はもちろん、福祉施設などを含め看護職が働く職場では、患者・利用者の状態が急変して救急法を必要とする事態がいつ起こってもおかしくないといえる。救命措置は、処置の適切さに加えて時間との勝負という側面もあり、医療人として私たち看護師が救急法をマスターする意義は大きい。

救急法の目的

何らかの理由で意識・呼吸・循環の状態が悪く、生命の危機的状態のある人に対して、心肺蘇生術を実施し、生命を維持あるいは蘇生する。

1 患者の異常の発見

次のような状態や状況のときに救急法が必要となることが多い。これらの人を発見したときには、すみやかに行動することが重要である。

❶救急法が必要な状態（心肺機能の低下した状態）：窒息《ちっそく》、ショック、大出血、意識レベルの低下、交通外傷、溺水《できすい》、など。
❷外観を観察する（出血、嘔吐、見える部分の外傷の有無など）。

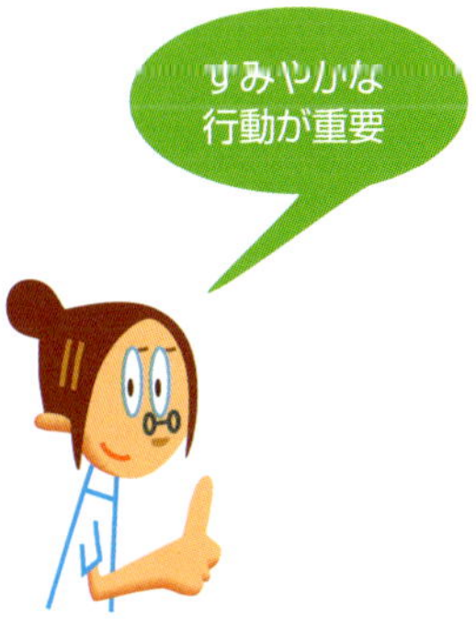

2 救助者の安全をはかる

❶スタンダードプリコーション（標準予防策：マスク、ゴーグル、手袋、ガウン）をとることが原則。緊急の場面でも手袋だけはする。
❷傷病者のいる環境を評価し、特に病院外では救助者が危険にみまわれることのないようにする（落下物など）。

3 意識の確認

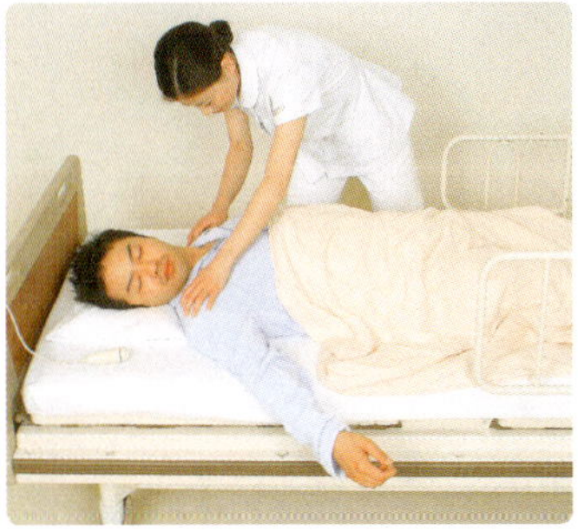

❶傷病者の両肩を軽く叩き大きな声で「○○さん、どうしましたか」「大丈夫ですか」と声をかける。
❷反応がないときは、意識がない状態だと評価する。

4 応援の要請

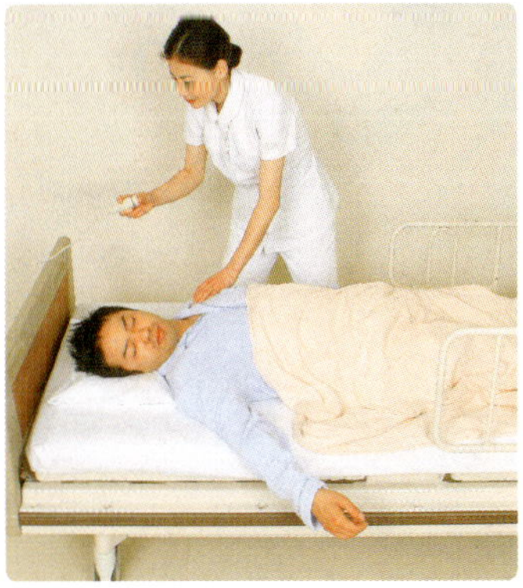

❶ナースコールもしくはそばにいる人に大声で伝える。「急変です！ すぐきてください！」
❷応援のスタッフや救急カートが到着するまで、患者のそばを離れない。

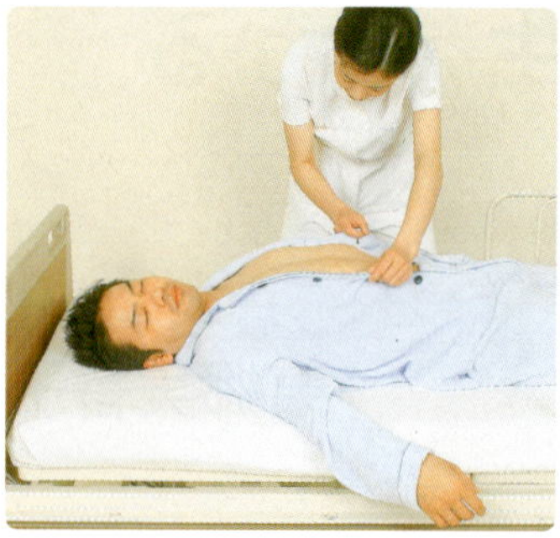

❸患者の枕や当てものをはずす。
❹布団をはずす。
❺胸部を露出する。

5 気道の確保

頭部後屈あご先挙上法

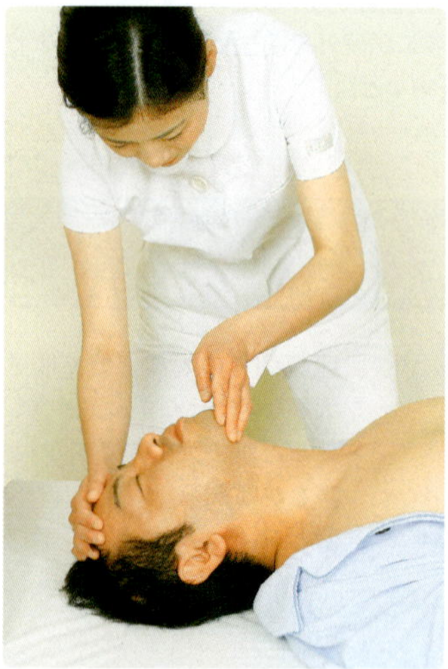

❶傷病者の頭部（前額部）に一方の手掌を当て、後ろにそらせる（後屈）。

❷もう一方の手の指を下あごに当て、あご先を持ち上げる。

下あご挙上法：頸椎損傷などが疑われる場合

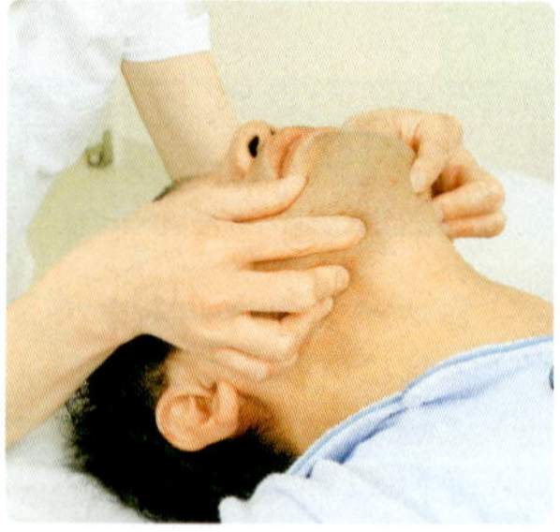

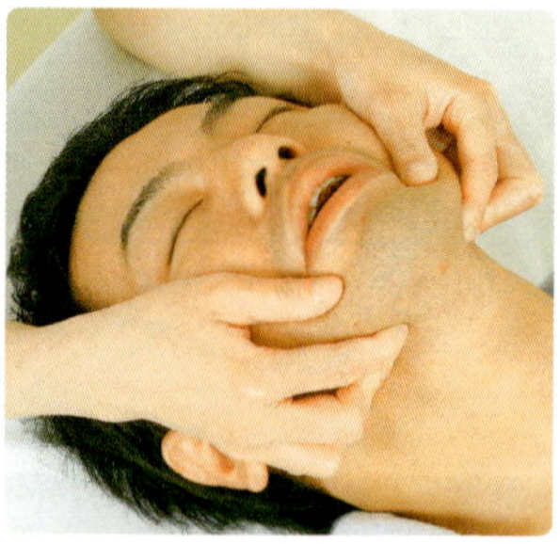

❶傷病者の左右の下顎角を両手でつかむ。
❷下顎を前方に出すように引く。口は軽く開く感じになる
※頭部は後屈させない。

●下あご挙上法は頭部を後屈させないで気道確保を行えるため、頸椎損傷などが疑われる場合に有効です。

指導者に聞かれる根拠はココ！

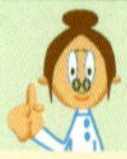

なぜ、あごを上げる姿勢にするの？

最大の目的は気道の確保です。あごを上げることによって、気道がまっすぐに伸びて閉塞しにくくなるのです。あごを引いた姿勢のままでは、いくら人工呼吸を施そうと思っても肺に空気は入っていきません。姿勢を整えることはとても重要なのです。

同じ理由から、呼吸が回復した後も、気道を確保できる姿勢を整えておく必要があります。回復体位にしたあとも、あごを引いた姿勢はとらないほうがよいといわれています。

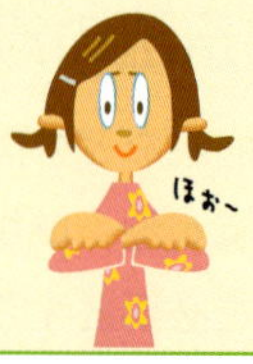

6 呼吸状態の確認

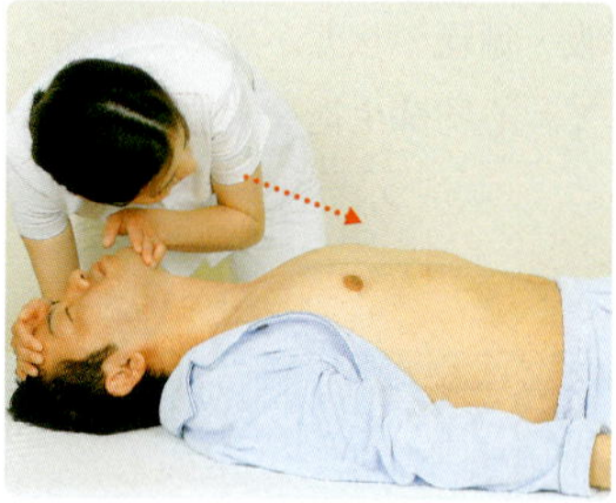

❶呼吸状態の確認をする（見て、聞いて、感じて）。
※顔を口元に近づけ、胸郭《きょうかく》の動きを見ながら、音や空気の流れから呼吸の有無を確認する。

7 口腔内の確認

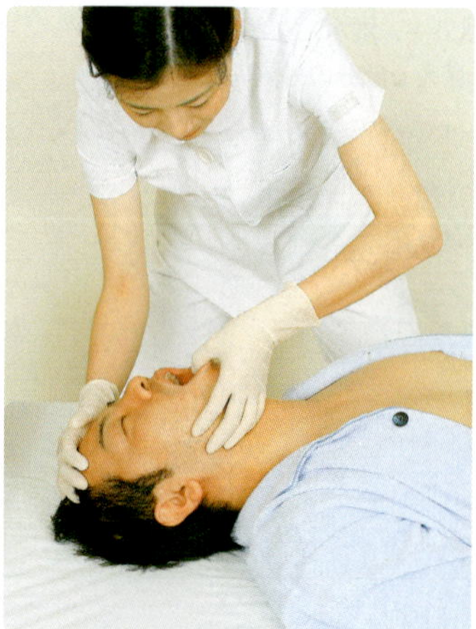

❶口腔内の異物を確認する。

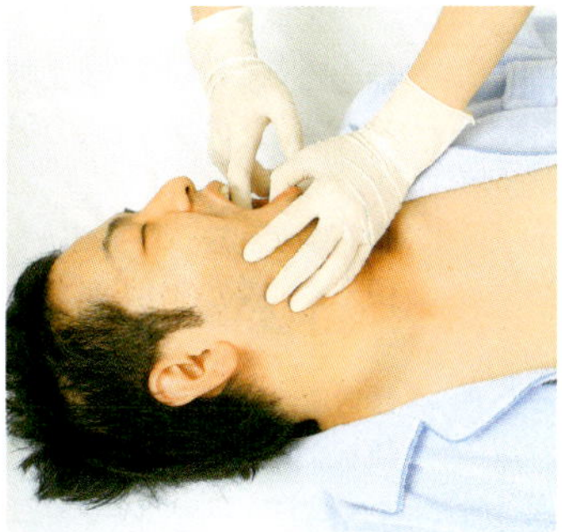

❷口腔内に異物がある場合は、かき出す、もしくは吸引する。

異物をかき出す

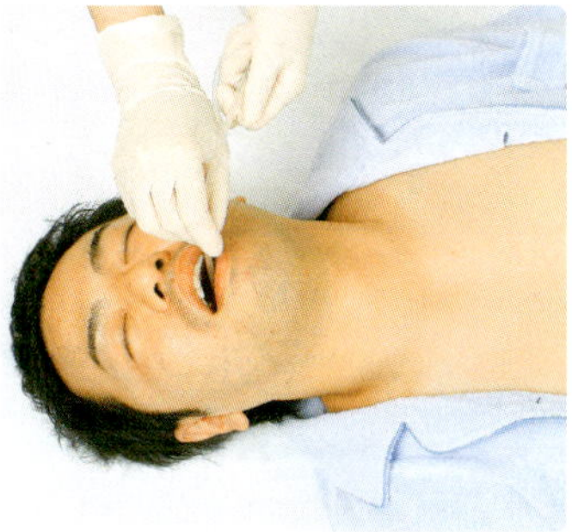

異物を吸引する

8 人工呼吸

呼気吹き込み人工呼吸

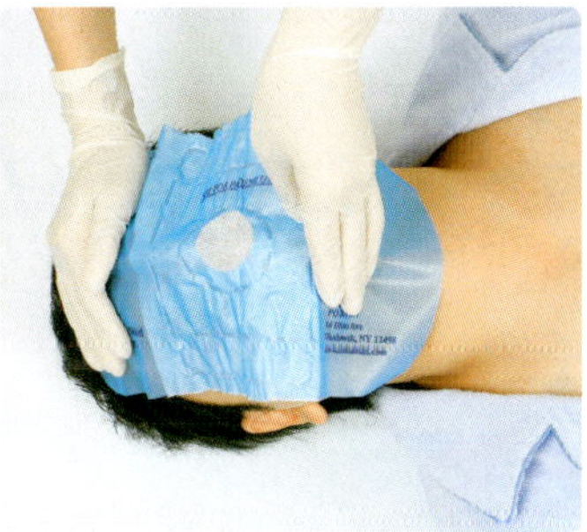

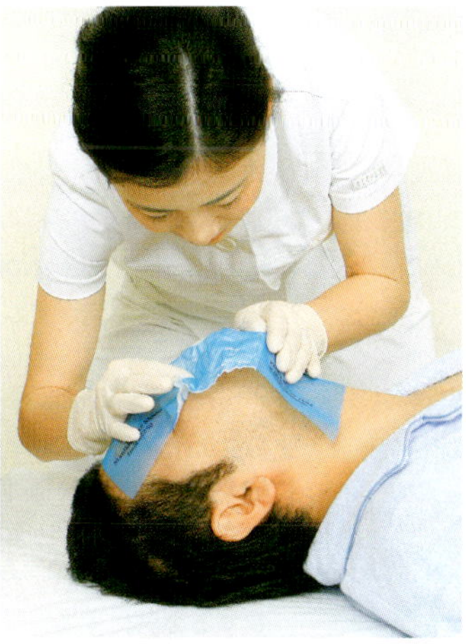

❶呼吸状態を確認し、呼吸をしていなければ人工呼吸を行う。
❷感染防御のためフェイスシールド（もしくはポケットマスク）を用いる。
❸気道確保した状態で、フェイスシールドを患者の顔に載せる（患者さんの口とフェイスシールドのフィルター部を合わせる）。
❹患者さんの鼻をつまむ。
❺胸郭挙上を確認しながら息を吹き込む（2回）。
※成人の場合、約1秒間吹き込む。

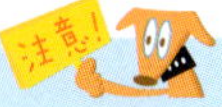
注意！

●バッグバルブマスク（アンビューバッグ）が到着していれば、優先的に使用します。物品がそろっていなければ、ポケットマスクやフェイスシールドを用いて人工呼吸を開始します。

リザーバー付きバッグバルブマスク人工呼吸

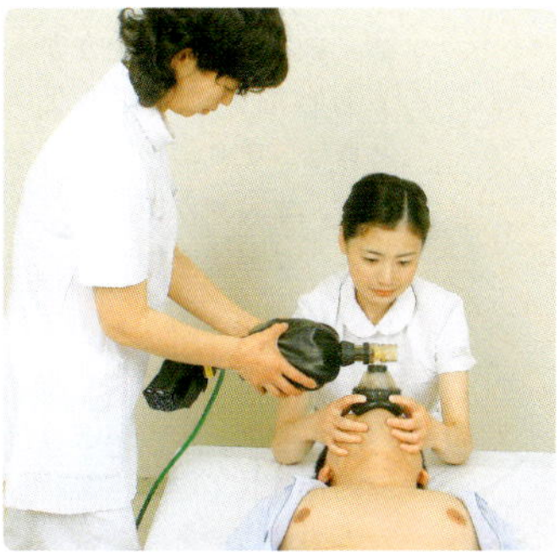

❶２人以上いる場合は、マスクを押さえる者と、バッグを加圧する者と分担して行う。
❷マスクの上下を合わせ、すき間なくぴったり顔に合わせる。
※母指《ぼし》と示指《じし》でマスクを上から押さえるようにし、残り３指を下顎骨にかける。

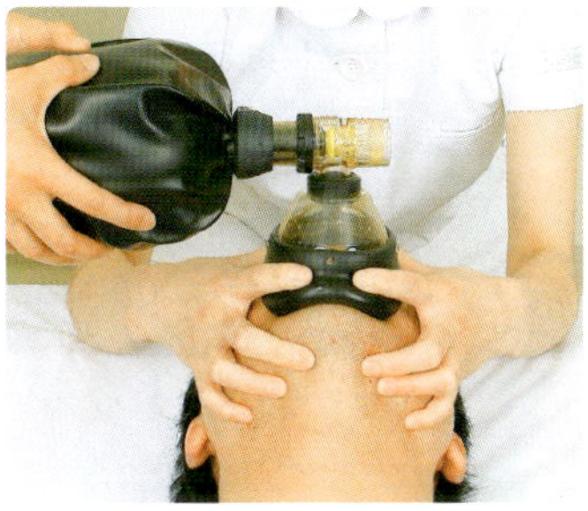

❸胸郭の動きを確認しながらバッグバルブマスクを押し、１回につき１秒間の人工呼吸を２回行う。
❹反応のないときは、循環サインの確認をする。

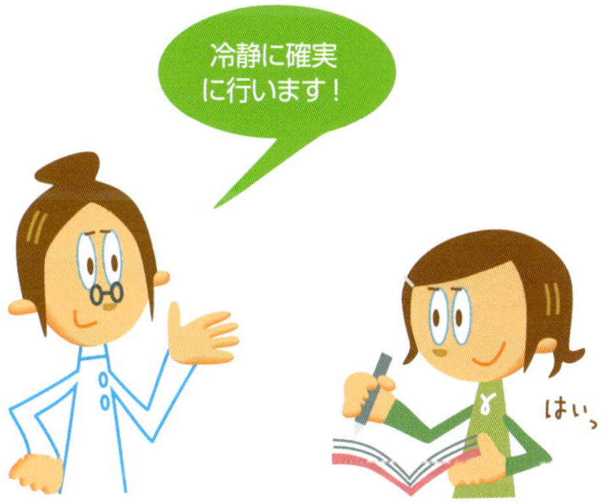
冷静に確実
に行います！
はいっ！

9 循環サインの確認と心臓マッサージ

循環サインの確認

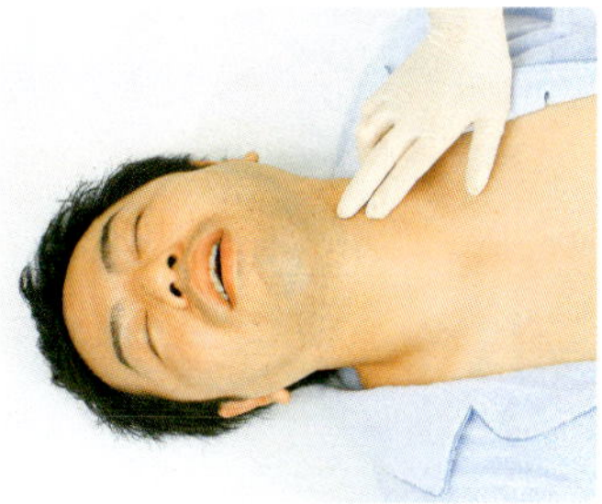

❶頸動脈《けいどうみゃく》の触知をする。頸動脈の触知は頸の中央から外側に向かって指をすべらせるように移動させ、拍動を探す。

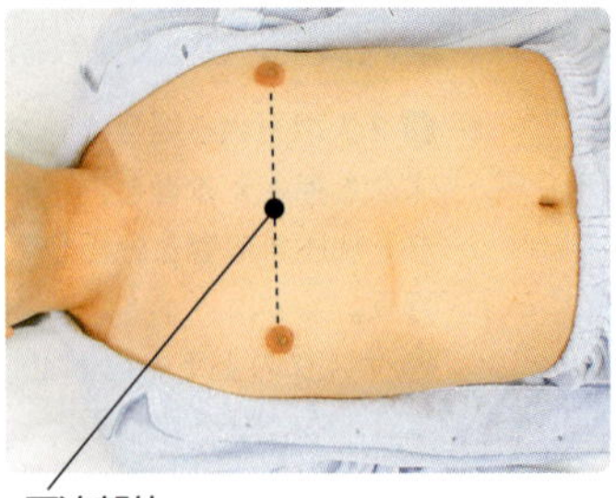

圧迫部位

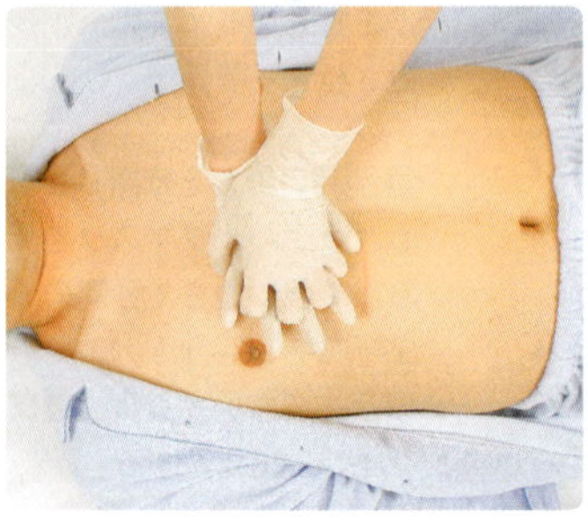

❷頸動脈で触知できない場合は、心臓マッサージ開始。なお、10秒以上かかっても脈拍を触知できないときは、それ以上時間をかけず、すみやかに心臓マッサージを開始する。

※「AHAガイドライン2005」*では「胸の中央で両乳頭のライン上」に位置決めが簡略化されている（ただし女性の場合で乳頭の位置にずれがある場合は、剣状突起の2横指上部分を圧迫する。剣状突起を圧迫しないことが重要）。

＊ AHA ガイドライン 2005：AHA（アメリカ心臓協会）の国際的な基準になる心肺蘇生のガイドライン。2005 American Heart Association Guidelines for Cardiopulmonary Resuscitation and Emergency Cardiovascular Care

圧迫の実施

正面から見たところ

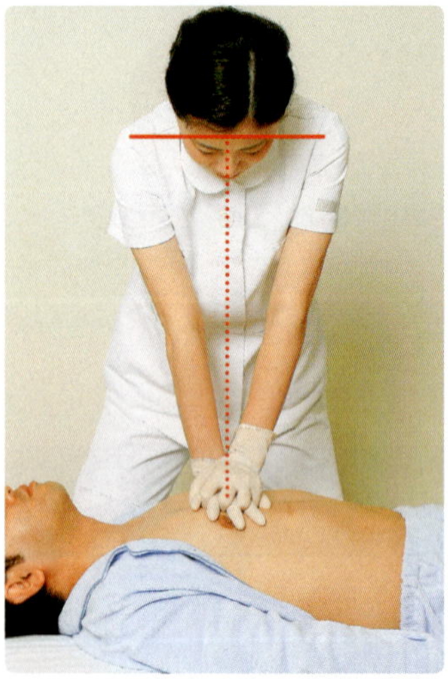

❶肘《ひじ》をまっすぐに伸ばしたまま圧迫部位に両手を重ねる。

※手指が肋骨にかからないようにする。

❷3.5～5cm沈むように圧迫する

❸心臓マッサージは1分間に100回の割で実施する。

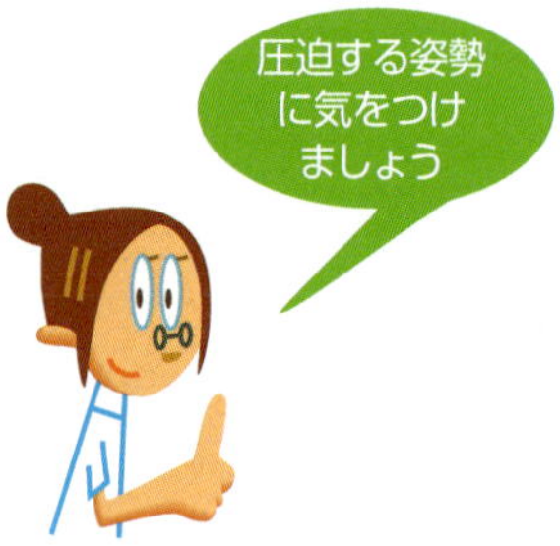

横面から見たところ

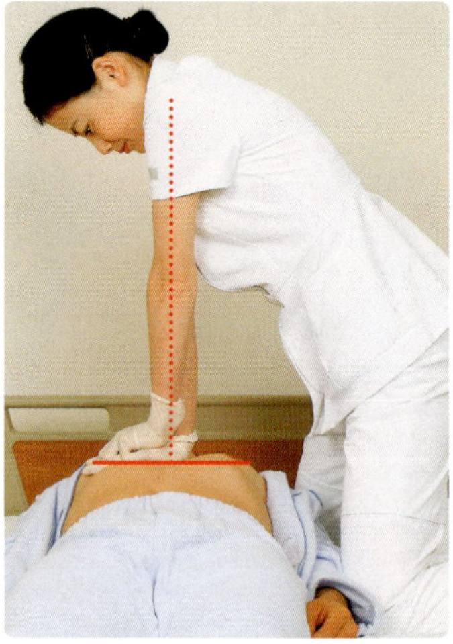

❹心臓マッサージ：人工呼吸＝30：2の割合でくり返す。

❺医師が到着したら経過を伝える（院外の場合は救急隊に伝える）。

❻呼吸、循環はあるが、意識がなく、嘔気《おうき》・嘔吐《おうと》のある場合は、コーマポジション（回復体位）にする。

コーマポジション（回復体位）

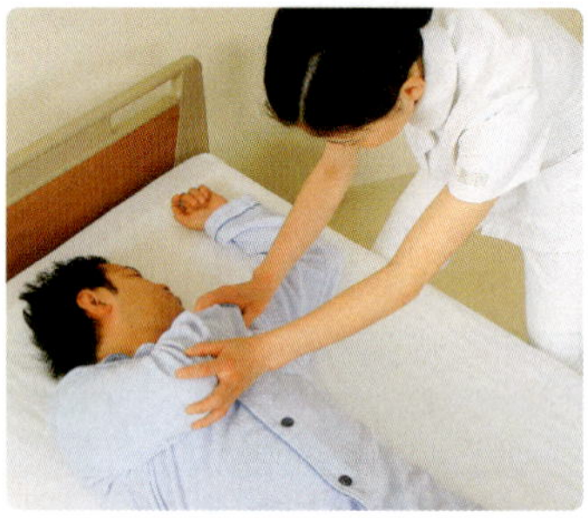

❶顔の位置を向かせたい方向にする。向く方向の腕を上方に曲げ、反対の腕が顎の位置にくるようにする。

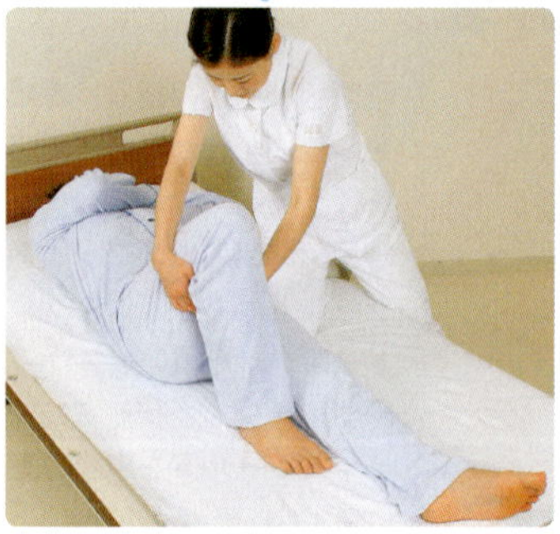

❷向かせる側と反対の膝《ひざ》を立てる。

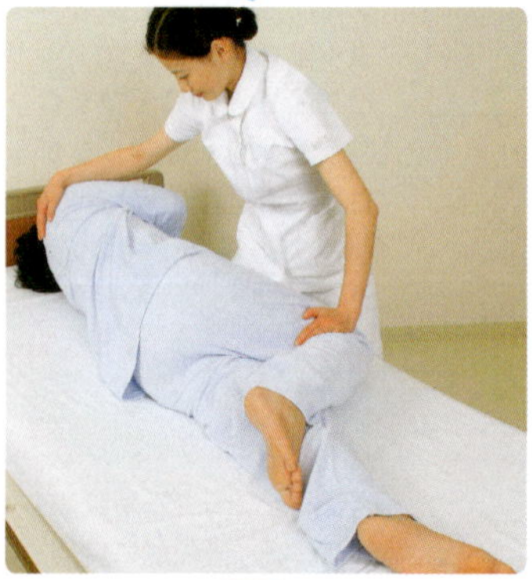

❸肩・膝を保持し、側臥位《そくがい》～半腹臥位《はんふくがい》にする。

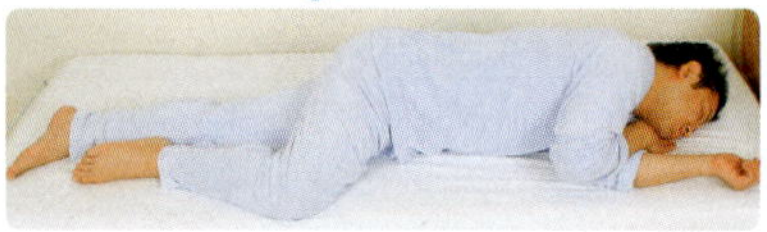

❹顎を引くと気道がはさまるため、手が顎下にくるようにし、安定する姿勢にする。

10 AED(自動体外式除細動器)

1
2
3

❶AEDの電源を入れる(AEDのふたがスイッチになっているものもある)

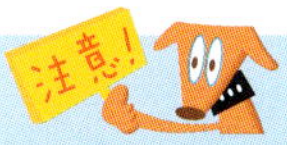

注意!

●循環サインがなく、心臓マッサージ、人工呼吸を5クール繰り返しても、反応がみられない場合にAEDを行う。

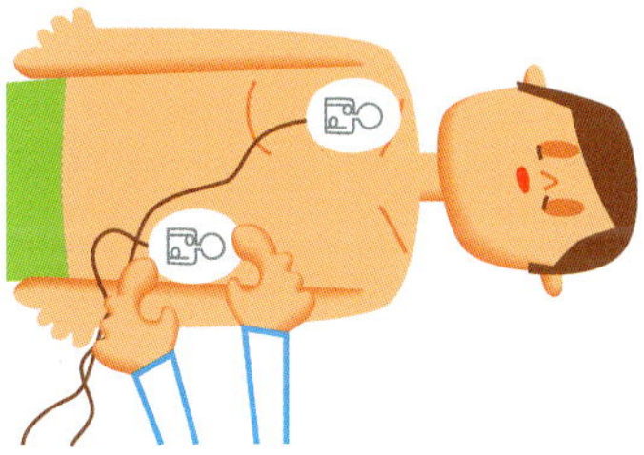

❷パッドがケーブルでつながっていることを確認する。※AEDの音声によるガイドにしたがって操作する。

❸電極パッドを胸骨右縁上方と左乳頭下部(心臓をはさむように)に付ける。

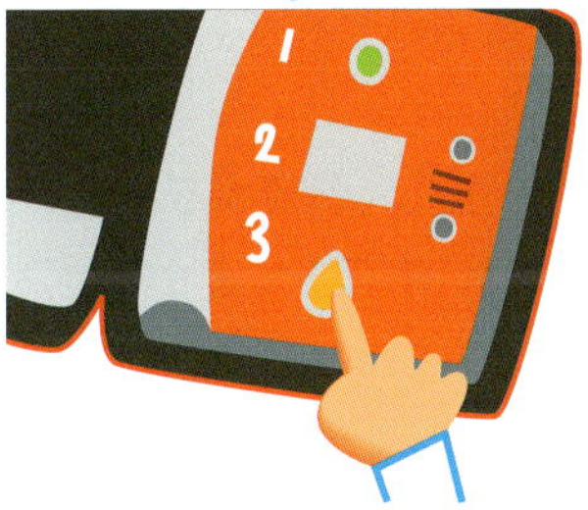

1
2
3

❹傷病者から離れ、音声メッセージにしたがってSHOCK(通電)ボタンを押す。

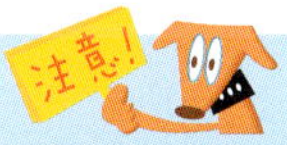

注意!

●AHAガイドライン2005では"人工呼吸2回、心臓マッサージ30回を5クールくり返し、AEDによる通電1回"これを循環サインがみられるか、医師または救急隊が到着するまでくり返し行います。AEDは装着したままにします。

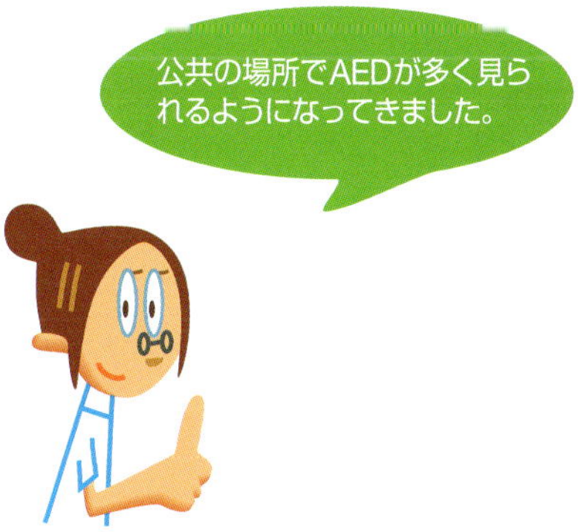

公共の場所でAEDが多く見られるようになってきました。

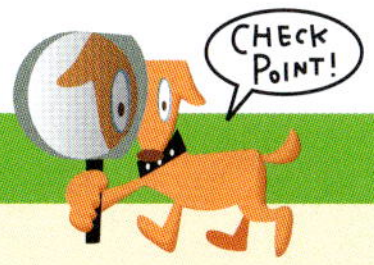

CHECK POINT!

すばやく行動できているか

□救急法は時間との闘いでもあります。蘇生術開始が遅れれば蘇生率も悪くなってしまいます。恥ずかしがらずに、大きな声で確認しながらすすめていきましょう。

□どういう順序で確認し人工呼吸や心臓マッサージを行うのか、スムーズにいくように何度もイメージトレーニングをしましょう。

心臓マッサージの位置が正しいか

□国際的な心肺蘇生法の基準が「AHAガイドライン2005」となり、位置決めが簡略化されわかりやすくなりましたが、重要なのは剣状突起を圧迫しないこと。容易に骨折してしまうので注意が必要です。

効果的な呼吸・循環の補助ができているか

□効果的な呼吸ができているときには、胸郭が動きます(上がる)。人工呼吸を行うときには、常に胸郭の動きに注目しておく必要があります。うまくいかないときには、気道が確保されているか、マスクがぴったり顔についているか、確認しましょう。

□心臓マッサージは、位置決めができたら、肘を伸ばして腕が垂直になるようにして、しっかり圧迫しましょう。ベッド上の患者に対して身長があまり高くない看護師が行う場合は、ベッドに乗って看護師の姿勢を安定させるとよいでしょう。

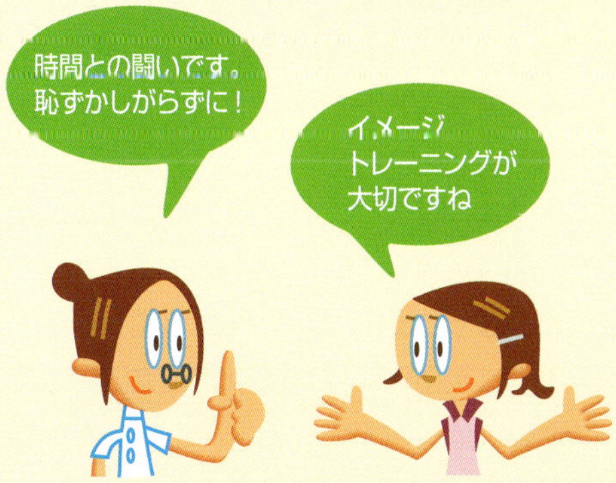

時間との闘いです。恥ずかしがらずに!
イメージトレーニングが大切ですね

指導者はココを見ている!

最期の別れの時を温かく演出する

死後のケア

平松則子

死後のケアの意義

在宅での療養をすすめる動きが出ているものの、施設で死を迎える人は依然として多い。こうしたなかで、医療機器やさまざまな器具に囲まれて慌ただしく死を迎えることも少なくない。

死を迎えた患者さんへの看護は、死者の尊厳を守りながら、残された肉親が死者と最期の別れができるように援助することである。その人の人生の締めくくりであり、厳粛なものと受けとめ、看護師は敬虔な態度でケアすることが求められる。

死後のケアの目的

●患者さんの最期のお別れにふさわしく身体を美しく整える。
●患者さんの宗教・文化・価値観に沿った最期であるよう援助する。
●家族が悲しみを表出できるような場と時間を提供し、必要に応じて援助する。

死後のケアの注意事項

●医師により死亡確認された直後は、悲しみにくれる家族の気持ちに寄り添うように接する。
●話しかける言葉はていねいに心をこめて、せかすような態度をとらない。
●患者さんが身につけていた貴金属やお守りなどは、ケアを始める前にはずして家族に手渡す。
●死後硬直が始まってからでは、外観を美しく整えることは難しい。死後1時間半～2時間以内に完了できるようにする。
●汚物が振動などの刺激で出てくることのないように、十分排出してから綿花を詰める。
●身体の汚れに応じて、石けん、その他の消毒薬を使用し、汚れが残らないようにする。
●体腔に詰めた綿花は外から見えないように、また、詰めすぎて外観を損ねないようにする。
●ガーゼはシワのない、新しいものを使用し、固定用テープを使用する際は、ハサミで切り口を整える。
●爪切り、ひげ剃り時に身体を傷つけない。
●死装束の用意がない場合には、清潔な衣類に着替えさせる。
●眼や口が開いている場合は、綿花やガーゼを利用して閉じる。
●義歯をはずしている場合には、正しく装着する。
●頬が落ちくぼんでいる場合には、綿花を含ませて顔貌を整える。
●化粧することによって生前のその人らしさを演出する。
●家族に化粧をしてもらったり、生前の写真を参考にしながら行うことで、その人らしい姿を保つよう努める。

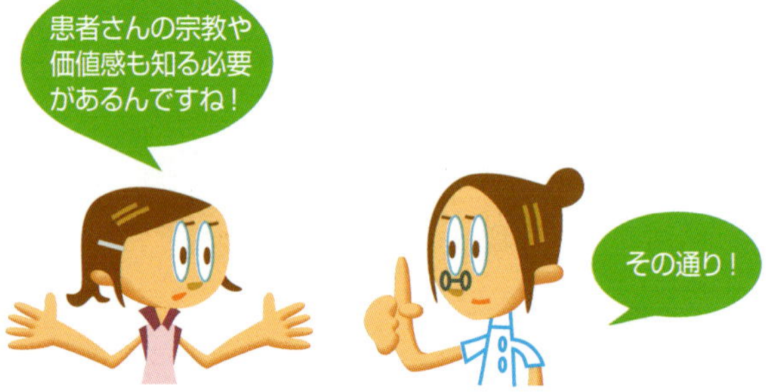
患者さんの宗教や
価値感も知る必要
があるんですね！
その通り！

1 必要物品の準備

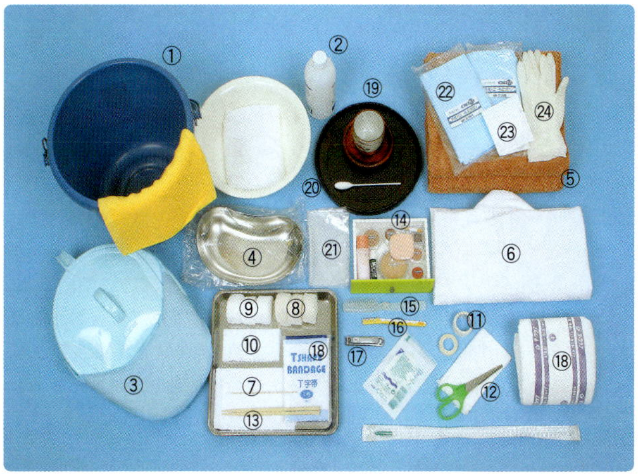

①清拭用具一式（バケツ、清拭《せいしき》用タオルなど）
②消毒薬
③便尿器
④膿盆《のうぼん》
⑤バスタオル
⑥着替え用寝衣
⑦ガーゼ
⑧青梅綿《おうめ》
⑨脱脂綿
⑩包帯
⑪テープ
　ハサミ
⑬割り箸《ばし》
⑭化粧道具
⑮ブラシ
⑯ひげ剃り
⑰爪切り
⑱おむつもしくはT字帯《ティーじたい》
⑲水
⑳綿棒
㉑汚物入れゴミ袋（看護師用）
㉒ガウン
㉓マスク
㉔手袋

注意!

●死後のケアは必ず2人以上の看護師で行います。

2 末期《まつご》の水※を取り、別れの時間をつくる

※「末期の水」とは、人が死のうとするとき、その口中に含ませる水。「死に水」ともいう。
仏教由来の生から死への直前か直後に行う儀式である。

コツ

●臨終の時には儀礼的になりすぎず、臨機応変に。突然の死に直面したご家族の場合などで、その事態を受けとめられず、片時もそばを離れられない心情を察したときには、そのまま見守りながら、大まかなものだけ静かに片づけて、お別れの時間をつくりましょう。

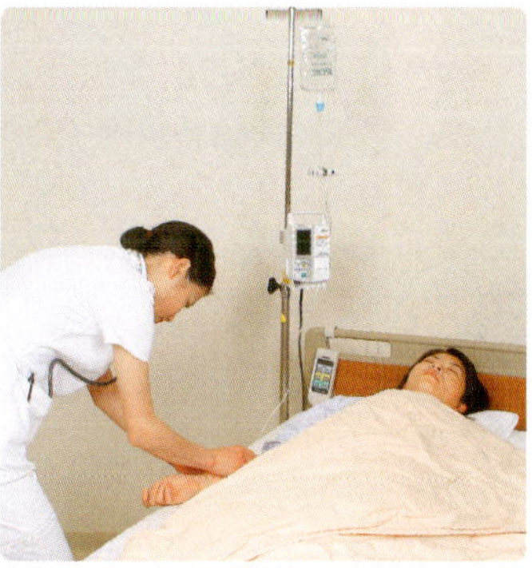

❶医師により死亡が確認された後、家族に一旦退室していただき、患者さんに装着されている医療器具、点滴などを静かに取りはずす。

注意!

●死亡が確認されたら、機器やチューブ類をはずし、手早く外見を整えて、家族だけの対面と時間を設けます。個室で最期のお別れができることが望ましいのですが、やむを得ず多床室での場合は、カーテンを引き環境を整えます。
●家族だけの対面のとき、患者さんが安らかな表情になっているかどうか気を配りましょう。目が開いているときは静かに閉じさせます。入れ歯がはずされている場合には、入れて口元を閉じます。顔は温タオルでさっときれいに拭きます。

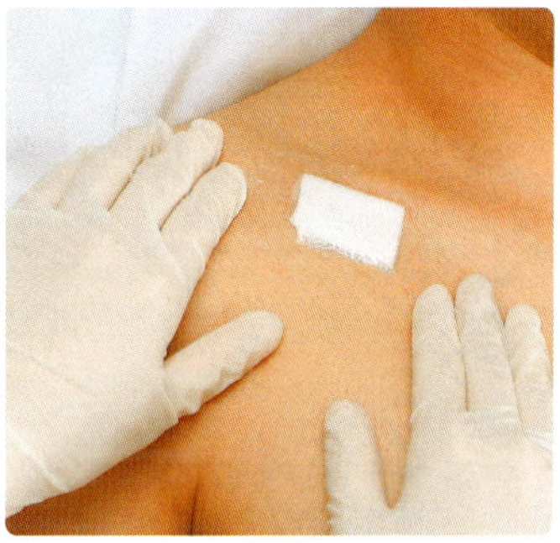

❷カテーテルを抜いた傷口はきれいなガーゼで保護する。枕を高くして下顎を押し上げ口を閉じる。寝衣、掛け物を整えてから、家族と患者さんとの別れの時間を作る。

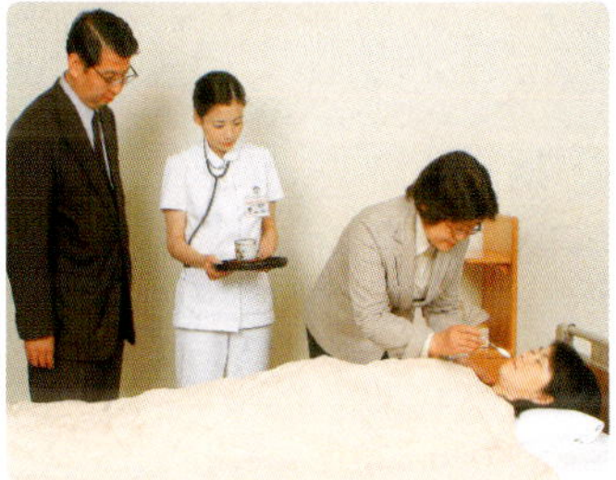

❸水の入った器と綿棒を家族にわたし、末期の水を取ってもらう。

注意!

●「末期の水」は、家族・親しかった人に、水を浸した綿棒で亡くなった方の口を湿らせて、お別れをしてもらいます。

3 からだを清める

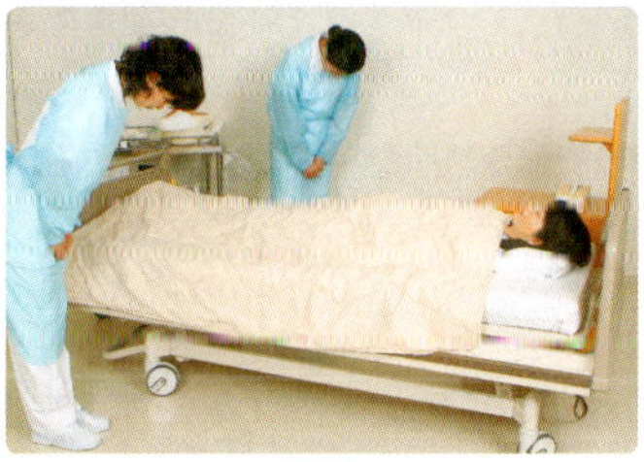

❶ひととおりお別れの儀式を済ませたところで、家族に了承を得て、いったん退室してもらう。看護師はガウンを着用し、必要物品をベッドサイドへ運ぶ。
❷ケアを始める前に、患者さん（死者）に黙とうする。

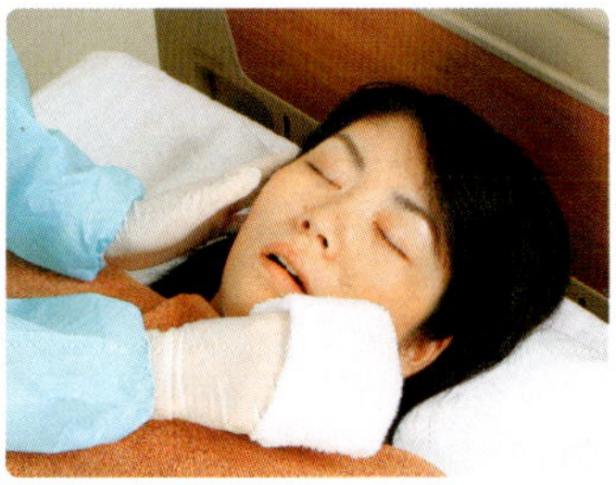

❸手袋とマスクを着用する。上掛けをはずし、バスタオルをかける。
❹患者さんの顔を拭く。
❺バスタオルをかけたまま、着衣をすべて脱がせる。

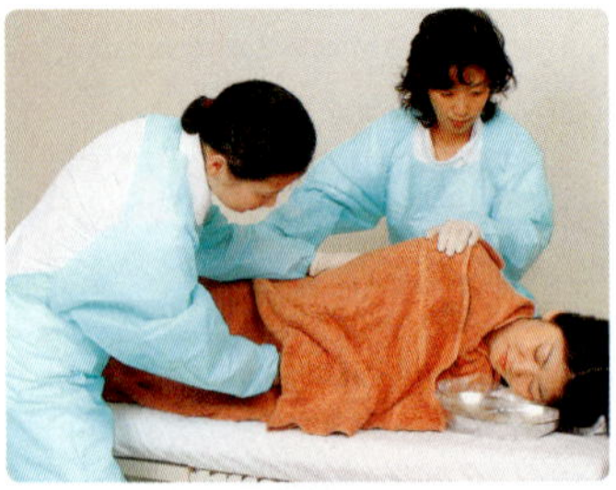

❻側臥位にし、顎の下に膿盆を置く。腹部を圧迫して、胃の内容物を吐かせる。口のまわりを拭く。

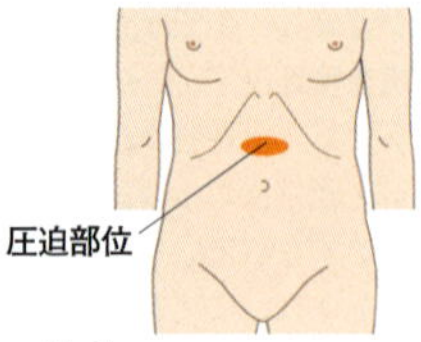

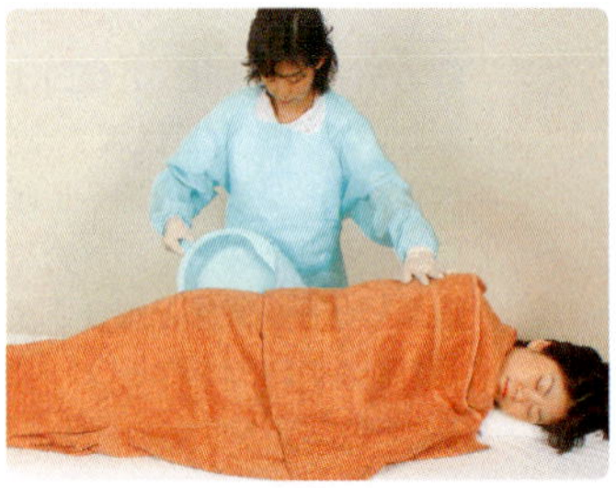

❼殿部《でんぶ》に沿わせて便尿器をあてる。

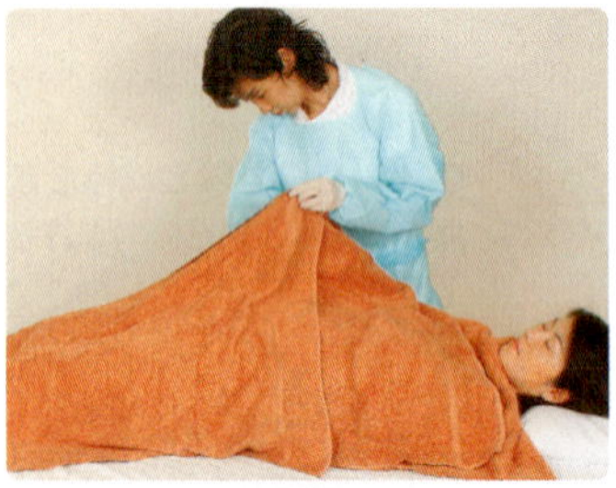

❽仰臥位をとらせる。下腹部を圧迫して直腸・膀胱《ぼうこう》の内容物を出す。

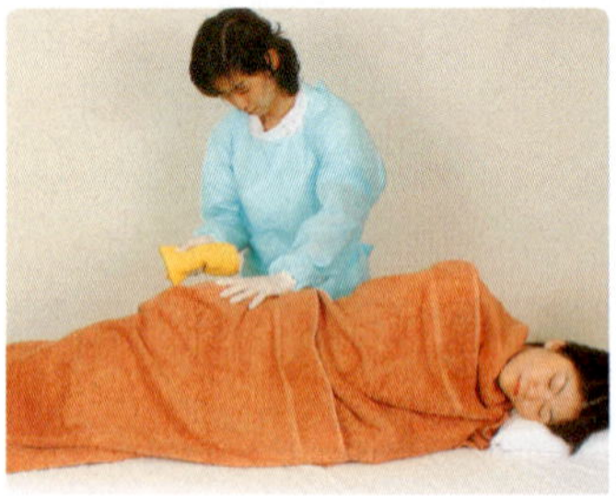

❾陰部を清式する。

注意!

●汚物の排出が不十分だと、体動時に出てしまいます。特に、排尿便が不十分なことが多くあります。死亡後は硬直の後に弛緩《しかん》状態となるために、体腔内容物が出やすい状態になるからです。

指導者に聞かれる根拠はココ!

患者さんの体腔には必ず綿花を詰める必要があるの?

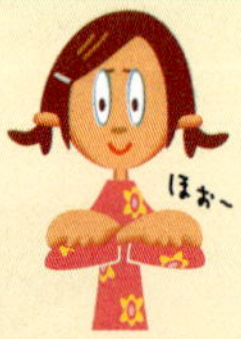

わが国では明治時代から死後の処置の1つとして「体腔に綿花を詰める」ということが看護のテキストに載っていて、何の疑問ももたずに行われています。これに異議を提唱したのが日野原氏です。老衰で枯れるように死亡される場合でも一様に行っていることに疑問を呈しています。これからは、それぞれの患者さんの病状によって注意すべき点を見極めて必要な部分だけ行えるよう、根拠を考えながら看護をしていきたいものです。(参考文献　日野原重明(2002). あなたのやり方は間違っていませんか?. 看護, 54(1), 81-83.)

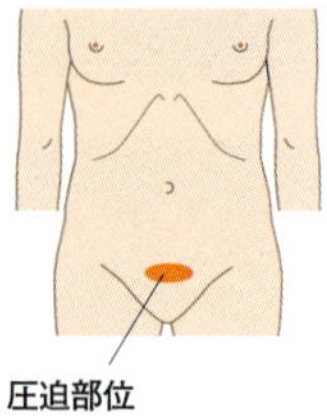

コツ

●尿道留置カテーテルを抜くときには、抜く前に下腹部(膀胱部)を足元の方向に向かって十分圧迫します。また、便は、腸の走行に沿って強めに圧迫することで排出しやすくなります。

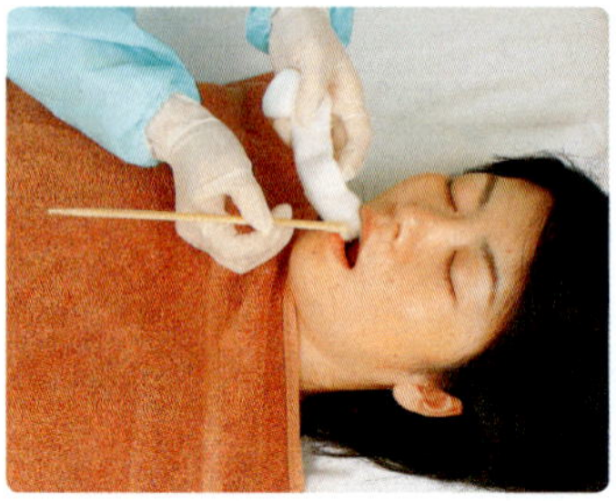

❿新しい手袋に換える。外から見える鼻腔、口腔には、はじめ脱脂綿(吸収力があるため)、次いで青梅綿をつめ、最後に脱脂綿(外見をきれいに見せるため)をつめる。

⓫肛門、膣《ちつ》には、はじめ脱脂綿、次いで青梅綿をつめる。

注意!

●脱脂綿、青梅綿を使い分けます。脱脂綿は吸水性があり、青梅綿は脱脂する前の綿であるため防水性、撥水《はっすい》性に優れています。

⓬ドレーンなど体腔に埋め込まれているものがあれば除去する。創がある場合は、包帯材料を新しいものと取り替える。

コツ

●綿を入れるときは、細くした状態で少しずつ入れるとよいでしょう。外見が美しくなるように加減しながらつめます。

⓭全身清拭を行う。家族の意向を聞き、希望があれば全身清拭を一緒に行う。

※感染症などで汚染の危険がある場合は、清拭に消毒薬を用いる。

4 身支度を整える

❶T字帯をして、新しい寝衣(もしくは家族の希望する衣服)を着せる。和服の場合は、左前(右側の身頃《みごろ》が上にくる)にし、帯を縦結びにする。

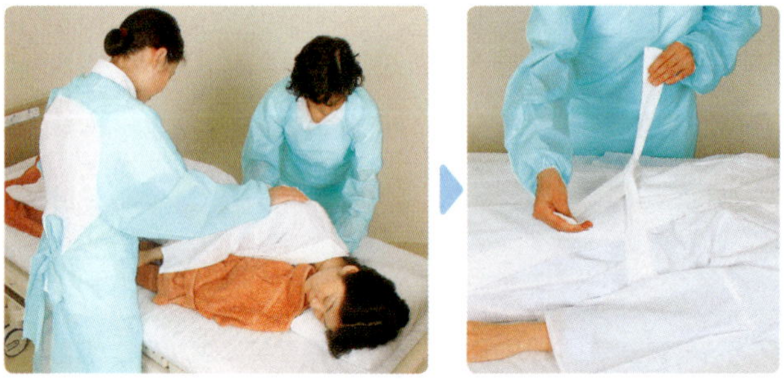

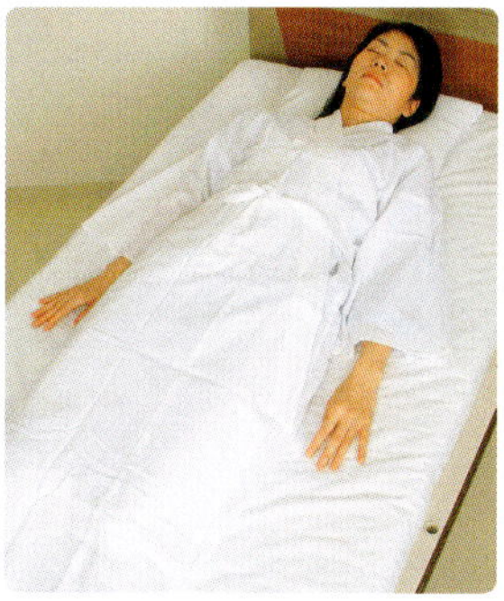

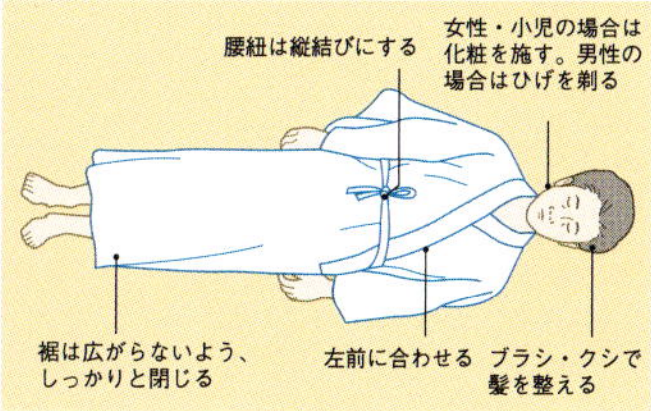
腰紐は縦結びにする
女性・小児の場合は化粧を施す。男性の場合はひげを剃る
裾は広がらないよう、しっかりと閉じる
左前に合わせる
ブラシ・クシで髪を整える

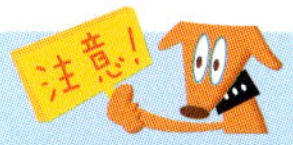
注意!

●左前とは、着物の右前身頃を上にすることです。通常の着物の着方とは逆になります。これによって現世と来世の違いを表します。

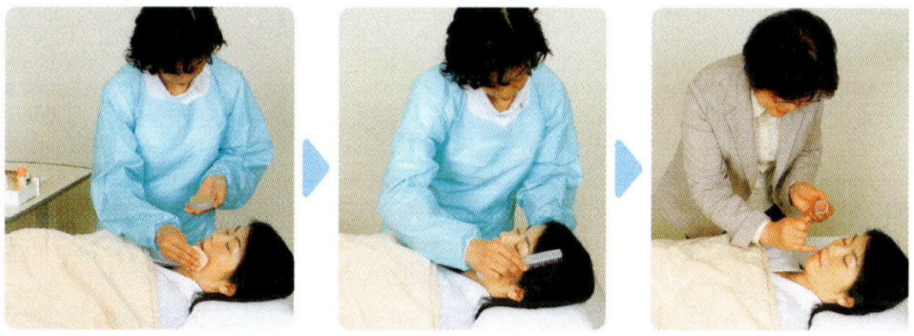

❷女性・小児の場合は薄く化粧を施し、男性の場合はひげを剃る。髪の毛にブラシを当て、整髪する。家族の希望を確認し、家族にも行ってもらう。

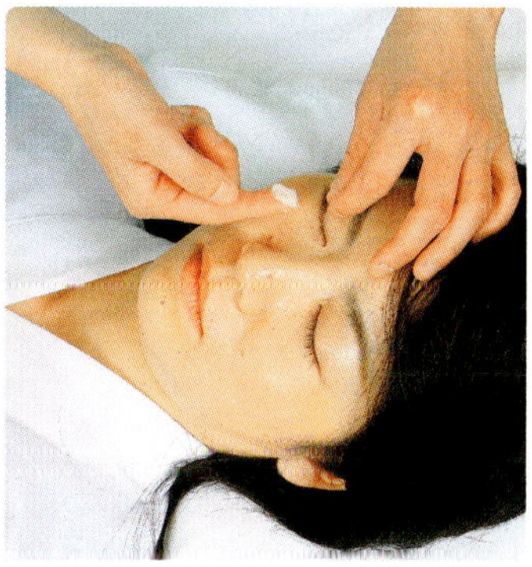

❸瞼を軽くなで、目を閉じる。閉じない場合は、小さく切った綿花を薄く延ばし、瞼と眼球の間にはさむと閉じる。

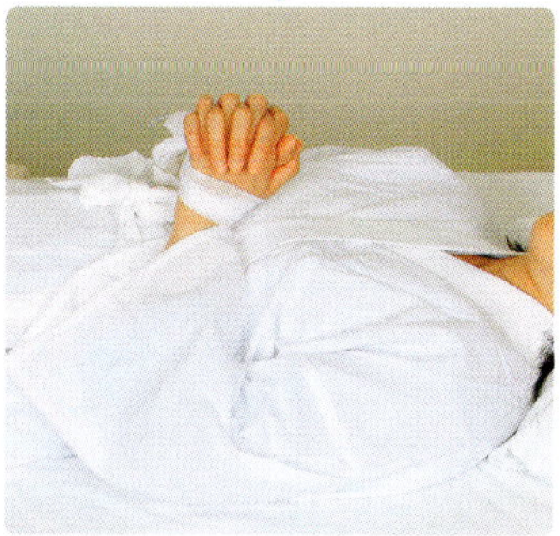

❹手を組ませる。組んだ手が安定するまでガーゼで固定する。

注意!

●手の組み方は、信仰する宗教によって異なるので、家族に組み方を確認してもらうとよいでしょう。

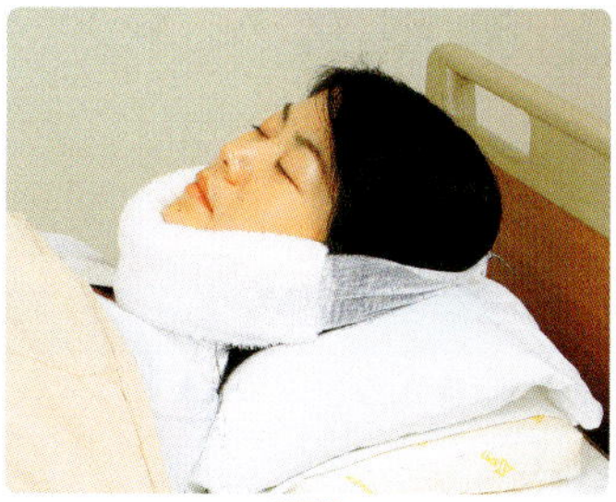

❺下あごが下がり、口が開いてしまう場合は、あごの下に畳んだタオルを挟む。

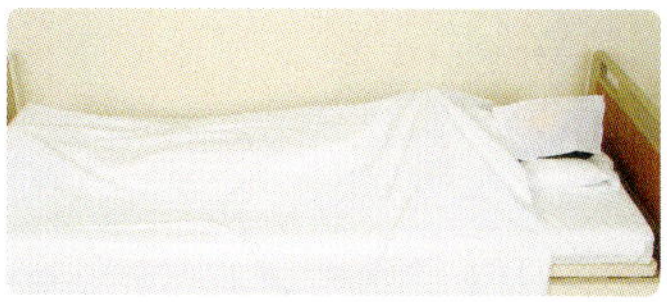

❻敷きシーツを新しいものに取り替える。顔にガーゼまたはさらしをかけ、全体に新しいシーツをかける。

❼黙礼する。物品をもって退室する。

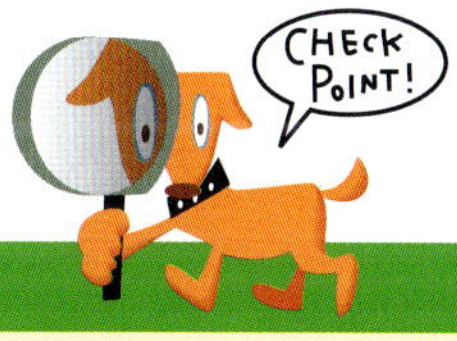
CHECK POINT!

指導者はココを見ている!

家族に対して十分な配慮ができているか？

◻死後のケアは原則として複数で行います。学生が１人で行うことはないので、看護師の指示に従います。
◻生前のときと同じように、行為の前に家族に声がけや説明をしながらケアするように心がけましょう。

ケアを一緒に行う意向があるか家族に確認できているか？

◻死者の身体の清拭や化粧をともにすることで、家族が癒《いや》されるということもあります。家族から申し出がなくとも、事前に意向を確認するとよいでしょう。

外観をそこねないように美しく整えることができたか？

◻鼻、口元などに綿花を詰めすぎていないか、生前に近い、おだやかな顔の表情に整えられているか確認しましょう。

身体を清拭する手順は全身清拭する手順と同様に実施できたか？

◻身体を清拭するときは、感染防止に気をつけながら、拭く手順、身体の動かし方なども、生前のときと同じように行います。

指導者はココを見ている!

本書に出てくる読みにくい用語一覧

あ

亜脱臼	あだっきゅう
袷	あわせ
罨法	あんぽう
一過性菌	いっかせいきん
移動	いどう
胃瘻	いろう
陰茎	いんけい
陰唇	いんしん
咽頭後壁	いんとうこうへき
陰嚢	いんのう
陰部洗浄	いんぶせんじょう
右側臥位	うそくがい
腋窩	えきか
襟足	えりあし
襟元	えりもと
嚥下	えんげ
青梅綿	おうめわた
悪寒	おかん
温罨法	おんあんぽう

か

臥位	がい
回旋	かいせん
回復体位	かいふくたいい
下縁	かえん
下顎骨	かがくこつ
踵	かかと
下眼瞼	かがんけん
喀出	かくしゅつ
覚醒	かくせい
拡張期血圧	かくちょうきけつあつ
隔離	かくり
下肢	かし
臥床	がしょう
下腿部	かたいぶ
片麻痺	かたまひ
肩山	かたやま
括約筋	かつやくきん
顆粒	かりゅう
眼瞼	がんけん
環行帯	かんこうたい
環指	かんし
鉗子	かんし
巻軸帯	かんじくたい
感染性医療廃棄物	かんせんせいいりょうはいきぶつ
含嗽	がんそう
患側	かんそく
浣腸	かんちょう
含有量	がんゆうりょう
環流	かんりゅう
緩和	かんわ
気管	きかん
義歯	ぎし
軌跡	きせき
亀甲帯	きっこうたい
基底面積	きていめんせき
気泡音	きほうおん
仰臥位	ぎょうがい
胸郭	きょうかく
胸腹部	きょうふくぶ
起立性低血圧	きりつせいていけつあつ
亀裂	きれつ
禁忌	きんき
駆血帯	くけつたい
屈曲	くっきょく
屈辱感	くつじょくかん
屈側	くっそく
車椅子	くるまいす
頸椎損傷	けいついそんしょう
頸動脈	けいどうみゃく
頸部	けいぶ
痙攣	けいれん
血液曝露	けつえきばくろ
解熱	げねつ
牽引	けんいん
肩甲骨下角	けんこうこつかかく
肩甲部	けんこうぶ
剣状突起	けんじょうとっき
健側	けんそく
肩峰	けんぽう
弧	こ

後咽頭	こういんとう
口蓋弓	こうがいきゅう
口蓋扁桃部	こうがいへんとうぶ
口角	こうかく
抗凝固剤	こうぎょうこざい
口腔	こうくう
後屈	こうくつ
硬口蓋	こうこうがい
交差感染	こうさかんせん
拘縮	こうしゅく
亢進	こうしん
喉頭蓋	こうとうがい
誤嚥性肺炎	ごえんせいはいえん
股関節	こかんせつ
骨盤部	こつばんぶ
鼓膜	こまく

さ

臍	さい
坐位	ざい
坐剤	ざざい
左側臥位	さそくがい
砂嚢	さのう
三方活栓	さんぽうかっせん
指間	しかん
弛緩	しかん
趾間	しかん
耳垢	じこう
死後硬直	しごこうちょく
示指	じし
自助具	じじょぐ
自尊心	じそんしん
耳朶	じだ
膝下	しっか
膝関節	しつかんせつ
湿潤	しつじゅん
湿疹	しっしん
死装束	しにしょうぞく
刺入角度	しにゅうかくど
地肌	じはだ
尺側皮静脈	しゃくそくひじょうみゃく
臭気	しゅうき
収縮期血圧	しゅうしゅくきけつあつ
羞恥心	しゅうちしん
手関節	しゅかんせつ
熟練	じゅくれん
腫脹	しゅちょう
潤滑油	じゅんかつゆ
循環血漿量	じゅんかんけっしょうりょう
遵守	じゅんしゅ
消炎	しょうえん
上縁	じょうえん
上眼瞼	じょうがんけん
上後腸骨棘	じょうこうちょうこつきょく
常在菌	じょうざいきん
上肢	じょうし
床上	しょうじょう
上前腸骨棘	じょうぜんちょうこつきょく
床頭台	しょうとうだい
踵部	しょうぶ
上部食道括約筋	じょうぶしょくどうかつやくきん
上腕動脈	じょうわんどうみゃく
褥瘡	じょくそう
食物残渣	しょくもつざんさ
除細動器	じょさいどうき
除痛	じょつう
処方箋	しょほうせん
痔瘻	じろう
耳漏	じろう
寝衣	しんい
真空採血管	しんくうさいけつかん
浸出液	しんしゅつえき
新陳代謝	しんちんたいしゃ
伸展	しんてん
心肺蘇生	しんぱいそせい
衰弱	すいじゃく
垂線	すいせん
清拭	せいしき
整復	せいふく
脊柱	せきちゅう
舌	ぜつ
舌下	ぜっか

舌骨	ぜっこつ
舌根	ぜっこん
鑷子	せっし
摂食	せっしょく
折転帯	せってんたい
前額部	ぜんがくぶ
前屈	ぜんくつ
前傾姿勢	ぜんけいしせい
穿孔	せんこう
扇子折り	せんすおり
蠕動	ぜんどう
前頭部	ぜんとうぶ
喘鳴	ぜんめい
戦慄	せんりつ
前腕正中皮静脈	ぜんわんせいちゅうひじょうみゃく
前腕部	ぜんわんぶ
爽快	そうかい
爪甲	そうこう
爪床	そうしょう
爪母	そうぼ
創部	そうぶ
創面	そうめん
側臥位	そくがい
側管注	そくかんちゅう
足趾	そくし
足底部	そくていぶ
側頭部	そくとうぶ
足背動脈	そくはいどうみゃく
鼠径部	そけいぶ
咀嚼	そしゃく

た

体位変換	たいいへんかん
体幹	たいかん
大腿部	だいたいぶ
帯尾	たいび
唾液	だえき
蛇行帯	だこうたい
脱脂綿	だっしめん
痰	たん
端坐位	たんざい
蓄尿	ちくにょう
恥骨	ちこつ
膣	ちつ
窒息	ちっそく
肘関節	ちゅうかんせつ
中指	ちゅうし
中枢	ちゅうすう
中殿筋	ちゅうでんきん
腸管	ちょうかん
腸骨部	ちょうこつぶ
調剤	ちょうざい
聴診器	ちょうしんき
貯留	ちょりゅう
塵	ちり
沈下性肺炎	ちんかせいはいえん
鎮痛薬	ちんつうやく
爪先	つめさき
溺水	できすい
摘便	てきべん
点滴	てんてき
転倒混和	てんとうこんわ
殿部	でんぶ
橈骨動脈	とうこつどうみゃく
橈側皮静脈	とうそくひじょうみゃく
頭頂部	とうちょうぶ
疼痛	とうつう
導尿	どうにょう
闘病	とうびょう
塗擦	とさつ
怒張	どちょう
塗布	とふ

な

軟膏	なんこう
乳頭	にゅうとう
尿道	にょうどう
尿閉	にょうへい
捻挫	ねんざ
粘膜	ねんまく
脳圧	のうあつ
脳梗塞	のうこうそく

膿盆	のうぼん

は

排気弁	はいきべん
排泄	はいせつ
排尿	はいにょう
廃用症候群	はいようしょうこうぐん
麦穂帯	ばくすいたい
白癬菌	はくせんきん
拍動	はくどう
把持	はじ
撥水性	はっすいせい
繁殖	はんしょく
微温湯	びおんとう
鼻腔	びくう
鼻孔	びこう
微弱	びじゃく
皮静脈	ひじょうみゃく
額	ひたい
皮膚	ひふ
氷枕	ひょうちん
氷嚢	ひょうのう
病変	びょうへん
鼻涙管	びるいかん
腹圧	ふくあつ
腹臥位	ふくがい
腹部腫瘍	ふくぶしゅよう
腹部膨満	ふくぶぼうまん
腹壁	ふくへき
浮腫	ふしゅ
腹筋	ふっきん
噴霧	ふんむ
弊害	へいがい
便塊	べんかい
娩出	べんしゅつ
膀胱	ぼうこう
放散	ほうさん
帽状帯	ぼうじょうたい
頬	ほお
母指	ぼし
発赤	ほっせき

ま

末梢	まっしょう
麻痺	まひ
身頃	みごろ
身支度	みじたく
耳栓	みみせん
目頭	めがしら
目尻	めじり
毛根	もうこん

や

薬札	やくさつ
薬袋	やくたい
薬杯	やくはい
癒着	ゆちゃく
溶血	ようけつ
腰背部	ようはいぶ
腰部	ようぶ
翼状針	よくじょうしん
予防衣	よぼうい

ら

落屑	らくせつ
螺旋帯	らせんたい
立位	りつい
隆起	りゅうき
留置	りゅうち
療養	りょうよう
輪状軟骨	りんじょうなんこつ
冷罨法	れいあんぽう

わ

腋線	わきせん
脇縫い	わきぬい

索引

さ

た

な

は

ま

や

ら

わ

ビジュアル

基《き》礎《そ》看《かん》護《ご》技《ぎ》術《じゅつ》ガイド

2007年2月20日　第1版第1刷発行
2022年2月9日　第1版第16刷発行

監　修　川島《かわしま》　みどり
著　者　大吉《おおよし》　三千代《みちよ》・鈴木《すずき》　美和《みわ》
東郷《とうごう》　美香子《みかこ》・平松《ひらまつ》　則子《のりこ》
発行者　有賀　洋文
発行所　株式会社　照林社
〒112－0002
東京都文京区小石川2丁目3－23
電　話　03－3815－4921（編集）
03－5689－7377（営業）
http://www.shorinsha.co.jp/
印刷所　大日本印刷株式会社

検印省略（定価はカバーに表示してあります）
ISBN978-4-7965-2141-3